CB130074

MANUAL DO RESIDENTE:
MEDICINA DO SONO

MANUAL DO RESIDENTE: MEDICINA DO SONO

Editores

FERNANDA LOUISE MARTINHO HADDAD
LUIS CARLOS GREGÓRIO

Coeditores

DANILO ANUNCIATTO SGUILLAR
FÁBIO DE AZEVEDO CAPARROZ
MILENA DE ALMEIDA TORRES CAMPANHOLO
RAFAEL DE ANDRADE BALSALOBRE
RENATO PRESCINOTTO
RENATO STEFANINI
RODRIGO DE PAIVA TANGERINA
TATIANA DE AGUIAR VIDIGAL

2ª EDIÇÃO revisada e atualizada

IOCP

manole editora

Ilustrações: Formato, HiDesign Estúdio, Sirio Cançado
Editoração eletrônica: Formato
Projeto gráfico e capa: Departamento de arte da Editora Manole
Produção editorial: Juliana Waku

CIP-BRASIL. CATALOGAÇÃO NA PUBLICAÇÃO
SINDICATO NACIONAL DOS EDITORES DE LIVROS, RJ

M251
2. ed.

Manual do residente : medicina do sono / editores Fernanda Louise Martinho Haddad, Luis Carlos Gregório ; coeditores Danilo Anunciatto Sguillar ... [et al.]. - 2. ed., ampl. e atual. - Santana de Parnaíba [SP] : Manole, 2023.
; 23 cm.

Inclui bibliografia e índice
ISBN 9786555767643

1. Distúrbios do sono - Manuais, guias, etc. 2. Residentes (Medicina) - Manuais, guias, etc. I. Haddad, Fernanda Louise Martinho. II. Gregório, Luis Carlos. III. Sguillar, Danilo Anunciatto.

22-79646 CDD: 610.7
CDU: 614.253.4:613.79

Meri Gleice Rodrigues de Souza - Bibliotecária - CRB-7/6439

1ª edição – 2017; reimpressão da 1ª edição – 2022; 2ª edição – 2023; reimpressão da 2ª edição – 2024

Editora Manole Ltda.
Alameda Rio Negro, 967, cj. 717
Alphaville – Barueri – SP – Brasil
CEP: 06454-000
Fone: (11) 4196-6000
www.manole.com.br | https://atendimento.manole.com.br/

Impresso no Brasil | *Printed in Brazil*

EDITORES

Fernanda Louise Martinho Haddad
Professora Adjunta do Departamento de Otorrinolaringologia e Cirurgia de Cabeça e Pescoço da Universidade Federal de São Paulo (UNIFESP).

Luis Carlos Gregório
Professor Associado e Chefe do Setor de Rinologia do Departamento de Otorrinolaringologia e Cirurgia de Cabeça e Pescoço da Universidade Federal de São Paulo (UNIFESP). Médico Otorrinolaringologista com área de atuação em Medicina do Sono. Mestrado e Doutorado pela UNIFESP.

COEDITORES

Danilo Anunciatto Sguillar
Médico Otorrinolaringologista e Médico do Sono pela Associação Médica Brasileira (AMB). Mestre e Doutorando em Ciências pela Universidade Federal de São Paulo (UNIFESP).

Fábio de Azevedo Caparroz
Médico Otorrinolaringologista e Médico do Sono pela Associação Médica Brasileira (AMB). Doutor em Ciências pela Universidade Federal de São Paulo (UNIFESP).

Milena de Almeida Torres Campanholo
Médica Otorrinolaringologista com área de atuação em Medicina do Sono. Mestre em Ciências pelo Departamento de Otorrinolaringologia e Cirurgia de Cabeça e Pescoço da Universidade Federal de São Paulo (UNIFESP).

Rafael de Andrade Balsalobre
Cirurgião-dentista especialista em Ortodontia, com Certificação em Odontologia do Sono. Mestre em Ciências da Saúde pela Universidade Federal de São Paulo (UNIFESP). Doutorando do Departamento de Neurologia da UNIFESP.

Renato Prescinotto
Médico Otorrinolaringologista pela ABORL-CCF. Especialista em Medicina do Sono. Mestre pela Escola Paulista de Medicina da Universidade Federal de São Paulo (EPM-UNIFESP).

Renato Stefanini
Médico otorrinolaringologista e médico do sono certificado pela Associação Médica Brasileira (AMB). Mestre e Doutor pela Universidade Federal de São Paulo (UNIFESP). Professor Afiliado do Departamento de Otorrinolaringologia e Cirurgia de Cabeça e Pescoço da UNIFESP.

Rodrigo de Paiva Tangerina
Médico Otorrinolaringologista e Médico do Sono pela Associação Médica Brasileira (AMB). Mestre em Ciências pela Universidade Federal de São Paulo (UNIFESP).

Tatiana de Aguiar Vidigal
Médica Otorrinolaringologista e Médica do Sono pela Associação Médica Brasileira (AMB). Mestre e Doutora em Ciências pela Universidade Federal de São Paulo (UNIFESP).

AUTORES

Andrea Bacelar Rêgo
Especialista em Neurologia pela Academia Brasileira de Neurologia (ABN). Especialista em Medicina do Sono pela Associação Médica Brasileira (AMB). Especialista em Polissonografia pela Sociedade Brasileira de Neurofisiologia Clínica (SBNC). Mestre e Doutora em Neurologia pela UNIRIO. Diretora Médica da Carlos Bacelar Clínica (RJ).

Andréia Gomes Bezerra
Biomédica formada pela Universidade Federal de São Paulo (UNIFESP). Mestre e Doutora em Ciências pelo Departamento de Psicobiologia da UNIFESP.

Anna Karla Alves Smith
Neurologista e Neurofisiologista pela Faculdade de Medicina de Ribeirão Preto (FMRP). Membro titular da ABN, SBNC e ABS. Mestre em Ciências pelo Departamento de Psicobiologia da Universidade Federal de São Paulo (UNIFESP). Médica do Instituto do Sono de São Paulo.

Artur Filhou José
Especialista em Psiquiatria pela Escola Paulista de Medicina da Universidade Federal de São Paulo (EPM-UNIFESP). Coordenador do Programa Ambulatório Longitudinal de Psiquiatria, supervisor do Setor de Interconsulta e Medicina Psicossomática (Intermep) e da Residência do Sono da EPM-UNIFESP.

Cibele Dal Fabbro
Cirurgiã-dentista. Doutora em Medicina e Biologia do Sono pelo Departamento de Psicobiologia da Escola Paulista de Medicina da Universidade Federal de São Paulo (EPM-UNIFESP). Mestre em Reabilitação Oral pela Faculdade de Odontologia de Bauru da Universidade de São Paulo (USP). Especialista em Disfunção Temporomandibular/Dor Orofacial pelo Conselho Federal de Odontologia (CFO). Especialista em Morfologia/Concentração em Músculos da Mastigação pelo Departamento de Anatomia da EPM-UNIFESP. Aperfeiçoamento em Periodontia pelo Instituto de Ensinos Odontológicos (IEO-Bauru). Membro do Corpo Clínico e de Pesquisa do Instituto do Sono da EPM-UNIFESP. Coordenadora da Divisão Odontológica do Instituto do Sono da EPM-UNIFESP. Presidente da Associação Brasileira do Sono (ABROS) – biênio 2015-2017.

Cristiane Fumo dos Santos
Mestre em Ciências pela Universidade Federal de São Paulo (UNIFESP). Especialista em Pediatria pela Universidade Estadual de Campinas (UNICAMP) e em Pneumologia Pediátrica pela UNIFESP. Membro do Departamento de Pneumologia Pediátrica da Sociedade de Pediatria de São Paulo (SPSP). Membro do Departamento de Medicina do Sono em Crianças e Adolescentes da SPSP.

Dalva Poyares
Médica neurologista e especialista em Medicina do Sono. Professora Livre-Docente do Departamento de Psicobiologia da Universidade Federal de São Paulo (UNIFESP).

Danilo Anunciatto Sguillar
Médico Otorrinolaringologista e Médico do Sono pela Associação Médica Brasileira (AMB). Mestre e Doutorando em Ciências pela Universidade Federal de São Paulo (UNIFESP).

Douglas Sousa Soares
Médico pela Universidade Federal do Ceará. Psiquiatra pelo Hospital de Saúde Mental Professor Frota Pinto (Fortaleza-CE). Psicogeriatra pela Universidade Federal de São Paulo (UNIFESP). Doutorando em Neurologia-Neurociências pela UNIFESP.

Edilson Zancanella
Otorrinolaringologista com Certificação em Medicina do Sono. Mestrado pela Universidade de São Paulo – Ribeirão Preto. Doutorado pela Escola Paulista de Medicina da Universidade Federal de São Paulo. Pós-Doutorado pela Universidade de Campinas. Professor da Disciplina de Otorrinolaringologia da Universidade de Campinas. Coordenador do Serviço de Distúrbios do Sono da Divisão de Otorrinolaringologia do Hospital de Clínicas da Universidade de Campinas.

Einstein Francisco Camargos
Médico Geriatra. Mestrado e Doutorado em Ciências Médicas pela Universidade de Brasília (UnB). Médico do Centro de Medicina do Idoso, Hospital Universitário de Brasília.

Erika Treptow
Médica pneumologista com especialização em Medicina do Sono pela Associação Médica Brasileira. Doutora em Ciências pela Universidade Federal de São Paulo.

Evelyn Brasil
Fisioterapeuta certificada em sono pela Associação Brasileira de Sono. Mestre em Ciências da Saúde pela Universidade Federal de São Paulo (UNIFESP). Fisioterapeuta Referência do Serviço de Adaptação de CPAP do Hospital Israelita Albert Einstein. Coordenadora da Pós- graduação em Sono do Hospital Israelita Albert Einstein.

Fábio de Azevedo Caparroz
Médico Otorrinolaringologista e Médico do Sono pela Associação Médica Brasileira (AMB). Doutor em Ciências pela Universidade Federal de São Paulo (UNIFESP).

Fabio Tadeu Moura Lorenzetti
Otorrinolaringologista com Doutorado pela Universidade de São Paulo. Título de Medicina do Sono pela Associação Brasileira do Sono (ABS) e pela Associação Médica Brasileira (AMB). Otorrinolaringologista do Hospital Israelita Albert Einstein (HIAE). Professor da Disciplina de Otorrinolaringologia da PUC-SP. Professor Coordenador do Departamento de Otorrinolaringologia do Banco de Olhos de Sorocaba (BOS).

Fabíola Paula Galhardo Rizzatti
Médica Pneumologista, especialista em Medicina do Sono pela Associação Médica Brasileira e Associação Brasileira do Sono. Professora da Disciplina de Pneumologia da Universidade Federal de São Paulo (UNIFESP). Coordenadora do Ambulatório de Distúrbios Respiratórios do Sono da Disciplina de Pneumologia da UNIFESP.

Fatima Dumas Cintra
Especialista em Cardiologia pela Sociedade Brasileira de Cardiologia (SBC). Especialista em Arritmias Cardíacas pela Sociedade Brasileira de Arritmias Cardíacas (SOBRAC). Doutora em Ciências pela Escola Paulista de Medicina da Universidade Federal de São Paulo (EPM-UNIFESP). Pós-doutorado pela Fundação de Amparo à Pesquisa do Estado de São Paulo (FAPESP). Professora Livre-Docente em Cardiologia pela EPM-UNIFESP. Professora Adjunta da disciplina de Clínica Médica da EPM-UNIFESP. Presidente da Sociedade Brasileira de Arritmia Cardíaca.

Fernanda Louise Martinho Haddad
Professora Adjunta do Departamento de Otorrinolaringologia e Cirurgia de Cabeça e Pescoço da Universidade Federal de São Paulo.

Fernando Morgadinho Coelho
Neurologista e Especialista em Medicina do Sono. Professor Adjunto Livre-Docente do Departamento de Neurologia e Neurocirurgia da Escola Paulista de Medicina da Universidade Federal de São Paulo (EPM-UNIFESP).

George do Lago Pinheiro
Otorrinolaringologista com área de atuação em Medicina do Sono. Doutorando em Ciências pela Faculdade de Medicina da Universidade de São Paulo (FMUSP). Médico Assistente do Laboratório do Sono da Divisão de Pneumologia do Instituto do Coração do Hospital das Clínicas da FMUSP (InCor-HCFMUSP).

Gilmar Fernandes do Prado
Professor Associado Livre-Docente do Setor de Neuro-Sono da Disciplina de Neurologia do Departamento de Neurologia e Neurocirurgia da Escola Paulista de Medicina (EPM-UNIFESP). Mestre e Doutor em Neurologia (EPM-UNIFESP). Pós-doutorado em Medicina do Sono pela Jonhs Hopkins Medical Institutions (Baltimore). Especialista em Neurologia, Medicina do Sono e Neurofisiologia Clínica (EPM-UNIFESP). Presidente da Academia Brasileira de Neurologia (ABN).

Giovana Diaféria
Fonoaudióloga Certificada em Medicina do Sono pela Associação Brasileira do Sono. Mestre e Doutora em Neurociências pela Universidade Federal de São Paulo (UNIFESP). Coordenadora do Serviço de Fonoaudiologia da Associação Brasil Parkinson. Professora do Curso de Especialização do Centro de Estudos da Voz. Fonoaudióloga e Coordenadora do Curso de Fonoaudiologia na Medicina do Sono pelo Instituto do Sono de SP e do curso de pós-graduação do Hospital Israelita Albert Einstein.

Gláucia Carneiro
Professora Adjunta da Disciplina de Endocrinologia da Universidade Federal de São Paulo (UNIFESP).

Guilherme William Brassanini
Médico Otorrinolaringologista pela ABORL-CCF. Mestrando da Escola Paulista de Medicina da Universidade Federal de São Paulo (EPM-UNIFESP) com Capacitação em Medicina do Sono pelo Instituto do Sono de São Paulo.

Gustavo Antonio Moreira
Especialista em Pediatria com área de atuação em Medicina do Sono. Doutor em Ciências pela Universidade Federal de São Paulo (UNIFESP). Médico do Setor de Pneumopediatria da UNIFESP. Médico e Pesquisador do Instituto do Sono, São Paulo.

Helena Hachul
Doutorado em Medicina pela Universidade Federal de São Paulo (UNIFESP). Pós-Doutorado e Livre-Docência pela Universidade Federal de São Paulo (UNIFESP). Professora Afiliada da Disciplina de Medicina e Biologia do Sono do Departamento de Psicobiologia da UNIFESP. Médica Responsável pelo Setor Sono na Mulher da UNIFESP. Professora na graduação de Medicina na Faculdade Israelita de Ciências da Saúde Albert Einstein (FICSAE). Professora Assistente do Setor de Gineco-Endocrinologia do Hospital Santa Marcelina.

Henrique Celestino Lima e Silva
Especialista em Cirurgia e Traumatologia Buco-Maxilo-Facial (CTBMF).

José Antonio Pinto
Médico Otorrinolaringologista, Cirurgião de Cabeça e Pescoço e Médico do Sono pela Associação Médica Brasileira (AMB). Diretor do Núcleo de Otorrinolaringologia, Cirurgia de Cabeça e Pescoço e Medicina do Sono de São Paulo. Coordenador do Serviço de Residência Médica do Núcleo de Otorrinolaringologia, Cirurgia de Cabeça e Pescoço e Medicina do Sono de São Paulo. Ex-Presidente da Academia Brasileira de Laringologia e Voz. Ex-Coordenador do Departamento de Medicina do Sono da Associação Brasileira de Otorrinolaringologia e Cirurgia Cérvico-Facial (ABORL-CCF).

Karla Carlos
Pós-Doutoranda no Programa de Neurologia e Neurociências, Departamento de Neurologia e Neurocirurgia da Escola Paulista de Medicina da Universidade Federal de São Paulo (EPM-UNIFESP). Graduação em Fisioterapia pela Fundação Municipal de Educação e Cultura de Santa Fé do Sul. Especialista em Fisioterapia na Emergência pela UNIFESP. Mestrado em Ciências (Distúrbios do Sono) pela EPM-UNIFESP. Doutorado em Ciências (Distúrbios do Sono) pela EPM-UNIFESP. Preceptora Afiliada no Programa de Residência Médica em Medicina do Sono da EPM-UNIFESP. Pesquisadora e Fisioterapeuta do Setor Neuro-Sono da Disciplina de Neurologia da EPM-UNIFESP.

Lenise Jihe Kim
Pós-Doutoranda, Division of Pulmonary and Critical Care, Department of Medicine, Johns Hopkins University, Baltimore, EUA.

Lia Rita Azeredo Bittencourt
Mestre em Pneumologia pela Universidade Federal de São Paulo (UNIFESP). Especialista em Pneumologia com área de atuação em Medicina do Sono pela Associação Médica Brasileira (AMB). Doutora em Pneumologia pela UNIFESP. Professora Associada IV e Livre-Docente da Disciplina de Medicina e Biologia do Sono do Departamento de Psicobiologia da UNIFESP.

Luciana Balester Mello de Godoy
Médica pela Faculdade de Ciências Médicas da Universidade Estadual de Campinas. Otorrinolaringologista pelo Núcleo de Otorrinolaringologia e Cirurgia de Cabeça e Pescoço de São Paulo. Especialista em Medicina do Sono pela Associação Brasileira de Sono e pela Associação Médica Brasileira. Doutorado em Ciências pela Universidade Federal de São Paulo. Otorrinolaringologista no Hospital Universitário Pedro Ernesto na Universidade Estadual do Rio de Janeiro.

Luciana Lilian Louzada Martini
Médica Geriatra. Mestrado em Ciências da Saúde e Doutorado em Ciências Médicas pela Universidade de Brasília (UnB). Médica do Centro de Medicina do Idoso, Hospital Universitário de Brasília (HUB).

Luciana Palombini
Médica pneumologista especialista em Medicina do Sono pela Academia Americana de Sono (AASM). *Fellowship* na Clínica de Distúrbios do Sono da Universidade de Stanford/ Califórnia. Doutora em Ciências Médicas pela Universidade Federal de São Paulo. Médica do Instituto do Sono de São Paulo.

Luciano Ribeiro Pinto Junior
Mestre em Neurologia pela Universidade de São Paulo. Especialista em Neurologia pela Faculdade de Ciências Médicas da Santa Casa de São Paulo e Academia Brasileira de Neurologia (ABN). Especialista em Neurofisiologia Clínica pela Sociedade Brasileira de

Neurofisiologia Clínica. Especialista em Medicina do Sono pela ABN. Doutor em Ciências pela Universidade Federal de São Paulo. Presidente da Associação Brasileira do Sono. Coordenador da Unidade de Medicina do Sono do Hospital Alemão Oswaldo Cruz.

Lúcio Huebra Pimentel Filho
Especialista em Neurologia pela Universidade Federal de Minas Gerais e em Medicina do Sono pela Universidade Federal de São Paulo (UNIFESP). Mestre em Ciências pela UNIFESP. Docente da Faculdade de Medicina do Centro Universitário São Camilo. Membro Titular da Academia Brasileira de Neurologia, Academia Brasileira de Sono e European Sleep Research Society.

Marcio Zanini
Médico psiquiatra especialista em Medicina do Sono pela ABP/AMB. Mestre em Ciências pela Universidade Federal de São Paulo (UNIFESP). Professor da Residência Médica em Psiquiatria – IAMSPE.

Marina Reis Oliveira
Especialista em Cirurgia e Traumatologia Buco-Maxilo-Facial (CTBMF) pela Faculdade de Odontologia de Araraquara da Universidade Estadual Paulista "Júlio de Mesquita Filho" (FOAr-UNESP). Mestrado em Ciências Odontológicas pela Universidade Federal de Alfenas (UNIFAL-MG). Doutorado em Diagnóstico e Cirurgia pela FOAr-UNESP.

Maximiana Maliska
Cirurgiã Dentista e Cirurgiã Bucomaxilofacial pelo CRO. Mestre em Cirurgia Bucomaxilofaciais pela Universidade Estadual de Campinas (UNICAMP) e Doutoranda em Ciências pela Universidade Federal de São Paulo (UNIFESP).

Michel Burihan Cahali
Médico otorrinolaringologista e médico do sono certificado pela Associação Médica Brasileira (AMB). Doutor em Ciências pela Faculdade de Medicina da Universidade de São Paulo (FMUSP). Responsável pelo Setor de Medicina do Sono da Clínica de Otorrinolaringologia do Hospital das Clínicas da FMUSP. Responsável pelo Setor de Medicina do Sono do Serviço de Otorrinolaringologia do Hospital do Servidor Público Estadual de São Paulo.

Milena de Almeida Torres Campanholo
Médica Otorrinolaringologista com área de atuação em Medicina do Sono. Mestre em Ciências pelo Departamento de Otorrinolaringologia e Cirurgia de Cabeça e Pescoço da Universidade Federal de São Paulo (UNIFESP).

Milton Maluly Filho
Cirurgião-dentista. Especialização em Prótese Dentária pela Faculdade de Odontologia de Bauru da Universidade de São Paulo (USP). Especialização em dentística restauradora pela Fundação para o Desenvolvimento Científico e Tecnológico da Odontologia –

USP. Mestrado em Odontologia (Dentística) pela USP. Doutorado em Psicobiologia pela Universidade Federal de São Paulo (EPM-UNIFESP), com ênfase na área de bruxismo e odontologia do sono.

Monica Levy Andersen
Professora Associada e Livre-Docente do Departamento de Psicobiologia da Universidade Federal de São Paulo (UNIFESP).

Pedro Genta
Médico assistente do Laboratório do Sono do Instituto do Coração do Hospital das Clínicas da Faculdade de Medicina da Universidade de São Paulo (InCor-HCFMUSP). Professor Livre-Docente pela FMUSP.

Rafael de Andrade Balsalobre
Cirurgião-dentista especialista em Ortodontia, com Certificação em Odontologia do Sono. Mestre em Ciências da Saúde pela Universidade Federal de São Paulo (UNIFESP). Doutorando do Departamento de Neurologia da UNIFESP.

Rafael Rossell Malinsky
Médico Otorrinolaringologista e Médico do Sono pela Associação Médica Brasileira (AMB). Doutor em Ciências Médicas pela Faculdade de Medicina de Ribeirão Preto – Universidade de São Paulo (FMRP-USP). Pós-doutorando em Ciências pela Universidade Federal de São Paulo (UNIFESP).

Renata Maria de Carvalho Cremaschi
Neurologista e Neurofisiologista Clínica. Membro Titular da Academia Brasileira de Neurologia e da Sociedade Brasileira de Neurofisiologia Clínica. Pós-graduanda da Disciplina de Biologia e Medicina do Sono da Universidade Federal de São Paulo (UNIFESP).

Renatha El Rafihi-Ferreira
Psicóloga Clínica e do Sono. Mestre em Análise do Comportamento pela Universidade Estadual de Londrina (UEL). Doutora e Pós-doutora em Psicologia Clínica pela Universidade de São Paulo. Pesquisadora colaboradora no Instituto de Psiquiatria do Hospital das Clínicas da Faculdade de Medicina da Universidade de São Paulo (IPq-HCFMUSP).

Renato Prescinotto
Médico Otorrinolaringologista pela ABORL-CCF. Especialista em Medicina do Sono. Mestre pela Escola Paulista de Medicina da Universidade Federal de São Paulo (EPM-UNIFESP).

Renato Stefanini
Médico otorrinolaringologista e médico do sono certificado pela Associação Médica Brasileira (AMB). Mestre e Doutor pela Universidade Federal de São Paulo (UNIFESP). Professor Afiliado do Departamento de Otorrinolaringologia e Cirurgia de Cabeça e Pescoço da UNIFESP.

Roberto Moreno
Especialista em Cirurgia e Traumatologia Buco-Maxilo-Facial (CTBMF). Mestrado em Medicina (Otorrinolaringologia) pela Universidade Federal de São Paulo (UNIFESP). Doutorando em Medicina (Otorrinolaringologia) pela UNIFESP. Cirurgião Buco-Maxilo-Facial dos Hospitais São Luiz Morumbi e Itaim e Hospital Israelita Albert Einstein.

Rodrigo de Paiva Tangerina
Médico Otorrinolaringologista e Médico do Sono pela Associação Médica Brasileira (AMB). Mestre em Ciências pela Universidade Federal de São Paulo (UNIFESP).

Sérgio Luís de Miranda
Especialista em Cirurgia e Traumatologia Buco-Maxilo-Facial (CTBMF). Especialista em Otorrinolaringologia, Cirurgia de Cabeça e Pescoço. Mestrado e Doutorado em Otorrinolaringologia e Cirurgia de Cabeça e Pescoço pela Universidade Federal de São Paulo (UNIFESP). Ex-Presidente da Associação de Cirurgia Crânio-Maxilo-Facial. Cirurgião Crânio-Maxilo-Facial do Hospital Israelita Albert Einstein.

Sergio Tufik
Professor Titular aposentado do Departamento de Psicobiologia da Universidade Federal de São Paulo (UNIFESP).

Silvana Bommarito
Chefe do Departamento de Fonoaudiologia da Escola Paulista de Medicina da Universidade de São Paulo (EPM-UNIFESP). Docente da Disciplina Integrada de Motricidade Orofacial, Disfagia e Voz. Professora Associada do Departamento de Fonoaudiologia da EPM-UNIFESP.

Silverio Garbuio
Biomédico pela Universidade Bandeirante de São Paulo (UNIBAN). Mestre em Ciências da Saúde pela Disciplina de Medicina e Biologia do Sono, Departamento de Psicobiologia, Universidade Federal de São Paulo (UNIFESP). Experiência em técnica e análise de polissonografia. Consultor de Polissonografia do Centro de Estudos Multidisciplinar em Sonolência e Acidentes (CEMSA). Participação em protocolos de pesquisa clínica. Professor em cursos de atualização médica e formação técnica em Polissonografia.

Tatiana de Aguiar Vidigal
Médica Otorrinolaringologista e Médica do Sono pela Associação Médica Brasileira (AMB). Mestre e Doutora em Ciências pela Universidade Federal de São Paulo (UNIFESP).

Thainá Rocha Braga Machado
Otorrinolaringologista pelo BOS (MEC) e pela ABORLCCF. Residência em Medicina do Sono pela Universidade de São Paulo.

SÚMARIO

Apresentação XXI

PARTE I – FISIOLOGIA DO SONO

1 Neurofisiologia do sono 2
Lenise Jihe Kim, Sergio Tufik, Monica Levy Andersen

2 Mecanismos circadianos e neurotransmissores do ciclo sono-vigília 13
Danilo Anunciatto Sguillar, Fábio de Azevedo Caparroz

3 Polissonografia normal 17
Silverio Garbuio

4 Tipo de registros de sono 29
Renato Prescinotto, Guilherme William Brassanini

5 Classificação Internacional dos Distúrbios do Sono 41
Danilo Anunciatto Sguillar, Fábio de Azevedo Caparroz

PARTE II – DISTÚRBIOS RESPIRATÓRIOS OBSTRUTIVOS DO SONO: FISIOPATOLOGIA E DIAGNÓSTICO

6 Apneia obstrutiva do sono 54
Fernanda Louise Martinho Haddad, Danilo Anunciatto Sguillar

7 Fenótipos da apneia obstrutiva do sono 60
Danilo Anunciatto Sguillar, Fábio de Azevedo Caparroz, Rodrigo de Paiva Tangerina

8 Avaliação da via aérea superior na apneia obstrutiva do sono 75
Danilo Anunciatto Sguillar, Maximiana Maliska, Tatiana de Aguiar Vidigal

9 Desfechos cardiovasculares da apneia obstrutiva do sono 92
Fatima Dumas Cintra

10 Interações entre apneia obstrutiva do sono e resistência à insulina 100
Gláucia Carneiro

11 Aspectos atuais da síndrome da resistência da via aérea superior 109
Luciana Palombini, Luciana Balester Mello de Godoy

12 Síndrome da hipoventilação-obesidade 118
Rodrigo de Paiva Tangerina

PARTE III – DISTÚRBIOS RESPIRATÓRIOS OBSTRUTIVOS DO SONO: TRATAMENTO CLÍNICO

13 Medidas comportamentais e posturais na apneia obstrutiva do sono 124
Milena de Almeida Torres Campanholo

14 Tratamento dos distúrbios obstrutivos com aparelhos de pressão positiva: tipos de aparelho e indicação 130
Luciana Balester Mello de Godoy

15 Tratamento dos distúrbios obstrutivos com aparelhos de pressão positiva: acompanhamento dos pacientes 139
Fabíola Paula Galhardo Rizzatti, Evelyn Brasil

16 Tratamento com aparelhos intraorais 150
Rafael de Andrade Balsalobre

17 Fonoterapia para os distúrbios respiratórios do sono 159
Giovana Diaféria, Silvana Bommarito

PARTE IV – DISTÚRBIOS RESPIRATÓRIOS OBSTRUTIVOS DO SONO: TRATAMENTO CIRÚRGICO

18 Tratamento cirúrgico da apneia obstrutiva do sono: papel do nariz 180
Rafael Rossell Malinsky, Tatiana de Aguiar Vidigal

19 Cirurgias faríngeas na apneia obstrutiva do sono 187
Renato Stefanini, Michel Burihan Cahali

20 Cirurgias de base de língua 196
José Antonio Pinto, Fábio de Azevedo Caparroz

21 Cirurgia craniomaxilofacial na apneia obstrutiva do sono 206
Sérgio Luís de Miranda, Marina Reis Oliveira, Roberto Moreno, Henrique Celestino Lima e Silva

22 Estimulação do nervo hipoglosso 217
Edilson Zancanella, Thainá Rocha Braga Machado, Fabio Tadeu Moura Lorenzetti

PARTE V - DISTÚRBIOS RESPIRATÓRIOS OBSTRUTIVOS DO SONO: PARTICULARIDADES

23 Sono na mulher 230
Helena Hachul, Andréia Gomes Bezerra

24 Sono no idoso 238
Luciana Lilian Louzada Martini, Einstein Francisco Camargos

25 Impacto do tratamento clínico e cirúrgico da obesidade na apneia obstrutiva do sono 249
Pedro Genta, Erika Treptow

PARTE VI - DISTÚRBIOS RESPIRATÓRIOS CENTRAIS DO SONO

26 Apneia central e apneia emergente ao tratamento: fisiopatologia, diagnóstico e tratamento 256
Lia Rita Azeredo Bittencourt, Sergio Tufik

PARTE VII - INSÔNIAS

27 Diagnóstico das insônias 266
Luciano Ribeiro Pinto Junior, Andrea Bacelar Rêgo

28 Tratamento farmacológico da insônia: parte I 279
Marcio Zanini, Dalva Poyares

29 Tratamento farmacológico da insônia: parte II 288
Andrea Bacelar Rêgo, George do Lago Pinheiro, Luciano Ribeiro Pinto Junior

30 Terapia cognitivo-comportamental para insônia (TCC-I) 302
Renatha El Rafihi-Ferreira, Andrea Bacelar Rêgo, Luciano Ribeiro Pinto Junior

PARTE VIII - HIPERSONIAS

31 Hipersonias: diagnóstico diferencial e tratamento 310
Renata Maria de Carvalho Cremaschi, Fernando Morgadinho Coelho

32 Narcolepsia 317
Renata Maria de Carvalho Cremaschi, Fernando Morgadinho Coelho

PARTE IX – PARASSONIAS

33 Parassonias do sono não REM e parassonia do sono REM 326
Gustavo Antonio Moreira, Cristiane Fumo dos Santos

PARTE X – DISTÚRBIOS DO MOVIMENTO

34 Bruxismo do sono 334
Milton Maluly Filho, Cibele Dal Fabbro

35 Movimentos periódicos de membros durante o sono: diagnóstico e tratamento 349
Gilmar Fernandes do Prado, Karla Carlos, Douglas Sousa Soares

36 Síndrome das pernas inquietas/doença de Willis-Ekbom (SPI/DWE) 353
Gilmar Fernandes do Prado, Karla Carlos

PARTE XI – DISTÚRBIOS DO RITMO CIRCADIANO

37 Distúrbios circadianos: visão geral e prática 360
Anna Karla Alves Smith

38 *Jet lag* e trabalho em turnos: diagnóstico, tratamento e *up-to-date* 368
Anna Karla Alves Smith

PARTE XII – DISTÚRBIOS NEUROPSIQUIÁTRICOS

39 Doenças neuropsiquiátricas associadas ao sono 376
Artur Filhou José, Lúcio Huebra Pimentel Filho

Índice remissivo 391

APRESENTAÇÃO

É com imenso prazer que apresento a segunda edição do *Manual do Residente: Medicina do Sono*. Este foi um projeto criado e desenvolvido por um grupo de otorrinolaringologistas com atuação em Medicina do Sono da Universidade Federal de São Paulo, o qual coordeno há 20 anos, e que é motivo de orgulho não apenas pela parte assistencial e de pesquisa, mas principalmente pela ética e amizade, que com certeza é o que mantém essa coesão há tantos anos. A Medicina do Sono vem crescendo exponencialmente e é uma área fronteiriça entre várias especialidades e profissionais da saúde. Além disso, os distúrbios do sono são muito prevalentes e acarretam prejuízo à qualidade de vida e saúde dos pacientes. Então, entendemos que mesmo o colega não especialista em sono em algum momento vai se deparar com pacientes que apresentam esses distúrbios e o conhecimento e o diagnóstico são fundamentais para os desfecho de tratamento de inúmeras doenças. Deste modo, este livro tem como objetivo trazer informações sobre a fisiologia do sono e seus distúrbios de forma prática, concisa e atualizada, que auxiliem os profissionais de saúde sobre a identificação e o manejo desses distúrbios. Agradeço por fazer parte desse grupo e a todos que de alguma forma possibilitaram e execução desse projeto. Boa leitura!

Profa. Dra. Fernanda Louise Martinho Haddad

Professora Adjunta do Departamento de Otorrinolaringologia e Cirurgia de Cabeça e Pescoço da Universidade Federal de São Paulo.

CONTEÚDO COMPLEMENTAR

Este capítulo possui conteúdo complementar disponibilizado em uma plataforma digital exclusiva. Para ingressar no ambiente virtual, utilize o QR code abaixo, digite a senha: **sono2aed** e faça seu cadastro.

O prazo para acesso a esse material limita-se à vigência desta edição.

PARTE I

FISIOLOGIA DO SONO

CAPÍTULO 1

NEUROFISIOLOGIA DO SONO

Lenise Jihe Kim
Sergio Tufik
Monica Levy Andersen

Pontos-chave

- Há relação bidirecional entre o sono e as funções biológicas.
- O sono é um estado comportamental ativo e é mantido por meio de um sistema neural complexo.
- Ao longo da vida ocorre uma mudança no padrão de sono, principalmente em relação à duração e à necessidade de sono.
- O sono exerce papel importante na regulação de diversos sistemas fisiológicos, como na modulação da temperatura corporal e no controle dos sistemas cardiovascular, respiratório e endócrino.

ASPECTOS GERAIS

O sono é um estado fisiológico que ocupa cerca de um terço de nossas vidas. É essencial para a homeostase do organismo e apresenta uma relação bidirecional com diferentes funções biológicas. O sono é responsável pela regulação de diversos sistemas fisiológicos, como o cardiovascular, respiratório e endócrino. Perturbações na quantidade e/ou na qualidade de sono estão diretamente ligadas a alterações cognitivas, metabólicas e cardiovasculares. Pacientes com doenças neurológicas ou cardiometabólicas frequentemente manifestam comprometimentos no sono noturno, o que poderia sugerir a ação de diferentes mecanismos neurobiológicos na regulação do ciclo vigília-sono.

Com o avanço da Medicina do Sono, em especial na área de neurofisiologia, definições antigas sobre o sono ser um estado passivo com ausência de atividade neurológica vêm sendo cada vez mais refutadas. Embora não haja consenso na definição de sono, sabe-se que é um estado comportamental ativo, o qual é mantido por meio de um sistema neural complexo. Logo, o sono não é um processo estático. Diferentes estágios de sono se alternam ao longo da noite, associando-se a oscilações cardiorrespiratórias, flutuações hormonais e alterações no padrão eletroencefalográfico.

No presente capítulo, serão abordados os aspectos principais do sono normal em humanos, incluindo sua definição, caracterização e padrão ao longo da vida, bem como o papel do sono na regulação de diferentes sistemas fisiológicos e suas principais implicações clínicas.

DEFINIÇÕES E CONCEITOS GERAIS DE SONO

De acordo com critérios práticos, o sono humano é definido com base na observação de comportamentos e alterações fisiológicas associadas. Carskadon e Dement definem o sono como "um estado neurocomportamental recorrente e reversível de desligamento perceptivo relativo e menor responsividade ao ambiente [...], tipicamente acompanhado por posição em decúbito, quiescência comportamental e olhos fechados em humanos"[1]. Em contraste, o National Institute of Mental Health (NIMH) define o ciclo vigília-sono como "estados endógenos, recorrentes e comportamentais que refletem mudanças coordenadas na organização da dinâmica funcional do cérebro que otimizam a fisiologia, comportamento e saúde"[2].

Embora a definição de sono seja ainda alvo de discussão intensa na literatura, grande parte das definições leva em consideração a presença dos critérios apresentados no Quadro 1.

QUADRO 1 Critérios para definição do sono

1. Quiescência comportamental: estado de redução da atividade motora e da responsividade do organismo a estímulos externos (ambientais) e internos (endógenos)
2. Postura típica: o sono humano é caraterizado por posição em decúbito e olhos fechados
3. Recorrência: o sono é um estado comportamental recorrente e em alternância com estados de vigília
4. Reversibilidade: o sono é um estado reversível, no qual estímulos externos (ambientais) ou internos (endógenos) são capazes de induzir reversão rápida ao estado de atividade ou vigília
5. Rebote: mecanismo de compensação do tempo de sono, refere-se ao aumento na quantidade, na frequência ou na intensidade do sono em resposta a condições de privação ou restrição de sono

Outro conceito importante sobre o sono refere-se aos parâmetros de avaliação da qualidade e da quantidade de sono ou, em outras palavras, a "saúde do sono". De maneira didática, esses parâmetros de sono são agrupados em 5 dimensões (Quadro 2)[3].

QUADRO 2 Parâmetros de avaliação da qualidade e da quantidade de sono

1. Duração de sono: tempo total de sono obtido ao longo das 24 horas do dia
2. Eficiência de sono: refere-se à capacidade de adormecer ou retornar ao sono
3. Ritmo: padrão de ocorrência do sono ao longo das 24 horas do dia
4. Alerta/sonolência: habilidade em manter uma vigília ativa
5. Autopercepção: avaliação subjetiva da qualidade de sono noturno de um indivíduo

Alterações nessas dimensões do sono estão relacionadas a diferentes desfechos clínicos, incluindo maior mortalidade, doenças cardiovasculares, disfunções cognitivas e acidentes[3]. Além disso, são parâmetros de avaliação fácil, sendo obtidos por meio do autorrelato dos pacientes, de questionários ou da coleta de variáveis fisiológicas por meio de instrumentos como actigrafia ou polissonografia basal. Dessa maneira, essas 5 dimensões do sono são consideradas indicadores clínicos apropriados de qualidade de sono em humanos.

SONO NORMAL EM HUMANOS

Nos seres humanos, o ciclo vigília-sono ocorre em um padrão circadiano, ou seja, dentro de aproximadamente 24 horas[4]. O sono é classificado em 2 estágios principais: o sono NREM (do inglês, *non-rapid eye movement sleep*) e o sono REM (do inglês, *rapid eye movement sleep*). O sono NREM é subdividido em 3 estágios: N1, N2 e N3 ou sono de ondas lentas[5]. Diferentes mecanismos neurobiológicos estão envolvidos na gênese do sono NREM e do sono REM (ver Capítulo 2, "Mecanismos circadianos e neurotransmissores do ciclo vigília-sono"), o que leva a padrões eletrográficos distintos em humanos. De acordo com consensos internacionais[5], a caracterização dos estágios de sono é realizada principalmente com base em registros eletroencefalográficos. A atividade cerebral é analisada considerando-se o tipo de onda cerebral predominante e a sincronização dos sinais corticais. Também são avaliados outros parâmetros eletrográficos, incluindo o tônus muscular e o movimento ocular. Os principais achados eletrográficos de cada estágio estão resumidos na Tabela 1 (ver mais detalhes no Capítulo 3, "Polissonografia normal"). O sono REM também é composto de eventos tônicos e eventos fásicos. O sono REM tônico representa um estado de ativação parassimpática do organismo que leva à ausência de movimentos oculares, baixa amplitude no eletroencefalograma e atonia muscular. Já o sono REM fásico se carateriza por um estado de atividade simpática, acarretando a ocorrência de movimentos rápidos dos olhos, mioclonias e variabilidade cardiorrespiratória.

TABELA 1 Achados eletrográficos principais durante a vigília, o sono NREM e o sono REM

	Vigília	Sono NREM	Sono REM
EEG	Dessincronização cortical	Sincronização cortical	**Tônico**: dessincronização cortical e baixa voltagem
EOG	Movimentos oculares rápidos	Movimentos oculares lentos ou ausentes	**Tônico**: movimentos oculares ausentes **Fásico**: movimentos oculares rápidos
EMG	Tônus muscular alto	Hipotonia muscular	**Tônico**: atonia muscular

EEG: eletroencefalograma; EOG: eletro-oculograma; EMG: eletromiograma.

O sono NREM e o sono REM intercalam-se ao longo da noite de maneira cíclica. Em indivíduos adultos saudáveis, o ciclo NREM-REM ocorre em média de 4 a 6 vezes por noite com intervalos de 90 a 120 minutos. O sono pode ser categorizado em essencial e acessório, com base na distribuição dos estágios de sono ao longo da noite. No geral, o estágio N3, ou sono de ondas lentas, predomina na primeira metade da noite (sono essencial), enquanto a frequência e a densidade de sono REM aumentam na segunda metade da noite (sono acessório). Em sua totalidade, o sono REM constitui cerca de 20-25% do sono noturno. Entre os estágios do sono NREM, o sono N2 representa a quantidade majoritária do sono noturno (45-55%). Os sonos N1 e N3 compõem cerca de 2-5% e 15-20% do tempo total de sono, respectivamente[4,5].

ONTOGENIA DO SONO

O padrão de sono humano muda ao longo da vida. A duração e a necessidade de sono são parâmetros sujeitos a alterações robustas com o envelhecimento. Nos primeiros meses de vida, o tempo total de sono ao longo das 24 horas varia entre 16-18 horas, das quais 50% são constituídos por sono REM[6,7]. Com o envelhecimento, as horas de sono necessárias vão gradativamente reduzindo, especialmente devido à supressão na quantidade de sono REM. Em adultos (19-45 anos), o tempo de sono diminui para, em média, 8 horas/noite com 20-25% de sono REM. Já em idosos acima dos 70 anos de idade, a duração de sono é drasticamente reduzida para 5-6 horas em média com menos de 5% de sono REM[6,7]. A constatação dessas alterações no tempo de sono ao longo da vida fundamenta a hipótese ontogenética[6,8]. Nessa hipótese, postula-se o papel do sono REM no desenvolvimento do sistema nervoso central em humanos, em que uma maior quantidade de sono REM seria necessária nos primeiros anos de vida, período no qual o cérebro ainda não atingiu sua maturação completa. Por sua vez, com o envelhecimento e o declínio de certas estruturas e funções centrais, a necessidade de sono REM se reduziria progressivamente[6,8].

Paralelamente ao tempo e à necessidade de sono, o envelhecimento também afeta a distribuição de sono ao longo das 24 horas do dia. Neonatos apresentam um padrão de sono polifásico, caracterizado por diversos períodos curtos de sono que ocorrem de maneira intermitente ao longo do dia. Em crianças, especialmente entre 1 e 6 anos de idade, gradualmente, o sono se torna mais monofásico, predominando no período noturno, mas com a presença frequente de cochilos diurnos[9]. Já em adultos, o sono se torna primariamente monofásico, ocorrendo somente à noite.

ASPECTOS NEUROFISIOLÓGICOS DA REGULAÇÃO DO SONO EM HUMANOS

O ciclo vigília-sono é regulado basicamente pela ação recíproca de sistemas circadianos e homeostáticos. Esse sistema de regulação foi inicialmente denominado Modelo de 2 Processos de Regulação do Sono ou Modelo de Borbély[10,11]. Nesse modelo, o componente homeostático é definido didaticamente como processo S, e o componente circadiano, como processo C.

De maneira geral, o processo S (homeostático) é constituído por mecanismos neurobiológicos responsáveis pela propensão ao sono (também conhecido como "pressão para o início do sono"). Nessa dinâmica, mecanismos relacionados ao processo S se intensificam progressivamente ao longo das 24 horas do dia, atingindo um pico máximo próximo ao horário de dormir e se dissipando ao longo da noite (Figura 1)[10,11]. Um exemplo de mecanismo fisiológico relacionado ao processo S é o metabolismo energético neuronal. Durante períodos prolongados de vigília, a ativação neuronal leva ao aumento da demanda energética celular e à elevação do consumo de trifosfato de adenosina (ATP). Consequentemente, esse processo gera o aumento nas concentrações extracelulares de adenosina, o subproduto metabólico do ATP. A adenosina acumula-se progressivamente ao longo do dia no sistema nervoso central, especialmente em regiões relacionadas à promoção de sono, como o prosencéfalo basal[12,13]. Nessas estruturas centrais, a ligação da adenosina a seus receptores promove tanto a inibição de vias neurotransmissoras associadas à manutenção da vigília, como neurônios colinérgicos, quanto a ativação de vias inibitórias, como neurônios gabaérgicos. Essa ação moduladora da adenosina aumenta a propensão para o início do sono NREM. Os níveis de adenosina gradativamente se reduzem no decorrer da noite, levando à menor pressão de sono e à maior propensão à vigília[12,13].

Em contrapartida, os mecanismos relacionados ao processo C (circadiano) estão relacionados à manutenção do alerta e da vigília ativa. Sendo assim, o controle circadiano do ciclo vigília-sono apresenta um padrão oposto ao processo S ao longo das 24 horas do dia, indicado por um pico máximo no início da manhã e uma diminuição próxima ao horário de dormir (Figura 1)[10,11]. O processo C é mediado principalmente pelo ciclo claro-escuro da Terra, e sua ritmicidade é influenciada por fatores internos (endógenos) e externos (ambientais). A luminosidade

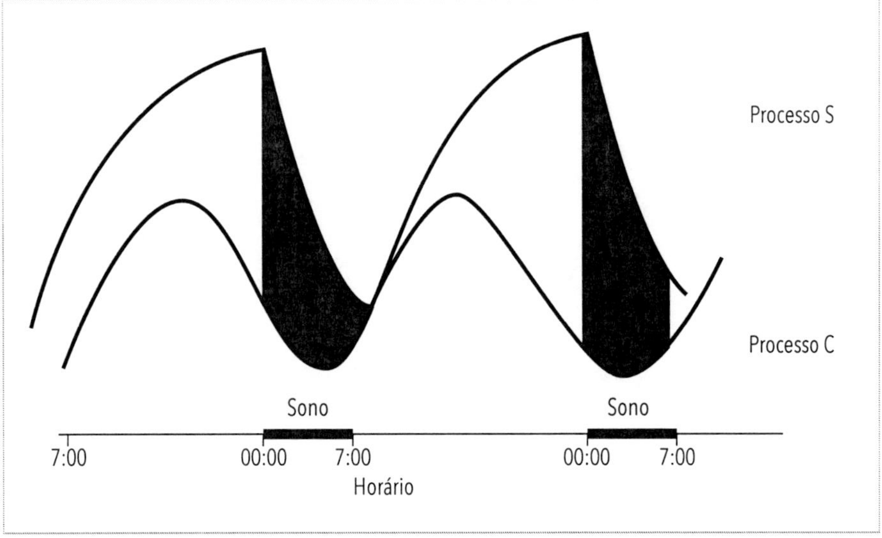

Figura 1 Modelo de 2 Processos de Regulação do Sono. Adaptada de Borbély, 1982[10].

natural é uma das principais pistas ambientais na regulação do ciclo vigília-sono, atuando como temporizador do organismo. Estímulos luminosos são captados pela retina e processados no núcleo supraquiasmático do hipotálamo[14]. Durante a fase clara, a presença de maior intensidade dos estímulos luminosos promove a elevação da temperatura corporal central, a inibição da secreção de melatonina e o aumento nas concentrações séricas de cortisol[15]. Durante a fase escura, a ausência de pistas ambientais luminosas estimula a liberação de melatonina e a ativação de estruturas do sistema nervoso central relacionadas à indução de sono.

O sono humano é fisiologicamente noturno, e sua predominância durante a fase escura do ciclo claro-escuro é determinada por uma ação conjunta entre mecanismos circadianos e homeostáticos. Para que ocorra o sono, as vias de regulação do processo S devem atingir um limiar superior, enquanto as do processo C devem estar suprimidas.

PAPEL DO SONO EM SISTEMAS FISIOLÓGICOS EM HUMANOS

A seguir, serão abordadas as principais funções do sono na regulação de diferentes sistemas fisiológicos em humanos (Figura 2).

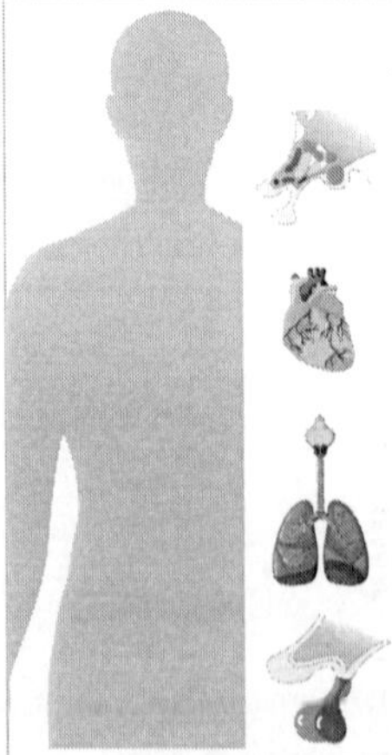

Vigília	Sono NREM	Sono REM
Temperatura corporal: ↑	Temperatura corporal: ↓	Temperatura corporal: ↓↓
Pressão arterial: ↑ Frequência cardíaca: ↑	Pressão arterial: ↓ Frequência cardíaca: ↓	Padrão cardíaco irregular Pressão arterial: ↑ Frequência cardíaca: ↑
Ventilação: ↑	Padrão respiratório regular Ventilação: ↓	Padrão respiratório irregular Ventilação: ↑
Melatonina: inibida TSH e cortisol: ↑↑	Melatonina e GH: ↑↑	Testosterona e prolactina: ↑↑

Figura 2 Representação esquemática da regulação de diferentes sistemas fisiológicos em vigília, sono NREM e sono REM.

Temperatura corporal central

A regulação da temperatura corporal está sob controle circadiano. Aproximadamente 2 horas antes do horário de dormir, a temperatura central começa a reduzir. A propensão para o início do sono NREM é máxima quando a taxa de declínio da temperatura corporal atinge seu pico. Em humanos, o aumento nas concentrações circulantes de melatonina se correlaciona com o início do sono, da sonolência subjetiva e da redução da temperatura corporal[16]. Durante o sono NREM, o consumo energético para a manutenção da temperatura corporal também é reduzido, sugerindo o papel do sono na conservação de energia. A temperatura no sistema nervoso central diminui cerca de 0,2°C durante as transições da vigília para o sono NREM[17]. Alterações na temperatura podem causar modificações no padrão e na arquitetura de sono NREM. O aumento da temperatura corporal induzido por banhos quentes próximos ao horário de dormir, também conhecido como "efeito do banho quente" (do inglês, *warm bath effect*), reduz a latência para início do sono e aumenta a duração de sono e a frequência de sono de ondas lentas[18].

Durante o sono REM, a temperatura corporal atinge seu menor valor ao longo da noite. O sistema hipotalâmico de controle da temperatura encontra-se inativo durante essa fase. Sendo assim, a manutenção da temperatura corporal ocorre, de modo geral, pelo equilíbrio entre a intensidade da perda e da produção de calor no organismo[16]. Clinicamente, alterações na temperatura corporal estão associadas a distúrbios de sono. Pacientes com doença de Parkinson apresentam menor temperatura corporal durante a noite, a qual se correlaciona com a gravidade do distúrbio comportamental do sono REM, uma parassonia do sono[19].

Sistema cardiovascular

De maneira geral, a atividade cardiovascular basal apresenta 2 padrões distintos a depender do estágio de sono:

- Sono NREM: analisando a curva pressórica durante o sono NREM, observa-se que, principalmente no estágio N3 ou sono de ondas lentas, ocorre queda de 10-30% da pressão arterial em relação à vigília, também conhecido como descenso noturno[20]. Essa diminuição ocorre de maneira lenta e gradual e paralelamente à redução da atividade metabólica no organismo. Clinicamente, a ausência de descenso noturno da pressão arterial durante o sono é um fator de risco importante para hipertensão arterial e um marcador biológico de maior mortalidade e morbidade cardiovascular[21]. Durante o sono NREM, também há uma redução na frequência cardíaca e no tônus autonômico simpático. A atividade nervosa simpática apresenta uma diminuição maior que 50% comparada à vigília. O sono NREM é considerado um período de relativa estabilidade autonômica, na qual há inibição da atividade simpática, aumento do tônus vagal, bradicardia e maior sensibilidade barorreflexa[20].
- Sono REM: é um estado predominantemente de atividade parassimpática e tônus vagal. No entanto, ativações repentinas do sistema nervoso simpático podem ocorrer durante eventos fásicos do sono REM[20]. Aumentos de até 2 vezes na atividade nervosa simpática são observados durante o sono REM fásico, o que promove valores de pressão arterial e frequência cardíaca similares aos da vigília. A pressão arterial eleva-se significativamente do sono NREM para o sono REM, especialmente por causa do aumento da vasoconstrição periférica. Nesse sentido, do ponto de vista cardiovascular, o sono REM é caracterizado por um período de flutuações na função autonômica e instabilidade no padrão cardíaco[20].

Sistema respiratório

Durante a vigília, a respiração é controlada por comandos respiratórios voluntários de estruturas cerebrais suprapontinas e por comandos respiratórios involuntários ou autonômicos relacionados ao controle da resposta quimiorreflexa (hipoxia, hipercapnia, acidose, etc.)[22-25]. Durante o sono, há a perda gradativa do comando voluntário da respiração, e o controle ventilatório passa a ser regulado pela resposta quimiorreflexa. Assim, flutuações nos níveis de CO_2 no sangue representam o maior estímulo para a respiração durante o sono[26]. Há a redução ou a perda do tônus de músculos respiratórios, incluindo músculos faríngeos relacionados à patência da via aérea superior. Alterações espontâneas na respiração durante o sono variam de acordo com o estágio:

- Sono NREM: de modo geral, durante o sono NREM, especialmente no sono N3 ou sono de ondas lentas, há uma redução da ventilação. Alterações na taxa metabólica e modificações no controle respiratório estão diretamente ligadas à diminuição do padrão respiratório durante o sono NREM. Durante esse período, há redução no consumo de oxigênio (VO_2) e aumento da produção de CO_2 (VCO_2) pelo organismo[27]. Consequentemente, ocorre aumento na pressão parcial de CO_2 no sangue arterial. A respiração durante o sono N3 também é caracterizada por um padrão de regularidade e estabilidade da frequência respiratória. Em geral, a frequência respiratória é ligeiramente menor e o volume corrente maior durante o sono N3 que em vigília. Entretanto, durante estágios iniciais de sono NREM, como o N1 e o N2, os padrões de respiração periódica podem ser observados, caracterizados por oscilações transitórias da ventilação. Esses padrões são mais frequentes em neonatos ou durante o sono de indivíduos saudáveis nos primeiros dias em alta altitude[25].
- Sono REM: durante a fase tônica do sono REM, a respiração está sob o controle químico-metabólico dos comandos respiratórios involuntários, assim como no sono NREM. No entanto, durante o sono REM fásico, o padrão da ventilação passa a ser majoritariamente controlado por um sistema comportamental, flutuando entre comandos excitatórios e inibitórios. Dessa maneira, o sono REM é caracterizado por um padrão respiratório rápido e significativamente irregular. O volume corrente é reduzido em comparação ao sono NREM, mas a frequência respiratória se eleva[25]. Os mecanismos envolvidos nessa regulação respiratória ainda são desconhecidos.

Sistema endócrino

O sono possui um efeito modulatório importante em grande parte dos componentes do sistema endócrino:

- Melatonina: em humanos, a liberação de melatonina ocorre durante a fase escura do ciclo claro-escuro da Terra. Suas maiores concentrações são observadas predominantemente na segunda metade da noite (~3 horas da manhã) em um indivíduo saudável. A liberação de melatonina é suprimida por estímulos fóticos[15].
- Hormônio do crescimento (GH): em humanos saudáveis, a concentração plasmática de GH atinge seu pico máximo cerca de 90 minutos após o início do sono, estando diretamente associada ao primeiro ciclo de sono N3 ou sono de ondas lentas. Esse aumento nos níveis de GH é mantido por aproximadamente 2 horas[28,29].
- Hormônio tireoestimulante (TSH): o sono apresenta um efeito inibitório na secreção de TSH. Em indivíduos saudáveis, os níveis circulantes de TSH têm pico próximo no horário de dormir (início da noite) e reduzem progressivamente ao

longo da noite[29]. Dessa maneira, períodos de privação ou restrição de sono induzem aumento nas concentrações de TSH, podendo chegar até 200% em comparação a períodos de oportunidade de sono normal[30].

- Cortisol: os valores circulantes de cortisol atingem seu pico máximo durante as primeiras horas da manhã, reduzindo-se ao longo do dia. A concentração mínima de cortisol é observada próximo ao início do sono. As alterações repentinas e abruptas nos níveis de cortisol podem ocorrer durante a noite, quando associadas a despertares[29].
- Testosterona: a concentração de testosterona encontra-se reduzida no início do sono e em seus valores máximos nas primeiras horas da manhã. O aumento noturno de testosterona associa-se com a ocorrência de episódios de sono REM e ereções penianas durante essa fase do sono[29]. A privação de sono induz redução significativa nas concentrações de testosterona, podendo estar relacionada à gênese de disfunções sexuais[31-33].
- Prolactina: apresenta padrão sono-dependente. Sua concentração aumenta durante o sono e atinge valor máximo especialmente no final da madrugada. Em geral, o pico de prolactina ocorre entre 5 e 7 horas da manhã[29].

CONSIDERAÇÕES FINAIS

O sono é um processo ativo e suscetível a modificações ao longo da vida em humanos. O sono apresenta diferentes estágios, os quais manifestam padrões eletroencefalográficos próprios. A regulação do ciclo vigília-sono é controlada por mecanismos neurobiológicos complexos, que envolvem a ação conjunta de vias de modulação circadiana e homeostática. Diferentes sistemas fisiológicos também apresentam padrões distintos entre a vigília e o sono, sugerindo o papel do sono na manutenção de funções biológicas. Dentro do sono, muitos desses processos fisiológicos se diferenciam entre os estágios de sono NREM e REM. O entendimento dos aspectos neurofisiológicos do sono fundamenta as bases da compreensão do sono normal em humanos. O estudo dos mecanismos regulatórios do ciclo vigília-sono fomenta os princípios fisiopatológicos dos principais distúrbios de sono.

REFERÊNCIAS BIBLIOGRÁFICAS

1. Carskadon MA, Dement WC. Normal human sleep: an overview. In: Kryger MH, Dement WC (eds.). Principles and practice of sleep medicine. 5.ed. St. Louis: Elsevier Saunders; 2011. p. 16-26.
2. National Institute of Mental Health (NIMH). Arousal and regulatory systems: workshop proceedings. Jun./2012. Disponível em: https://www.nimh.nih.gov/research/research-funded-by-nimh/rdoc/arousal-and-regulatory-systems-workshop-proceedings.
3. Buysse DJ. Sleep health: can we define it? Does it matter? Sleep. 2014;37:9-17.
4. Markov D, Goldman M, Doghramji K. Normal sleep and circadian rhythms: neurobiological mechanisms underlying sleep and wakefulness. Sleep Medicine Clinics. 2012;7:417-26.
5. Berry RB, Brooks R, Gamaldo C, Harding SM, Lloyd RM, Quan SF, et al. AASM scoring manual updates for 2017 (version 2.4). J Clin Sleep Med. 2017;13:665-6.

6. Roffwarg HP, Muzio JN, Dement WC. Ontogenetic development of the human sleep-dream cycle. Science. 1966;152:604-19.
7. Hirshkowitz M, Whiton K, Albert SM, Alessi C, Bruni O, DonCarlos L, et al. National Sleep Foundation's sleep time duration recommendations: methodology and results summary. Sleep Health. 2015;1:40-3.
8. Jouvet-Mounier D, Astic L, Lacote D. Ontogenesis of the states of sleep in rat, cat, and guinea pig during the first postnatal month. Dev Psychobiol. 1969;2:216-39.
9. Cornwell AC, Feigenbaum P. Sleep biological rhythms in normal infants and those at high risk for SIDS. Chronobiol Int. 2006;23:935-61.
10. Borbély AA. A two process model of sleep regulation. Hum Neurobiol. 1982;1:195-204.
11. Borbély AA, Daan S, Wirz-Justice A, Deboer T. The two-process model of sleep regulation: a reappraisal. J Sleep Res. 2016;25:131-43.
12. Dworak M, McCarley RW, Kim T, Kalinchuk AV, Basheer R. Sleep and brain energy levels: ATP changes during sleep. J Neurosci. 2010;30:9007-16.
13. Porkka-Heiskanen T, Alanko L, Kalinchuk A, Stenberg D. Adenosine and sleep. Sleep Med Rev. 2002;6: 321-32.
14. Moore RY. Suprachiasmatic nucleus in sleep–wake regulation. Sleep Medicine. 2007;8:27-33.
15. Zisapel N. New perspectives on the role of melatonin in human sleep, circadian rhythms and their regulation. Br J Pharmacol. 2018;175:3190-9.
16. Harding EC, Franks NP, Wisden W. Sleep and thermoregulation. Curr Opin Physiology. 2020;15:7-13.
17. Hoekstra MM, Emmenegger Y, Hubbard J, Franken P. Cold-inducible RNA-binding protein (CIRBP) adjusts clock-gene expression and REM-sleep recovery following sleep deprivation. In: Ptáček LJ, Dulac C, Ptáček LJ, Fu Y-H (ed.). eLife. 2019;8:e43400.
18. Haghayegh S, Khoshnevis S, Smolensky MH, Diller KR, Castriotta RJ. Before-bedtime passive body heating by warm shower or bath to improve sleep: A systematic review and meta-analysis. Sleep Med Rev. 2019;46:124-35.
19. Zhong G, Bolitho S, Grunstein R, Naismith SL, Lewis SJG. The relationship between thermoregulation and REM sleep behaviour disorder in Parkinson's disease. PLoS One. 2013;8:e72661.
20. Murali NS, Svatikova A, Somers VK. Cardiovascular physiology and sleep. Front Biosci. 2003;8:s636-52.
21. Yano Y, Kario K. Nocturnal blood pressure and cardiovascular disease: a review of recent advances. Hypertens Res. 2012;35:695-701.
22. Xie A. Effect of sleep on breathing – why recurrent apneas are only seen during sleep. J Thorac Dis. 2012;4:194-7.
23. Sowho M, Amatoury J, Kirkness JP, Patil SP. Sleep and respiratory physiology in adults. Clin Chest Med. 2014;35:469-81.
24. Kim LJ, Freire C, Fleury Curado T, Jun JC, Polotsky VY. The role of animal models in developing pharmacotherapy for obstructive sleep apnea. J Clin Med. 2019;8.
25. Krimsky WR, Leiter JC. Physiology of breathing and respiratory control during sleep. Semin Respir Crit Care Med. 2005;26:5-12.
26. Eckert DJ. Phenotypic approaches to obstructive sleep apnoea: new pathways for targeted therapy. Sleep Med Rev. 2018;37:45-59.
27. White DP, Weil JV, Zwillich CW. Metabolic rate and breathing during sleep. J Appl Physiol. 1985;59:384-91.
28. Van Cauter E, Plat L. Physiology of growth hormone secretion during sleep. J Pediatr. 1996;128:S32-37.
29. Pannain S, Cauter EV. Modulation of endocrine function by sleep-wake homeostasis and circadian rhythmicity. Sleep Med Clin. 2007;2:147-59.
30. Hirschfeld U, Moreno-Reyes R, Akseki E, L'Hermite-Balériaux M, Leproult R, Copinschi G, et al. Progressive elevation of plasma thyrotropin during adaptation to simulated jet lag: effects of treatment with bright light or zolpidem. J Clin Endocrinol Metab. 1996;81:3270-7.
31. Andersen ML, Tufik S. The effects of testosterone on sleep and sleep-disordered breathing in men: its bidirectional interaction with erectile function. Sleep Med Rev. 2008;12:365-79.
32. Andersen ML, Alvarenga TF, Mazaro-Costa R, Hachul HC, Tufik S. The association of testosterone, sleep, and sexual function in men and women. Brain Res. 2011;1416:80-104.
33. Andersen ML, Santos-Silva R, Bittencourt LRA, Tufik S. Prevalence of erectile dysfunction complaints associated with sleep disturbances in Sao Paulo, Brazil: a population-based survey. Sleep Med. 2010;11:1019-24.

CAPÍTULO 2

MECANISMOS CIRCADIANOS E NEUROTRANSMISSORES DO CICLO SONO-VIGÍLIA

Danilo Anunciatto Sguillar
Fábio de Azevedo Caparroz

Pontos-chave

- A luz é o principal sincronizador ou *Zeitgeber* do nosso ritmo circadiano.
- O núcleo supraquiasmático é a principal área responsável pelo ciclo sono-vigília.
- Vários hormônios têm um ritmo circadiano específico, como a prolactina, o GH e a melatonina.
- O sono tem início com ativação do sistema parassimpático e o "desligamento" do sistema ativador.
- Neurônios localizados no hipotálamo anterior, na região pré-óptica e no núcleo do trato solitário são responsáveis pela ativação parassimpática.
- A hipocretina ou orexina, produzida na região tuberal do hipotálamo, está associada à promoção da vigília.

RITMO CIRCADIANO - INTRODUÇÃO

Os ritmos circadianos estão presentes em diversas funções fisiológicas, neuroendócrinas e comportamentais do ser humano. No homem, eles foram descobertos em estudos do início do século XX que mostraram que ritmos gerados na ausência de pistas ambientais têm um período ligeiramente diferente de 24 horas, designado por período intrínseco (endógeno). A duração do período intrínseco do ciclo circadiano humano foi inicialmente considerada de 25 horas, mas estudos mais precisos têm apontado valores próximos a 24,3 horas[1,2].

Normalmente, a sincronização do relógio endógeno ocorre com o dia exterior, por intermédio da estimulação ambiental. A luz é o principal estímulo ambiental sincronizador – classicamente chamada de *Zeitgeber*, que significa fornecedora do tempo ou temporizadora, em uma tradução adaptada do alemão. Há também sincronizadores não luminosos, como os horários rígidos de refeições, a atividade motora e as atividades sociais de forma geral.

A produção de melatonina, cortisol, hormônio do crescimento (GH), débito urinário e o próprio ciclo sono-vigília são exemplos de ritmos circadianos. Por sua vez, a secreção dos hormônios supracitados também tem influência direta e indireta no ciclo sono-vigília.

A principal área responsável pelo ciclo sono-vigília é o núcleo supra-quiasmático (NSQ), localizado no hipotálamo, superiormente ao quiasma óptico. Desde a década de 1970, detectou-se que lesões no NSQ conduziam à perda da ritmicidade circadiana, em variáveis como frequência cardíaca e secreção do cortisol, além do ciclo sono-vigília.

O NSQ divide-se em duas regiões bem distintas: a ventrolateral, com neurônios responsivos ao VIP (peptídio intestinal vasoativo) e à estimulação luminosa, e a dorsomediana, com neurônios responsivos a arginina-vasopressina e menos responsivos à estimulação luminosa.

A luz atua no NSQ ventral por meio da via retino-hipotalâmica (VRH), que é constituída por axônios de células ganglionares da retina. É dessa forma que a luz inibe a produção de melatonina.

Pesquisas recentes têm apontado para a estimulação de genes e a transcrição de proteínas que ocorrem no NSQ e também em outros tecidos em resposta à estimulação luminosa. Em ratos, por exemplo, a luz provoca uma rápida ativação dos genes *Per1* e *Per2* e a transcrição de *mPer1* e *mPer2* ("Per" deriva do gene *Period*, descoberto na *Drosophila*). Dessa forma, descobriu-se que a luz, quando administrada no início da noite, causa um atraso de fase em razão da elevação de *mPer1* e *mPer2*. Quando a luz é administrada no fim da noite, por sua vez, gera um avanço de fase pela elevação da expressão dos mesmos genes. Outros genes já identificados como os chamados "*clock genes*" também são *BMLA1* e *BMLA2*, *Clok* e *CRY1* e *CRY2*.

O NSQ possui relações com regiões do sistema nervoso central (SNC) que regulam o ciclo sono-vigília. O hipotálamo dorsomedial, por exemplo, parece ativar os neurônios produtores de orexina (ativadores da vigília), inativando, ao mesmo tempo, outro núcleo conhecido como ventrolateral pré-óptico (VLPO), responsável pela promoção do sono. Dessa forma, o NSQ pode ser considerado um promotor da vigília quando é estimulado.

Como já mencionado anteriormente, o NSQ tem influência direta na regulação do ciclo sono-vigília, mas também apresenta influência indireta no mesmo ciclo por meio da regulação circadiana dos hormônios que possuem relação com o sono ou influência nele. O cortisol, por exemplo, é baixo no princípio do sono noturno e tem pico de secreção ao acordar, pela manhã. A produção do GH também está fortemente relacionada ao sono. A quantidade de GH secretada durante o sono corresponde a cerca de dois terços do total secretado em 24 horas, enquanto a privação do sono diminui ou suprime a secreção de GH. A produção ocorre em pulsos, principalmente na primeira metade da noite, no início do sono de ondas lentas. A melatonina, por sua vez, tem sua produção quase exclusivamente durante a noite, quando a luz é quase inexistente, com pico por volta das 4 horas da manhã. Nesse momento, ocorre o decréscimo da temperatura, coincidindo com os níveis altos do hormônio[3,4].

Outro exemplo de hormônio com ritmo circadiano é a prolactina (PRL), produzida pela hipófise anterior. Em humanos, esse hormônio é secretado principalmente na segunda metade da noite. Em pacientes com PRL, por exemplo, o sono de ondas lentas está seletivamente aumentado, o que mostra que o hormônio em grandes quantidades pode também modular o sono.

NEUROTRANSMISSORES DO CICLO SONO-VIGÍLIA

As hipóteses para a manutenção da vigília associam redes neurais ascendentes que se projetam do tronco encefálico, tálamo, hipotálamo e prosencéfalo basal ao córtex, produzindo a ativação cortical que faz o indivíduo permanecer acordado. É o chamado sistema ativador reticular ascendente (SARA).

Há diversos neurotransmissores envolvidos na ativação cortical, entre eles a acetilcolina, presente na formação reticular (rede de células e fibras no tronco cerebral), no tálamo, no prosencéfalo basal e no córtex. Além do importante papel de ser indutor da ativação cortical, a acetilcolina está ligada à ativação do sono REM (e por isso denominado neurotransmissor REM-*on*). Além dela, glutamato, glicina e GABA (ácido gama-aminobutírico) são também considerados neurotransmissores REM-*on*. A noradrenalina, por sua vez, presente no *locus coeruleus*, no prosencéfalo e no córtex cerebral, além da dopamina, encontrada na substância negra e na área tegmental ventral, e a serotonina, presente em ponte e bulbo, são também responsáveis pela ativação cortical e o estado de alerta. A histamina é um potente neurotransmissor que participa da ativação cortical encontrada em neurônios do hipotálamo posterior. Por não exercerem atividade durante o sono REM, noradrenalina, dopamina, serotonina e histamina são denominadas neurotransmissores REM-*off*.

Além dos neurotransmissores, existem alguns neuropeptídios que participam da ativação cortical, entre eles as hipocretinas ou orexinas, exclusivamente sintetizados na área perifornical da região tuberal do hipotálamo. As hipocretinas, além do estado de vigília, exercem funções como as de regulação do comportamento alimentar, atividade motora e promoção de atividades neuroendócrinas. A redução da hipocretina está ligada à narcolepsia.

O sono tem início com ativação do sistema parassimpático e o "desligamento" do sistema ativador. Neurônios localizados no hipotálamo anterior, na região pré-óptica e no núcleo do trato solitário são responsáveis pela ativação parassimpática. Portanto, o estado de sono, em linhas gerais, consiste na inibição de áreas de ativação cortical, como tronco cerebral, tálamo, hipotálamo e prosencéfalo basal, e é mediado principalmente pelo neurotransmissor GABA. Acredita-se que a serotonina também esteja envolvida na indução de sono: uma das hipóteses é que o acúmulo de serotonina ao longo da vigília possa facilitar o início do sono. Já a adenosina é o produto químico da ativação celular que se acumula, ao longo do dia, gerando as sensações de cansaço e sonolência, que marcam o início do processo do sono. No organismo, existem outras substâncias que se ligam à chamada pressão do sono: opiáceos, hormônio estimulante de melanócitos, somatostatina, GH, insulina e interleucinas[5].

CONSIDERAÇÕES FINAIS

Há uma regulação extremamente precisa e interligada no organismo que envolve o ritmo circadiano do ciclo sono-vigília, do qual participam hormônios, neurotransmissores e neuropeptídios específicos, além da expressão de genes e proteínas específicas sensíveis à estimulação luminosa. O NSQ, localizado no hipotálamo, é considerado a região responsável por interligar o relógio biológico, ao passo que a luz é considerada a principal, mas não única, sincronizadora (ou *Zeitgeber*) desse relógio.

REFERÊNCIAS BIBLIOGRÁFICAS

1. Czeisler CA, Khalsa SBS. The human circadian timing system and sleep-wake regulation. Principles and practice of sleep medicine. Philadelphia: WB Saunders; 2000. p.353-70.
2. Czeisler CA, Duffy JF, Shanahan TL, Brown EN, Mitchell JF, Rimmer DW, et al. Stability, precision, and near-24hour period of the human circadian pacemaker. Science. 1999;25(284)2177-81.
3. Takahashi JS, Zatz M. Regulation of circadian rhythmicity. Science. 1982;2178:1104-11.
4. Paiva T, Andersen ML, Tufik S (eds.). O sono e a medicina do sono. Barueri: Manole; 2014.
5. Tufik S (ed.). Medicina e biologia do sono. Barueri: Manole; 2008.

CAPÍTULO 3

POLISSONOGRAFIA NORMAL

Silverio Garbuio

Pontos-chave

- O estagiamento do sono é registrado por épocas de sono a cada 30 segundos. Apesar de algumas épocas apresentarem mais do que um estágio do sono, de acordo com a Academia Americana de Medicina do Sono (AASM), apenas um estágio deve ser marcado em cada época.
- A AASM desde 2007 padroniza a colocação de eletrodos e sensores nos pacientes, bem como padroniza a análise e classificação dos estagiamentos do sono e dos eventos associados (distúrbios respiratórios, distúrbios do movimentos e parassonias, por exemplo).
- Os eventos respiratórios são avaliados em épocas de 120 segundos.
- O laudo de polissonografia deve vir acompanhado de um hipnograma no intuito de correlacionar principalmente estagiamentos do sono, posição corporal e eventos respiratórios.

INTRODUÇÃO

Na medicina do sono, a polissonografia (PSG) ainda é um exame amplamente utilizado no diagnóstico de diversos distúrbios do sono, sendo, por exemplo, considerado o método padrão-ouro para diagnóstico dos distúrbios respiratórios do sono (DRS) pela Academia Americana de Medicina do Sono (AAMS)[1].

Geralmente realizada em hospitais, clínicas ou laboratórios, a PSG consiste na avaliação de diversas variáveis fisiológicas durante o sono, incluindo eletroencefalograma, eletro-oculograma, eletromiograma da região do queixo e dos músculos tibiais anteriores, eletrocardiograma, fluxo aéreo bucal e nasal, esforço respiratório, oximetria, ronco e posição do corpo[2].

A AAMS tem publicado, desde 2007[3], manuais de procedimentos para padronizar a colocação de eletrodos e sensores e a análise do estagiamento do sono e dos eventos associados e também para que sejam criados relatórios com as informações importantes do diagnóstico dos distúrbios do sono, na tentativa de manter a qualidade dos registros e diminuir a variabilidade entre analistas e laboratórios. Os manuais são mundialmente referenciados em pesquisas clínicas e utilizados em laboratórios do sono pela alta qualidade dos pesquisadores e dos clínicos que fazem parte desse grupo e pelos trabalhos de validação de metodologias, que são, frequentemente, publicados nos Estados Unidos. Além disso, como a PSG fornece uma quantidade de dados muito grande, a definição de quais dados são mais importantes sempre foi necessária.

Vale lembrar que, embora a tecnologia tenha evoluído no decorrer dos anos e diversos processos tenham passado a ser automatizados, é extremamente importante o papel do técnico da PSG, que realiza a montagem desse procedimento e, muitas vezes, a análise do exame.

MONTAGEM POLISSONOGRÁFICA

Na PSG realizada no laboratório de sono, recomenda-se o registro das variáveis descritas na Tabela 1[2], porém a montagem pode ser modificada em situações especiais, como na titulação de pressão positiva contínua nas vias aéreas (CPAP) ou na avaliação de epilepsias, parassonias, distúrbios de movimento, entre outros exemplos.

O exame é geralmente realizado à noite, procurando seguir o horário habitual de ir para a cama e de levantar do paciente, permitindo o registro de aproximadamente de 7 a 8 horas. Durante o registro, o técnico de PSG acompanha a gravação do exame, atende as chamadas do paciente e corrige artefatos que normalmente ocorrem. Na Figura 1, observa-se uma época de polissonografia no momento em que as luzes foram apagadas e o exame foi iniciado.

Além desses canais, é recomendado utilizar um sistema de áudio e vídeo sincronizado ao registro das variáveis descritas anteriormente, para a avaliação de movimentos e sons emitidos durante o sono.

ANÁLISE POLISSONOGRÁFICA

Após a realização do exame, é possível acessar o registro e efetuar as análises sugeridas pela AAMS, como estagiamento do sono, marcação de despertares, eventos respiratórios e movimentos, e descrever os resultados relacionados a esses parâmetros, assim como a achados associados a outros parâmetros, como alterações cardíacas, neurológicas ou comportamentais. Essa análise é feita por um profissional especializado, em maior parte de forma manual, baseando-se em diferentes regras para adultos e crianças.

TABELA 1 Exemplo de montagem polissonográfica recomendada pela AAMS[2]

Tipo	Número de canais	Derivação
EEG	6	F4-M1
		F3-M2
		C4-M1
		C3-M2
		O2-M1
		O1-M2
EOG	2	Direita
		Esquerda
EMG	3	Queixo
	2	Perna direita
		Perna esquerda
ECG	1	Montagem DII modificada
Fluxo aéreo	2	Nasal (transdutor de pressão)
		Oronasal (sensor de temperatura)
Esforço respiratório	2	Tórax (pletismografia de indutância)
		Abdome (pletismografia de indutância)
Oximetria	1	SaO_2
Microfone	1	Ronco
Posição	1	Posicionamento corporal

AAMS: Academia Americana de Medicina do Sono; ECG: eletrocardiograma; EEG: eletroencefalograma; EOG: eletro-oculograma; EMG: eletromiograma; SaO_2: saturação de oxigênio.

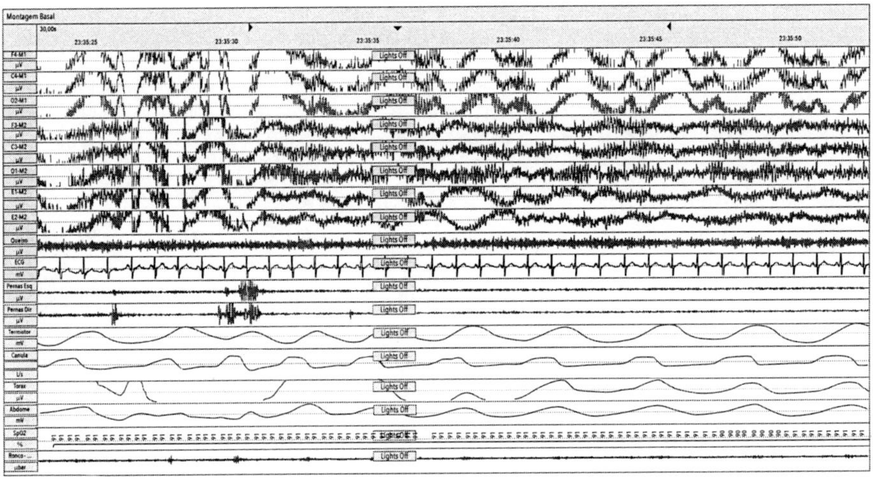

Figura 1 Exemplo de uma época de polissonografia.

ESTAGIAMENTO DO SONO

No estagiamento do sono, EEG, EOG e EMG do queixo são as principais variáveis avaliadas, embora as outras possam participar, para fornecer informações complementares para a classificação das fases do sono[2].

O sono é dividido em NREM (estágios N1, N2 e N3) e REM (estágio R). Para a realização do estagiamento do sono, com relação às ondas cerebrais, quatro fatores principais são considerados: amplitude, frequência, morfologia e a região que apresenta maior amplitude. O registro é dividido em páginas de 30 segundos de duração, chamadas épocas. Apesar de algumas épocas apresentarem mais do que um estágio do sono, de acordo com a AAMS, apenas um estágio deve ser marcado em cada época.

As principais características dos estágios do sono e dos grafoelementos observados durante o sono estão resumidas nas Tabelas 2 e 3.

Além dessas definições, outras regras relacionadas à presença de mais do que um estágio do sono em uma época e transições dos estágios do sono também foram definidas pela AAMS[2], porém essas regras não serão discutidas neste capítulo.

OUTROS EVENTOS ASSOCIADOS

Os despertares são descritos como uma mudança abrupta da frequência do EEG (frequências mais rápidas), incluindo alfa, teta ou frequências maiores que 16 Hz, mas não fusos do sono, com duração ≥ 3 segundos, após pelo menos 10 segundos

TABELA 2 Resumo das atividades cerebrais e dos grafoelementos utilizados para o estagiamento do sono

	Atividades			Grafoelementos			
	Alfa	Frequências mistas de baixa voltagem (teta)	Ondas lentas (delta)	Onda aguda do vértex	Complexo K	Fusos do sono	Ondas em dente de serra
Frequência (Hz)	8 a 13	4 a 7	0,5 a 2	≥ 2	< 2	11 a 16	2 a 6
Morfologia	Sinusoidal	Mistas	–	Aguda	Bifásica (uma negativa seguida de uma positiva)	Fusiforme	Triangulares ou em serrote
Região	Occipital	–	Frontal	Central	Frontal	Central	Central
Amplitude	–	Baixa	≥ 75 μV	–	–	–	–

TABELA 3 Resumo das regras usadas para o estagiamento do sono

	EEG	EOG	EMG
Vigília (V)	≥ 50% alfa	Movimentos rápidos e lentos	Tônus aumentado
NREM1 (N1)	> 50% de frequências mistas de baixa voltagem (predominantemente teta), onda aguda do vértex	Movimentos lentos	Tônus menor que V
NREM2 (N2)	Teta, complexos K e fusos do sono	Sem movimentos	Tônus menor que N1
NREM3 (N3)	≥ 20% delta	Sem movimentos	Tônus menor que N2
REM (R)	Teta, ondas em dente de serra	Movimentos rápidos	Tônus menor que N3

EEG: eletroencefalograma; EOG: eletro-oculograma; EMG: eletromiograma; NREM: *non-rapid eye movement*; REM: *rapid eye movement*.

de sono. No estágio R, um aumento simultâneo do EMG do queixo por pelo menos 1 segundo também deve ocorrer para que o despertar seja marcado[2].

Vale ressaltar que a marcação da vigília possui regras diferentes da marcação dos despertares. As épocas marcadas como vigília impactam nos parâmetros de arquitetura do sono, como latência, eficiência e tempo acordado após o início do sono, utilizados para descrever privação e restrição de sono, enquanto a marcação dos despertares impacta o índice de despertar, marcador importante na definição da fragmentação do sono. Os despertares serão marcados inclusive nas transições de sono para vigília e nas épocas classificadas como vigília, desde que preencham os critérios. Não há critério de duração máxima do despertar.

A mudança da frequência deve ser visualizada principalmente nas derivações occipitais e centrais. Outras derivações do EEG ou outros canais, como fluxo e esforço respiratório, podem auxiliar na marcação dos despertares, mas não devem ser considerados isoladamente.

Os eventos cardíacos também devem ser identificados na PSG[2]. Caso haja uma ou mais arritmias, como taquicardia sinusal, taquicardias do complexo longo ou estreito, bradicardia, assistolia ou fibrilação atrial, elas devem ser relatadas no laudo polissonográfico, além da duração da pausa.

Na marcação de eventos respiratórios, as principais variáveis avaliadas são fluxo respiratório (termistor oronasal e transdutor de pressão conectado a uma cânula nasal), esforço respiratório (duas medidas de pletismografia de indutância), oximetria (oxímetro de pulso), ronco e os despertares associados a eventos respiratórios[2].

Geralmente, a marcação dos eventos respiratórios é feita em páginas de 120 segundos, para facilitar a visualização de eventos de longa duração e a associação com despertares e dessaturações da oxi-hemoglobina, que geralmente ocorrem no final dos eventos.

As principais regras de marcação de eventos respiratórios de acordo com a AAMS estão descritas na Tabela 4.

Dos mais frequentes movimentos identificados na PSG, podem ser descritos os movimentos periódicos de pernas (*periodic limb movements* – PLM).

De acordo com a AAMS, o movimento de perna deve preencher os seguintes critérios:

TABELA 4 Descrição resumida das regras de marcação de eventos respiratórios em adultos observados na polissonografia

Apneia	
▪ Redução ≥ 90% do fluxo oronasal (termistor) ▪ Duração ≥ 10 segundos	Obstrutiva – presença de esforço durante todo o período de ausência de fluxo Central – ausência de esforço durante todo o período de ausência de fluxo Mista – primeira parte sem esforço, seguida de esforço na segunda parte do evento
Hipopneia	
▪ Redução ≥ 30% do fluxo nasal (transdutor de pressão) ▪ Duração ≥ 10 segundos ▪ Associação com dessaturação ≥ 3% ou um despertar	Obstrutiva – associação com ronco ou limitação de fluxo inspiratório ou respiração paradoxal Central – ausência de todos os fatores descritos na hipopneia obstrutiva
RERA (*respiratory-effort related arousal*)	
▪ Aumento do esforço respiratório (identificado por uma medida de pressão intratorácica) ou limitação de fluxo inspiratório ▪ Associação com um despertar ▪ Duração ≥ 10 segundos ▪ Não preencher os critérios de apneia e hipopneia	
Respiração Cheyne-Stokes	
▪ ≥ 3 apneias ou hipopneias centrais separadas pelo padrão respiratório crescendo/decrescendo ≥ 40 segundos ▪ ≥ 5 apneias ou hipopneias centrais/hora de sono associadas ao padrão respiratório crescendo/decrescendo ≥ 2 horas de registro	
Hipoventilação	
▪ Aumento na PCO_2 arterial (ou método alternativo) > 55 mmHg por ≥ 10 minutos ou ▪ Aumento na PCO_2 arterial (ou método alternativo) ≥ 10 mmHg durante o sono, em comparação com um valor de supino acordado, para valores > 50 mmHg por ≥ 10 minutos	

Obs.: dessaturação da oxi-hemoglobina contínua não é suficiente para concluir o diagnóstico de hipoventilação

- Duração mínima de 0,5 segundo.
- Duração máxima de 10 segundos.
- Aumento ≥ 8 μV na amplitude do EMG de pernas, em comparação com o período em relaxamento, determinando o início do movimento.
- Diminuição da amplitude do EMG de pernas para até 2 μV acima do período em relaxamento, por pelo menos 0,5 segundo, determinando o final do movimento.
- Pelo menos quatro movimentos de pernas em sequência.
- Intervalo entre o início de cada movimento deve ter de 5 a 90 segundos.

É importante lembrar que os movimentos de pernas associados a eventos respiratórios em até 0,5 segundo, antes dos eventos ou depois de sua ocorrência, não devem ser marcados. Além disso, um PLM e um despertar estarão associados se ocorrerem simultaneamente ou se houver < 0,5 segundo entre o fim de um PLM e o início de um despertar e vice-versa[2].

RELATÓRIO POLISSONOGRÁFICO

Após a marcação dos estágios do sono e dos eventos associados, geralmente o mesmo sistema computadorizado utilizado para a captação dos sinais também faz a compilação dos dados e emite os relatórios de acordo com as configurações definidas pelo usuário. A AAMS define uma série de informações que devem ser incluídas no relatório polissonográfico, como arquitetura do sono, fragmentação do sono e índices de eventos respiratórios[2].

O sistema, além de calcular diferentes valores e índices, também cria gráficos, como é o caso do hipnograma, que revela a distribuição dos estágios do sono durante o registro. Esse recurso é muito utilizado para avaliar a associação dos eventos com diferentes variáveis, como estágios do sono e posição corporal.

Um grande ponto de discussão que ainda existe nos dias atuais relaciona-se aos parâmetros de normalidade polissonográficos. Sabe-se que, de modo geral, o adulto jovem sem queixas de sono inicia o sono em até 30 minutos com os estágios N1 ou N2, o sono NREM e o sono REM se alternam em ciclos de aproximadamente 90 minutos, e o sono de ondas lentas predomina no primeiro terço do sono, enquanto o sono REM predomina principalmente no último terço da noite. Além disso, o estágio N1 preenche de 2 a 5% do sono, o estágio N2 de 45 a 55%, o estágio N3 de 13 a 23% e o sono REM de 20 a 25% da noite. Porém, diversos fatores podem influenciar na alteração dessas porcentagens, como idade, sexo, uso de medicamentos e distúrbios do sono[4].

A eficiência do sono, calculada pela razão entre o tempo total de sono e o tempo total de registro multiplicado por 100%, tende a diminuir com a idade, sendo que em indivíduos com idade entre 37 e 54 anos a porcentagem média é de 85,7%, chegando a valores próximos de 79,2% em indivíduos com mais de 70 anos[5].

Com a mudança das regras de estagiamento do sono desde 2007, esses valores de normalidade parecem sofrer algumas alterações, principalmente pela adição de eletrodos de EEG na região frontal, na qual as ondas lentas do sono N3 apresentam maior amplitude se comparadas às da região central, aumentando a porcentagem de estágio N3, e pela mudança de regra do estágio N2, no qual complexos K associados a despertares em até 0,5 segundo não devem ser considerados na marcação do estágio N2, aumentando a porcentagem de sono N1 em detrimento da porcentagem de sono N2[6].

Com relação à fragmentação de sono, sabe-se que o índice de despertar aumenta com a idade, sendo que indivíduos com idade entre 37 e 54 anos apresentam em média 16,0 despertares por hora de sono, os indivíduos com idade entre 55 e 61 anos apresentam em média 18,4 despertares por hora de sono, os indivíduos com idade entre 62 e 70 anos apresentam 20,3 despertares por hora de sono, e os indivíduos com 71 anos ou mais apresentam em média 21 despertares por hora de sono. Fatores como distúrbios respiratórios do sono e distúrbios de movimentos contribuem para o aumento desses valores[5].

Quanto à classificação da gravidade da apneia obstrutiva do sono (AOS) na PSG realizada no laboratório de sono, a AAMS sugeriu, em 1999, que os adultos teriam a seguinte classificação:

- Normal: índice de apneia e hipopneia (IAH) < 5 eventos por hora de sono.
- Leve: IAH de 5 a 15 eventos por hora de sono.
- Moderada: IAH de 15 a 30 eventos por hora de sono.
- Grave: IAH > 30 eventos por hora de sono.

Essa classificação baseou-se no estudo Wisconsin Sleep Cohort, que mostrou um risco aumentado de hipertensão arterial sistêmica quando o IAH era maior do que 30 eventos por hora de sono[7]. E, embora ainda não existissem dados na literatura que justificassem os graus leve e moderado, o consenso optou por incluir essa classificação do IAH utilizando os valores de corte de 5 e 15[8].

Em relação aos PLM, a Classificação Internacional de Distúrbios de Sono considera em adultos um índice de até 15 PLM por hora de sono dentro da normalidade. Contudo, o índice deve ser interpretado num contexto que considere as queixas do paciente, principalmente porque pacientes sem queixas podem apresentar índices considerados acima da normalidade. Se forem observados PLM mesmo sem a presença de queixas clínicas, eles podem ser considerados achados polisssonográficos, mas não preenchem os critérios de diagnóstico do distúrbio de movimentos periódicos de pernas[9].

TIPOS DE REGISTRO PARA DIAGNÓSTICO DA APNEIA OBSTRUTIVA DO SONO

Como mencionado anteriormente, a PSG completa no laboratório de sono é o método padrão-ouro de diagnóstico da AOS. Contudo, esse método exige a presença de um técnico especializado para a adequada colocação de eletrodos e sensores e acompanhamento do exame durante toda a noite, para correção de possíveis problemas. Além disso, as filas de espera dos laboratórios de sono são longas, pelo número reduzido de centros especializados, e os custos são altos. Com isso, monitores portáteis para diagnóstico da AOS ganharam espaço, principalmente em países como EUA, Canadá e Reino Unido.

A AAMS classificou os diferentes níveis de registro para diagnóstico da AOS, que posteriormente foram chamados de tipos de registro (descritos na Tabela 5)[10]. A Figura 2 traz um exemplo de registro do tipo 3.

Embora a utilização do tipo 3 venha crescendo nos últimos anos, é importante considerar as diferenças entre os métodos. Por várias razões, ocorrem diferenças nos índices que classificam a AOS.

TABELA 5 Classificação dos tipos de registro para diagnóstico da apneia obstrutiva do sono

	Tipo 1	Tipo 2	Tipo 3	Tipo 4
	PSG assistida no laboratório de sono	PSG não assistida	Monitorização cardiorrespiratória	Registro contínuo de um ou dois parâmetros
Medidas (canais)	≥ 7 canais incluindo EEG, EOG, EMG do queixo, ECG, fluxo e esforço respiratório, oximetria	≥ 7 canais incluindo EEG, EOG, EMG do queixo, ECG, fluxo e esforço respiratório, oximetria	≥ 4 canais incluindo pelo menos duas medidas de ventilação (fluxo e esforço respiratório), oximetria, ECG ou frequência cardíaca	Oximetria, fluxo ou esforço respiratório

ECG: eletrocardiograma; EEG: eletroencefalograma; EOG: eletro-oculograma; EMG: eletromiograma.

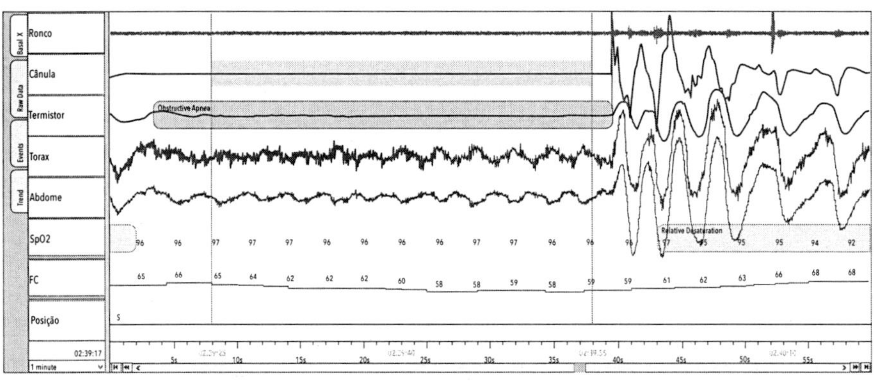

Figura 2 Exemplo de 60 segundos de um registro tipo 3, mostrando uma apneia obstrutiva do sono.

Diferentemente dos tipos 1 e 2, em que o IAH divide a soma do número de apneias e hipopneias pelo tempo total de sono (TTS), os tipos 3 e 4 têm como denominador o tempo total de registro (TTR), uma vez que a maioria dos registros não apresenta medidas de EEG que permitam o estagiamento do sono. Por exemplo, se um exame apresentar 80 eventos respiratórios, TTS de 4 horas e TTR de 8 horas, o IAH será de 20 eventos por hora de sono, enquanto o IAH será de 10 eventos por hora de registro.

Além disso, sem o EEG, os registros não permitem a marcação de despertares de acordo com a AAMS. Nesse caso, as hipopneias associadas a despertares e os RERA não podem ser identificados, o que também causa uma diminuição do IAH quando comparado a registros que permitam a marcação de despertares.

Por essas e outras razões, ocorrem diferenças entre os índices, por isso diversos estudos que analisam a concordância entre os métodos foram realizados e têm revelado que os monitores portáteis apresentam valores preditivos positivos maiores e valores preditivos negativos menores quando aplicados em pacientes com maior probabilidade pré-teste (maior prevalência de AOS). Com isso, a indicação é que os monitores portáteis sejam utilizados no diagnóstico da AOS quando os pacientes apresentarem maior probabilidade de ter a doença. Quando um diagnóstico for negativo e utilizar um monitor portátil, a PSG no laboratório do sono é indicada para eliminar um falso-negativo[10].

TESTE MÚLTIPLO DAS LATÊNCIAS DO SONO

Outro exame realizado em laboratórios de sono é o teste múltiplo das latências do sono (TMLS), que é indicado para confirmar o diagnóstico em pacientes com suspeita de narcolepsia[1]. Estudos indicam que a maior parte dos pacientes com narcolepsia apresenta alta evidência de hipersonia, com uma média das latências menor que 5 minutos[11]. Além disso, a latência para o sono REM nesses pacientes também é reduzida. A presença de dois ou mais episódios de latência precoce para o sono REM no TMLS tem uma sensibilidade de 78% e uma especificidade de 93% quando comparados com casos positivos de narcolepsia.

O uso de estimulantes e supressores do sono REM deve ser interrompido duas semanas antes do TMLS. Outras medicações devem ser cuidadosamente analisadas pelo clínico para evitar ou minimizar as influências indesejáveis desses medicamentos. Da mesma forma, o tabagismo, o consumo de bebidas que contenham cafeína e a prática de atividade física intensa devem ser evitados.

O TMLS deve ser realizado imediatamente após a PSG, para que se tenha certeza de o paciente teve a oportunidade de dormir, e exames com TTS de períodos de menos de 6 horas aumentam a chance de falsos-positivos no TMLS. Além disso, a PSG permite avaliar a presença de outros distúrbios do sono que podem causar sonolência excessiva e consequentemente redução da latência do sono e do sono REM.

O teste consiste em cinco oportunidades de cochilo, com intervalos de 2 horas entre o início dos testes. A primeira oportunidade de cochilo deve ter início de 1,5 a 3 horas após a PSG. O quarto deve ter controle de luminosidade, de temperatura e de som, tornando o ambiente ideal para o cochilo. São utilizadas as mesmas derivações do EEG (F4-M1, C4-M1, O2-M1, F3-M2, C3-M2, O1-M2), do EOG (bilateral), do EMG do queixo e do ECG da PSG. Nesse teste, o paciente deve tentar dormir durante os registros e permanecer acordado durante os intervalos. Cada teste deve ser encerrado após 20 minutos se o paciente não dormir. Caso o paciente durma, para avaliar a ocorrência de sono REM precoce, é preciso acrescentar 15 minutos na duração do teste a partir da primeira época de sono. O início do sono é determinado pela época que apresentar mais do que 15 segundos de sono, independentemente do estágio do sono.

O laudo do exame deve conter o início e o fim de cada teste, as latências de sono, a média das latências e o número de períodos de sono REM precoce.

CONSIDERAÇÕES FINAIS

Em resumo, o diagnóstico dos distúrbios do sono permanece em constante renovação, em razão das novas tecnologias e dos novos achados de estudos, que têm extrema importância para a medicina do sono. Um exemplo disso é o crescente papel que os monitores portáteis vêm desempenhando no diagnóstico da AOS. Porém, a seleção correta dos pacientes tem sido fundamental na assertividade da aplicação do método, e isso depende principalmente da experiência do especialista, que somente se tiver uma formação extensa será capaz de escolher a tecnologia a ser aplicada e poderá interpretar adequadamente os resultados, tomando a decisão mais correta no tratamento dos distúrbios do sono.

REFERÊNCIAS BIBLIOGRÁFICAS

1. Kushida CA, Littner MR, Morgenthaler T, Alessi CA, Bailey D, Coleman J Jr, et al. Practice parameters for the indications for polysomnography and related procedures: an update for 2005. Sleep. 2005;28(4):499-521.
2. Berry RB, Brooks R, Gamaldo CE, Harding SM, Lloyd RM, Marcus CL, et al.; American Academy of Sleep Medicine. The AASM manual for the scoring of sleep and associated events: rules, terminology and technical specifications, version 2.3. Darien: American Academy of Sleep Medicine; 2016. Disponível em: www.aasmnet.org.
3. Iber C, Ancoli-Israel S, Chesson Jr A, Quan S. The AASM manual for the scoring of sleep and associated events: rules, terminology and technical specifications. Westchester: American Academy of Sleep Medicine; 2007.
4. Carskadon MA, Dement WC. Normal human sleep: an overview. In: Kryger MH, Roth T (eds.). Principles and practice of sleep medicine. 6.ed. Philadelphia: Elsevier; 2017. p.15-24.
5. Bliwise DL, Scullin MK. Normal aging. In: Kryger MH, Roth T (eds.). Principles and practice of sleep medicine. 6.ed. Philadelphia: Elsevier; 2017. p.25-38.
6. Moser D, Anderer P, Gruber G, Parapatics S, Loretz E, Boeck M, et al. Sleep classification according to AASM and rechtschaffen & kales: effects on sleep scoring parameters. Sleep. 2009;32(2):139-49.

7. Young T, Finn L, Peppard PE, Szklo-Coxe M, Austin D, Nieto FJ, et al. Sleep disordered breathing and mortality: eighteen-year follow-up of the Wisconsin sleep cohort. Sleep. 2008;31(8):1071-8.
8. American Academy of Sleep Medicine (AASM). Sleep-related breathing disorders in adults: recommendations for syndrome definition and measurement techniques in clinical research. The Report of an American Academy of Sleep Medicine Task Force. Sleep. 1999;22:667-89.
9. American Academy of Sleep Medicine (AASM). The international classification of sleep disorders. Diagnostic & coding manual. 3.ed. Westchester; 2014.
10. Collop NA, Anderson WM, Boehlecke B, Claman D, Goldberg R, Gottlieb DJ, et al. Clinical guidelines for the use of unattended portable monitors in the diagnosis of obstructive sleep apnea in adult patients. J Clin Sleep Med. 2007;3(7):737-47.
11. Standards of Practice Committee of the American Academy of Sleep Medicine (AASM). Practice parameters for clinical use of the multiple sleep latency test and the maintenance of wakefulness test. Sleep. 2005;28(1):113-21.

CAPÍTULO 4

TIPOS DE REGISTRO DE SONO

Renato Prescinotto
Guilherme William Brassanini

Pontos-chave

- Atualmente há diversas maneiras de se realizar registros do sono, que variam em complexidade e facilidade de obtenção de resultados.
- É importante conhecer as particularidades de cada método, bem como aplicações, vantagens e desvantagens de cada um.
- Novas tecnologias estão sendo lançadas com o objetivo de facilitar o registro de informações sobre o sono, bem como de aprimorar a aquisição desses dados, porém é importante que se reconheçam as limitações estes novos dispositivos e a capacidade reduzida de se determinar o diagnóstico dos principais distúrbios relacionados ao sono.

INTRODUÇÃO

Para se estabelecer o diagnóstico dos diversos distúrbios do sono é de fundamental importância a associação entre o quadro clínico, o exame físico e os exames complementares.

Neste capítulo, serão abordados os tipos de registro de sono – exames realizados com o paciente dormindo – para a investigação de possíveis distúrbios que ocorram durante uma noite de sono.

São listadas a seguir algumas das principais doenças que podem ser identificadas e diagnosticadas na monitorização de uma ou mais noites com o auxílio de diferentes tipos de registro de sono.

1. **Transtornos respiratórios relacionados ao sono**

- Ronco primário.
- Apneia obstrutiva do sono.

- Apneia central do sono/respiração de Cheyne-Stokes.
- Síndrome de resistência da via aérea superior.
- Transtorno de hipoventilação relacionados ao sono.

2. **Transtornos do movimento relacionados ao sono**

- Bruxismo do sono.
- Movimento periódico de membros.
- Distúrbio rítmico do movimento.

3. **Parassonias**

- Do sono NREM:
  - o Sonambulismo.
  - o Terror noturno.
- Do sono REM:
  - o Transtorno comportamental do sono REM.

4. **Transtorno de insônia**

- Transtorno de insônia crônica.
- Transtorno de insônia de curto prazo.
- Outro transtorno de insônia.
- Sintomas isolados e variantes da normalidade.
- Tempo excessivo na cama.
- Dormidor curto

5. **Transtornos de hipersonolência central**

- Narcolepsia tipo 1.
- Narcolepsia tipo 2.

6. **Transtorno do ritmo circadiano de sono-vigília**

- Tipo atraso de fase do sono.
- Tipo avanço de fase do sono.
- Tipo sono-vigília irregular.
- Tipo sono-vigília não de 24 horas.
- Transtorno dos trabalhadores em turnos.

São muitos os distúrbios do sono que podem ser diagnosticados ao se monitorar uma noite de sono. Porém, é preciso entender que existem alguns pontos importantes a serem destacados e que podem influenciar o resultado do exame. O primeiro ponto é o fato de se analisar, na grande maioria das vezes, uma única noite de sono; as parassonias e alguns distúrbios do movimento, por exemplo, podem não ocorrer em todas as noites e, por isso, podem não aparecer em uma polissonografia; os transtornos do ritmo circadiano são diagnosticados após acompanhamento dos horários de adormecer e despertar dos pacientes, sendo impossível o diagnóstico polissonográfico. Além disso, quando analisamos os distúrbios respiratórios do sono, sabe-se que existem variações entre uma noite e outra e, por isso, o número de eventos respiratórios também pode variar. Portanto, é fundamental avaliar criteriosamente dados polissonográficos como o tempo total de sono (TTS), a posição corporal e o tempo que o paciente permanece em sono REM, por exemplo, a fim de obtermos informações mais fidedignas e condizentes com a clínica apresentada pelo paciente. O uso de medicações e a ingestão de bebidas alcoólicas no dia do exame também podem influenciar o resultado.

O segundo ponto é o tema deste capítulo: os diferentes tipos de registro de sono. Não existe um único exame capaz de diagnosticar todos os distúrbios do sono citados anteriormente, e é isso que será discutido a seguir.

TIPOS DE REGISTRO DE SONO

Polissonografia tipo 1 (PSG-1) ou laboratorial

O exame é realizado no laboratório do sono com auxílio de técnico treinado para montagem dos eletrodos e sensores.

É possível o estadiamento das fases do sono, uma vez que possui registro eletroencefalográfico (EEG), o eletro-oculograma (EOG) e a eletromiografia (EMG) mentoniana.

A PSG-1 é considerada o exame padrão-ouro para o diagnóstico da apneia obstrutiva do sono (AOS). São utilizados o termistor para a avaliação das apneias e a cânula de fluxo para a avaliação das hipopneias. A diferenciação entre eventos obstrutivos e centrais é possível observando-se o esforço respiratório, registrado pela pletismografia por intermédio das cintas torácica e abdominal.

Alguns laboratórios registram também o esforço respiratório relacionado ao despertar (RERA). Enquanto o índice de apneia e hipopneia (IAH) registra o número de apneias e hipopneias por hora de sono, ou seja, o número de eventos respiratórios (apneias e hipopneias) pelo tempo total de sono (TTS), o índice de distúrbios respiratórios (IDR), além de considerar o número de apneias e hipopneias, também inclui o número de RERA (IAH + RERA = IDR). O sensor de posição permite identificar se os eventos possuem relação com o decúbito.

Pela EMG mentoniana, é possível avaliar o tônus muscular do paciente, informação essa de extrema importância durante o estagiamento do sono, uma vez o tônus muscular diminuiu durante a noite e atinge o menor patamar durante o sono REM. Além disso, outros sensores de EMG, como os tibiais e os de masseter, permitem a investigação de transtornos do movimento relacionado ao sono, como o bruxismo, o movimento periódico de membros inferiores e o distúrbio rítmico do movimento.

O monitoramento por vídeo, quando disponível no laboratório, permite a identificação de algumas parassonias.

O eletrocardiograma permite a identificação de alterações no ritmo cardíaco.

Também pode ser realizada a titulação de pressão positiva para tratamento da apneia do sono, a polissonografia com CPAP.

- Parâmetros: mínimo de sete, incluindo EEG (C4-A1 ou C3-A2), EOG, EMG mento, ECG, fluxo aéreo, esforço respiratório, saturação de oxi-hemoglobina.
- A PSG-1 é capaz de diagnosticar:
  - Todos os transtornos respiratórios relacionados ao sono. Consegue inclusive relacioná-los às fases do sono e ao decúbito.
  - Todos os transtornos do movimento relacionados ao sono.
  - Se vídeo: todas as parassonias (lembrando que a avaliação é de apenas um dia, o que limita o diagnóstico).
  - Alterações eletrocardiográficas: arritmias, distúrbios de condução etc.
  - Alterações eletroencefalográficas: atividade epileptiforme, alterações nas fases e ciclos do sono, aumento dos despertares.
- Vantagens:
  - Como vimos, é capaz de diagnosticar, além dos principais distúrbios do sono, alterações neurológicas e cardiológicas.
  - Padrão-ouro para AOS.
  - Pode haver registro de vídeo e intervenção técnica, se necessário.
- Desvantagens:
  - Maiores dificuldades para se conseguir o exame.
  - Alto custo.
  - Número reduzido de laboratórios habilitados para realização de polissonografia tipo 1.
  - Menor comodidade:
- Alguns locais sem estrutura adequada.
- Elevado número de eletrodos e fios.
- Paciente é avaliado fora de seu ambiente habitual de sono

Polissonografia tipo 2 (PSG-2)

A PSG-2 fornece os mesmos dados polissonográficos da PSG-1, porém, o exame é realizado em domicílio.

De maneira geral, o equipamento é montado por um técnico no domicílio do paciente, porém o profissional não o acompanha durante a realização do exame, assim, problemas ocorridos durante esse período, por exemplo, a perda de um eletrodo, não são corrigidos imediatamente, o que pode comprometer o resultado do exame, podendo necessitar de repetições.

- Parâmetros: mínimo de sete, incluindo EEG (C4-A1 ou C3-A2), EOG, EMG mento, ECG ou frequência cardíaca, fluxo aéreo, esforço respiratório, saturação de oxi-hemoglobina.
- A PSG-2 é capaz de diagnosticar:
  - Os mesmos distúrbios do sono que a PSG-1 com exceção das parassonias.

- Vantagens:
  - As mesmas vantagens da PSG-1.
  - Paciente dorme na própria casa.
- Desvantagens:
  - Alto custo.
  - Elevado número de eletrodos e fios.
  - Pode existir queda ou falha em alguns sensores sem possibilitar correção pelo técnico.
- Observações relevantes:
  - Pacientes com doenças cardiovasculares, pulmonares, neurológicas ou alguma comorbidade não compensada devem realizar o exame em laboratório (PSG-1).
  - Alguns aparelhos contam apenas com a avaliação da frequência cardíaca em vez do ECG. Nesses casos não é possível detectar as alterações eletrocardiográficas se existirem.

Polissonografia tipo 3 (PSG-3) - poligrafia - monitorização cardiorrespiratória

Também conhecida como monitorização cardiorrespiratória ou poligrafia, a PSG-3 é indicada para a avaliação de AOS em pacientes adultos sem grandes comorbidades apresentando sinais e sintomas que indicam risco aumentado de AOS moderada a grave.

Não possui EEG, EOG e EMG e, por isso, não é possível o estadiamento das fases do sono nem diferenciar o sono da vigília. Por isso, na PSG-3 deve ser utilizado o índice de eventos respiratórios (IER) em vez de IAH.

O IER por definição é o número de eventos respiratórios (apneias e hipopneias) pelo tempo total de registro (TTR) - lembrando que o IAH é o número de eventos/TTS.

Na PSG-3, tanto as apneias como as hipopneias são laudadas por meio dos dados da cânula de fluxo, pois o equipamento não contém o termistor. Também não é possível a identificação dos eventos de RERA, pois como não há um canal de EEG, não é possível registrar os despertares corticais que devem obrigatoriamente ocorrer nos eventos de RERA. Lembrando, o RERA é marcado quando há achatamento da curva de fluxo, que não preenche critério para hipopneia, seguido de um despertar cortical.

A PSG-3 é ainda capaz de diferenciar apneias obstrutivas, mistas e centrais, uma vez que possui uma cinta torácica que monitora os movimentos respiratórios. Possui ainda sensor de posição e por isso também é capaz de identificar se os eventos respiratórios são relacionados ao decúbito.

A maioria dos aparelhos avalia o ritmo cardíaco, mas alguns modelos dispõem de eletrocardiograma. De maneira geral, a frequência cardíaca é avaliada apenas pelo oxímetro de pulso.

Se um único teste de PSG-3 for negativo, inconclusivo ou tecnicamente inadequado, uma PSG-1 deve ser realizada para o diagnóstico de AOS.

- Parâmetros: mínimo de quatro canais, incluindo ventilação, movimento respiratório, frequência cardíaca ou ECG e saturação de oxi-hemoglobina
- A PSG-3 é capaz de diagnosticar:
  - Todos os transtornos respiratórios relacionados ao sono, com exceção da síndrome de resistência da via aérea superior (depende do RERA).
- Pode-se observar a relação dos eventos com o decúbito.
  - Variações anômalas do ritmo cardíaco.
  - Nos aparelhos que contam com ECG, podem-se detectar outras alterações eletrocardiográficas: arritmias, distúrbios de condução etc.
- Vantagens:
  - Menor custo se comparado a PSG-1 e a PSG-2.
  - Maior comodidade:
- Paciente dorme em casa.
- Menor número de fios.
- Desvantagens:
  - Não diferencia sono e vigília e consequentemente não é possível avaliar:
- Fases do sono.
- Fragmentação/aumento dos despertares.
- Tempo acordado após adormecer.
  - O IER pode ser subestimado na PSG-3 por duas razões principais:
- Não são considerados os episódios de hipopneia que cursam sem dessaturação, porém com ocorrência de despertar.
- O índice pode ser "diluído" ao considerar o TTR em vez do TTS.
  - Muitos locais fornecem o laudo automático sem passar pela avaliação de um médico do sono.
- Observações relevantes:
  - Como se pode ver, a polissonografia do tipo 3 pode subestimar o índice de eventos respiratórios e, por isso, sua indicação para o diagnóstico de apneia do sono deve ser criteriosa.
  - Na suspeita de apneia leve/moderada, por exemplo, se o paciente tem um quadro às custas de hipopneias relacionadas com despertar cortical e não dessaturação, o índice será subestimado.
  - Pacientes que ficaram muito tempo acordados após ligar o aparelho e não relatam isso ao laboratório, também terão uma diluição no índice, pois o cálculo é realizado com base no tempo total de registro em vez do tempo total de sono. Por isso, sempre é válido orientar o paciente a anotar o horário em que dormiu, acordou e se houve algum despertar prolongado.

Polissonografia tipo 4 (PSG-4) - oxímetro de alta resolução

A PSG-4 consiste, atualmente, em um oxímetro sem fio de alta resolução com acelerômetro integrado conectado a um *smartphone* e com algoritmo de nuvem automatizado para detecção de dessaturação de oxigênio.

O principal parâmetro avaliado é o índice de dessaturação da oxi-hemoglobina (IDO), pode se assemelhar ao índice de distúrbios respiratórios em uma polissonografia, quando o paciente apresentar dessaturação, mas não despertares atrelados aos eventos de apneia e hipopneia. Outro dado importante que se consegue avaliar é o tempo de dessaturação abaixo de 90% e a saturação mínima.

- Parâmetros: canal obrigatório de oximetria. Pode conter também canais de actigrafia e frequência cardíaca. Pode conter registro de ronco (geralmente utilizando o microfone do celular).
- Vantagens:
  - Exame portátil.
  - Maior comodidade:
- Paciente dorme em casa.
- Sensor apenas no dedo.
  - Pode ser utilizado para acompanhar tratamentos.
- Desvantagens:
  - Capta apenas as dessaturações e, por isso, não é possível diferenciar os tipos de eventos.
- Observações relevantes:
  - Não é um exame indicado para o diagnóstico de AOS. Pode ser utilizado para triagem em paciente com suspeita de apneia obstrutiva do sono moderada/grave.

TABELA 1 Comparação entre os tipos de polissonografia (PSG)

	PSG tipo 1	PSG tipo 2	PSG tipo 3	PSG tipo 4
Parâmetros	Mínimo de 7	Mínimo de 7	Mínimo de 4	Oximetria
Técnico	Presente	Ausente	Ausente	Ausente
Local do exame	Laboratório de sono	Local habitual de sono do paciente	Local habitual de sono do paciente	Local habitual de sono do paciente
Intervenção durante a noite	Disponível	Não disponível	Não disponível	Não disponível
Custo	$$$$	$$$$	$$	$
Estagiamento das fases do sono	Sim	Sim	Não	Não
Posição corporal	Sim	Sim	Sim	Não

- Pode ser utilizado para acompanhamento de pacientes em tratamento para AOS.
- Também pode ser utilizado para a titulação de aparelho intraoral por dentistas do sono.

Tonometria arterial periférica

A tonometria arterial periférica (TAP) é um sinal fisiológico que pode detectar as alterações do sistema nervoso autonômico. O algoritmo automático dos equipamentos que utilizam esse parâmetro analisa a amplitude do sinal da TAP ao longo da frequência cardíaca e da saturação de oxigênio para identificar os eventos respiratórios. O equipamento é colocado no punho do paciente, local em que saem o sensor de oximetria, a fotopletismografia, colocado no dedo indicador, e o sensor de ronco e posição corporal, colocado na região anterior do tórax.

Essa tecnologia usa um sensor (pletismografia digital modificada) que elimina o pulso venoso e mede continuamente as mudanças de volume arterial no dedo.

O equipamento se propõe também a analisar, além de IAH e IDR, o tempo total de sono e as fases do sono.

A diferenciação entre o sono e a vigília é possível por meio de dados captados e gravados da actigrafia. Já para realizar o estadiamento do sono, o algoritmo cruza dados da actigrafia e da TAP.

O algoritmo não é capaz de diferenciar o tipo de evento respiratório (apneia obstrutiva, mista, central e hipopneia).

- Parâmetros: 4 canais TAP (tonometria arterial periférica), oximetria, actigrafia e frequência cardíaca.
- É capaz de diagnosticar:
  - Transtornos respiratórios relacionados ao sono sem diferenciar o tipo de evento respiratório.
- Consegue relacioná-los às fases do sono e do decúbito.
  - Variações anômalas do ritmo cardíaco.
- Vantagens:
  Exame portátil que registra as fases do sono e determina o tempo de sono.
  Maior comodidade:
- Paciente dorme em casa.
- Aparelho pequeno com poucos fios.
- Desvantagens:
  - Alto custo – necessidade de troca de sensor a cada exame.
  - Pode existir queda ou falha de alguns sensores sem possibilitar correção pelo técnico.

- Observações relevantes:
  - A indicação desse exame é principalmente para pacientes com suspeita de apneia obstrutiva do sono moderada/grave.

Teste de latência múltipla do sono (TLMS)

Uma PSG realizada na noite que antecede o TLMS é necessária para se documentar a quantidade noturna de sono e avaliar a arquitetura do sono.

É um exame realizado durante o dia, que consiste em cinco registros polissonográficos, com o paciente deitado em sala escura e silenciosa. Cada registro tem duração de 20 minutos, em que o paciente terá oportunidade de dormir, e intervalos de 2 horas, nos quais não poderá dormir. As variáveis fisiológicas registradas são semelhantes às da polissonografia basal.

Uma latência média de sono ≤ 8 minutos, com a presença de dois ou mais episódios de sono REM, é suficiente para o diagnóstico polissonográfico de narcolepsia.

Um TLMS negativo para narcolepsia não descarta definitivamente o diagnóstico.

A fragmentação do sono associada com a apneia obstrutiva do sono pode causar falso-positivos no TLMS.

- Parâmetros: mínimo de quatro, incluindo EEG (C4-A1 ou C3-A2), EOG, EMG mento, ECG ou frequência cardíaca. Opcional: fluxo aéreo, esforço respiratório, saturação de oxi-hemoglobina.
- O TLMS é capaz de diagnosticar:
  - Narcolepsia.

Teste de manutenção da vigília (TMV)

O objetivo do TMV é medir o estado de alerta e/ou a capacidade do paciente de ficar acordado. O TMV pode ser realizado para avaliar o efeito de medicamentos, substâncias ou outras intervenções em comparação com o pré-tratamento ou controles normais; ou determinar o estado não farmacológico do paciente em comparação com os controles normais.

A necessidade de realizar uma PSG na noite anterior ao TMV é controversa, ficando a critério do médico. O TMV fornece um indicador objetivo da capacidade de uma pessoa de manter a vigília em um ambiente controlado. Ao contrário do MSLT, o TMV não é um teste de diagnóstico. Geralmente é solicitado para pacientes que negam sonolência diurna e estão motivados a ficar acordados durante todo o dia.

O TMV é composto de 4 testes de 40 minutos. O teste inicial deve começar de 1,5 a 3 horas após o término da noite anterior de sono em casa, e um teste subsequente deve começar 2 horas após o início do teste anterior. O paciente deve estar sentado em uma cama ou cadeira reclinável com as costas e a cabeça confortavelmente apoiadas. Cada teste é encerrado assim que o paciente atingir 3 épocas consecutivas do estágio N1 do sono ou 1 época de qualquer outro estágio do sono ou após 40 minutos.

- Parâmetros: mínimo de quatro, incluindo EEG (C4-A1 ou C3-A2), EOG, EMG mento, ECG ou frequência cardíaca.

Actigrafia

O actígrafo é um aparelho equipado com um acelerômetro, um microprocessador e uma memória interna que, em conjunto, são capazes de detectar e armazenar o registro de movimentos.

É um exame realizado por meio de um dispositivo colocado no punho durante um período de 1 a 4 semanas, que tem como objetivo detectar o padrão de vigília e sono e, por isso, é utilizado principalmente para auxiliar no diagnóstico de insônia e distúrbios do ritmo circadiano.

Entre os parâmetros relacionados ao sono que costumam ser avaliados estão: tempo total de sono (TST), eficiência do sono (SE), latência para o início do sono (SOL) e tempo acordado após início do sono (WASO).

- Parâmetros: acelerômetro.
- A actigrafia é capaz de diagnosticar:
  - Transtornos do ritmo circadiano de sono-vigília.
  - Transtornos da insônia.
- Observações relevantes:
  - Os dados da actigrafia são mais bem interpretados quando associados ao diário do sono.
  - Também pode e deve ser utilizado para acompanhar a eficácia do tratamento.

Diário do sono (DS)

Mesmo não sendo um exame propriamente dito, o diário do sono (DS) é um tipo de registro do sono realizado pelo próprio paciente e que visa auxiliar o médico a entender a rotina do paciente e as possíveis influências sobre o sono.

No DS, o paciente registra o horário que foi para a cama, quanto tempo levou para dormir, despertares, horário de acordar, qualidade do sono, uso de medicações ou substâncias (como álcool e cafeína), prática de exercícios físicos, atividades sociais, entre outros.

Além disso, o DS pode ajudar no diagnóstico e no tratamento de transtornos do ritmo circadiano e da insônia.

Aplicativos para *smartphone* e *smartwatch*

Quando se fala em registros de sono, não se pode esquecer das novas tecnologias que agora estão, literalmente, na palma das mãos.

Existem inúmeros aplicativos e dispositivos voltados para monitorizar o sono, mas é preciso ser criterioso em quando indicá-los a nossos pacientes e, principalmente, em como interpretá-los. Cabe ao médico conhecer esses dispositivos, bem como orientar seus pacientes sobre suas utilidades e limitações, pois muitas vezes o paciente chega ao consultório médico já em posse de dados coletados por esses dispositivos e com informações equivocadas sobre seu diagnóstico.

Aplicativos para *smartphone*

Os aplicativos por meio do microfone do *smartphone* conseguem registrar a frequência e a intensidade do ronco. Alguns tentam diferenciar se o paciente está em sono leve ou profundo, não havendo até o momento estudos que confirmem essa relação.

Em 2019, a Food and Drug Administration (FDA) nos Estados Unidos aprovou o DROWZLE® da empresa Resonea como o primeiro teste em aplicativo de *smatphone* para triagem domiciliar de adultos com suspeita de distúrbios respiratórios do sono, como a AOS. Ele utiliza o microfone para detectar variações do padrão respiratório e por meio de um algoritmo que interpreta qual o tipo de evento.

Smartwatch

Os *smartwatches* utilizam a fotopletismografia, uma tecnologia que dispara luz infravermelha ou luz de LED verde para detectar a quantidade de sangue que está circulando e para medir a variação de volume sanguíneo, com isso alguns deles já são capazes de detectar, além do ritmo cardíaco, a saturação de oxigênio e a temperatura corporal. Entre esses, pode-se destacar relógios como o Samsung Watch 4, o FitBit Sense e o Apple Watch Series 7. Esses dispositivos são conectados via *bluetooth* ao aplicativo do *smartphone* em que os dados são processados.

Estudos com o FitBit tentam validar um algoritmo para detecção dos estágios do sono.

Já um estudo com o *smartwatch* E4 *wristband* avaliou se os dados de onda de pulso da fotopletismografia poderiam ser usados para detectar apneia do sono e concluiu que a tecnologia por meio de seu algoritmo ACAT pode ser usada para a triagem quantitativa da apneia do sono.

CONSIDERAÇÕES FINAIS

Como observado neste capítulo, pode-se concluir que mesmo diante de tantas opções para o diagnóstico e o acompanhamento dos mais diversos transtornos do sono, é fundamental que o médico seja criterioso na indicação e na interpretação dos registros do sono. Por esse motivo, é importante que, ao se utilizar quaisquer metodologias complementares para avaliação dos distúrbios relacionados ao sono, haja conhecimento da funcionalidade e das limitações de cada um deles.

REFERÊNCIAS BIBLIOGRÁFICAS

1. Neves GSML, Macedo P, Gomes MM. Sleep disorders: Up To Date (1/2). Rev Bras Neurol. 2017;53(3):19-30.
2. Kapur VK, Auckley DH, Chowdhuri S, Kuhlmann DC, Mehra R, Ramar K, et al. Clinical practice guideline for diagnostic testing for adult obstructive sleep apnea: an American Academy of Sleep Medicine Clinical Practice Guideline. J Clin Sleep Med. 2017;13(3):479-504.
3. Pinheiro GDL, Cruz AF, Domingues DM, Genta PR, Drager LF, Strollo PJ, et al. Validation of an overnight wireless high-resolution oximeter plus cloud-based algorithm for the diagnosis of obstructive sleep apnea. Clinics (Sao Paulo). 2020;75:e2414.
4. Yuceege M, Firat H, Demir A, Ardic S. Reliability of the Watch-PAT 200 in detecting sleep apnea in highway bus drivers. J Clin Sleep Med. 2013;9(4):339-44.
5. Alóe F, Alves RC, Araújo JF, Azevedo A, Bacelar A, Bezerra M, et al. Diretrizes brasileiras para o diagnóstico da narcolepsia. Braz J Psychiatry. 2010;32(3):294-304.
6. Bacela A, Pinto LR Jr. Insônia: do diagnóstico ao tratamento. São Caetano do Sul: Difusão; 2019.
7. Narayan S, Shivdare P, Niranjan T, Williams K, Freudman J, Sehra R. Noncontact identification of sleep-disturbed breathing from smartphone-recorded sounds validated by polysomnography. Sleep Breath. 2019;23(1):269-79.
8. de Zambotti M, Goldstone A, Claudatos S, Colrain IM, Baker FC. A validation study of Fitbit Charge 2™ compared with polysomnography in adults. Chronobiol Int. 2018;35(4):465-76.
9. Hayano J, Yamamoto H, Nonaka I, Komazawa M, Itao K, Ueda N, et al. Quantitative detection of sleep apnea with wearable watch device. PLoS One. 2020;15(11):e0237279.
10. Krahn LE, Arand DL, Avidan AY, Davila DG, DeBassio WA, Ruoff CM, et al. Recommended protocols for the Multiple Sleep Latency Test and Maintenance of Wakefulness Test in adults: guidance from the American Academy of Sleep Medicine. J Clin Sleep Med. 2021;17(12):2489-98.

CAPÍTULO 5

CLASSIFICAÇÃO INTERNACIONAL DOS DISTÚRBIOS DO SONO

Danilo Anunciatto Sguillar
Fábio de Azevedo Caparroz

Pontos-chave

- A terceira Classificação Internacional dos Distúrbios do Sono inclui 7 categorias de distúrbios principais: insônia, distúrbios respiratórios do sono, hipersonias, distúrbios do ritmo circadiano, parassonias, distúrbios do sono relacionados ao movimento e outros distúrbios do sono;
- As principais mudanças em relação à segunda classificação foram a consolidação do termo de insônia crônica como distúrbio único, a divisão de narcolepsia em tipos 1 e 2, a inclusão do diagnóstico da apneia central emergente, antes chamada de apneia complexa. A catatrenia, antes considerada uma parassonia, foi agrupada aos distúrbios respiratórios do sono.

INTRODUÇÃO

A Classificação Internacional dos Distúrbios do Sono, em 2014, recebeu sua terceira atualização (*International Classification of Sleep Disorders 3* – ICSD-3). A primeira classificação foi descrita em 1979, e, anos mais tarde, em 2011, após o crescimento dos estudos e das descobertas na área da medicina do sono, ganhou sua segunda versão (ICSD-2). Ela baseou-se em forças-tarefas e estudos científicos de grupos de sono ao redor do mundo que chegaram às informações relevantes para se estabelecer os diagnósticos. Os critérios foram estipulados por revisores das respectivas sociedades internacionais, baseados nas recomendações da Academia Americana de Medicina do Sono (American Academy of Sleep Medicine – AASM). Na ICSD-3, assim como ocorreu na segunda classificação internacional, os diagnósticos pediátricos foram integrados aos diagnósticos maiores, exceto a apneia obstrutiva do sono, que ainda descreve a classificação dos adultos de modo separado das crianças. Dentro de cada diagnóstico maior, há um subitem chamado "Notas", que esclarece as variações dentro de um possível diagnóstico e algumas informações clínicas que são de total importância para o fechamento do correto diagnóstico. Uma das maiores mudanças na terceira classificação foi a forma de se classificar insônia: crônica e de curta duração, mais bem explicadas nos capítulos subsequentes. Dentre as hipersonias, o manual trouxe uma novidade na classificação da narcolepsia: ela foi dividida em tipo I e tipo II (também mais bem explicada nos capítulos subsequentes). Dentro dos distúrbios respiratórios, há agora a descrição da apneia central emergente e um novo diagnóstico a ser pensado: distúrbio do sono associado à hipoxemia. Os sintomas isolados e as variações da normalidade passaram a ficar dentro dos diagnósticos maiores e não em capítulos separados como eram descritos na classificação de 2011. As principais seções diagnósticas são mostradas na Tabela 1.

TABELA 1 Capítulos diagnósticos maiores da Terceira Classificação Internacional dos Distúrbios do Sono (ICSD-3)

Insônia
Distúrbios respiratórios relacionados ao sono
Hipersonias
Distúrbios do sono relacionados ao ritmo circadiano
Parassonias
Distúrbios do sono relacionados ao movimento
Outros distúrbios do sono

INSÔNIAS

As insônias são divididas, atualmente, em:

- Insônia crônica.
- Insônia de curta duração.

A insônia crônica é composta por critérios como: dificuldade para iniciar ou manter o sono ou, ainda, despertar precoce. O paciente frequentemente relata fadiga, cansaço, dificuldade de concentração e atenção durante o dia, sonolência e alterações no humor. Esses sintomas ocorrem pelo menos três vezes por semana e devem estar presentes por pelo menos 3 meses. As insônias primárias e secundárias, descritas anteriormente pela ICSD-2, estão contidas na descrição da insônia crônica.

A insônia de curta duração contempla os mesmos critérios clínicos da insônia crônica, porém com duração dos sintomas menos de três vezes por semana e menos do que 3 meses.

"Outras insônias" é um diagnóstico dado para pacientes que não preenchem critérios nem para insônia crônica nem para insônia de curta duração.

Como variação da normalidade, há indivíduos que prolongam o tempo na cama, chamados de "excesso de tempo na cama", mas que não exibem sintomatologia diurna, e os dormidores curtos, indivíduos que dormem menos do que 6 horas por noite sem prejuízo diurno.

DISTÚRBIOS RESPIRATÓRIOS DO SONO

Os distúrbios respiratórios do sono são divididos em:

- Apneia obstrutiva do sono:
  - Apneia obstrutiva do sono, adultos.
  - Apneia obstrutiva do sono, crianças.
- Apneia central do sono:
  - Apneia central do sono com respiração de Cheyne-Stokes.
  - Apneia central decorrente de doenças médicas sem respiração de Cheyne-Stokes.
  - Apneia central em razão de alta altitude.
  - Apneia central em razão do uso de medicamentos ou substâncias.
  - Apneia central primária.
  - Apneia central da infância.
  - Apneia central da prematuridade.
  - Apneia central emergente.
- Alterações do sono em razão de hipoventilação:
  - Síndrome da obesidade e hipoventilação.
  - Síndrome da hipoventilação alveolar central congênita.
  - Hipoventilação de início tardio com disfunção hipotalâmica.
  - Hipoventilação alveolar central idiopática.
  - Hipoventilação em razão do uso de medicamentos ou substâncias.
  - Hipoventilação em razão de doenças médicas.
- Hipoxemia associada ao sono:
  - Hipoxemia do sono.
- Sintomas isolados ou variação da normalidade:
  - Roncos.
  - Catatrenia.

Os destaques da atualização dos distúrbios respiratórios do sono são a manutenção da distinção do diagnóstico da apneia obstrutiva do sono entre adultos e crianças, a introdução dos diagnósticos de apneia central da infância e prematuridade dentro do diagnóstico maior além da introdução da apneia central emergente ao tratamento, antigamente conhecida como apneia complexa. As hipoventilações são marcadas por aumento da pCO_2 determinada por capnografia ou por gasometria, sendo que a síndrome da obesidade e hipoventilação é a única patologia, dentre todas, que possui aumento da pCO_2 mesmo com o paciente em vigília. Cabe ressaltar o novo diagnóstico "hipoxemia associada ao sono", quando a saturação de oxigênio durante a polissonografia for menor ou igual a 88% nos adultos ou menor ou igual a 90% nas crianças, com duração maior ou igual a 5 minutos. Destaca-se como variante da normalidade a catatrenia, que na ICSD-2 era classificada como parassonia. Ela foi incluída nos distúrbios respiratórios do sono, pois frequentemente se manifesta como "grunhidos" ou ruídos incaracterísticos durante o sono REM ao final da expiração.

HIPERSONIAS

As hipersonias são divididas em:

- Narcolepsia tipo I.
- Narcolepsia tipo II.
- Hipersonia idiopática.
- Síndrome de Kleine-Levin.
- Hipersonia em razão de doenças médicas.
- Hipersonia em razão do uso de medicamentos ou substâncias.
- Hipersonia associada a doenças psiquiátricas.
- Síndrome do sono insuficiente.

Sintomas isolados ou variação da normalidade: dormidores longos.

Destaca-se a classificação de narcolepsia tipo I e tipo II. A cataplexia está normalmente presente na narcolepsia tipo I e ausente na narcolepsia tipo II. A baixa concentração de hipocretina no liquor está presente na narcolepsia tipo I, o que não ocorre na narcolepsia tipo II. Uma novidade dessa classificação foi considerar um episódio de sono REM nos primeiros 15 minutos da polissonografia que antecede o teste múltiplo da latência do sono (TMLS) para a soma de 2 ou mais sonos REM. Além disso, a média das latências foi fixada em menor ou igual a 8 minutos durante o TMLS, seja para a narcolepsia tipo I ou II. A hipersonia idiopática, por sua vez, é composta por menos de 2 sonos REM no TMLS, mas a média das latências normalmente encontrada é menor ou igual a 8 minutos. Sintomas como paralisia do sono e alucinações hipnagógicas podem estar presentes na narcolepsia e na hipersonia idiopática. Como variação da normalidade, destacam-se os dormidores longos: indivíduos que dormem acima de 10 horas por noite e não preenchem nenhum outro critério para outras patologias.

DISTÚRBIOS DO RITMO CIRCADIANO

Os principais sintomas desses distúrbios de forma geral são dificuldade em iniciar e/ou manter o sono e sonolência excessiva diurna (SED). Os distúrbios do ritmo circadiano subdividem-se em:

- Atraso de fase.
- Avanço de fase.
- Padrão irregular de sono-vigília.
- Distúrbio do ciclo sono-vigília diferente de 24 horas.
- Distúrbio dos trabalhadores de turno.
- *Jet lag.*
- Distúrbios do ritmo circadiano não especificados.

O distúrbio do atraso de fase, ou síndrome da fase atrasada do sono, é o mais comum. É caracterizado pelo atraso em iniciar o sono, em habitualmente pelo menos 2 horas, além de dificuldade de despertar em horários convencionais ou socialmente determinados. É mais comum em adolescentes e adultos jovens. Já o distúrbio de avanço de fase, ou síndrome da fase avançada do sono, é mais comum nos indivíduos com idade mais avançada, caracterizado por um despertar precoce e uma dificuldade em se manter acordado em horários desejados ou nos que antecedem o tempo convencional de se deitar. Nesse caso, o tempo de início e o término do sono se dão habitualmente 2 horas antes do horário convencional.

Já no padrão irregular do sono-vigília, o paciente não possui um período maior de sono como o habitual, apenas pequenos períodos distribuídos irregularmente ao longo do dia. As queixas características são de insônia no período noturno e sonolência excessiva durante o dia. As doenças neurodegenerativas, como Parkinson e Alzheimer, são fatores de risco para esse distúrbio. O distúrbio do ciclo sono-vigília diferente de 24 horas, por sua vez, era chamado na classificação antiga de distúrbio de livre-curso. Como o próprio nome já diz, é caracterizado por períodos de sono e despertar que vão progressivamente avançando em horário a cada dia, com um ritmo circadiano ligeiramente superior a 24 horas. É o distúrbio de ritmo circadiano mais característico de pessoas privadas de estímulos visuais, por exemplo.

No distúrbio dos trabalhadores de turno, por sua vez, há caracteristicamente uma redução do tempo total de sono – de 1 até 4 horas. Está associado com um período de trabalho que coincide com o período habitual do sono. É mais comum entre os trabalhadores com turnos noturnos completos, mas também entre trabalhadores que iniciam seu turno entre as 4 e 7 horas da manhã e os de turnos alternados durante a noite. O distúrbio ocorre independentemente das tentativas de melhorar as condições para o sono durante o dia. Os pacientes queixam-se de insônia e sonolência excessiva diurna, além de apresentarem diminuição da atenção e da produtividade no trabalho.

O distúrbio do *jet lag* será discutido em capítulo à parte. Já os distúrbios do ritmo circadiano não especificados são aqueles secundários a uma desordem psiquiátrica, neurológica ou clínica. Também são comuns em pacientes com doenças neurodegenerativas, como Parkinson ou Alzheimer.

PARASSONIAS

Parassonias são definidas como eventos físicos ou comportamentos indesejáveis que ocorrem durante o sono. Elas englobam movimentos complexos durante o sono, além de emoções, percepções, sonhos e atividade do sistema nervoso autônomo. Podem ocorrer no sono não REM (NREM), no sono REM e nas transições sono-vigília.

As parassonias do sono NREM podem ser divididas em:

- Despertares confusionais.
- Sonambulismo.
- Terrores noturnos.
- Distúrbio da alimentação – ou do comer-beber – relacionado ao sono (*sleep related eating disorder*).

Esse último distúrbio passou do item "Outras parassonias" na ICSD-2 para as parassonias do sono NREM na última classificação. Todos esses distúrbios compartilham padrões genéticos e familiares semelhantes, fisiopatologia semelhante consistindo em despertares parciais do sono profundo, além de fatores desencadeantes semelhantes, como privação do sono e/ou fatores de estresse. Os olhos normalmente permanecem abertos durante esses episódios de parassonias. O paciente pode ser de difícil despertar durante o episódio e, quando despertado, normalmente fica em um estado de confusão. Normalmente, ocorrem em crianças, tendo resolução espontânea até a puberdade, mas podem persistir em alguns casos.

Os despertares confusionais iniciam-se com o paciente na cama. Normalmente, o paciente senta-se na cama com o despertar e inicia um estado de confusão temporoespacial. O sonambulismo, quando presente, tipicamente é iniciado com um episódio de despertar confusional. O paciente com sonambulismo apresenta-se com fala lentificada, desorientado no espaço e no tempo e normalmente responde de forma confusa a perguntas, se solicitado. Há amnésia anterógrada e retrógrada. Apesar disso, o paciente pode parecer estar acordado em alguns momentos. Já nos terrores noturnos, por sua vez, o paciente tem despertares com choros ou gritos e comportamento típico de medo intenso, com manifestações autonômicas associadas (taquicardia, taquipneia, midríase, aumento do tônus muscular e diaforese). Normalmente, senta-se na cama e é difícil despertá-lo.

No distúrbio da alimentação relacionado ao sono, há perda parcial ou total da consciência durante o episódio de alimentação, com dificuldade em relembrá-lo após. Além disso, há risco de lesão corporal ou comportamentos potencialmente perigosos enquanto o paciente procura por comida ou cozinha. O paciente pode procurar inconscientemente por padrões diferentes e potencialmente danosos de comidas (alimentos crus) ou até substâncias tóxicas (produtos de limpeza, por exemplo).

As parassonias do sono REM, por sua vez, subdividem-se em:

- Distúrbio comportamental do sono REM.
- Paralisia isolada recorrente do sono.
- Pesadelos.

No distúrbio comportamental do sono REM, o paciente apresenta vocalização relacionada ao sono e comportamentos motores complexos, tipicamente durante o sono REM. O diagnóstico pode ser auxiliado por uma polissonografia documentada por vídeo. Nesse distúrbio, há períodos em que o sono REM não apresenta atonia muscular, e a eletromiografia (EMG) mostra excesso de atividade fásica durante o sono REM ou um tônus muscular aumentado. Nesse distúrbio, o indivíduo pode repetir comportamentos motores presentes no sonho (perseguir ou lutar com um animal, por exemplo), com potencial risco de lesão física a ele ou ao cônjuge. Há associação entre o distúrbio comportamental do sono REM e doenças neurodegenerativas, como Parkinson e Alzheimer. A paralisia isolada recorrente do sono é caracterizada por uma inabilidade recorrente em mover o tronco e os membros durante o início do sono ou durante o despertar. Os episódios podem durar de segundos a minutos, causando ansiedade e medo ao adormecer. Alucinações podem acompanhar os pacientes em 25 a 75% dos casos (podendo ser visuais, auditivas ou táteis, ou a sensação de uma presença no quarto). As alucinações podem ocorrer antes, durante ou depois dos episódios de paralisia. Privação de sono e ciclos irregulares repetidos sono-vigília foram identificados como fatores predisponentes para esse distúrbio. O distúrbio normalmente se inicia na adolescência, sem consequências graves à saúde do paciente. Há um diagnóstico diferencial importante com paralisia periódica hipocalêmica.

Por fim, no distúrbio dos pesadelos (também uma parassonia do sono REM), há a ocorrência de episódios repetitivos e longos de sonhos com memória vívida que envolvem ameaça à integridade física, à segurança ou à sobrevivência do indivíduo. Há prejuízo social e/ou ocupacional do paciente, podendo causar distúrbios do humor, resistência ao sono (ansiedade antecipatória), prejuízo cognitivo e distúrbios comportamentais. Há associação com o distúrbio de estresse pós-traumático. Em 60 a 75% dos casos, ocorre em crianças, normalmente dos 3 aos 6 anos de idade.

Outras parassonias incluem a *exploding head syndrome* (sensação de súbita de barulho ou sensação de explosão durante o sono que desperta o indivíduo), alucinações relacionadas ao sono, enurese noturna (por definição da parassonia, em pacientes maiores de 5 anos em um período maior que 3 meses), secundárias a distúrbios clínicos ou uso de substâncias (como agentes sedativos-hipnóticos) e não classificadas em outra parte (quando não se encaixam nos critérios diagnósticos dos distúrbios aqui listados).

DISTÚRBIOS DO MOVIMENTO RELACIONADOS AO SONO

São caracterizados por movimentos simples, normalmente estereotipados, que perturbam a manutenção do sono ou seu início. A queixa de sonolência excessiva diurna ou distúrbio do sono durante a noite são pré-requisitos para o diagnóstico.

Os distúrbios do movimento incluem:

- Síndrome das pernas inquietas (SPI).
- Distúrbio do movimento periódico dos membros inferiores (PLMD – *periodic leg movement disorder*).
- Cãibras noturnas relacionadas ao sono.
- Bruxismo relacionado ao sono.
- Distúrbio de movimento rítmico relacionado ao sono.
- Mioclonia benigna do sono da infância.
- Mioclônus proprioespinal no início do sono.
- Distúrbios de movimento relacionados a uma desordem clínica e ao uso de substâncias e não classificados em outra parte (cada um em uma categoria à parte).

Na SPI ou na síndrome de Willis-Ekbom, há urgência em mover as pernas, normalmente acompanhada por uma parestesia ou sensação de desconforto em membros inferiores, a qual é aliviada com o movimento. A SPI será discutida em um capítulo à parte.

No PLMD, há o achado polissonográfico típico (quatro ou mais movimentos em sequência de movimentos de membros inferiores, com duração de 5 a 90 segundos), com uma frequência > 5/hora em crianças e > 15/hora em adultos, com prejuízo ao sono noturno (fragmentação), ou sonolência excessiva diurna, ou seja, prejuízo funcional ao indivíduo. A presença de insônia ou hipersonia com movimentos periódicos de membros inferiores (PLM) não é suficiente para se estabelecer o diagnóstico do distúrbio. Os PLM são comuns, podendo ser secundários à apneia obstrutiva do sono (AOS), narcolepsia ou distúrbio comportamental do sono REM, por exemplo. O PLMD, entretanto, é de ocorrência rara. Nesse caso, a relação causa-efeito entre o prejuízo funcional e do sono deve ser estabelecida, e as outras causas de PLM devem ser excluídas.

As cãibras noturnas relacionadas ao sono são condições comuns, e já foi postulado que quase todo adulto acima de 50 anos já apresentou um episódio durante a vida. Fatores predisponentes são a diabetes mellitus, a esclerose lateral amiotrófica, a doença vascular periférica, a hipocalemia, a hipocalcemia e a hipomagnesemia e os distúrbios metabólicos. As contrações são tipicamente aliviadas pelo alongamento dos grupos musculares.

No bruxismo relacionado ao sono, por sua vez, há a presença de um ranger de dentes de forma regular durante o sono. O paciente pode apresentar dor na articulação temporomandibular ou na região de mandíbula pela manhã em razão do esforço realizado durante a noite, cefaleia temporal ou ainda distúrbios de má oclusão dentária pela manhã. A polissonografia não é condição essencial ao diagnóstico, mas idealmente pode se fazer uma polissonografia de noite inteira com documentação de áudio e vídeo, além de eletrodo massetérico na eletroneuromiografia para confirmar a suspeita.

É importante salientar que não há relação direta entre o grau de gravidade do bruxismo – visto pelo número de episódios de contrações durante a polissonografia – e o surgimento de sinais e sintomas. Nesse sentido, o paciente pode apresentar sintomas que trazem prejuízo funcional mesmo nos casos leves na polissonografia.

No distúrbio de movimento rítmico relacionado ao sono, o paciente apresenta movimentos repetitivos, estereotipados e rítmicos envolvendo grandes grupos musculares. Há prejuízo do sono normal do paciente ou prejuízo funcional do indivíduo durante o dia. É tipicamente observado em crianças. O paciente pode apresentar movimentos bruscos de todo o tronco (*bodyrocking*) ou movimentos súbitos da cabeça em direção ao travesseiro (*headbanging*), com risco de lesão corporal. Menos comumente, o paciente pode rolar subitamente na cama de um lado para o outro (*bodyrolling*). A duração dos episódios é variável, mas normalmente é menor que 15 minutos. A cessação dos movimentos pode ocorrer pelo próprio ambiente ou quando os pacientes são interrompidos pela fala de um interlocutor.

No mioclônus benigno da infância, há um movimento de mioclonia repetitivo em neonatos e bebês de até 6 meses de idade, tipicamente, envolvendo membros, tronco ou o corpo todo. Esses movimentos ocorrem somente durante o sono e cessam abruptamente quando o bebê é acordado. Há um diagnóstico diferencial importante com epilepsia. Já a mioclonia proprioespinal do início do sono é um distúrbio caracterizado por mioclonias no início do sono, principalmente em abdome, tronco e pescoço, que tipicamente aparecem enquanto o paciente tenta iniciar o sono. O distúrbio é mais comum em adultos e em homens e pode acarretar dificuldade e má qualidade do sono.

Por fim, na classificação dos distúrbios de movimento, há os distúrbios relacionados a uma condição clínica (normalmente condições neurológicas), os distúrbios relacionados ao abuso de substâncias (p. ex., neurolépticos) e os distúrbios de movimentos sem especificação (que não se encaixam em outros diagnósticos).

Como sintomas isolados e variantes do normal, encaixam-se o mioclônus fragmentado excessivo, o tremor hipnagógico de pé e a ativação alternada da musculatura de pernas (*alternate leg muscle ativation* – ALMA) e, por fim, os abalos do início do sono ou abalos hipnagógicos.

O primeiro consiste em um achado polissonográfico muito comum, caracterizado por pequenos movimentos do canto da boca, movimentos dos dedos das mãos ou pés ou mesmo sem movimentos visíveis de maneira geral. É um fenômeno do sono NREM que lembra as contrações tônicas vistas tipicamente no sono REM. São definidos como movimentos eletromiográficos muito rápidos (normalmente de 75 a 150 ms), isolados, assimétricos e assíncronos, de amplitude muito variável. Não causam repercussão clínica ou prejuízo do sono.

No tremor hipnagógico de pé e na ativação muscular de membros inferiores, há um movimento rítmico de pés e dedos dos pés, que ocorre na transição entre a vigília e o sono (estágios N1 e N2). A ALMA consiste em uma ativação rápida do músculo tibial anterior em uma perna com ativação muscular similar alternada na outra perna, durante o sono ou durante os despertares. São manifestações eletromiográficas semelhantes e que podem estar contidas uma na outra, normalmente sem repercussão clínica, a não ser que os episódios tenham uma frequência muito elevada. Alguns pacientes com distúrbio comportamental do sono REM, PLM ou uso de antidepressivos podem apresentar ALMA na polissonografia. Normalmente, esses movimentos respondem ao uso de pramipexol.

Por fim, nos abalos do início do sono ou abalos hipnagógicos, o paciente apresenta contrações súbitas e rápidas de todo o corpo ou parte dele durante o início do sono. Normalmente, consistem de uma só contração assimétrica. Podem ser desencadeados espontaneamente ou por estímulos – auditivos, como bater de palmas e estalar de dedos, ou somatossensoriais, como a sensação de estar caindo. Uma prevalência de 60 a 70% já foi reportada, no entanto, com frequência esporádica, afetando ambos os sexos e todas as idades. Pode estar relacionada com o consumo excessivo de cafeína ou outros estimulantes, atividade física prévia extenuante, privação do sono e estresse.

OUTROS DISTÚRBIOS DO SONO

Os distúrbios do sono que não se encaixam nas outras categorias são listados aqui. Isso pode ser decorrente do fato de que muitos distúrbios na prática clínica apresentarem um *overlap* com uma ou mais categorias.

A ICSD-2 incluía nessa seção o distúrbio de ambiente do sono (*environmental sleep disorder*). Há muita controvérsia se essa condição realmente poderia ser incluída como um distúrbio do sono propriamente dito. Era definido como uma dificuldade em iniciar e/ou manter o sono como um resultado direto do fator ambiente. Esse fator poderia ser um estímulo físico (ruído, temperatura, luz), parassonia do parceiro atrapalhando o sono ou uma demanda social (ter de cuidar de um idoso ou um bebê durante a noite). Hospitalização era um fator citado como desencadeante desse distúrbio. Ao contrário da insônia, não há nenhum fator psicológico envolvido. Na ausência do estímulo, o sono é normal. Entretanto, esse diagnóstico é pouco aplicado na prática clínica. Além disso, para alguns autores, esses tipos de estímulos que podem atrapalhar o sono simplesmente entram no conceito de higiene do sono, não caracterizando um distúrbio propriamente dito.

REFERÊNCIA BIBLIOGRÁFICA

1. International Classification of Sleep Disorders. 3.ed. Darien: American Academy of Sleep Me- dicine; 2014.

PARTE II

DISTÚRBIOS RESPIRATÓRIOS OBSTRUTIVOS DO SONO: FISIOPATOLOGIA E DIAGNÓSTICO

CAPÍTULO 6

APNEIA OBSTRUTIVA DO SONO

Fernanda Louise Martinho Haddad
Danilo Anunciatto Sguillar

Pontos-chave

- A apneia obstrutiva do sono é uma doença extremamente prevalente na população geral.
- A fisiopatologia da apneia obstrutiva do sono é complexa e seu entendimento é fundamental para o diagnóstico e a escolha da melhor conduta terapêutica.
- Apesar do ronco ser o principal sintoma, o quadro clínico da apneia obstrutiva do sono pode evidenciar diversas outras queixas, como pausas respiratórias testemunhadas pelo acompanhante, sonolência diurna excessiva, alterações cognitivas (déficit de concentração e memória) e alterações do humor.
- A polissonografia de noite inteira é o exame de escolha para realizar o diagnóstico.
- Os fatores de risco associados à apneia obstrutiva do sono são a idade mais avançada, o gênero masculino, o índice de massa corpórea aumentado, a medida da circunferência cervical aumentada e as alterações craniofaciais e de VAS.

INTRODUÇÃO

Os distúrbios respiratórios obstrutivos do sono (DROS) incluem o ronco primário, a apneia obstrutiva do sono (AOS) e a síndrome da resistência das vias aéreas superiores (SRVAS)[1].

DEFINIÇÕES

O ronco primário é definido como o ruído emitido durante o sono pelo turbilhonamento do ar como consequência da vibração dos tecidos moles faríngeos sem prejuízo na saturação da oxi-hemoglobina ou na arquitetura do sono. Já a AOS é definida por episódios recorrentes de obstrução parcial ou total da via aérea superior (VAS) durante o sono, que ocasionam dessaturação da oxi-hemoglobina e fragmentação do sono. São chamados de hipopneias, no adulto, os eventos respiratórios que levam à redução do fluxo aéreo em 30% ou mais, por no mínimo 10 segundos, associados à dessaturação da oxi-hemoglobina em pelo menos 3% e/ou despertares; as apneias são caracterizadas por redução da curva de fluxo aéreo em 90% ou mais também com duração de pelo menos 10 segundos. Por fim, a SRVAS é caracterizada pela presença de múltiplos episódios de despertares decorrentes do aumento do esforço respiratório durante o sono, sem a presença de apneia, hipopneia ou dessaturação da oxi-hemoglobina.

PREVALÊNCIAS

A prevalência de AOS varia de acordo com a população estudada. Um estudo conduzido por Young et al., em 1993, demonstrou prevalência de 9% em mulheres e 24% nos homens[1] quando considerado o índice de apneia e hipopneia (IAH) maior ou igual a 5 associado à queixa de sonolência diurna. Em 2001, Bixler et al. encontraram uma prevalência de 3,9% em homens e 1,2% nas mulheres, e foram considerados apneicos os pacientes que apresentaram IAH maior ou igual a 10[2]. Nesse mesmo ano, um estudo espanhol considerou IAH maior ou igual a 10 e demonstrou prevalência de 19% de apneia nos homens e 15% nas mulheres[3]. Em um estudo epidemiológico, realizado na cidade de São Paulo, a prevalência de AOS, seguindo os critérios diagnósticos da 2ª Classificação Internacional dos Distúrbios do Sono (ICDS-2), foi de 32,9% na população geral, sendo 40,6% nos homens e 26,1% nas mulheres[4]. Outro estudo epidemiológico realizado na Suíça encontrou uma prevalência de 23,4% em mulheres e de 49,7% em homens, com gravidade de moderada a grave[5].

A AOS ocorre preferencialmente nos homens, entre a 4ª e 5ª décadas de vida e nos obesos. O ronco apresenta alta prevalência populacional e acomete 45% dos homens e 30% das mulheres acima dos 65 anos[6]. Em pesquisa realizada em 150 cidades brasileiras, 29% da população pesquisada queixava-se de ronco[7].

FISIOPATOLOGIA DA AOS

A faringe é um tubo flexível que se mantém pérvio à custa de um balanço existente entre a pressão exercida pelos músculos dilatadores da faringe (pressão extrínseca ou extraluminal – PE) e a pressão negativa no lúmen da faringe (pressão intrínseca ou intraluminal – PI). Esse balanço existente entre essas duas pressões, que faz manter pérvia a faringe, gera a pressão transmural (PT). As apneias e as hipopneias apresentadas pelos pacientes portadores da AOS ocorrem por provável desbalanço entre essas pressões, que é favorecida pela hipotonia característica do sono. Durante a inspiração, em condições normais, observa-se o aumento da atividade da musculatura dilatadora da faringe para manter a patência da VAS, e, durante o sono, esse reflexo se atenua. Acredita-se que, em pacientes com AOS, ocorra aumento do tônus do músculo genioglosso durante a vigília e o sono e que seu relaxamento possa ter maior impacto e contribuir para o colapso da faringe. Várias são as teorias para explicar a colapsibilidade da faringe em indivíduos com AOS. Acredita-se que, com o envelhecimento, o arcabouço faríngeo possa se tornar mais hipotônico e assim mais colapsável. Além disso, há evidências de que pacientes com AOS apresentem a faringe com formato de elipse, quando comparados a controles que apresentam o formato circular, o que favoreceria o colapso. Essa mudança no formato da faringe poderia ocorrer por aumento da PE, seja por deposição de tecido adiposo parafaríngeo, por alterações craniofaciais e/ou aumento dos tecidos moles dessa região. O aumento da negatividade da PI também é responsável pelo estreitamento faríngeo. Em indivíduos normais, esse estreitamento ocorre quando a pressão atinge valores negativos acentuados (pressão subatmosférica); porém, as forças opostas da musculatura dilatadora da faringe são suficientes para garantir a patência da VAS. Já os indivíduos com AOS apresentam estreitamento da faringe com pressões menos negativas ou até positivas (pressão crítica de fechamento), ou seja, o colapso ocorre mesmo quando a PI é atmosférica. O estreitamento da faringe gera aumento da velocidade de fluxo aéreo e, consequentemente, mais redução da PI (efeito de Bernoulli). Há ainda outros fatores que contribuem para o aumento da negatividade da faringe, como as forças adesivas da mucosa, o tônus vasomotor, a flexão do pescoço, a abertura e o deslocamento inferior da mandíbula e a resistência nasal aumentada. Em contrapartida, há forças que são protetoras ao colapso, como a tração caudal torácica e a extensão do pescoço.

QUADRO CLÍNICO E DIAGNÓSTICO DA AOS

Os sintomas mais comuns apresentados pelos pacientes com AOS são: ronco, pausas respiratórias testemunhadas pelo acompanhante, sonolência diurna excessiva (SDE), alterações cognitivas (déficit de concentração e memória) e alterações do humor.

A polissonografia (PSG) de noite inteira é o exame de escolha para realizar o diagnóstico dos distúrbios respiratórios do sono (DRS) e inclui registros como o eletroencefalograma (EEG), o eletro-oculograma (EOG), a eletromiografia (EMG) não invasiva do mento e dos membros, as medidas do fluxo aéreo oronasal, do movimento toracoabdominal, do eletrocardiograma (ECG), da oximetria de pulso, da posição corporal e da intensidade do ronco.

Para o diagnóstico da AOS no adulto, segundo a 3ª Classificação Internacional dos Distúrbios do Sono (ICDS-3)[8], é requerida a presença dos itens (A e B) ou C, descritos abaixo:

A. No mínimo uma queixa de:
- Episódios de sono não intencionais durante a vigília, SDE, sono não reparador, fadiga ou insônia.
- Despertares com pausas respiratórias, engasgos ou asfixia.
- Relato de ronco alto e/ou pausas respiratórias durante o sono por parte do(a) companheiro(a).
- Pacientes com diagnóstico de hipertensão arterial, depressão, alteração cognitiva, doença coronariana, doença cerebrovascular, insuficiência cardíaca congestiva, fibrilação atrial ou diabete melito tipo 2.

B. PSG basal ou monitorização portátil apresentando:
- Cinco ou mais eventos respiratórios obstrutivos detectáveis (apneia obstrutiva ou mista e/ou hipopneias e/ou aumento da resistência das vias aéreas superiores [RERA] - por hora de sono - detectados em PSG ou monitorização portátil).

ou

C. PSG basal ou monitorização portátil apresentando:
- Quinze ou mais eventos respiratórios detectáveis (apneia obstrutiva e/ou hipopneias e/ou RERA – por hora de sono – detectados em PSG ou monitorização portátil).

A classificação da gravidade da AOS é baseada no IAH, na intensidade da SDE e na repercussão causada na vida social e profissional do paciente[9]. É classificada em leve, moderada ou grave. A AOS é considerada leve quando a sonolência diurna ou episódios de sono involuntários ocorrem durante atividades que exigem pouca atenção, como assistir à televisão, ler ou andar de veículo como passageiro. Na PSG, o IAH está entre 5 e 15 eventos por hora. Já a AOS moderada está associada com a SDE durante as atividades que exigem alguma atenção, como em eventos sociais (reuniões), e com um IAH na PSG entre 15 e 30 eventos por hora. Por fim, a AOS grave associa-se com a SDE durante as atividades que exigem maior atenção, como comer, caminhar, conversar ou dirigir, e com um IAH superior a 30 eventos por hora.

Os fatores de risco associados à AOS são a idade mais avançada, o gênero masculino, o índice de massa corpórea (IMC) aumentado, a medida da circunferência cervical (CC) aumentada e as alterações craniofaciais e de VAS. Há vários trabalhos na literatura que correlacionam o grau de obesidade com a gravidade da AOS[8], embora alguns estudos demonstrem que essa correlação ainda seja controversa[9]. Além disso, a CC é um dos principais preditores para a AOS, sendo considerados valores de normalidade até 38 cm para as mulheres e até 43 cm para os homens.

Várias alterações têm sido descritas em pacientes com AOS, mas as principais descritas em literatura são as faríngeas, como palato mole espesso e/ou posteriorizado e/ou *web* (membrana formada pela inserção baixa do pilar posterior na úvula), pilares tonsilares medianizados, hipertrofia obstrutiva da tonsila palatina, úvula longa e/ou espessa e língua volumosa[10]. O índice de Mallampatti modificado, proposto por Friedman et al., avalia o paciente sentado, com a máxima abertura de boca e com a língua relaxada dentro da cavidade oral. Os índices são divididos em: classe I (visualização de toda orofaringe, incluindo o palato mole, pilares tonsilares, tonsilas palatinas e parede posterior da orofaringe); classe II (visualização do polo superior das tonsilas palatinas e parte da parede posterior da orofaringe); classe III (visualização de parte do palato mole e úvula) e classe IV (apenas o palato duro e parte do palato mole visíveis). A maior parte dos pacientes com AOS apresentam Mallampatti modificado III ou IV, o que denota má relação da língua e oroafaringe.

As alterações anatômicas craniofaciais, em especial a retrognatia (Figura 1), estão relacionadas à fisiopatologia da AOS e podem ser avaliadas por intermédio de inspeção facial e oroscopia ou por cefalometria. Na inspeção facial e oroscopia, a presença de palato duro ogival, a oclusão dentária classe II de Angle (sugestiva de retroposição mandibular), as desproporções entre a maxila e mandíbula e as alterações das distâncias obtidas entre o osso hioide (hioide rebaixado), a tireoide, a cricoide e o mento são os parâmetros mais correlacionados à doença.

A nasofibroscopia flexível é fundamental para avaliar a via aérea superior integralmente e descartar a presença de alterações na rinofaringe e na hipofaringe. Mais recentemente, o exame nasofibroscópico vem sendo realizado sob sono induzido por medicamentos, chamado também de sonoendoscopia, assunto este que será discutido em um capítulo específico. Há ainda exames como tomografia computadorizada e ressonância magnética (estática ou dinâmica) para avaliar a área de estreitamento da faringe.

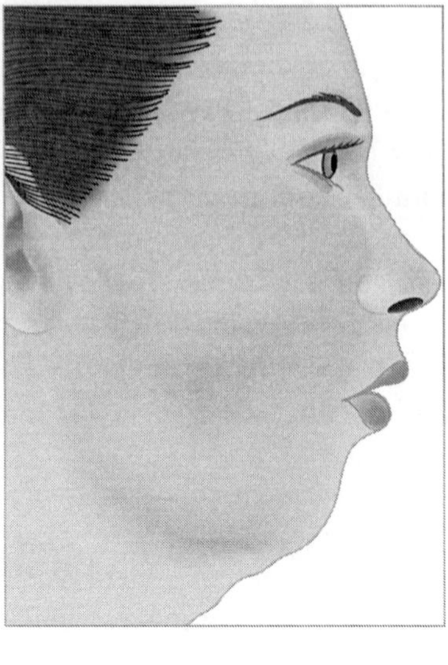

Figura 1 Retrognatia.

Além disso, doenças hormonais como hipotireoidismo e acromegalia, consumo de bebidas alcoólicas e uso de medicamentos sedativos e relaxantes musculares podem precipitar ou agravar os DROS.

Em resumo, a AOS é uma doença multifatorial e evolutiva. A adequada avaliação dos pacientes e o diagnóstico preciso são a chave para o sucesso terapêutico.

REFERÊNCIAS BIBLIOGRÁFICAS

1. Young T, Palta M, Dempsey J, Skatrud J, Weber S, Badr S. The occurrence of sleep-disordered breathing among middle-aged adults. N Engl J Med. 1993;328(17):1230-5.
2. Bixler EO, Vgontzas AN, Lin HM, Ten Have T, Rein J, Vela-Bueno A, et al. Prevalence of sleep-disordered breathing in women: effects of gender. Am J Respir Crit Care Med. 2001;163(3 Pt 1):608-13.
3. Duran J, Esnaola S, Rubio R, Iztueta A. Obstructive sleep apnea-hypopnea and related clinical features in a population-based sample of subjects aged 30 to 70 yr. Am J RespirCrit Care Med. 2001;163(3 Pt 1):685-9.
4. Tufik S, Santos-Silva R, Taddei JA, Bittencourt LR. Obstructive sleep apnea syndrome in the Sao Paulo Epidemiologic Sleep Study. Sleep Med. 2010;11(5):441-6.
5. Heinzer R, et al. Prevalence of sleep-disordered breathing in the general population: the Hypno Laus study. Lancet Respir Med. 2015;3(4):310-8.
6. Bresnitz EA, Goldberg R, Kosinski RM. Epidemiology of obstructive sleep apnea. Epidemiol Rev. 1994;16:210-27.
7. Bittencourt LRA. Diagnóstico e tratamento da síndrome da apneia obstrutiva do sono: guia prático. São Paulo: Livraria Médica Paulista; 2008.
8. Martinho FL, Tangerina RP, Moura SM, Gregorio LC, Tufik S, Bittencourt LR. Systematic head and neck physical examination as a predictor of obstructive sleep apnea in class III obese patients. Braz J Med Biol Res. 2008;41(12):1093-7.
9. Zonato AI, Bittencourt LR, Martinho FL, Junior JF, Gregorio LC, Tufik S. Association of systematic head and neck physical examination with severity of obstructive sleep apnea-hypopnea syndrome. Laryngoscope. 2003;113(6):973-80.
10. Zonato AI, Martinho FL, Bittencourt LR, de Oliveira Camponês Brasil O, Gregorio LC, Tufik S. Head and neck physical examination: comparison between nonapneic and obstructive sleep apnea patients. Laryngoscope. 2005;115(6):1030-4.

CAPÍTULO 7

FENÓTIPOS DA APNEIA OBSTRUTIVA DO SONO

Danilo Anunciatto Sguillar
Fábio de Azevedo Caparroz
Rodrigo de Paiva Tangerina

Pontos-chave

- Os fenótipos fisiopatológicos da apneia obstrutiva do sono são: alterações anatômicas/colapsabilidade da via aérea superior, baixo limiar do despertar, fator muscular e *high loop gain*.
- A colapsabilidade da via aérea superior está associada ao desbalanço das pressões extrínseca e intrínseca da faringe e às alterações da pressão crítica de fechamento (Pcrit); os fatores musculares associam-se à boa ou má resposta na dependência da negatividade da pressão faríngea ou de alterações gasosas como hipoxemia ou hipercapnia; o baixo limiar do despertar está relacionado com aumento da despertabilidade em pressões intrafaríngeas menos negativas e, por fim, o *high loop gain* está associado a quadros de hiperventilação (redução do CO_2) e, por vezes, como consequência, apneia central.

INTRODUÇÃO

O diagnóstico preciso e individualizado tem sido a chave do sucesso para a escolha do tratamento preciso na apneia obstrutiva do sono (AOS). Desse modo, pesquisas atuais procuram definir os mecanismos que levam o paciente a desenvolver a apneia do sono, os chamados fenótipos fisiopatológicos ou também conhecidos como os endótipos da AOS. O termo "fenótipo" é definido pela expressão de uma característica individual resultante da interação genética e ambiental; já os endótipos representam os diferentes processos fisiopatológicos que culminam na AOS, e os quatro principais representantes descritos na literatura são: as alterações anatômicas/colapsabilidade da via aérea superior, baixo limiar do despertar, fator muscular (resposta muscular) e o *high loop gain* – estes três últimos conhecidos como fatores não anatômicos contribuem de forma distinta para o colapso da via aérea superior (VAS) (Figura 1).

FATORES PREDISPONENTES

A obesidade é o fator de risco mais comum para a AOS, além disso há trabalhos publicados na literatura que destacam a relação diretamente proporcional do aumento do índice de massa corpórea (IMC) e do aumento do índice de apneia e hipopneia (IAH). A deposição de tecido adiposo na região abdominal, nos homens conhecida como obesidade androide ou obesidade tipo maçã, reduz a expansão pulmonar e impede a tração caudal traqueal, favorecendo o colapso da faringe. Ainda, o tecido gorduroso depositado na região cervical aumenta a pressão tissular, favorecendo o colapso da faringe, além disso a adiposidade pode estar em maior ou menor proporção na língua, fazendo com que pacientes com maiores deposições de gordura tenham maior probabilidade de cursarem com o IAH elevado (Figura 2).

Outras importantes alterações relacionadas à AOS são as desproporções esqueléticas, entre elas: hioide rebaixado, retrognatia e palato duro atrésico. O padrão facial "face longa" ou o dolicocefálico tende a estreitar a VAS pela rotação inferoposterior da mandíbula, e a descendência asiática, por vezes, relaciona-se à birretrusão (maxila e mandíbula), levando ao estreitamento da VAS. Outros destaques são as hipertrofias amigdalianas e as alterações de palato mole, como palato em *web*, medianizado ou posteriorizado, que também podem estreitar a VAS.

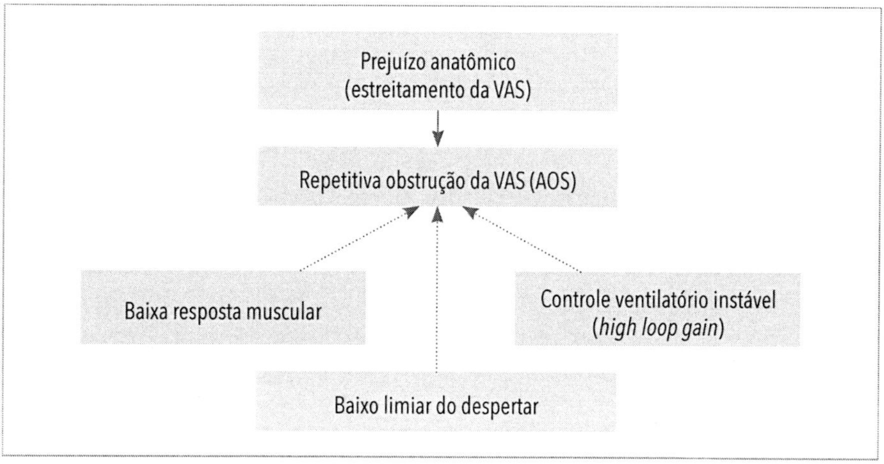

Figura 1 Para desenvolver apneia obstrutiva do sono (AOS), o paciente deve ter algum grau de prejuízo anatômico proporcionando estreitamento da via aérea superior (VAS) (primeiro box). Além disso, fatores não anatômicos como baixa resposta muscular dilatadora da faringe, baixo limiar do despertar e *high loop gain* também contribuem para o colapso da VAS.

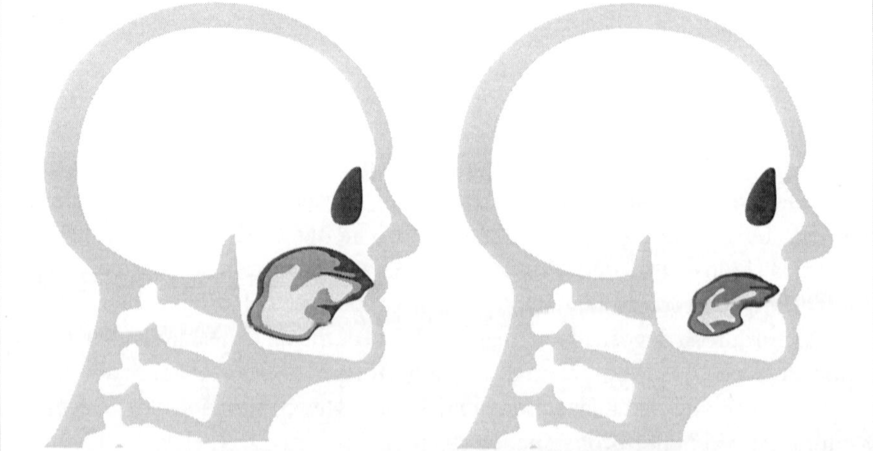

Figura 2 Diferença entre dois pacientes com praticamente o mesmo índice de massa corporal (IMC), porém com distribuição de gordura distinta. O primeiro caso (à esquerda) apresenta um índice de apneia e hipopneia (IAH) gravemente elevado e um volume de gordura lingual elevado. Já o segundo caso (à direita) apresenta IAH normal com pequeno volume de gordura na língua.
AOS: apneia obstrutiva do sono.

COLAPSABILIDADE DA VIA AÉREA SUPERIOR

A colapsabilidade da VAS está associada ao desbalanço das pressões extrínseca e intrínseca da faringe. O aumento da pressão extrínseca relaciona-se à hipertrofia amigdaliana, à retrognatia e à obesidade (fatores anatômicos predisponentes já citados), já a pressão intrínseca da faringe relaciona-se com a pressão negativa exercida pela inspiração e está diretamente ligada à pressão crítica de fechamento.

Determinação da pressão crítica de fechamento

A pressão crítica de fechamento (Pcrit) é determinada pela queda da pressão do CPAP que resulta no aumento da negatividade da pressão intraluminal e subsequente fechamento da faringe. Em outras palavras, a Pcrit é a pressão intraluminal da faringe na qual a área interna corresponde a zero.

No âmbito da pesquisa, esses pacientes são levados para um laboratório especializado e utilizam um CPAP com máscara nasal no modo reverso, e a aferição da Pcrit é realizada por um cateter esofágico, bem como pode ser realizada uma sonoendoscopia para avaliar de forma direta o colapso faríngeo.

Na prática clínica, há uma forma de inferir a Pcrit, utilizando o CPAP no paciente com AOS no intuito de determinar a pressão necessária para abertura da faringe. Alguns artigos sugerem que pressões do CPAP abaixo de 8 cmH_2O associam-se a pressões críticas de fechamento mais negativas, ou seja, o paciente precisaria de uma pressão negativa inspiratória muito grande para colapsar a faringe. Um estudo demonstrou que pressões de suporte do CPAP abaixo de 6 cmH_2O correlacionaram-se com Pcrit ≤ -2 cmH_2O, com valor preditivo positivo de 86%[1].

Classificação da colapsabilidade faríngea

Muitos estudos procuram correlacionar a pressão crítica de fechamento com maior ou menor comprometimento anatômico. A publicação mais citada até os dias de hoje é a compilação dos quatro principais fenótipos fisiopatológicos – "Escala de PALM", em que P é a Pcrit, A (*arousal*) representa o baixo limiar do despertar, L (*loop*) representa o *high loop gain*, e M (*muscle*), os fatores musculares. O PALM 1 relaciona-se com a Pcrit > 2 cmH_2O e maior prejuízo anatômico; PALM 2 relaciona-se com Pcrit entre -2 cmH_2O e $+2$ cmH_2O e moderado prejuízo anatômico, e o PALM 3 relaciona-se com Pcrit < -2 cmH_2O e menor prejuízo anatômico[2].

Tratamento

Desse modo, o tratamento indicado para o paciente com AOS pode ser diferente dependendo da classificação de PALM.

O paciente na classificação de PALM 1 pode ser tratado com CPAP (*continuous positive airway pressure*), mas cirurgias esqueléticas ou bariátricas também podem ser realizadas caso o paciente preencha critérios para essas modalidades cirúrgicas. O paciente classificado como PALM 2 é geralmente candidato às cirurgias faríngeas ou ao uso do aparelho intraoral. CPAP pode ser uma opção caso o paciente se adapte, bem como a estimulação do nervo hipoglosso (ainda não disponível no Brasil) também é uma alternativa terapêutica. O paciente PALM 3 é um bom respondedor ao aparelho intraoral ou à fonoterapia. O CPAP raramente é o tratamento definitivo para os pacientes classificados como PALM 3, visto que geralmente são requeridas baixas pressões de suporte para abertura da VAS do paciente[3] (Tabela 1).

BAIXO LIMIAR DO DESPERTAR

O limiar do despertar é definido pela facilidade ou pela dificuldade que um paciente tem de despertar. Na polissonografia, o despertar é definido pelo aumento da atividade eletroencefalográfica por, pelo menos, 3 segundos e pode ser avaliado como microdespertar caso sua duração não ultrapasse 15 segundos, caso contrário, esse padrão excitatório é caracterizado como despertar completo.

TABELA 1 Classificação baseada nos critérios de PALM e possíveis tratamentos correspondentes

Classificação PALM	Tratamentos
PALM 1 (Pcrit > +2 cmH_2O)	Cirurgia bariátrica, cirurgia esquelética, CPAP
PALM 2 (Pcrit entre -2 e +2 cmH_2O)	Cirurgias faríngeas, aparelho intraoral, estimulação do nervo hipoglosso, CPAP
PALM 3 (Pcrit < -2 cmH_2O)	Aparelho intraoral, fonoterapia, teste com CPAP

Limiar do despertar

O limiar do despertar é medido por meio de um cateter no nível da epiglote ou do esôfago, que mede as várias pressões negativas que ocorrem na medida em que o paciente faz uma restrição do fluxo aéreo. A pressão imediatamente anterior ao despertar é entendida como limiar do despertar.

No passado, acreditava-se que os despertares eram essenciais para restaurar o fluxo aéreo após uma apneia/hipopneia do sono, no entanto, hoje sabe-se que tais despertares nem sempre são necessários. Aproximadamente 20% dos eventos de apneia do sono encerram sem despertares – essas taxas são mais frequentes em bebês e crianças.

Quando ocorre limitação do fluxo aéreo respiratório, há aumento da negatividade de pressão no nível da epiglote e, consequentemente, estiramento da musculatura dilatadora da faringe. O paciente que desperta antes mesmo da contração máxima dos músculos dilatadores da faringe tem o chamado baixo limiar do despertar (Figura 3).

O baixo limiar do despertar ao mesmo tempo em que pode ser considerado uma "proteção" para a VAS, especialmente em pacientes com baixa resposta muscular, baixo controle neural e com baixa resposta à oscilação gasosa (hipoxemia e hipercapnia), está associado à ativação do sistema nervoso autonômico simpático, sendo o principal contribuinte na patogênese da AOS nos indivíduos não obesos. Já o alto limiar do despertar está presente geralmente em pacientes com apneia grave do sono, e frequentemente são observadas maiores quedas na saturação da oxi-hemoglobina (Tabela 2)[4].

Baixo limiar do despertar

O baixo limiar é definido quando o despertar ocorre em pressões maiores que –15 cmH_2O, medida no nível da epiglote no momento de limitação ao fluxo aéreo respiratório. É observada a ativação muscular associada aos mecanorreceptores e quimiorreceptores faríngeos e despertar precoce antes da contração muscular efetiva.

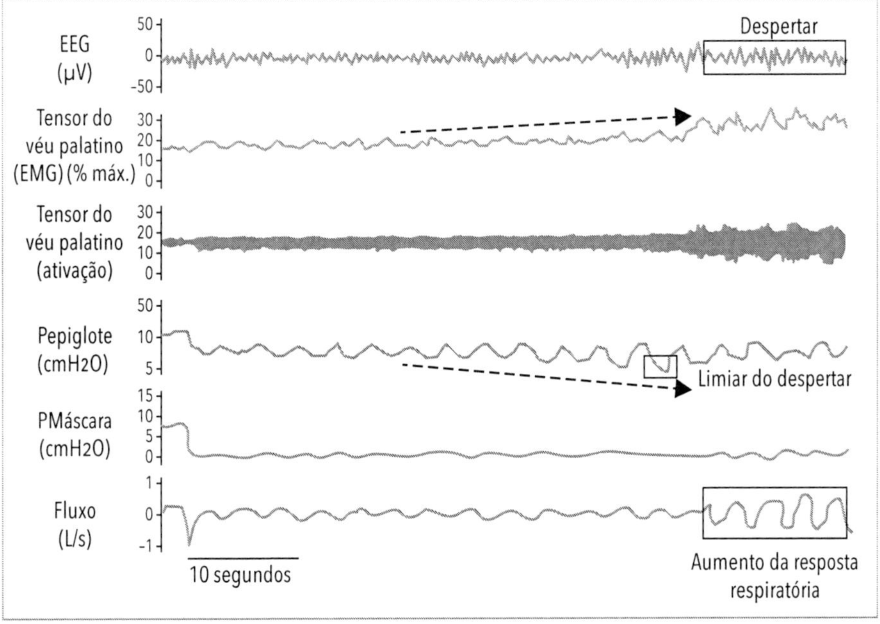

Figura 3 No momento em que ocorre limitação do fluxo aéreo respiratório, há o aumento da negatividade da pressão no nível da epiglote (Pepiglote). Imediatamente a musculatura dilatadora da faringe, aqui representada pelo músculo tensor do véu palatino, começa a estirar para manter patente a via aérea superior (VAS). Antes mesmo da contração máxima do músculo, ocorre um despertar cortical que recobra o calibre da VAS e faz com que o paciente passe a respirar sem esforço[5].
Fonte: adaptada de Eckert, 2018[5].

TABELA 2 Comparação entre baixo limiar do despertar e alto limiar do despertar

Baixo limiar do despertar	Alto limiar do despertar
Alta probabilidade de acordar	Baixa probabilidade de acordar
Maior chance de AOS leve/moderada	Frequentemente associada à AOS grave
Medicamentos hipnóticos podem ser utilizados	Medicamentos hipnóticos pioram os eventos obstrutivos
Associação com menos hipoxemia por causa de eventos mais curtos	Associação com mais hipoxemia por causa das apneias mais prolongadas

AOS: apneia obstrutiva do sono.
Fonte: adaptada de Subramani et al., 2017[4].

Pacientes com baixo limiar do despertar podem ser identificados por meio do exame de polissonografia, em que parâmetros como IAH < 30 eventos/hora, nadir O_2 > 82,5% e predomínio de hipopneias (58%) são possivelmente encontrados[4]. Isso significa dizer que esses pacientes cursam com menos dessaturações da oxi-hemoglobina e mais propensão a desenvolverem quadro de AOS leve à moderada que a AOS grave. Além disso, eles têm mais hipopneias que apneias por causa da menor colapsabilidade da VAS.

Tratamento

A utilização de medicamentos como trazodona ou eszopiclona podem aumentar o limiar do despertar reduzindo por consequência o IAH nesse grupo específico de pacientes. A trazodona é um antidepressivo inibidor da receptação seletiva de serotonina pertencente à segunda geração dos antidepressivos, também conhecido como antidepressivo atípico. Sua meia-vida é em torno de 7 horas e está associado com menor toxicidade em superdosagens, menores efeitos colaterais e ações mais rápidas. Nas dosagens de 50 e 100 mg, o efeito atingido é ansiolítico e sedativo. Já o eszopiclona é uma medicação hipnótica que atua nos receptores GABA para promover o sono. Possui meia-vida de 5 a 7 horas, superior a medicamentos como zolpidem e zopiclona. Medicamentos sedativos, especialmente aqueles com meia-vida maior, podem auxiliar na consolidação do sono e na estabilização do centro respiratório, melhorando a qualidade de vida e reduzindo a severidade da doença. Mais estudos (ensaios clínicos) são necessários para corroborar com essa hipótese até o momento[4].

FATOR MUSCULAR

O músculo tensor do véu palatino, um dilatador da VAS, recebe diversos estímulos sensoriais para manter sua atividade tônica. Diferentemente do músculo genioglosso, o tensor do véu palatino mantém o mesmo nível de ativação durante uma respiração tranquila. Apesar disso, a contração do músculo pode ser aumentada dependendo do estímulo respiratório. Ambos os músculos possuem reflexo de latências curto, para responder rapidamente aos estímulos de pressão negativa e de colapso da VAS.

O nível de ativação de cada músculo também varia de acordo com o início do sono e as fases do sono. Com o início do sono, há um rápido declínio da atividade muscular, que volta a aumentar conforme há o estímulo de aumento de CO_2 e de mecanorreceptores, indicando redução da luz faríngea. Durante o sono não REM, a atividade do músculo genioglosso pode aumentar progressivamente, para impedir o colapso faríngeo. Se essa resistência é "quebrada" com uma pressão do CPAP, por exemplo, a atividade do músculo genioglosso diminui progressivamente nos estágios N3, N2 e REM, respectivamente. A atividade muscular do tensor do véu palatino, por sua vez, diminui no início do sono, mas se mantém estável entre os diferentes estágios do sono, nessas mesmas condições supracitadas[5].

Resposta muscular

A resposta muscular pode ser entendida como o aumento da atividade eletromiográfica dos dilatadores da faringe em resposta à pressão faríngea progressivamente negativa (Figura 4)[5].

Aproximadamente 1/3 dos pacientes com AOS não aumenta a resposta muscular eletromiográfica do genioglosso - ou aumenta de maneira mínima, < 0,1% da máxima resposta muscular acordada para cada cmH_2O de pressão negativa, em resposta ao estreitamento da VAS, antes de um despertar. Esse fenômeno é chamado baixa resposta muscular. Isso pode ocorrer por causa da falha nos mecanorreceptores da faringe (dano neural) ou de um problema de controle motor da resposta, ou das duas causas (Figura 4)[5].

A baixa resposta muscular em indivíduos sem comprometimento anatômico (Pcrit < −5 cmH_20) não causa AOS. O oposto também é verdadeiro, ou seja, a resposta muscular robusta pode evitar a AOS em indivíduos com Pcrit > −5 cmH_2O, até um certo limite. Entretanto, enquanto esses indivíduos com boa resposta muscular são "protegidos" durante o sono não REM, os eventos respiratórios podem ocorrer no sono REM, quando a atividade muscular está com um tônus muito baixo[6].

Efetividade muscular

A efetividade muscular, por sua vez, pode ser entendida como a capacidade de transformação do *drive* neural dos músculos dilatadores da faringe suficiente para manter patente a via aérea. Um indivíduo pode apresentar boa resposta muscular com baixa efetividade muscular. São indivíduos capazes de aumentar a atividade dos músculos dilatadores da faringe, sem, no entanto, haver aumento da luz faríngea e sem aumento do fluxo aéreo faríngeo (apneia obstrutiva do sono). Talvez isso possa ser atribuído a uma falta de coordenação do *drive* neural, orientação das fibras musculares deficiente por causa da fadiga, do excesso de tecido adiposo ou da mudança do tipo de fibras musculares. De forma geral, indivíduos com AOS tendem a apresentar pior efetividade muscular que pacientes sem AOS[7,8].

A efetividade muscular pode ser aferida diretamente por meio da sonoendoscopia, por exemplo, ou por técnicas de ressonância magnética dinâmica. Ainda pode ser aferida indiretamente por meio do fluxo aéreo ou medida da ventilação-minuto, quando a via aérea é submetida a pressões negativas (avaliação em laboratório).

Tratamento

Algumas drogas parecem melhorar o tônus muscular e consequentemente o *drive* ventilatório. A combinação mais promissora até o presente momento é da

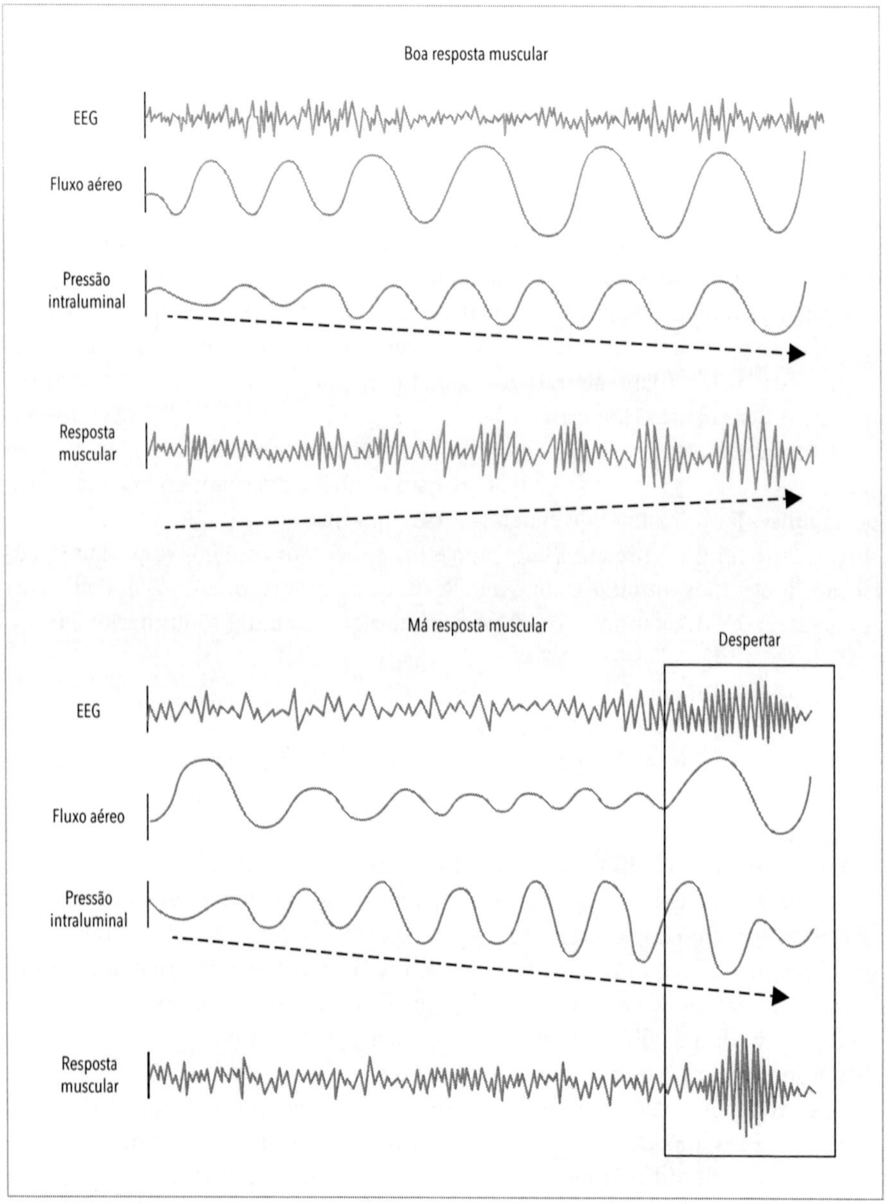

Figura 4 Inicialmente é representado o indivíduo com boa resposta muscular. Quando ocorre aumento da negatividade faríngea, como o paciente tem boa resposta muscular para tornar patente a via aérea superior, o fluxo aéreo se mantém constante. Depois, é representado o paciente da má resposta muscular em que o aumento da negatividade da pressão intrafaríngea gera estiramento da musculatura dilatadora, mas insuficiente para manter patente a via aérea (diminuição do fluxo aéreo)[5].
EEG: eletroencefalograma.

atomoxetina com a oxibutinina. A atomoxetina é um bloqueador seletivo da recaptação de noradrenalina, indicado para pacientes com transtorno do déficit de atenção e hiperatividade (TDAH), não disponível no Brasil (exceto para importação). A oxibutinina é uma medicação anticolinérgica, antagonista dos receptores muscarínicos M1, M2 e M3 do receptor de acetilcolina, utilizada no tratamento da bexiga hiperativa e incontinência urinária. Em um estudo com 15 pacientes com AOS, a combinação das duas medicações utilizadas em uma única noite foi capaz de melhorar a resposta do músculo genioglosso em 3 vezes (comparando com sua atividade basal) e diminuir o IAH em 63%[9].

Outra forma de tratamento é a estimulação do músculo genioglosso pelo implante do nervo hipoglosso. Um eletrodo é colocado em um dos ramos internos do nervo hipoglosso e um gerador de impulso é implantado na região torácica ipsilateral. Tem como desvantagem o alto custo e a disponibilidade ainda limitada.

Loop gain

A resposta às flutuações de CO_2 em um mesmo indivíduo são importantes na fisiopatogenia da apneia obstrutiva do sono (AOS) e da apneia central do sono (ACS). Um controle ventilatório instável, conhecido como *high loop gain*, pode contribuir para oscilações da ventilação que ocorrem na AOS.

O *loop gain* pode ser determinado em laboratório com um aparelho adaptado semelhante a um CPAP reverso, capaz de gerar uma pressão negativa na via aérea. Com um *drop* (queda rápida) de pressão, gerando uma pressão negativa, há um estreitamento da VAS e o CO_2 começa a elevar seus níveis. O *loop gain* pode ser definido em quantas vezes a ventilação-minuto do paciente aumentou para abrir sua via aérea e normalizar o CO2. Em um exemplo, se a pressão negativa do aparelho gera um distúrbio de ventilação-minuto de –1,4 L/min, e a resposta a esse distúrbio foi de 8,4 L/min, o *loop gain* seria calculado como: 8,4 / –1,4 = -6 L/min. Nesse exemplo, para cada L/min de distúrbio ventilatório, há aumento de 6 vezes no *drive* ventilatório, o que seria o valor do *loop gain* (Figura 5)[2].

Até 1/3 dos pacientes com AOS têm o chamado *high loop gain*, que seria definido como aumento de mais de 5 L/min na ventilação-minuto em resposta a uma redução de apenas 1 L/min na ventilação-minuto (Figura 6)[2]. No entanto, muitos trabalhos não calculam esses dados, mas valores de *loop gain* maiores ou menores que 1. Para se chegar a esse valor, é basicamente utilizada uma fração (resposta ventilatória/distúrbio respiratório). O *high loop gain* é a situação na qual a resposta ventilatória é maior do que o distúrbio respiratório (*loop gain* > 1).

Determinação prática do *loop gain*

Como a determinação laboratorial do *loop gain* na prática clínica é difícil, surgiram trabalhos para se tentar determinar parâmetros polissonográficos que pu-

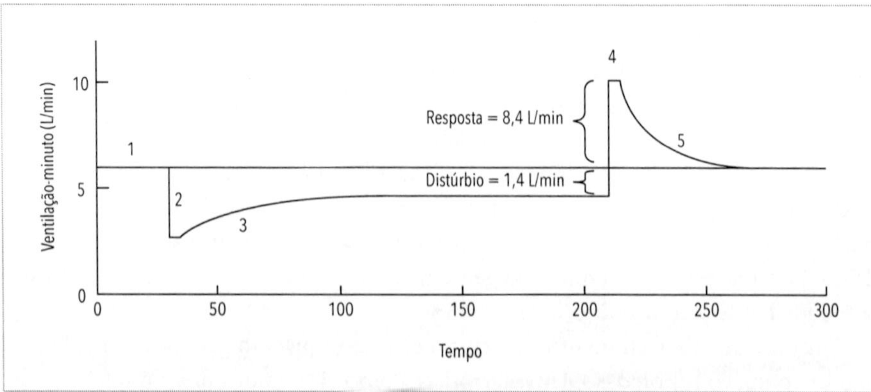

Figura 5 Representação de um paciente com distúrbio respiratório (-1,4 L/min) e a resposta ventilatória de 8,4 L/min. O *loop gain* é determinado pela equação 8,4/-1,4 = -6 L/min. Respostas acima de -5L/min são consideradas exacerbadas e recebem a nomenclatura de *high loop gain*[2].

dessem indicar se o paciente possui *high loop gain*. A presença de respiração de Cheyne-Stokes, comum em pacientes com insuficiência cardíaca, é um dos indicativos polissonográficos de resposta ventilatória exacerbada. Além disso, verificou-se que um paciente com padrão de eventos obstrutivos, mas com alta porcentagem de eventos centrais (28 eventos ± 6 em um estudo), também pode ser indicativo dessa instabilidade ventilatória[3,10]. Observou-se também maior correlação entre eventos respiratórios no sono NREM e o *high loop gain*, particularmente se a diferença entre eventos NREM e REM for maior que 25 eventos/hora. Isso ocorre provavelmente porque o controle do *drive* ventilatório no sono NREM está mais sujeito às flutuações do CO_2 do que no sono REM, no qual o controle ventilatório ainda é pouco compreendido. Por fim, observou-se que há maior correlação entre *high loop gain* e hiperventilação pós-evento apneico – especialmente se a hiperventilação tiver duração menor que 12 segundos –, além de pouco espaço entre eventos respiratórios (pausa entre eventos respiratórios < 30 segundos)[3].

Alguns trabalhos tentaram mostrar também se essa determinação do *loop gain* poderia auxiliar no tratamento do paciente, seja com intervenções que poderiam modificá-lo, ou na identificação de fator preditor para a resposta a um tratamento. Ao se estudar o *loop gain* e sua modificação com cirurgias faríngeas, foi possível identificar em um trabalho que 100% dos não respondedores à cirurgia possuíam um LG > 0,5. Dessa maneira, a determinação do LG com valores < 0,5 poderia ser um fator preditor de sucesso do tratamento cirúrgico faríngeo. Além disso, foi observado que maiores valores de *loop gain* (LG > 0,6) estão relacionados a valores de IAH mais altos no pós-operatório[11].

Tratamento

Algumas intervenções não cirúrgicas podem melhorar o IAH em pacientes com *high loop gain*. As mais estudadas são a acetazolamida (inibidor da anidrase carbônica) e o oxigênio. Três estudos com acetazolamida de 500-1000 mg (n = 35 pacientes) reduziram em aproximadamente 50% o IAH e 40% o *loop gain*, sem, contudo, melhorar a sonolência excessiva diurna (SED). Outro inibidor da anidrase carbônica, a zonisamida, na dose de 100 mg 3 vezes/dia durante 4 semanas, diminuiu em 30% o IAH em um estudo[12].

Um estudo combinando oxigênio a 40% e eszopiclona 3 mg em uma única noite reduziu o IAH em 43%[13]. O fato desses pacientes responderem à combinação dessas medicações sugere que nessa população deve existir a influência de mais de um endótipo para explicar a fisiopatologia da AOS (*high loop gain* e baixo limiar do despertar)[12].

Outras drogas já testadas para a redução do *loop gain* foram xantinas (como a aminofilina e, principalmente, a teofilina - com 2 estudos e n = 26 pacientes) e inibidores da acetilcolinesterase (como o donepezil - com 4 estudos e n = 84 pacientes). Entretanto, a redução do IAH em pacientes com *high loop gain* acabou sendo menor com essas drogas, no máximo em 20%[12].

Entre os fenótipos polissonográficos, destacam-se a apneia REM-dependente e a apneia supino-dependente.

APNEIA REM-DEPENDENTE

Apneias e hipopneias são mais prolongadas durante o sono REM e, portanto, causam mais hipoxemia quando comparada ao sono NREM.

A apneia REM-dependente pode ser dividida em REM predominante e REM isolado. A apneia com REM predominante é definida quando o IAH REM é no mínimo o dobro do IAH NREM. Já a apneia com REM isolado é definida quando o IAH REM é no mínimo o dobro do IAH NREM e o IAH NREM é menor que 5. A prevalência de apneia REM dependente varia entre 10 e 36% na população submetida à polissonografia e está associada à população feminina, com mais idade e geralmente maior IMC[4].

Sabe-se que durante o sono REM, ocorre atonia muscular, que propicia maior chance de colapso na região da faringe, isso acontece em razão da diminuição da excitação dos *inputs* dos neurônios motores faríngeos, proporcionando relaxamento da musculatura. No entanto, a razão pela qual os pacientes pioram somente durante o sono REM ainda não é bem estabelecida na literatura.

Também é conhecida a maior contribuição do sistema autonômico simpático durante o sono REM em pacientes apneicos e não apneicos. Os pacientes apneia

REM-dependentes têm maior risco de desenvolver hipertensão arterial sistêmica, nesses casos deve ser considerado o tratamento com CPAP.

APNEIA SUPINO-DEPENDENTE

A apneia supino-dependente tem prevalência de 20 a 60% entre os pacientes com AOS. Ela é geralmente atribuída aos pacientes com prejuízos anatômicos, redução do volume pulmonar e ineficácia da musculatura dilatadora da faringe no intuito de manter pérvia a VAS durante a posição supina[4].

Ela pode ser dividida em supino-dependente predominante e isolada, da mesma maneira como foi descrita a apneia REM-dependente. A apneia supino-predominante é definida quando o IAH supino é, no mínimo, o dobro do IAH não supino. Já a apneia com supino-isolado é definida quando o IAH supino é, no mínimo, o dobro do IAH não supino e o IAH não supino é menor que 5. A comparação da apneia REM-dependente e supino-dependente está demonstrada na Tabela 3[4]. O paciente supino-dependente tende a ser mais jovem, do sexo masculino, com IMC mais baixo.

O tratamento, nesses casos, deve ser a orientação desses pacientes em assumir o decúbito lateral durante a noite, seja com a utilização de dispositivos descritos na literatura, seja com a utilização de uma bola de tênis costurada nas costas do pijama do paciente (*tennis ball technique*). Há também trabalhos publicados demonstrando que pacientes supino-dependentes apresentam melhor resposta com o aparelho intraoral[14].

TABELA 3 Comparação entre REM-dependente e supino-dependente

REM-dependente	Supino-dependente
Mulheres	Homens
Maior idade	Menor idade
Maior índice de massa corpórea	Menor índice de massa corpórea
Hiporresponsividade do músculo genioglosso	Alterações anatômicas (retrognatia, atresia maxilar, aumentos das tonsilas palatinas), redução do volume pulmonar

Fonte: adaptada de Subramani et al., 2017[4].

RESUMO

Este capítulo procurou descrever os fenótipos fisiopatológicos e polissonográficos com o objetivo de individualizar o diagnóstico da AOS e determinar a melhor forma de tratamento. Com o avanço das pesquisas e do número de publicações sobre esse tema, os endótipos da AOS atualmente podem ser determinados de forma numérica e objetiva.

O conhecimento da pressão crítica de fechamento e de sua determinação laboratorial permite compreendermos que pressões acima de 2 cmH_2O correspondem aos pacientes com maior colapsabilidade da VAS e maiores comprometimentos anatômicos. O paciente com baixa resposta muscular tem incremento menor que 0,1% de atividade muscular na eletromiografia para cada cmH_2O de pressão negativa. O paciente do baixo limiar do despertar apresenta despertar cortical com pressões faríngeas menores do que –15 cmH_2O, e, por fim, o paciente com o chamado *high loop gain* apresenta relação de resposta ventilatória/distúrbio respiratório > 1 (Figura 6).

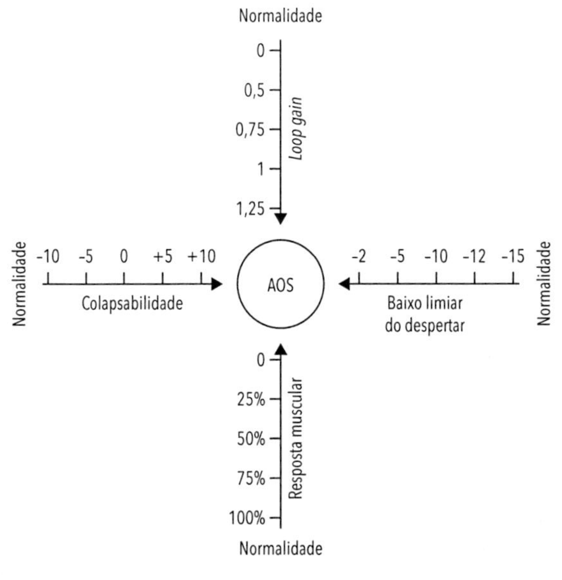

Figura 6 O indivíduo com apneia obstrutiva do sono (AOS) apresenta colapsabilidade aumentada (Pcrit > 2 cmH_2O), baixa resposta muscular (< 0,1% de atividade muscular para cada cmH_2O de pressão negativa), baixo limiar do despertar (despertares ocorrem com pressões faríngeas < -15 cmH_2O) e *high loop gain* (resposta ventilatória/distúrbio respiratório > 1).

REFERÊNCIAS BIBLIOGRÁFICAS

1. Landry SA, Joosten SA, Eckert DJ, Jordan AS, Sands SA, White DP, et al. Therapeutic CPAP level predicts upper airway collapsibility in patients with obstructive sleep apnea. Sleep. 2017;40(6)zsx056.
2. Eckert DJ, White DP, Jordan AS, Malhotra A, Wellman A. Defining phenotypic causes of obstructive sleep apnea. Identification of novel therapeutic targets. Am J Respir Crit Care Med. 2013;188(8):996-1004.

3. Bosi M, De Vito A, Kotecha B, Viglietta L, Braghiroli A, Steier J, et al. Phenotyping the pathophysiology of obstructive sleep apnea using polygraphy/polysomnography: a review of the literature. Sleep Breath. 2018;22(3):579-92.
4. Subramani Y, Singh M, Wong J, Kushida CA, Malhotra A, Chung F. Understanding phenotypes of obstructive sleep apnea: applications in anesthesia, surgery, and perioperative medicine. 2017;124(1):179-91.
5. Eckert DJ. Phenotypic approaches to obstructive sleep apnoea – new pathways for targeted therapy. Sleep Med Rev. 2018;37:45-59.
6. Sands SA, Eckert DJ, Jordan AS, Edwards BA, Owens RL, Butler JP, et al. Enhanced upper-airway muscle responsiveness is a distinct feature of overweight/obese individuals without sleep apnea. Am J Respir Crit Care Med. 2014;190:930e7.
7. Bilston LE, Gandevia SC. Biomechanical properties of the human upper airway and their effect on its behavior during breathing and in obstructive sleep apnea. J Appl Physiol 2014;116:314e24.
8. Dotan Y, Pillar G, Schwartz AR, Oliven A. Asynchrony of lingual muscle recruitment during sleep in obstructive sleep apnea. J Appl Physiol. 2015;118:1516e24.
9. Taranto-Montemurro L, Messineo L, Sands SA, Azarbarzin A, Marques M, Edwards BA, et al. The combination of atomoxetine and oxybutynin greatly reduces obstructive sleep apnea severity. A randomized, placebo-controlled, double-blind crossover trial. Am J Respir Crit Care Med. 2019;199:1267-76.
10. Xie A, Bedekar A, Skatrud JB, Teodorescu M, Gong Y, Dempsey JA. The heterogeneity of obstructive sleep apnea (predominant obstructive vs pure obstructive apnea). Sleep. 2011;34(6):745-50.
11. Li Y, Ye J, Han D, Zhao D, Cao X, Orr J. The effect of upper airway surgery on loop gain in obstructive sleep apnea. J Clin Sleep Med. 2019;15(6):907-13.
12. Taranto-Montemurro L, Messineo L, Wellman A. Targeting endotypic traits with medications for the pharmacological treatment of obstructive sleep apnea. A review of the current literature. J Clin Med. 2019;8(11):1846.
13. Edwards BA, Sands SA, Owens RL, Eckert DJ, Landry S, White DP, et al. The combination of supplemental oxygen and a hypnotic markedly improves obstructive sleep apnea in patients with a mild to moderate upper airway collapsibility. Sleep. 2016;(39):1973-83.
14. Marklund M, Persson M, Franklin KA. Treatment success with a mandibular advancement device is related to supine-dependent sleep apnea. Chest. 1998;114:1630-5.

CAPÍTULO 8

AVALIAÇÃO DA VIA AÉREA SUPERIOR NA APNEIA OBSTRUTIVA DO SONO

Danilo Anunciatto Sguillar
Maximiana Maliska
Tatiana de Aguiar Vidigal

Pontos-chave

- O exame físico sistematizado da via aérea superior (VAS) tem como objetivo diagnosticar alterações que possam predizer a apneia obstrutiva do sono (AOS), além de determinar alterações que possam ser corrigidas de forma cirúrgica, por exemplo, um desvio do septo nasal, hipertrofia das tonsilas palatinas ou deformidades esqueléticas.
- São avaliadas possíveis alterações no nariz, na faringe ou no esqueleto craniofacial, além do exame físico, a utilização de nasofibrolaringoscopia, bem como de exames complementares como a cefalometria ou as reconstruções tomográficas em 3D podem ser úteis para um diagnóstico mais específico e fidedigno.
- Apesar de subjetivo, o exame físico da VAS é fundamental para a escolha do tratamento do paciente com AOS e pode ser reprodutível principalmente se os examinadores são especializados e treinados.
- Também no intuito de se eliminar a subjetividade do exame físico, é possível estabelecer padrões fotométricos da VAS visando eliminar vieses do dia a dia da prática clínica.

INTRODUÇÃO

As alterações da via aérea superior (VAS), em especial as nasais e as faríngeas, são prevalentes em pacientes com AOS. As alterações faríngeas mais frequentemente descritas nesses indivíduos são: tonsilas palatinas hipertróficas, índice de Mallampati modificado classes III e IV (inadequada relação entre a base da língua e a orofaringe) e alterações de palato mole e úvula.

As alterações craniofaciais associadas à AOS são decorrentes da hipoplasia maxilar e/ou mandibular e podem ser avaliadas por exame físico ou por exames de imagem, como cefalometria ou tomografia computadorizada da face com reconstrução em 3D. Desse modo, a identificação das alterações da VAS pode facilitar a escolha do tratamento adequado para o paciente com AOS que pode ser conservador, por exemplo, o uso do aparelho intraoral, ou cirúrgico, como as cirurgias esqueléticas.

Apesar da subjetividade do exame físico, ele se mostra reprodutível, principalmente entre examinadores treinados, ou seja, a repetitividade do exame físico leva à maior concordância do diagnóstico e orienta de forma mais assertiva o tratamento. Um trabalho publicado em 2016 demonstrou que a reprodutibilidade geral do exame físico sistematizado da VAS (avaliação de nariz, orofaringe e esqueleto craniofacial) apresentou "boa" concordância entre examinadores treinados e "regular" concordância entre examinadores não treinados, baseada no índice *kappa* (Tabela 1)[1].

No intuito de eliminar a subjetividade do exame físico da VAS, nos últimos anos vêm sendo publicados trabalhos sobre padrões fotométricos da VAS. Por meio de uma câmera digital e um apontador a *laser* com distância fixa calibrada, é possível avaliar medidas lineares, de áreas, volumes e proporções faciais.

TABELA 1 Reprodutibilidade geral do exame físico da VAS e do esqueleto craniofacial de pacientes com DROS, entre examinadores treinados e não treinados

	Examinadores não treinados		Examinadores treinados	
	κ	p-valor	κ	p-valor
Reprodutibilidade geral	0,475	< 0,001*	0,694	< 0,001*

VAS: via aérea superior; DROS: distúrbio respiratório obstrutivo do sono; κ: índice de concordância kappa; * valores estatisticamente significativos ($p < 0,05$)[1]. Tabela extraída do artigo de Sguillar et al. (2016), que comparou a reprodutibilidade geral do exame físico sistematizado da via aérea superior entre examinadores treinados e não treinados. Houve boa concordância entre os examinadores treinados e regular concordância entre os examinadores não treinados na avaliação nasal, do esqueleto craniofacial e de orofaringe nos indivíduos com AOS.

AVALIAÇÃO FACIAL

Algumas alterações dentoesqueléticas são consideradas fatores etiológicos anatômicos para o paciente apresentar AOS. Na prática médica diária, nem sempre os exames de imagem, como cefalometria ou tomografia computadorizada de face, estão disponíveis prontamente, sendo necessário detectar de forma simples e objetiva, em um primeiro momento, as características faciais que sugerem um arcabouço dentoesquelético alterado, para que, desde a primeira consulta, esse paciente com diagnóstico ou suspeita de AOS seja conduzido e encaminhado da melhor forma possível.

A classificação dos padrões faciais de Capelozza[2] cumpre com o objetivo de avaliar subjetivamente a face por meio de características específicas para cada tipo facial sem a necessidade da cefalometria em um primeiro momento. As informações obtidas no exame físico da face somadas à avaliação da oclusão dentária, fornece o diagnóstico das diferentes alterações dentoesquelética dos pacientes.

A cefalometria é um estudo de extrema valia e auxilia os ortodontistas para tratamento das alterações dentárias. Ela consiste em diversas medidas lineares e angulares realizadas sobre pontos cefalométricos assinalados em dentes, tecido ósseo e tecido mole na telerradiografia em norma lateral e frontal do paciente com o objetivo de diagnóstico das alterações dentárias e ósseas que possam predizer a AOS. Destaca-se a necessidade de correlacionar dados cefalométricos com a avaliação dos tecidos moles no exame físico. Este é um conceito atual em ortodontia e cirurgia ortognática, pois muitos erros de diagnóstico no passado foram observados quando apenas números eram levados em consideração.

Segundo Capelozza, os padrões faciais são divididos em padrão facial I, padrão II, padrão III, face longa e face curta. Cada padrão apresenta características faciais próprias para assim serem classificados. Vale lembrar que essa divisão em padrões diz respeito a alterações faciais e surgiu para facilitar o diagnóstico e guiar o tratamento ortodôntico, o que significa que mesmo o padrão facial considerado "normal" pode apresentar alterações dentárias com necessidade de correção da angulação e da posição dos dentes.

Padrão facial I

O padrão facial tipo I é considerado o padrão de normalidade da face, em que as proporções da face tanto em norma frontal como lateral encontram-se equilibradas, assim como deveria ser a relação entre os dentes, sem a necessidade de tratamento ortodôntico corretivo. Em alguns casos, esses pacientes podem apresentar maloclusão por outros fatores, por exemplo, hábitos deletérios como chupar dedo e chupeta ou discrepância entre volume dentário e volume ósseo, no entanto, sem alterações das bases ósseas.

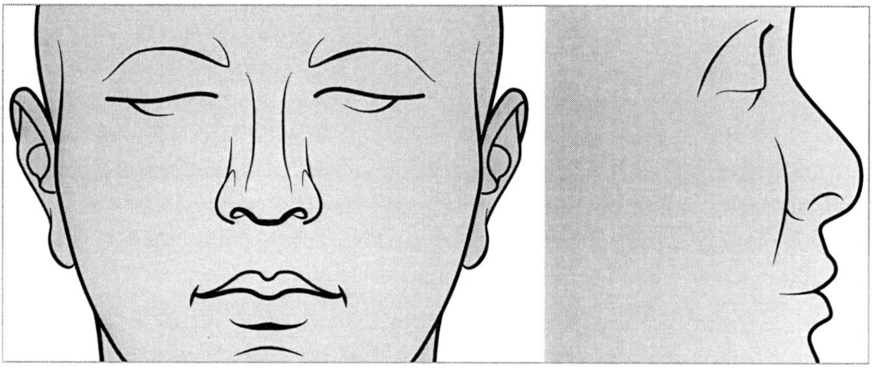

Figura 1 Padrão facial tipo I em norma frontal e lateral.

Projeção paranasal e sulco nasogeniano

A face sem alteração esquelética significativa apresenta projeção paranasal adequada, sem sinais de afundamento dessa região. O sulco nasogeniano não deverá estar nem apagado nem marcado em excesso.

Ângulo nasolabial

Apresenta-se em 90° como normalidade, aceitando-se pequenas variações.

Lábios e sulco mentolabial

O lábio superior toca ou passa ligeiramente na linha vertical verdadeira (LVV). A LVV é importante na análise de perfil para detecção de projeção horizontal (anteroposterior) do terço inferior de face. Ela é um traço que parte da região *subnasale* perpendicularmente ao chão (Figura 2).

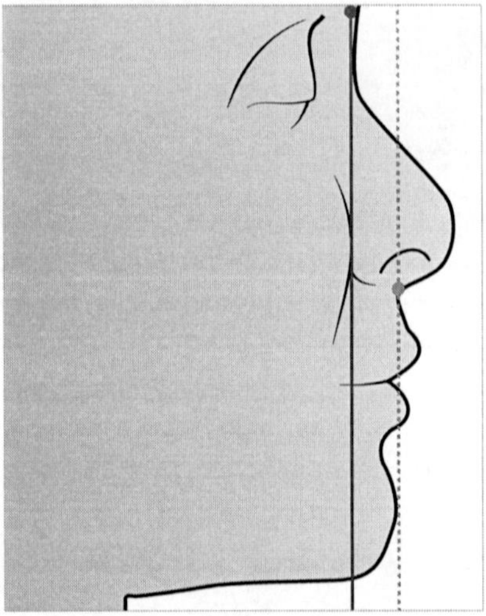

Figura 2 Linha vertical verdadeira na linha tracejada e plano facial na linha preenchida.

Ressalta-se que a espessura labial deve ser considerada em diferentes tipos raciais, podendo superestimar a projeção óssea maxilar, quando o lábio superior ultrapassa a LVV. O lábio inferior apresenta-se no mesmo plano que o lábio superior, podendo se encontrar levemente atrás do lábio superior na face padrão I. O sulco mentolabial é suave, geralmente em 90°, aceitando-se pequenas variações.

Mento

A ponta do mento pode tocar, ficar aquém ou passar levemente à LVV.

Padrão facial II

O padrão facial tipo II é caracterizado pela retrognatia mandibular e perfil convexo. Se o comprimento mandibular se encontrar normal e o paciente apresentar uma face padrão tipo II, então a maxila deve estar protruída (Figura 3). A protrusão maxilar é menos comum que a retrognatia mandibular, mas não deve ser excluída durante a avaliação da face do paciente, pois esse detalhe pode mudar a conduta do tratamento em apneia obstrutiva do sono.

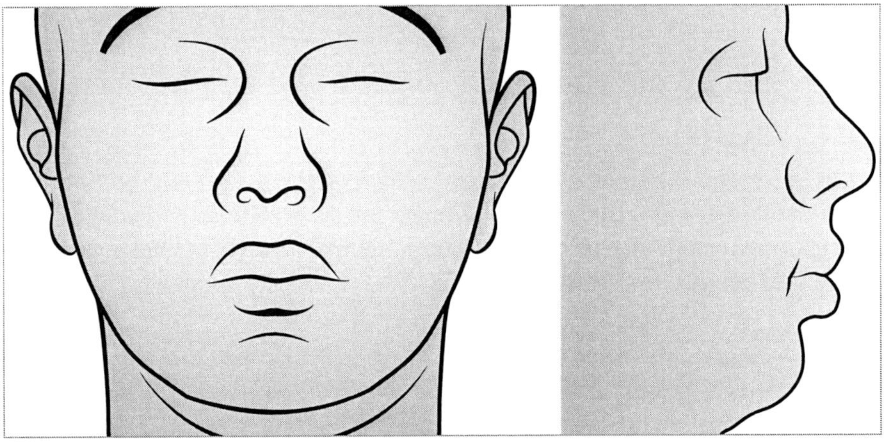

Figura 3 Padrão facial tipo II em norma frontal e lateral.

Depressão infraorbitária e projeção paranasal

Por causa da projeção da maxila em casos de padrão facial II por maxila protruída, a depressão infraorbitária pode estar aumentada, assim como a projeção paranasal.

Ângulo nasolabial

O que irá definir a construção desse ângulo entre o lábio superior e o nariz é a posição dos incisivos superiores, ou seja, o quão inclinados eles se encontram em sentido labial ou sentido palatal.

O ângulo nasolabial poderá se apresentar normal, se a maxila está em bom posicionamento e os dentes em boa angulação, o que facilitará a detecção de uma mandíbula retroposicionada.

Lábios e sulco mentolabial

O lábio superior geralmente é hipotônico e curto. Indicativo de protrusão maxilar se estiver à frente da LVV. Salienta-se que o lábio superior espesso também pode estar à frente da LVV, não indicando necessariamente protrusão maxilar. O lábio inferior pode se apresentar evertido e o sulco mentolabial profundo na retrognatia mandibular.

Mento

Em vista frontal ele pode se apresentar normal e, no perfil, retraído. A deposição de gordura na região do mento pode proporcionar um perfil facial reto, no entanto, o corpo mandibular está curto e com maloclusão classe II (dentes inferiores atrás dos superiores). o que configura um retrognatismo mandibular.

Ângulo e distância mentocervical

O ângulo se encontra aberto, e a distância mentocervical, diminuída na retrognatia mandibular.

Padrão facial III

O padrão facial tipo III é caracterizado por um perfil côncavo decorrente de um prognatismo mandibular verdadeiro, ou seja, comprimento mandibular aumentado, ou pela deficiência de desenvolvimento anteroposterior da maxila (Figura 4).

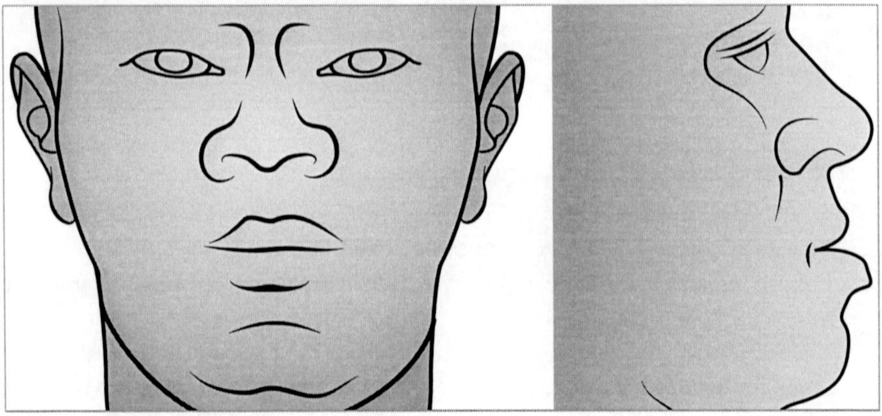

Figura 4 Padrão facial tipo III em norma frontal e lateral.

Depressão infraorbitária e projeção paranasal

Na retrusão maxilar, a projeção zigomática é deficiente. Essa região da face se encontra aplainada, e a depressão infraorbitária é presente. A projeção paranasal é aplainada.

Ângulo nasolabial

Geralmente fechado, porém poderá se apresentar normal, quando as inclinações dos dentes superiores estiverem adequadas dentro da maxila.

Lábios e sulco mentolabial

Quando o lábio superior estiver atrás do lábio inferior na avaliação de perfil, é sinal patognômico de padrão facial classe III. Se os lábios se encontram em equilíbrio no sentido anteroposterior, pode ser que ocorreu compensação dentária (ortodôntica ou natural), o que irá camuflar essa relação. O sulco mentolabial é ausente ou discreto.

Mento

Proeminente ou tocando o plano facial, podendo estar aumentado verticalmente. Sulco mentolabial discreto ou aplainado.

Ângulo e distância mentocervical

Ângulo normal ou fechado e distância mentocervical normal ou aumentada.

Padrão facial face longa

É caracterizado principalmente pelo terço inferior de face alongado, e que por consequência, alonga também o comprimento total da face, podendo ser classificado como dolicocefálico (Figura 5). No entanto, o paciente dolicocefálico não tem obrigatoriamente face longa. O perfil desse paciente poderá ser côncavo, reto ou convexo.

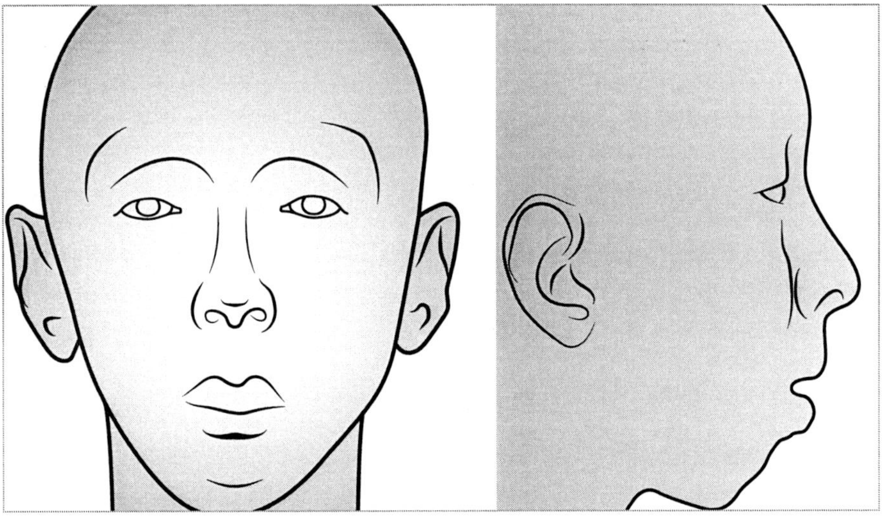

Figura 5 Padrão facial tipo face longa em norma frontal e lateral.

Depressão infraorbitária, projeção paranasal e nariz

Depressão infraorbitária pouco evidente com deficiência em projeção zigomática. A projeção paranasal é aplainada com sulco nasogeniano discreto. O nariz é longo e com sua base estreita.

Lábios e sulco mentolabial

Lábio superior curto e incompetente, lábio inferior geralmente evertido, expondo maior quantidade de vermelhão em comparação com o lábio superior. A distância entre os lábios superior e inferior é aumentada quando em repouso. Sulco mentolabial normal ou marcado com ângulo mentolabial fechado. Essa característica é possível de ser avaliada solicitando ao paciente que relaxe por completo os músculos periorais e do mento.

Exposição dentária e gengival

Dentes anteriores expostos mais que 2 mm com lábios em repouso, e excesso de gengiva revelado durante o sorriso decorrentes de excesso vertical de maxila.

Corredores bucais negros

Essa característica pode ser observada solicitando ao paciente que sorria em norma frontal, assim é possível observar espaços escuros laterais aos dentes maxilares, o que é sinal patognomônico de deficiência transversal de maxila.

Por causa do padrão de respiração oral que os pacientes padrão face longa apresentam na infância, a maxila pode se tornar atrésica, o que não é característica exclusiva desse padrão, mas, sem dúvida alguma, muito frequentemente encontrada.

Mento

Excessivamente contraído, levando ao aspecto de queixo duplo ou enrugado. Isso ocorre em uma tentativa, algumas vezes frustradas, de selar os lábios. Quando o músculo do mento encontra-se contraído, o sulco mentolabial torna-se aplainado, o que pode confundir a avaliação em norma lateral.

O padrão facial face longa pode ser decorrente também de um desenvolvimento ósseo vertical excessivo do mento, levando a características semelhantes faciais, exceto por não apresentar, nesse caso, sorriso gengival e exposição dentária excessiva em repouso.

Ângulo e distância mentocervical

Ângulo geralmente fechado e distância mentocervical diminuída.

Proporção entre os terços

Terço inferior de face aumentado, sendo a principal característica desse padrão.

Padrão facial face curta

A principal característica do paciente face curta para distinção dos outros padrões é o selamento labial compressivo. O padrão face curta pode ser classificado como braquicefálico por apresentar um comprimento total da face diminuído, no entanto, nem todo paciente braquicefálico é face curta, pois o terço inferior de face precisa estar diminuído. O perfil facial pode ser reto ou côncavo e o formato do rosto é largo e quadrado.

Depressão infraorbitária, projeção paranasal e nariz

A depressão infraorbitária e projeção paranasal não apresentam alterações significativas. O nariz é normal ou alargado com ângulo nasolabial normal ou fechado (agudo).

Lábios

O paciente irá apresentar o selamento labial compressivo quando em oclusão. Quando os lábios estão comprimidos, os sulcos periorais, nasogeniano e mentolabial tornam-se bastante marcados e fundos, o que configura ao paciente característica de face envelhecida. O lábio inferior pode apresentar maior exposição de vermelhão em comparação com o lábio superior.

Exposição dentária e gengival

Falta de exposição dentária e gengival em repouso e sorrindo.

Mento

Boa projeção do mento.

Ângulo e distância mentocervical

O ângulo é próximo a 90°, e a distância mentocervical é normal.

Proporção entre os terços

Terço inferior de face diminuído.

Todos os padrões faciais podem se fazer presentes na AOS, uma vez que sua etiologia multifatorial não se limita a um padrão facial específico. No entanto, dois padrões faciais principais apresentam relação direta com a etiologia morfológica craniofacial da doença. A faringe torna-se mais colapsável nos pacientes que apresentam o padrão facial II e face longa por estreitamento do espaço aéreo posterior.

No padrão facial II, é comum a presença da retrognatia mandibular, o que leva à relação de conteúdo-continente entre língua e arcabouço esquelético mandibular comprometida. Durante o sono, com o relaxamento muscular, a região de maior colapsabilidade nesses pacientes é a base de língua, sendo necessário muitas vezes tratamento de avanço mandibular por meio de aparelho intraoral ou avanço maxilomandibular esquelético.

O paciente face longa geralmente desenvolve excesso vertical de crescimento maxilar, o que faz mandíbula se desenvolver em sentido anteroinferior, levando à distância mentocervical diminuída e posição do osso hioide mais inferior. Todas essas características levam também ao estreitamento da faringe na região de base de língua, que é agravada pelo padrão respiratório oral. Portanto, os padrões face II e face longa são os que merecem a devida atenção, visto que, somados aos outros fatores etiológicos da AOS, favorecem o colapso da VAS.

Após a análise do padrão facial, inspeciona-se a cavidade oral para a avaliação do palato duro, que é considerado ogival quando apresenta um aspecto elevado e estreito, podendo apresentar concomitantemente uma mordida cruzada posterior (Figura 6).

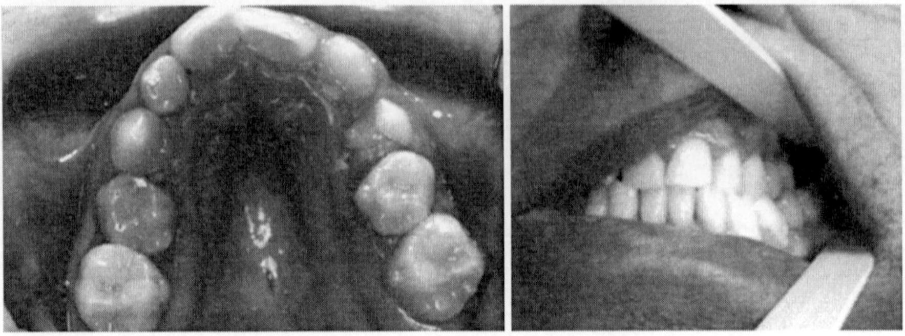

Figura 6 Palato duro ogival e mordida cruzada posterior.

O tipo de oclusão dentária é determinado conforme a classificação de Angle:

- Classe I: oclusão normal.
- Classe II: presença da mandíbula posteriorizada em relação à maxila, sendo sugestivo de retrognatia.
- Classe III: possibilidade de prognatismo.

Na Figura 7, estão demonstrados os padrões faciais cefalométricos e a relação com as oclusões dentárias. O padrão I caracteriza-se pela relação equilibrada de desenvolvimento esquelético entre a maxila e a mandíbula, podendo essas bases ósseas estarem bem desenvolvidas (normal), hipodesenvolvidas (birretrusão) ou hiperdesenvolvidas (biprotrusão), e espera-se uma oclusão dentária normal ou classe I. O padrão II facial é caracterizado por um desequilíbrio sagital entre maxila e mandíbula, em que o paciente apresenta um perfil convexo. Nesse caso, podem-se encontrar as seguintes combinações de desenvolvimento das bases ósseas

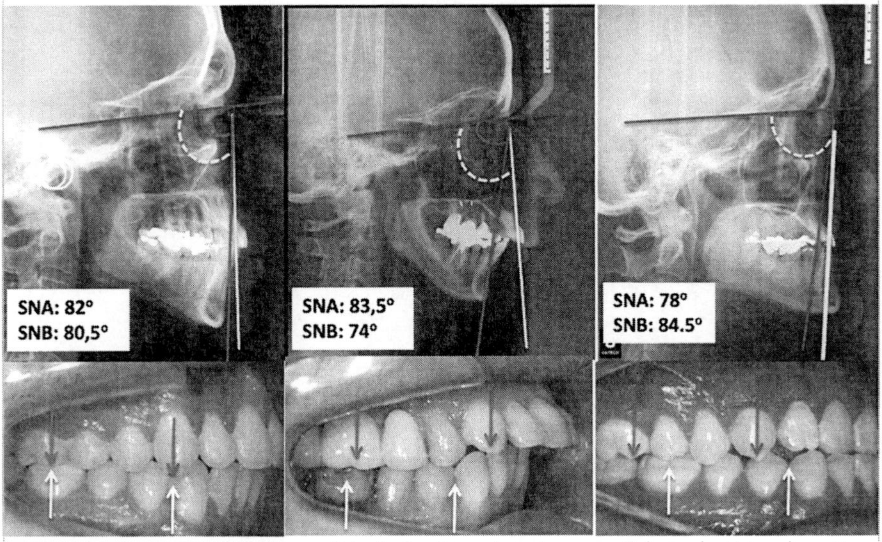

Figura 7 Padrões faciais cefalométricos e a relação com as oclusões dentárias.

maxila e mandíbula: maxila bem posicionada × mandíbula retruída/maxila protruída × mandíbula bem posicionada/maxila protruída × mandíbula retruída. Comumente o padrão II por retrognatia mandibular está associado com AOS e oclusão dentária classe II. O padrão III, também caracterizado por um desequilíbrio sagital, manifesta-se com um perfil facial côncavo. Nesses casos, as seguintes combinações entre maxila e mandíbula podem estar presentes: maxila bem posicionada × mandíbula protruída/maxila retruída × mandíbula normal/maxila retruída × mandíbula protruída e oclusão dentária classe III. O padrão facial III por deficiência de maxila pode estar associado à AOS.

AVALIAÇÃO NASAL

A avaliação nasal é realizada por meio da pesquisa de queixas subjetivas, da rinoscopia anterior, da inspeção da inspiração do paciente e complementada pela nasofibrolaringoscopia. Na rinoscopia anterior, os desvios do septo nasal são classificados como:

- Grau I: o desvio não toca o corneto inferior.
- Grau II: o septo nasal toca o corneto sem rechaçá-lo.
- Grau III: o septo nasal deforma o corneto. Hipertrofia de cornetos inferiores é classificada como presente ou ausente (Figura 8).

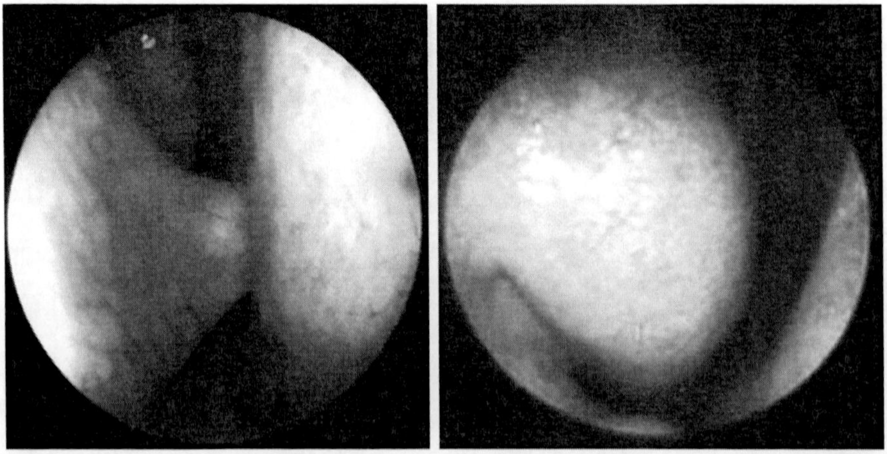

Figura 8 Desvio septal nasal grau III (foto à esquerda) e hipertrofia de corneto inferior (foto à direita).

Em relação à avaliação da válvula nasal, o paciente é orientado a realizar uma inspiração profunda e recebe o diagnóstico de insuficiência de válvula nasal externa quando apresenta colapso parcial ou total da cartilagem alar inferior em direção ao septo e, como sugestivo de insuficiência de válvula nasal interna, quando apresenta colapso da cartilagem lateral superior durante a inspiração profunda (Figura 9). Outra forma de avaliar uma possível insuficiência de válvula nasal é com a manobra de "Cottle", em que o examinador se coloca atrás do paciente e eleva a região malar para posterior. Já a manobra de "Cottle" modificada é quando o examinador se coloca à frente do paciente e sustenta a cartilagem lateral superior e a cartilagem lateral inferior com um estilete (Figura 10). Ambas são consideradas positivas quando o paciente relata melhora da obstrução nasal durante as manobras.

Todos os pacientes com suspeita de AOS devem ser submetidos a uma nasofibrolaringoscopia, e a avaliação nasal por meio dessa endoscopia flexível tem por

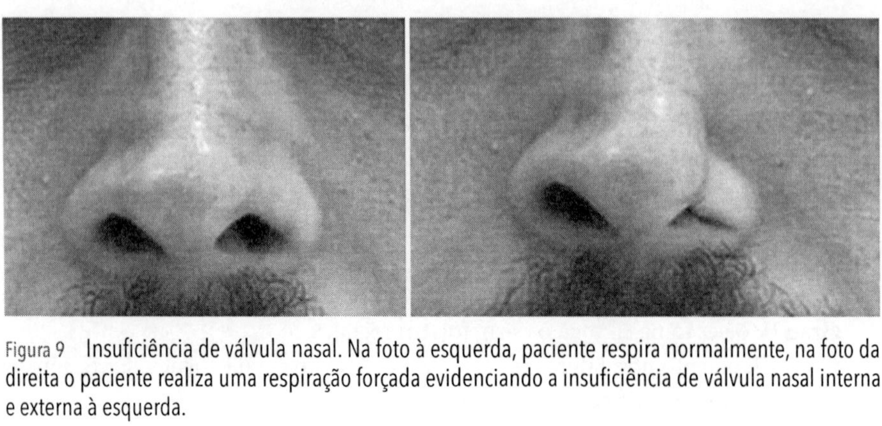

Figura 9 Insuficiência de válvula nasal. Na foto à esquerda, paciente respira normalmente, na foto da direita o paciente realiza uma respiração forçada evidenciando a insuficiência de válvula nasal interna e externa à esquerda.

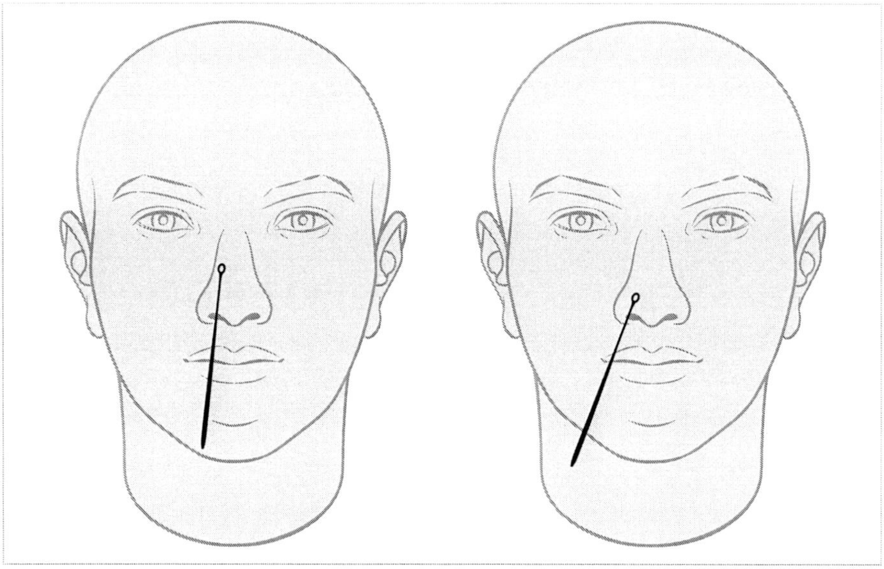

Figura 10 Manobra de "Cottle" modificada. Uma cureta sustenta a válvula nasal interna e externa e o examinador pergunta ao paciente se a respiração tornou-se melhor após estas manobras.

objetivo não só avaliar os possíveis desvios de septo e as hipertrofias das conchas nasais inferiores, mas também avaliar possíveis degenerações das conchas nasais médias e superiores, presença de secreções ou pólipos nos meatos médios, até possíveis tumorações em fossas nasais que podem promover resistência à passagem de ar.

AVALIAÇÃO DA OROFARINGE

Quanto aos tecidos moles da cavidade oral e orofaringe, avaliam-se o volume da língua, o palato mole (pilares amigdalianos), a úvula, o tamanho das tonsilas palatinas e o índice de Mallampati modificado.

A língua é considerada volumosa nos casos em que há demarcação por dentes, sugestivo de alteração entre conteúdo (língua) e continente (cavidade oral).

O palato mole é classificado como "posteriorizado" (retroposicionado em relação à orofaringe), "espesso" (aspecto edemaciado) e/ou *web* (membrana mucosa formada pela inserção baixa do pilar posterior na úvula), como ilustra a Figura 11.

As tonsilas palatinas são classificadas em:

- Grau 0: pacientes previamente amigdalectomizados.
- Grau I: ocupa até 25% do espaço orofaríngeo.
- Grau II: ocupa entre 25 e 50%
- Grau III: ocupa entre 50 e 75%;
- Grau IV: ocupa mais de 75% do espaço orofaríngeo (Figura 12).

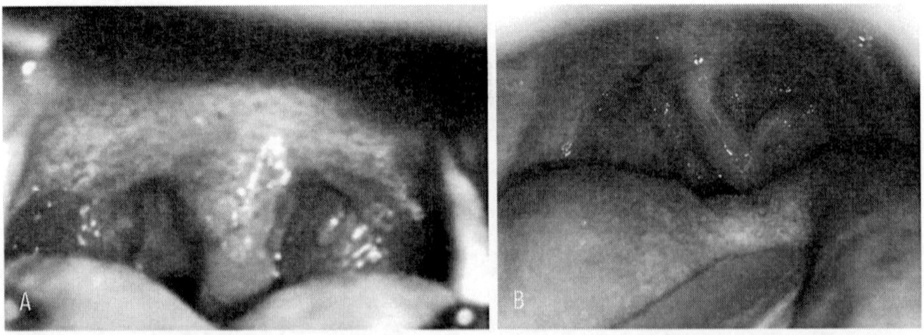

Figura 11 A: Palato mole espesso. B: Palato em *web*, pilar medianizado e úvula longa, além de hipertrofia das tonsilas palatinas.

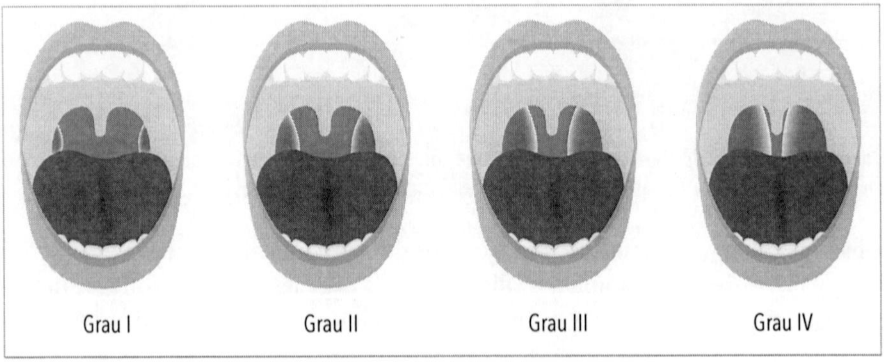

Figura 12 Classificação de Brodsky: ocupação das tonsilas palatinas na orofaringe.

O índice de Mallampatti modificado é avaliado com o paciente sentado, com a máxima abertura de boca e com a língua relaxada dentro da cavidade oral. Os índices são divididos em:

- Classe I: visualização de toda a orofaringe, incluindo palato mole, pilares tonsilares, tonsilas palatinas e parede posterior da orofaringe.
- Classe II: visualização do polo superior das tonsilas palatinas e parte da parede posterior da orofaringe.
- Classe III: visualização de parte do palato mole e da úvula.
- Classe IV: apenas o palato duro e parte do palato mole visível (Figura 13).

Várias alterações faríngeas têm sido descritas em pacientes com AOS, as quais as principais, descritas em literatura, são as faríngeas, como palato mole espesso e/ou posteriorizado e/ou "*web*", os pilares tonsilares medianizados, a hipertrofia obstrutiva das tonsilas palatinas, a úvula longa e/ou espessa e a língua volumosa[3].

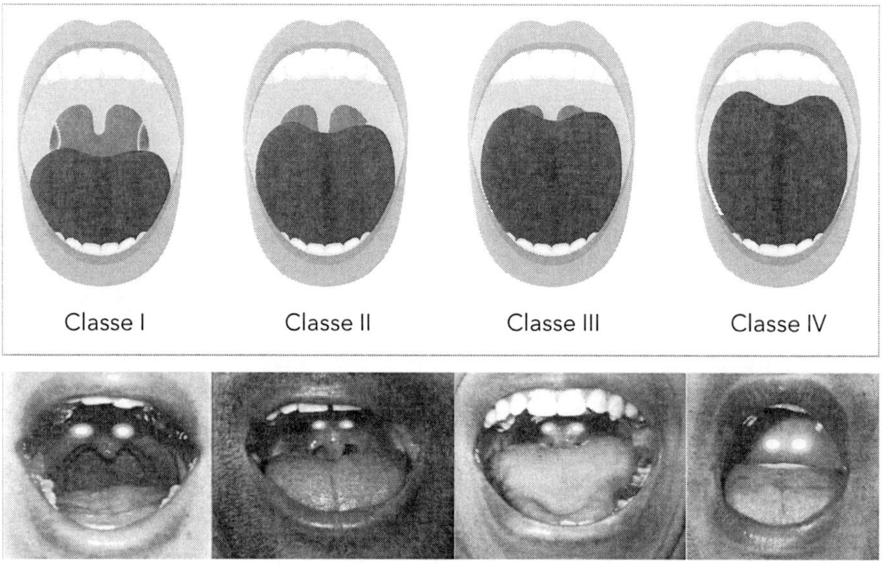

Figura 13 Índice de Mallampatti modificado e fotografias realizadas por técnica fotográfica padronizada.

A nasofibrolaringoscopia na região da orofaringe e hipofaringe avalia a hipertrofia das tonsilas palatinas e linguais, aspecto da epiglote e possíveis sinais de refluxo faringolaríngeo.

FOTOGRAFIAS PADRONIZADAS

As avaliações craniofacial e intraoral (Figuras 14 e 15) também podem ser realizadas por meio de fotografias faciais padronizadas que fornecem medidas quantitativas da VAS e do perfil esquelético, permitindo caracterização fenotípica na investigação dos fatores de risco associados a AOS. A técnica foi descrita inicialmente por Lee et al.[4] como um método acessível e reproduzível da dimensão do perfil craniofacial e, posteriormente, foi complementada por Schwab et al.[5] para avaliação objetiva das estruturas da cavidade oral. Trata-se de um método quantitativo simples de ser realizado, portátil, rápido, não invasivo e de baixo custo, para ser usado como ferramenta útil para identificar de maneira confiável um perfil de indivíduos que indique risco de AOS em grandes populações, estudos genéticos e interetnias.

Permite mensuração de várias regiões craniofaciais, incluindo face, mandíbula, maxila, olhos, nariz, cabeça e pescoço, por meio de pontos de referência preestabelecidos marcados na face, bem como medidas intraorais do tamanho da língua, das tonsilas palatinas, úvula, pilares amigdalianos e do estreitamento faríngeo. Para avaliação da orofaringe, além da câmera digital, é utilizado um *laser* com distância fixa em 1,5 cm na orofaringe que permite mensurar quantitativamente a língua, a úvula, o estreitamento faríngeo e o índice de Mallampati modificado (Figura 16).

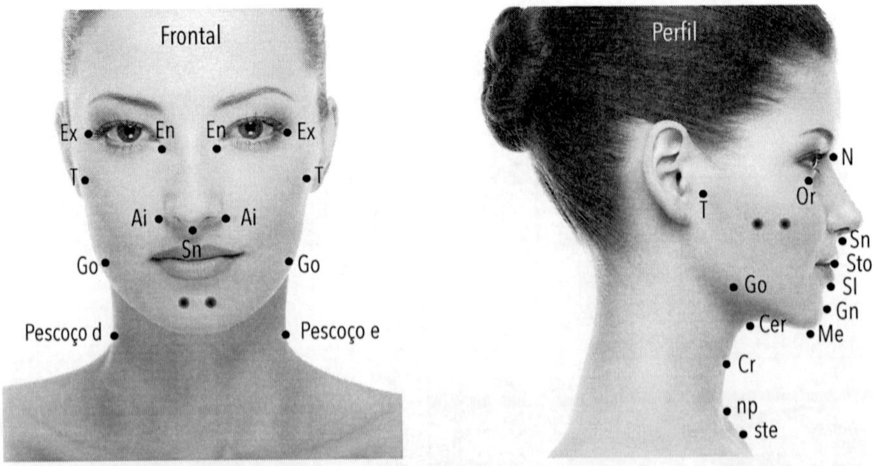

Figura 14 Fotografias craniofaciais com medidas padronizadas e quantitativas. Pontos de referência pré-identificados nos indivíduos e marcados com caneta de maquiagem: T: tragus; Ex: *exocanthion*; En: *endocanthion*; Al: alar; Go: gônio; Or: infraorbital; N: násio; Sn: subnasal; Sto: estômio; Sl: sublabial; Gn: gnátio; Me: mento; Cer: cervical; p: pescoço. Fotos: Freepik.

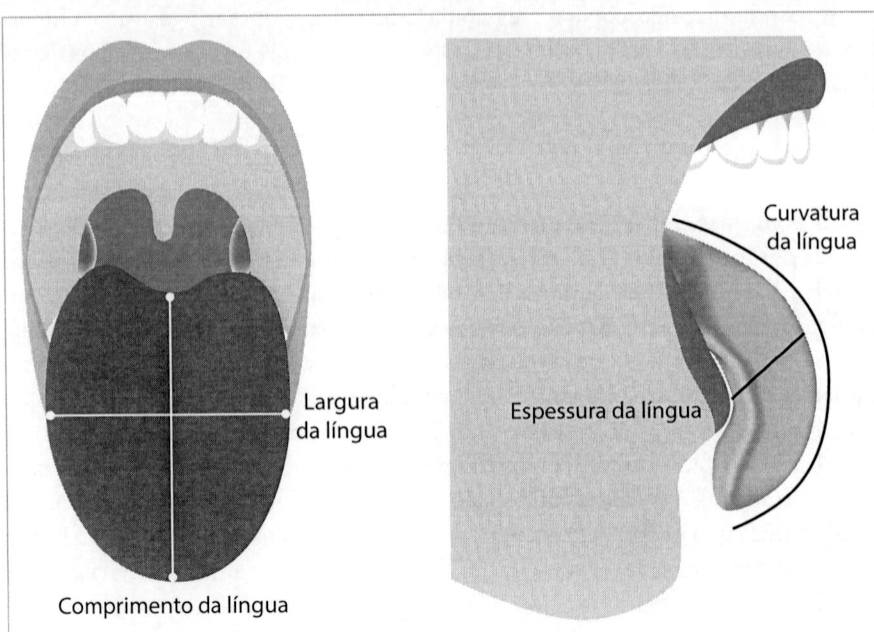

Figura 15 Fotografias intraorais com medidas padronizadas da língua: largura, comprimento, espessura e curvatura da língua.

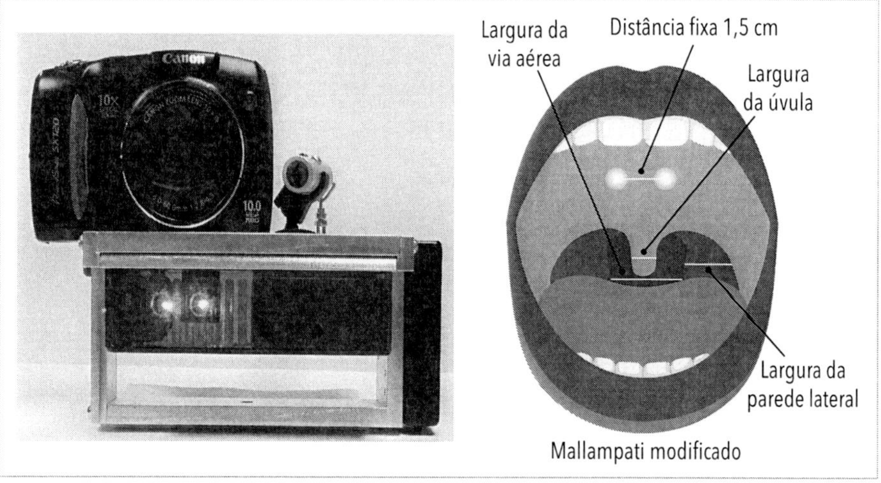

Figura 16 Medidas quantitativas da língua, da úvula, do estreitamento faríngeo e do índice de Mallampati modificado com utilização de câmera digital e *laser*.

No intuito de avaliar os fatores de risco anatômicos para a presença e a gravidade da AOS, Vidigal[6] avaliou a técnica fotográfica padronizada em amostras clínica e populacional. Na amostra populacional, as fotografias permitiram quantificar fatores de risco anatômico associados à AOS como método de triagem (*screening*) e na amostra clínica permitiram identificar fatores de risco anatômico que possibilitassem intervenções terapêuticas personalizadas. Os achados das medidas fotográficas craniofaciais e intraorais quantitativas distinguiram-se nas amostras estudadas, ao mostrar que medidas alteradas da língua (largura e curvatura da língua) e da mandíbula (volume e largura da mandíbula) foram associadas ao aumento do risco da AOS na amostra clínica e medida de altura facial (altura posterior mandibular) na amostra populacional[6].

REFERÊNCIAS BIBLIOGRÁFICAS

1. Sguillar DA, de Aguiar Vidigal T, Mangussi JP, Bittencourt L, Gregório LC, Tufik S, et al. Inter-examiner agreement of the systematic physical examination in patients with obstructive sleep disorders. Sleep Breath. 2016;20(4):1263-8.
2. Capelozza Filho L. Diagnóstico em ortodontia. 2.ed. Maringá: Dental Press; 2012
3. Zonato AI, Martinho FL, Bittencourt LR, de Oliveira Campones Brasil O, Gregorio LC, Tufik S. Head and neck physical examination: comparison between nonapneic and obstructive sleep apnea patients. Laryngoscope. 2005;115(6):1030-4.
4. Lee RWW, Chan ASL, Grustein RR, Cistulli PA. Craniofacial phenotyping in obstructive sleep apnea – A novel quantitative photographic approach. Sleep. 2009;32:37-45.
5. Schwab RJ, Leinwand SE, Bearn CB, Maislin G, Rao RB, Nagaraja A, et al. Digital morphometrics: a new upper airway phenotyping paradigm in OSA. Chest. 2017;152:330-42.
6. Vidigal TA. Avaliação craniofacial e de via aérea superior utilizando fotografias padronizadas em indivíduos com apneia obstrutiva do sono em amostra clínica e populacional. Tese (Doutorado). Universidade Federal de São Paulo, São Paulo, 2021, 108 p.

CAPÍTULO 9

DESFECHOS CARDIOVASCULARES DA APNEIA OBSTRUTIVA DO SONO

Fatima Dumas Cintra

Pontos-chave

- Os distúrbios respiratórios do sono são fatores de risco modificáveis (quando tratados) para as doenças cardiovasculares.
- Os três principais mecanismos envolvidos nas alterações respiratórias do sono e desencadeamento da injúria miocárdica são: hipóxia intermitente, fragmentação do sono e aumento da pressão intratorácica.
- Desse modo, ocorre exacerbação do sistema nervoso autonômico simpático, implicado como um dos principais mecanismos que levam à hipertensão arterial sistêmica (HAS), arritmias cardíacas e infarto agudo do miocárdio (IAM).
- A apneia obstrutiva do sono (AOS) é fator de risco independente para HAS.
- A presença e a gravidade da AOS estão independentemente associadas com a presença e a extensão de calcificação arterial coronariana, que é um marcador subclínico de doença arterial coronariana.
- O risco para o desenvolvimento de acidente vascular cerebral (AVC) é maior em pacientes portadores de AOS.

As doenças cardiovasculares são a principal causa de mortalidade no Brasil, e, entre elas, a doença da artéria coronária (DAC) e o acidente vascular cerebral (AVC) são os mais frequentes[1]. Dados recentes, apontam uma prevalência estimada de 6,1%, o que acaba consumindo grande parte dos recursos em saúde. Estudos que avaliam fatores de risco para doença cardiovascular são fundamentais para se instituir medidas preventivas e mitigar suas dramáticas consequências. Com a documentação de aumento na mortalidade cardiovascular em pacientes portadores de apneia obstrutiva do sono (AOS)[2], os distúrbios respiratórios do sono ganharam grande importância na prática clínica, uma vez que potencialmente podem constituir fator de risco modificável. Dessa forma, a investigação das anormalidades do sono tornou-se uma realidade na prática clínica atual, e seu reconhecimento é de suma importância, uma vez que está associada à pior evolução cardiovascular e o tratamento efetivo com pressão positiva pode propiciar uma evolução mais favorável.

A AOS é uma condição frequente na prática clínica e seu diagnóstico requer alto grau de suspeita clínica. Suas repercussões no sistema cardiovascular apresentam grande espectro clínico, incluindo quadros de hipertensão arterial sistêmica (HAS) até maior probabilidade de infarto agudo do miocárdio (IAM) e morte. O objetivo deste capítulo é abordar as principais consequências cardiovasculares de forma a nortear a abordagem diagnóstica e instituir precocemente o tratamento mais adequado.

MECANISMOS ASSOCIADOS AO DANO CARDIOVASCULAR

Múltiplos mecanismos estão envolvidos na injúria cardiovascular secundária à AOS, entretanto, três fatores principais merecem destaque: hipóxia intermitente, despertares frequentes e alterações na pressão intratorácica. Essas alterações acabam por desencadear hiperatividade do sistema nervoso simpático, disfunção endotelial, inflamação, entre outros. Esse processo culmina com várias doenças desse sistema e morte (Figura 1).

A apneia e a hipopneia ocorrem quando a pressão inspiratória na faringe excede a ação dilatadora dos músculos nessa região[3]. Ocorrida a oclusão, forças centrípetas na mucosa faríngea prolongam a apneia e causam asfixia. A resultante hipoxemia em centros do tronco encefálico promove a ativação da formação reticular ascendente, o que desencadeia o despertar e restabelece o fluxo aéreo. Associado a isso, durante os episódios de apneia/hipopneia, a inspiração forçada contra a via aérea obstruída é acompanhada por aumento nos valores absolutos da pressão negativa intratorácica. Nesse momento, ocorre estímulo do sistema nervoso simpático, com vasoconstrição sistêmica e aumento dos níveis de pressão arterial, os quais podem atingir níveis significativamente elevados mesmo em indivíduos normotensos em vigília[4]. A hiperatividade simpática observada nesses pacientes é a grande

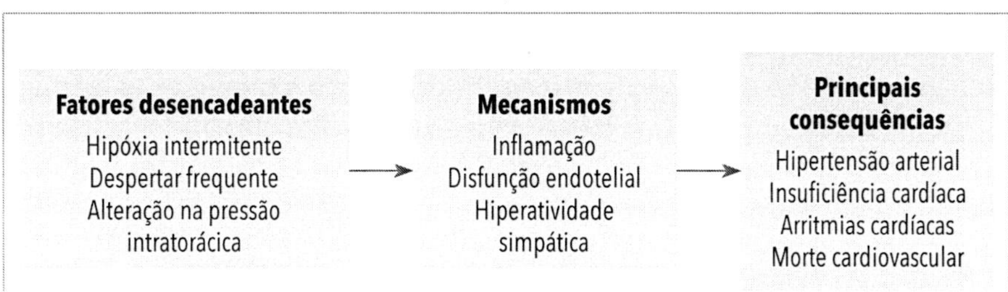

Figura 1 Esquema dos possíveis mecanismos associados ao dano cardiovascular observado em pacientes portadores de apneia obstrutiva do sono (AOS).

vilã para o sistema cardiovascular, implicada como um dos prováveis mecanismos da hipertensão arterial, das arritmias cardíacas e da ocorrência de infarto agudo do miocárdio. O nível de hipóxia noturna está fortemente associado ao nível de ativação simpática e aos níveis de pressão arterial durante a vigília[5].

A avaliação do sistema nervoso autônomo por meio da variabilidade da frequência cardíaca demonstra uma predominância simpática nesse grupo de pacientes[6], inclusive o comportamento autonômico e os valores da variabilidade estão sendo avaliados como ferramenta de triagem para o diagnóstico de AOS[7]. Além disso, o fenômeno de hipoxemia e subsequente reoxigenação, repetido por inúmeras vezes durante a noite, ocasionam alterações de reperfusão com formação de radicais livres[8], sendo um contribuinte importante para as consequências cardiovasculares observadas nesse grupo de pacientes.

Outros fatores que prejudicam o sistema cardiovascular incluem: alteração no quimiorreflexo e barorreflexo, ativação neuro-humoral, ativação do sistema renina-angiotensina-aldosterona e inflamação[9].

PRINCIPAIS CONSEQUÊNCIAS NO SISTEMA CARDIOVASCULAR DA APNEIA OBSTRUTIVA DO SONO

Hipertensão arterial sistêmica

AOS é fator de risco independente para HAS, e essa é a relação mais bem documentada na literatura médica. A prevalência da HAS em portadores da AOS varia de 40 a 90%, e, no caso inverso, a prevalência da AOS entre portadores de HAS é de 22 a 62%[10]. O estudo *Wisconsin Sleep Cohort* forneceu importantes dados em relação à associação apneia do sono e hipertensão arterial[11]. Durante um longo período de acompanhamento, demonstrou-se uma relação dose-resposta entre os distúrbios respiratórios do sono e o desenvolvimento de hipertensão arterial mesmo após ajuste para potenciais fatores de confusão, como hipertensão de base, idade, sexo, tabagismo, uso de álcool e índice de massa corpórea. Além disso, existem evidências sugerindo que a presença de pré-hipertensão e a HAS mascarada são comuns em pacientes com AOS considerados normotensos[12].

Uma outra característica interessante é que os eventos de apneia e hipopneia elevam a pressão arterial durante o sono, e os pacientes portadores de AOS podem apresentar alterações no padrão do descenso fisiológico da pressão arterial pela monitorização ambulatorial da pressão arterial (MAPA)[13]. A ausência do descenso noturno é mais frequentemente observada em pacientes hipertensos da raça negra[14] ou em idosos normotensos com AOS[15].

Uma vez demonstrada a relação entre as duas entidades clínicas, AOS e hipertensão arterial, é de se esperar que o tratamento da AOS reduza os níveis pressóricos nesse grupo de pacientes. Uma série de estudos randomizados demonstrou redução média da pressão arterial de cerca de 2,5 mmHg com o tratamento com CPAP[16]. Em geral, essa resposta é maior quanto maior for o uso do CPAP[17]. Aparentemente, a redução pressórica é pequena perto do que esperaria, no entanto, existem grandes limitações que devem ser mencionadas. Muitos estudos envolveram indivíduos normotensos, misturaram normotensos com hipertensos, estudaram hipertensos controlados e alguns poucos hipertensos não controlados. A falta de homogeneidade da amostra pode, em parte, explicar essa modesta redução na pressão arterial promovida pelo CPAP.

Pacientes portadores de hipertensão resistente parecem ser os que mais se beneficiam do uso rotineiro do CPAP. Em uma metanálise, que incluiu apenas estudos dedicados à hipertensão resistente, a magnitude do efeito do CPAP foi superior aos demais[18]. Em outra metanálise, a redução da pressão arterial sistólica e diastólica nas 24 horas foi de –4,78 e –2,95 mmHg, respectivamente, favorecendo o grupo CPAP[19].

Arritmias cardíacas

AOS é associada a amplo espectro de arritmias cardíacas, como bradiarritmias, fibrilação atrial (FA), ectopias atriais e ventriculares, bem como casos de taquicardia ventricular. A FA é caracterizada pela desorganização completa da atividade elétrica atrial e consequente perda da sístole atrial com padrão eletrocardiográfico característico e de fácil reconhecimento, entretanto, o diagnóstico é desafiador, uma vez que muitos pacientes se apresentam assintomáticos. É a arritmia sustentada mais comum na prática clínica com ocorrência crescente com o envelhecimento. Ocasiona sérias repercussões clínicas, sendo a principal os fenômenos tromboembólicos, com aumento, em média, de quatro vezes a chance de um acidente vascular cerebral, além de ser associada a maior risco de mortalidade por todas as causas e outras importantes condições, como insuficiência cardíaca. Dessa forma, sua relação com AOS merece destaque especial. Em um estudo de triagem de AOS com a polissonografia em pacientes portadores de FA crônica persistente e permanente, 81,6% dos pacientes apresentavam ambas as condições, demonstrando a forte associação entre a AOS e a anormalidade do ritmo[20]. Em um estudo epidemiológico, a FA ocorreu em 1,65% dos casos de AOS grave e 0,2% dos controles[21].

Além disso, dados de estudos não randomizados com pacientes portadores de FA sugerem que o tratamento da AOS auxilia na manutenção do ritmo sinusal após cardioversão elétrica e aumenta a taxa de sucesso nos pacientes submetidos à ablação por cateter[22]. Em um estudo prospectivo, com pacientes submetidos à cardioversão elétrica de FA, observou-se 82% de recorrência nos pacientes com AOS sem tratamento ou com tratamento inadequado e 42% de recorrência nos pacientes tratados[23].

Nos pacientes submetidos ao isolamento elétrico das veias pulmonares, como estratégia de controle do ritmo, a presença da AOS também pode ser deletéria. Foi demonstrado que o tratamento com CPAP resultou em maior taxa de sobrevida livre de FA quando comparado com o grupo com AOS sem tratamento efetivo (71,9% *vs.* 36,7%; p = 0,01). A taxa de recorrência dos pacientes apneicos tratados com CPAP foi semelhante à observada em indivíduos sem AOS. A recorrência de FA após ablação por cateter, no grupo sem tratamento com CPAP, foi significativamente mais alta e semelhante à de pacientes com AOS que tiveram a FA controlada com medicamentos sem o tratamento intervencionista[24]. Dados de uma revisão sistemática sobre o assunto demonstraram a influência negativa da AOS na taxa de recorrência de FA após ablação por cateter[25], entretanto, um estudo com 378 pacientes submetidos ao tratamento intervencionais da FA e polissonografia demostrou não haver diferença na taxa de recorrência de FA de acordo com a severidade da AOS. Sendo assim, novos estudos randomizados sobre o assunto são necessários para demonstrar a real influência da AOS no tratamento da FA[26].

Insuficiência cardíaca

No estudo *Sleep Heart Health*, foi observado que em pacientes com AOS o risco relativo de desenvolvimento de insuficiência cardíaca congestiva foi de 2,38, independentemente de outros fatores de complicações cardiovasculares, como HAS, doença coronariana e acidente vascular cerebral[27]. Em comparação com a população geral, a prevalência da AOS é mais elevada em populações com insuficiência cardíaca, ocorrendo em 12 a 26% dos casos, considerando o corte do IAH ≥ 15 eventos/hora[28,29].

Estudos demonstram também que a AOS contribui de forma significativa para a deterioração gradual da função diastólica do ventrículo esquerdo[30]. Além disso, a prevalência de distúrbios respiratórios do sono também ocorre nos pacientes com insuficiência cardíaca e fração de ejeção preservada. A presença do distúrbio respiratório do sono nesses casos é de aproximadamente 69%, dos quais 40% apresentaram AOS e 29% mostraram apneia central[31].

Vale lembrar que ocorre impacto na espessura miocárdica mesmo nos indivíduos portadores de AOS normotensos[32]. Tanto a AOS grave como a HAS estão relacionadas ao aumento da rigidez arterial e a alterações morfológicas cardíacas da mesma magnitude, com efeito aditivo quando coexistem. O efeito do CPAP nessas situações ainda carece de estudos randomizados, envolvendo um número representativo de pacientes.

Não apenas os ventrículos são afetados. A função atrial também parece estar comprometida nos casos de AOS. Um estudo que avaliou a função atrial esquerda pela ecocardiografia tridimensional observou que pacientes com AOS apresentam alteração funcional e estrutural do átrio esquerdo[33] e sugere que o uso do CPAP pode, em parte, reverter essas alterações[34].

Outras consequências cardiovasculares

Em um estudo avaliando o impacto do tratamento da AOS na evolução de pacientes com DAC, observou-se que os pacientes adequadamente tratados apresentaram redução significativa no risco de ocorrência de eventos cardiovasculares definidos como morte cardiovascular, síndrome coronária aguda, hospitalização por insuficiência cardíaca ou necessidade de revascularização miocárdica ($p < 0{,}01$)[35]. Nos pacientes com angina, a frequência da AOS foi de 73%[36]. A presença e a gravidade da AOS estão independentemente associadas com a presença e a extensão de calcificação arterial coronariana, que é um marcador subclínico de DAC[37].

Alguns estudos sugerem um efeito deletério da AOS em pacientes submetidos a angioplastia primária e a estratégia farmacoinvasiva, que combina uso de trombolítico à angioplastia precoce[38,39]. Em uma amostra de 116 pacientes, foram observadas menores taxas de reperfusão em pacientes com AOS quando comparados com controles (20 *vs.* 65%, respectivamente, $p = 0{,}02$).

O AVC também precisa ser lembrado, entretanto, a maioria dos estudos abordou AVC de etiologia isquêmica. Não há dados suficientes na literatura sobre AVC hemorrágico. A AOS está associada a vários fatores de risco para AVC isquêmico, como HAS, FA, doença coronária, diabetes e insuficiência cardíaca, sendo difícil estabelecer uma relação de causa-efeito direta entre as duas entidades. O resultado de uma metanálise sobre o assunto demonstra risco duas vezes maior para o desenvolvimento de AVC em pacientes portadores de AOS importante, além de maior associação com o sexo masculino[40].

Mortalidade cardiovascular

Várias evidências científicas demonstram associação entre a presença de AOS e o maior risco de mortalidade cardiovascular e mortalidade por todas as causas. Em uma metanálise que incluiu 6 estudos e 11.932 pacientes, foram observadas no total 239 mortes por causas cardiovasculares e 1.397 mortes por todas as causas. A presença de AOS grave foi um potente preditor de mortalidade cardiovascular e por todas as causas. Além disso, não houve diferença na taxa de mortalidade cardiovascular nos pacientes tratados com CPAP quando comparados com indivíduos saudáveis sem AOS[41]. Achados parecidos foram encontrados por outra metanálise que incluiu 25.760 participantes em que a AOS foi associada a aumento na mortalidade cardiovascular, mortalidade por todas as causas e risco de AVC[42]. Em pacientes portadores de AOS leve, não houve aumento nas taxas de mortalidade[43].

REFERÊNCIAS BIBLIOGRÁFICAS

1. Oliveira GMM, Brant LCC, Polanczyk CA, Malta DC, Biolo A, Nascimento BR, et al. Cardiovascular statistics – Brazil 2021. Arq Bras Cardiol. 2022;118(1):115-373.
2. Fu Y, Xia Y, Yi H, Xu H, Guan J, Yin S. Meta-analysis of all-cause and cardiovascular mortality in obstructive sleep apnea with or without continuous positive airway pressure treatment. Sleep Breath. 2017;21(1):181-9.
3. Smith PL, Wise RA, Gold AR, Schwartz AR, Permutt S. Upper airway pressure-flow relationships in obstructive sleep apnea. J Appl Physiol. 1988;64(2):789-95.
4. Bittencourt LRA, Poyares D, Tufik S. Hipertensão arterial sistêmica e síndrome da apneia e hipopneia obstrutiva do sono: aspectos fisiológicos. Hipertensão. 2003;6(3):86-90.
5. Peled N, Greenberg A, Pillar G, Zinder O, Levi N, Lavie P. Contributions of hypoxia and respiratory disturbance index to sympathetic activation and blood pressure in obstructive sleep apnea syndrome. Am J Hypertens. 1998;11(11 Pt1):1284-9.
6. Belozeroff V, Berry RB, Khoo MC. Model-based assessment of autonomic control in obstructive sleep apnea syndrome. Sleep. 2003;26(1):65-73.
7. Gong X, Huang L, Liu X, Li C, Mao X, Liu W, et al. Correlation analysis between polysomnography diagnostic indices and heart rate variability parameters among patients with obstructive sleep apnea hypopnea syndrome. PLoS One. 2016;11(6):e0156628.
8. McCord JM. Oxygen-derived free radicals in postischemic tissue injury. N Engl J Med. 1985;312(3):159-63.
9. Drager LF, Lorenzi-Filho G, Cintra FD, Pedrosa RP, Bittencourt LRA, Poyares D, et al. 1º Posicionamento Brasileiro sobre o Impacto dos Distúrbios de Sono nas Doenças Cardiovasculares da Sociedade Brasileira de Cardiologia. Arq Bras Cardiol. 2018;111(2):290-340.
10. Peppard PE, Young T, Palta M, Skatrud J. Prospective study of the association between sleep- disordered breathing and hypertension. N Engl J Med. 2000;342(19):1378-84.
11. Young T, Palta M, Dempsey J, Peppard PE, Nieto FJ, Hla KM. Burden of sleep apnea: rationale, design, and major findings of the Wisconsin Sleep Cohort Study. WMJ. 2009;108(5):246-9.
12. Drager LF, Pedrosa RP, Diniz PM, Diegues-Silva L, Marcondes B, Couto RB, et al. The effects of continuous positive airway pressure on prehypertension and masked hypertension in men with severe obstructive sleep apnea. Hypertension. 2011;57(3):549-55.
13. Wolf J, Hering D, Narkiewicz K. Non-dipping pattern of hypertension and obstructive sleep apnea syndrome. Hypertens Res. 2010;33(9):867-71.
14. Ancoli-Israel S, Stepnowsky C, Dimsdale J, Marler M, Cohen-Zion M, Johnson S. The effect of race and sleep-disordered breathing on nocturnal BP "dipping": analysis in an older population. Chest. 2002;122(4):1148-55
15. Onen SH, Lesourd B, Ouchchane L, Lin JS, Dubray C, Gooneratne NS, et al. Occult nighttime hypertension in daytime normotensive older patients with obstructive sleep apnea. J Am Med Dir Assoc. 2012;13(8):752-6.
16. Fatureto-Borges F, Lorenzi-Filho G, Drager LF. Effectiveness of continuous positive airway pressure in lowering blood pressure in patients with obstructive sleep apnea: a critical review of the literature. Integr Blood Press Control. 2016;9:43-7.
17. Bazzano LA, Khan Z, Reynolds K, He J. Effect of nocturnal nasal continuous positive airway pressure on blood pressure in obstructive sleep apnea. Hypertension. 2007;50(2):417-23.
18. Iftikhar IH, Valentine CW, Bittencourt LR, Cohen DL, Fedson AC, Gíslason T, et al. Effects of continuous positive airway pressure on blood pressure in patients with resistant hypertension and obstructive sleep apnea: a meta-analysis. J Hypertens. 2014;32(12):2341-50
19. Liu L, Cao Q, Guo Z, Dai Q. Continuous positive airway pressure in patients with obstructive sleep apnea and resistant hypertension: a meta-analysis of randomized controlled trials. J Clin Hypertens (Greenwich). 2016;18(2):153-8.
20. Braga B, Poyares D, Cintra F, Guilleminault C, Cirenza C, Horbach S, et al. Sleep-disordered breathing and chronic atrial fibrillation. Sleep Med. 2009;10(2):212-6.
21. Cintra FD, Leite RP, Storti LJ, Bittencourt LA, Poyares D, Castro LD, et al. Sleep apnea and nocturnal cardiac arrhythmia: a populational study. Arq Bras Cardiol. 2014;103(5):368-74.

22. Linz D, McEvoy RD, Cowie MR, Somers VK, Nattel S, Lévy P, et al. Associations of obstructive sleep apnea with atrial fibrillation and continuous positive airway pressure treatment: a review. JAMA Cardiol. 2018;3(6):532-40.
23. Kanagala R, Murali NS, Friedman PA, Ammash NM, Gersh BJ, Ballman KV, et al. Obstructive sleep apnea and the recurrence of atrial fibrillation. Circulation. 2003;107(20):2589-94.
24. Fein AS, Shvilkin A, Shah D, Haffajee CI, Das S, Kumar K, et al. Treatment of obstructive sleep apnea reduces the risk of atrial fibrillation recurrence after catheter ablation. J Am Coll Cardiol. 2013;62(4):300-5.
25. Ng CY, Liu T, Shehata M, Stevens S, Chugh SS, Wang X. Meta-analysis of obstructive sleep apnea as predictor of atrial fibrillation recurrence after catheter ablation. Am J Cardiol. 2011;108(1):47-51.
26. Lee CJ, Kim TH, Park S, Pak HN. Obstructive sleep apnea is closely related to cardiovascular risk factors, but not to clinical recurrence of atrial fibrillation after catheter ablation: an analysis of atrial fibrillation patients. Pulse (Basel). 2018;6(1-2):103-11.
27. Shahar E, Whitney CW, Redline S, Lee ET, Newman AB, Javier Nieto F, et al. Sleep-disordered breathing and cardiovascular disease: cross-sectional results of the Sleep Heart Health Study. Am J Respir Crit Care Med. 2001;163(1):19-25.
28. Javaheri S. Sleep disorders in systolic heart failure: a prospective study of 100 male patients. The final report. Int J Cardiol. 2006;106(1):21-8.
29. Yumino D, Wang H, Floras JS, Newton GE, Mak S, Ruttanaumpawan P, et al. Prevalence and physiological predictors of sleep apnea in patients with heart failure and systolic dysfunction. J Card Fail. 2009;15(4):279-85.
30. Fung JW, Li TS, Choy DK, Yip GW, Ko FW, Sanderson JE, et al. Severe obstructive sleep apnea is associated with left ventricular diastolic dysfunction. Chest. 2002;121(2):422-9.
31. Bitter T, Faber L, Hering D, Langer C, Horstkotte D, Oldenburg O. Sleep-disordered breathing in heart failure with normal left ventricular ejection fraction. Eur J Heart Fail. 2009;11(6):602-8
32. Baguet JP, Nadra M, Barone-Rochette G, Ormezzano O, Pierre H, Pépin JL. Early cardiovascular abnormalities in newly diagnosed obstructive sleep apnea. Vasc Health Risk Manag. 2009;5:1063-73.
33. Oliveira W, Campos O, Bezerra Lira-Filho E, Cintra FD, Vieira M, Ponchirolli A, et al. Left atrial volume and function in patients with obstructive sleep apnea assessed by real-time three-dimensional echocardiography. J Am Soc Echocardiogr. 2008;21(12):1355-61.
34. Oliveira W, Campos O, Cintra F, Matos L, Vieira ML, Rollim B, et al. Impact of continuous positive airway pressure treatment on left atrial volume and function in patients with obstructive sleep apnoea assessed by real-time three-dimensional echocardiography. Heart. 2009;95(22):1872-8.
35. Milleron O, Pilliere R, Foucher A, de Roquefeuil F, Aegerter P, Jondeau G, et al. Benefits of obstructive sleep apnoea treatment in coronary artery disease: a long-term follow-up study. Eur Heart J. 2004;25(9):728-34.
36. Geovanini GR, Gowdak LH, Pereira A, Danzi-Soares N, Dourado L, Poppi N, et al. OSA and depression are common and independently associated with refractory angina in patients with coronary artery disease. Chest. 2014;146(1):73-80.
37. Sorajja D, Gami AS, Somers VK, Behrenbeck TR, Garcia-Touchard A, Lopez-Jimenez F. Independent association between obstructive sleep apnea and subclinical coronary artery disease. Chest. 2008;133(4):927-33.
38. Qu H, Guo M, Zhang Y, Shi DZ. Obstructive sleep apnea increases the risk of cardiac events after percutaneous coronary intervention: a meta-analysis of prospective cohort studies. Sleep Breath. 2018;22(1):33-40.
39. Maroja F, Caixeta A, Poyares D, Tufik S, de Paola A, Castro L, et al. Impact of severe OSA on pharmacoinvasive treatment in ST elevation myocardial infarction patients. Sleep Breath. 2020;24(4):1357-63.
40. Loke YK, Brown JW, Kwok CS, Niruban A, Myint PK. Association of obstructive sleep apnea with risk of serious cardiovascular events: a systematic review and meta-analysis. Circ Cardiovasc Qual Outcomes. 2012;5(5):720-8.
41. Ge X, Han F, Huang Y, Zhang Y, Yang T, Bai C, et al. Is obstructive sleep apnea associated with cardiovascular and all cause mortality? PLoS One. 2013;8:e69432 4.
42. Wang X, Ouyang Y, Wang Z, Zhao G, Liu L, Bi Y. Obstructive sleep apnea and risk of cardio- vascular disease and all-cause mortality: a meta-analysis of prospective cohort studies. Int J Cardiol. 2013;169:207-14.
43. Pan L, Xie X, Liu D, Ren D, Guo Y. Obstructive sleep apnoea and risks of all-cause mortality: preliminary evidence from prospective cohort studies. Sleep Breath. 2016;20(1):345-53.

CAPÍTULO 10

INTERAÇÕES ENTRE APNEIA OBSTRUTIVA DO SONO E RESISTÊNCIA À INSULINA

Gláucia Carneiro

Pontos-chave

- Obesidade, sexo masculino e idade avançada são fatores de risco para a apneia obstrutiva do sono (AOS).
- A AOS pode estar associada a alterações nos hormônios que aumentam o apetite e a ingestão calórica.
- A obesidade pode provocar o aumento de citocinas e piorar as alterações metabólicas encontradas nos pacientes com apneia.

INTRODUÇÃO

De acordo com o terceiro manual da Classificação Internacional dos Distúrbios do Sono da Academia Americana do Sono em 2014, a apneia obstrutiva do sono (AOS) é definida como episódios repetitivos de cessação da respiração durante o sono em virtude da obstrução total ou parcial das vias aéreas superiores durante a inspiração, associada a hipoxemia intermitente, sonolência durante o dia, fadiga e/ou diagnóstico de hipertensão, distúrbio de humor, disfunção cognitiva, doença arterial coronária, infarto, insuficiência cardíaca congestiva, fibrilação atrial, ou diabetes tipo 2. O critério diagnóstico na polissonografia é caracterizado por quinze ou mais eventos respiratórios obstrutivos (apneias, hipopneias, ou despertares relacionados ao esforço respiratório – RERA – por hora de sono durante o exame) ou cinco ou mais eventos respiratórios obstrutivos (obstrutivo e apneias mistas, hipopneias ou RERA) por hora de sono durante o exame[1].

Vários fatores estruturais têm sido apontados como a etiologia da apneia obstrutiva do sono, entre eles deposição de gordura na região cervical, hipoplasia de maxila ou mandíbula, macroglossia e hipertrofia de amígdalas. Atualmente, porém, sabe-se que a AOS não é apenas uma doença local provocada por anormalidades anatômicas e, sim, apresenta características sistêmicas como hipertensão, obesidade central, diabete e dislipidemia, que sugerem ser uma manifestação da síndrome metabólica. O tratamento de escolha é o uso de máscara (pressão positiva contínua nas vias aéreas - CPAP) conectada a um compressor de ar, que provoca pressão positiva e mantém permeável a via aérea superior durante a noite, impedindo seu colapso, principalmente na fase inspiratória.

OBESIDADE, RESISTÊNCIA A INSULINA E AOS

Obesidade, sexo masculino e idade avançada são fatores de risco para AOS[2,3]. Aproximadamente 70% dos pacientes com AOS são obesos, e 40% dos homens e mulheres obesos apresentam AOS[4-6]. A circunferência da cintura correlaciona-se com a AOS mais frequentemente do que o índice de massa corporal (IMC), quantidade total de gordura e circunferência do pescoço. Até mesmo em indivíduos não obesos, o aumento da circunferência da cintura prediz AOS. A cada aumento de 13 a 15 cm da circunferência da cintura, eleva-se o risco de AOS em aproximadamente quatro vezes[7,8]. Além do mais, o tratamento da AOS com terapia de CPAP mostrou diminuição do acúmulo da gordura visceral, mesmo na ausência de redução do peso[9]. Esses estudos evidenciam que a AOS está fortemente ligada à obesidade central e não à gordura corporal total.

Sabe-se que episódios recorrentes de oclusão das vias aéreas superiores durante o sono provocam alterações, como hipóxia intermitente, fragmentação grave do sono, hipertensão aguda e ativação do sistema nervoso simpático (SNS), da atividade inflamatória e do sistema hipotálamo-hipófise-adrenal (HHA), que agravam a obesidade visceral e provocam anormalidades metabólicas como resistência à insulina (RI), diabete melito (DM) e hipertensão arterial sistêmica (HAS) e, consequentemente, predispõem a danos vasculares (Figura 1).

Além disso, evidências recentes sugerem que a própria AOS pode agravar o ganho de peso e as comorbidades da obesidade. Os mecanismos propostos para explicar o ganho de peso em pacientes com AOS ainda não são conhecidos. Especula-se que a privação do sono e a sonolência diurna excessiva podem resultar em inatividade física, maus hábitos alimentares e alterações de humor, incluindo depressão, o que poderia alterar os parâmetros do metabolismo do balanço energético e induzir ganho de peso adicional. Além disso, a AOS pode estar associada a alterações nos hormônios que aumentam o apetite e a ingestão calórica, como resistência à leptina, grelina e níveis de orexina, exacerbando a obesidade[10]. Como a AOS apresenta forte associação com a obesidade, o grande desafio atualmente é realizar estudos que demonstrem que as alterações metabólicas encontradas nos pacientes com apneia do sono independem da quantidade de gordura corporal.

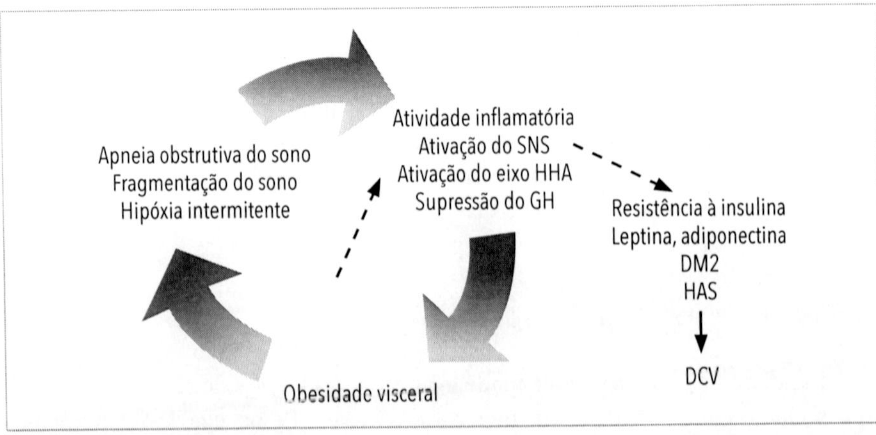

Figura 1 Possíveis interações entre apneia obstrutiva do sono, resistência à insulina e doença cardiovascular – influência da obesidade visceral.
DM: diabete melito; GH: *growth hormone* (hormônio do crescimento); HHA: sistema hipotálamo-hipófise-adrenal; SNS: sistema nervoso simpático.

Stoohs et al., em 1996, foram os primeiros autores a mostrar que a associação encontrada entre RI e apneia do sono é dependente da massa corporal[11]. Entretanto, estudos epidemiológicos recentes afirmaram que a AOS contribui para a intolerância a glicose e RI, independentemente do grau e da distribuição da obesidade, da idade e do sexo[12]. Os resultados mostraram que a gravidade da AOS foi independentemente associada ao grau de resistência à insulina e intolerância à glicose. A saturação média de oxiemoglobina durante o sono e a porcentagem de tempo de sono abaixo de 90% do nível de saturação de oxiemoglobina foram fortemente associadas a anormalidades de tolerância à glicose e resistência à insulina[13].

A síndrome dos ovários policísticos, uma condição que afeta mulheres em idade reprodutiva e é caracterizada por obesidade central, resistência a insulina, hiperandrogenismo e anovulação, tem alta prevalência em pacientes com AOS. Tock et al.[14] estudaram o distúrbio do sono em mulheres com síndrome dos ovários policísticos e em mulheres pré-menopausadas controle[5]. Os resultados concluíram que a RI é um fator de risco maior para apneia do sono do que o IMC ou testosterona.

Além da RI, alguns autores evidenciaram maior prevalência de diabete melito tipo 2 (DM2) em pacientes com AOS e redução dos níveis de HbA1c após tratamento com CPAP[15]. Babu et al. estudaram 25 pacientes com DM2 descompensado (HbA1c > 7) e apneia do sono e observaram que houve controle do DM2 após 3 meses de tratamento com CPAP[16].

Estudos sobre o efeito do tratamento da AOS com CPAP na RI são conflitantes[17]. Justificativas para os resultados negativos são a má adesão dos pacientes ao CPAP, duração curta dos estudos e o fato de a AOS ser uma doença crônica e poder ocasionar, com o tempo, alterações metabólicas como a redistribuição da gordura central, e este ser um componente para o tratamento da AOS aparentemente inefetivo em modificar a sensibilidade à insulina.

Várias hipóteses podem ser aventadas para explicar os mecanismos da piora da RI nos indivíduos obesos com apneia do sono predispondo às alterações vasculares. A hipóxia intermitente, o déficit de sono, a hipercitocinemia (TNF-alfa e IL-6), a disfunção do eixo somatotrófico e corticotrófico e a ativação do SNS estão diretamente envolvidos na diminuição da sensibilidade à insulina, e essas alterações são encontradas em indivíduos obesos e com AOS.

HIPÓXIA E DÉFICIT DE SONO

Apesar de os estudos evidenciarem uma associação independente entre apneia do sono e disfunção metabólica, não há estudos prospectivos que demonstrem que essa associação é causal ou se ela ocorre via fragmentação do sono e hipóxia intermitente. Os efeitos metabólicos da hipóxia intermitente já foram estudados em humanos e animais[18,19]. A hipóxia poderia levar a uma diminuição da secreção e ação da insulina, por meio da diminuição da produção de ATP pela célula B e redução da atividade tirosinoquinase dos receptores de insulina. Além dos efeitos da hipóxia intermitente, há evidências de que anormalidades no sono, por si só, podem alterar o metabolismo da glicose[20]. A restrição do sono (4 horas/dia durante 6 noites) em indivíduos normais piorou a tolerância à glicose, aumentou os níveis de cortisol, ativou o SNS e provocou uma resposta inflamatória. As evidências citadas sugerem que a hipóxia e o déficit de sono podem contribuir independentemente para alterações no metabolismo da glicose nos pacientes com apneia do sono.

MARCADORES INFLAMATÓRIOS

A obesidade pode provocar o aumento de citocinas e piorar as alterações metabólicas encontradas nos pacientes com apneia. Entretanto, vários autores já demonstraram que níveis de citocinas estão elevados em pacientes com AOS independentemente da gordura corporal. Portanto, é aceitável que o aumento dos marcadores inflamatórios na obesidade não está relacionado apenas com a adiposidade, mas pode também estar associado à AOS.

Sabe-se que a hipoxemia da alta altitude e a privação do sono provocam aumento de IL-6 e PCR em indivíduos normais[21]. Portanto, nos pacientes com AOS, a hipoxemia que ocorre repetidamente durante o sono, acompanhada da privação do sono, pode induzir a um estado sistêmico inflamatório, evidenciado pela elevação de PCR, amiloide A, IL-6 e TNF-alfa[22].

O TNF-alfa elevado contribui para a RI, provocando *down-regulation* no GLUT4 e inibindo a atividade e a sinalização do receptor da insulina. A IL-6 secretada pelo tecido adiposo induz à secreção hepática de PCR, e ambos os marcadores inflamatórios estão associados com obesidade, AOS e doenças cardiovasculares[23].

Além de aumentar a RI, provocar dislipidemia e disfunção endotelial, há evidências de que as citocinas inflamatórias (IL-1B, IL-6, TNF-alfa) também estejam envolvidas na regulação do sono e de que a secreção endógena ou administração exógena esteja associada com sonolência e fadiga[7,24].

Etanercepte é uma medicação anti-inflamatória que bloqueia a ligação do TNF-alfa ao receptor e é utilizada para artrite reumatoide na dose de 25 mg, 2 vezes por semana por via subcutânea. Foi realizado um estudo em 8 pacientes obesos com apneia do sono que receberam etanercepte e/ou placebo. Foi observada a redução da sonolência, do IAH e dos níveis de IL-6, mas não houve alteração nos níveis de glicemia, insulina e adiponectina nos pacientes que receberam o medicamento[25].

Esses dados corroboram a hipótese de que a inflamação é um importante mecanismo na patogênese da apneia do sono e sonolência, da RI e da obesidade visceral, e todos esses mecanismos promovem aterosclerose, doenças cardiovasculares e morte prematura.

SISTEMA NERVOSO SIMPÁTICO

Vários estudos evidenciaram a ativação do SNS na AOS[26,27]. Concentrações de catecolaminas séricas e na urina de 24 horas e a atividade nervosa simpática muscular estão elevadas em pacientes com AOS, e essas respostas são revertidas após tratamento com CPAP por mais de 4 horas[28].

O SNS pode influenciar na gênese da hipertensão arterial, provocando vasoconstrição, e na homeostase da glicose, aumentando a glicogenólise, a neoglicogênese e a secreção de glucagon. Em 2003, Chasens et al. propuseram que a AOS provocava DM2 via ativação do SNS[29].

EIXO HHA E SOMATOTRÓFICO

A ativação do eixo corticotrófico pode ser um dos fatores que contribuem para o desenvolvimento da RI nos pacientes com AOS.

Hipóxia intermitente, fragmentação e privação do sono provocam liberação de cortisol pulsátil e ativação autonômica[30]. Entretanto, a literatura apresenta resultados variados em relação aos efeitos da AOS no eixo HHA. Alguns autores demonstraram que o eixo HHA está ativado[3,31], mas outros não. Além disso, ainda é necessário esclarecer os efeitos do CPAP no eixo HHA[32,33]. A maioria desses estudos é limitada, pois apenas uma única medida do cortisol foi realizada, consequentemente, não foram detectadas alterações clínicas do ritmo do cortisol.

A secreção do hormônio de crescimento (GH) ocorre principalmente à noite, durante os estágios III e IV do sono de ondas lentas no eletroencefalograma. Nos pacientes com apneia do sono, ocorrem a diminuição ou abolição das ondas lentas e, consequentemente, a diminuição da secreção do GH. Esses dados confirmam os achados de que a secreção intermitente do GH está abolida nos pacientes com AOS e é restaurada após tratamento que elimina a obstrução das vias aéreas[4,34]. Indivíduos adultos com deficiência de GH apresentam RI e características da síndrome metabólica.

DOENÇA CARDIOVASCULAR E AOS

A doença cardiovascular resultante da AOS inclui HAS, insuficiência cardíaca esquerda, infarto do miocárdio, arritmias e hipertensão pulmonar, podendo culminar com morte súbita. Por um lado, mais de 50% dos pacientes com apneia são hipertensos. Por outro lado, cerca de 40% dos pacientes hipertensos podem ter apneia do sono não diagnosticada. Frequentemente, esses pacientes apresentam hipertensão de difícil controle, e observa-se redução dos níveis pressóricos após tratamento com CPAP[35]. Lavie et al.[36] mostraram que a prevalência de hipertensão nos pacientes com AOS é de 60%, e, a cada episódio de IAH durante o sono, aumenta-se em 1% o risco de hipertensão arterial. As possíveis explicações para a elevação da pressão arterial nesses pacientes são:

- Agudamente, durante a apneia, ocorrem hipoxemia, hipercapnia e estímulo do SNS com consequente vasoconstrição periférica. Há, também, diminuição da pressão negativa intratorácica e consequente diminuição da pré e da pós-carga cardíacas. Após a restauração da respiração, aumenta-se o volume circulante (pré-carga) na vigência da vasoconstrição, provocando elevações repetitivas da PA durante a noite.
- Cronicamente, podem ser observadas elevações sustentadas da PA por estímulo da atividade simpática, redução da atividade parassimpática, diminuição do óxido nítrico e liberação de endotelina. Recentemente, foi sugerido que a ativação do ACTH decorrente do estresse estimula a síntese e a secreção de aldosterona e cortisol[37]. O hiperaldosteronismo pode ser uma causa de hipertensão resistente nos pacientes com AOS. Ativação do sistema renina-angiotensina, inflamação, RI, diminuição na sensibilidade dos barorreceptores, disfunção endotelial, estresse oxidativo e hiperleptinemia também podem estar implicados no desenvolvimento da hipertensão arterial[38].

Os mecanismos propostos para explicar o maior risco cardiovascular nos indivíduos com AOS ainda são controversos em virtude da influência da obesidade, mas atualmente há evidências consistentes de que os pacientes com AOS não tratados apresentam morbidades para doenças cardiovasculares, independentemente da obesidade. Uma recente publicação com acompanhamento de pacientes com

AOS durante 10 anos mostrou que houve uma relação entre gravidade da apneia e risco cardiovascular fatal e não fatal, independentemente do peso e da idade, e o tratamento com CPAP reduziu significativamente os eventos cardiovasculares[39].

CONSIDERAÇÕES FINAIS

Muitas evidências sugerem que a apneia do sono é uma doença metabólica e sistêmica e está associada à morbidade e à mortalidade, principalmente por acidente de trânsito e doença cardiovascular. A fisiopatologia da apneia do sono permanece obscura, e a maioria dos tratamentos, atualmente, é mecânica com respostas variadas e baixa adesão. Além disso, os custos das complicações são elevados. Por esses motivos, é necessária a avaliação rigorosa dos pacientes de risco, associada à melhor compreensão dessa doença para se propiciar métodos mais efetivos para o tratamento e a prevenção dessa comorbidade e suas complicações.

REFERÊNCIAS BIBLIOGRÁFICAS

1. American Academy of Sleep Medicine. Sleep Related Breathing Disorders/Obstructive Sleep Apnea Disorders/Obstructive Sleep Apnea, adults. International classification of sleep disorders, 3rd ed. Darien: American Academy of Sleep Medicine; 2014.
2. Block AJ, Boysen PG, Wynne JW, Hunt LW. Sleep apnea, hipopnea and oxygen desaturation in normal subjects: a strong male predominance. N Engl J Med. 1979;300:513-7.
3. Davies RJ, Stradling JR. The relationship between neck circumference, radiographic pharyngeal anatomy, and the obstructive sleep apnea syndrome. Eur Resp J. 1990;3:509-14.
4. Vgontzas AN, Tan TL, Bixler EO, Martin LF, Shubert D, Kales A. Sleep apnea and sleep disruption in obese patients. Arch Intern Med. 1994;154(15):1705-11.
5. Richman RM, Elliott LM, Burns CM, Bearpark HM, Steinbeck KS, Caterson ID. The prevalence of obstructive sleep apnoea in an obese female population. Int J Obes Relat Metab Disord. 1994;18(3):173-7.
6. Resta O, Foschino-Barbaro MP, Legari G, Talamo S, Bonfitto P, Palumbo A, et al. Sleep-related breathing disorders, loud snoring and excessive daytime sleepiness in obese subjects. Int J Obes Relat Metab Disord. 2001;25(5):669-75.
7. Grunstein R, Wilcox I, Yang TS, Gould Y, Hedner J. Snoring and sleep apnoea in men: association with central obesity and hypertension. Int J Obes Relat Metab Disord. 1993;17(9):533-40.
8. Young T, Palta M, Dempsey J, Skatrud J, Weber S, Badr S. The occurrence of sleep-disordered breathing among middle-aged adults. N Engl J Med. 1993;328(17):1230-5.
9. Chin K, Shimizu K, Nakamura T, Narai N, Masuzaki H, Ogawa Y, et al. Changes in intra abdominal visceral fat and serum leptin levels in patients with obstructive sleep apnea syndrome following nasal continuous positive airway pressure therapy. Circulation. 1999;100:706-12.
10. Pillar G, Shehadeh N. Abdominal fat and sleep apnea: the chicken or the egg? Diabetes Care 2008;31(Suppl 2):S303-9.
11. Stoohs RA, Facchini F, Guilleminault C. Insulin resistance and sleep-disordered breathing in health humans. Am J Respire Crit Care Med. 1996;154:170-4.
12. Punjab NM, Shahar E, Redline S, Gttieb DJ, Givelber R, Resnick HE; for the Sleep Heart Study Investigator. Sleep-disordered breathing, glucose intolerance and insulin resistance. The Sleep Heart Health Study. Am J Epidemiol. 2004;160:521-30.
13. Togeiro SM, Carneiro G, Ribeiro Filho FF, Zanella MT, Santos-Silva R, Taddei JA, et al. Consequences of obstructive sleep apnea on metabolic profile: a population-based survey. Obesity (Silver Spring) 2013;21:847-51.

14. Tock L, Carneiro G, Togeiro SM, Hachul H, Pereira AZ, Tufik S, et al. Obstructive sleep apnea predisposes to nonalcoholic Fatty liver disease in patients with polycystic ovary syndrome. Endocr Pract 2014;20:244-51.
15. Brooks B, Cistulli PA, Borkman M, Ross G, McGhee S, Grunstein RR, et al. Obstructive sleep apnea in obese non insulin dependent diabetic patient: effect of continuous positive airway pressure treatment o insulin responsiveness. J Clin Endocrinol Metab. 1994;79:1681-5.
16. Babu AR, Herdeger J, Fogefeld L, Shott S, Mazzone T. Type 2 diabetes, glycemic control, and continuous positive airway pressure in obstructive sleep apnea. Arch Intern Med. 2005;165(4):447-52.
17. Punjab NM, Ahmed MM, Polotsky VY, Beamer BA, O'Donnel CP. Sleep-disordered breathing glucose intolerance, and insulin resistance. Respir Physiol Neurobiol. 2003;136:167-78
18. Larsen JJ, Hansen JM, Olsen NV, Galbo H, Dela F. The effect of altitude hypoxia on glucose homeostasis in man. J Physiol. 1997;504:241-9.
19. Polotsky VY, Li J, Punjab N, Rubin A, Smith PL, Schwartz AR, et al. Intermittent hypoxia increases insulin resistance in genetically obese mice. J Physiol. 2003;552:253-64.
20. Spiegel K, Leproult R, Van Cauter E. Impact of sleep debt on metabolic and endocrine function. Lancet. 1999;354:1435-9.
21. Hartmann G, Tschop M, Fischer R, Bidlingmaier C, Riepl R, Tschop K, et al. High altitude increases circulating interleukin-6, interleukin-1 receptor antagonist and C-reative protein. Cytokine. 2000;12:246-52.
22. Shamsuzzaman AS, Winnicki M, Lanfranchi P, Wolk R, Kara T, Accurso V, et al. Elevated C-reactive protein in patients with obstructive sleep apnea. Circulation. 2002;105:2462-4.
23. Hotamisligil GS. Mechanism of TNF-alpha induced insulin resistance. Exp Clin Endocrinol Diabetes. 1999;107:119-52.
24. Carneiro G, Togeiro SM, Ribeiro-Filho FF, Truksinas E, Ribeiro AB, Zanella MT, et al. Continuous positive airway pressure therapy improves hypoadiponectinemia in severe obese men with obstructive sleep apnea. Metab Syndr Relat Disord 2009;7:537-42.
25. Vgontzas AN, Zoumakis E, Lin HM, Bixler EO, Trakada G, Chrousos GP. Marked decrease in sleepiness in patients with sleep apnea by etanercept, a tumor necrosis Factor-alpha antagonist. J Clin Endocrinol Metab. 2004;89(9):4409-13.
26. Bratel T, Wennlund A, Carlstrom K. Pituitary reactivity, androgens and catecholamines in obstructive sleep apnoea. Effects of continuous positive airway pressure treatment (CPAP). Respiratory Medicine. 1999;93:1-7.
27. Zwillich CW. Sleep apnoea and autonomic function. Thorax. 1998;53:20-4.
28. Shamsuzzaman AS, Winnicki M, Lanfranchi P, Wolk R, Kara T, Accurso V, et al. Elevated C-reactive protein in patients with obstructive sleep apnea. Circulation. 2002;105:2462-4.
29. Hotamisligil GS. Mechanism of TNF-alpha induced insulin resistance. Exp Clin Endocrinol Diabetes. 1999;107:119-52.
30. Spath-Schwalbe E, Gofferje M, Kern W, Born J, Fehm HL Sleep disruption alters nocturnal ACTH and cortisol secretory patterns. Biol Psychiatry. 1991;29:575-84.
31. Carneiro G, Togeiro SM, Hayashi LF, Ribeiro-Filho FF, Ribeiro AB, Tufik S, et al. Effect of continuous positive airway pressure therapy on hypothalamic-pituitary-adrenal axis function and 24-h blood pressure profile in obese men with obstructive sleep apnea syndrome. Am J Physiol Endocrinol Metab 2008;295:E380-4.
32. Grunstein RR, Handelsman DJ, Lawrence SJ, Blackwell C, Caterson J, Sullivan CE. Neuroendocrine dysfunction in sleep apnea: reversal by continuous positive airway pressure therapy. J Clin Endocrinol Metab. 1989;68:352-8.
33. Cahan C, Arafah B, Decker MJ, Arnold JL, Strohl KP. Adrenal steroids in sleep apnea before and after nCPAP treatment. Am Rev Respir Dis. 1991;143:A382.
34. Izumi S, Ribeiro-Filho FF, Carneiro G, Togeiro SM, Tufik S, Zanella MT. IGF-1 Levels are inversely associated with metabolic syndrome in obstructive sleep apnea. J Clin Sleep Med 2016;12:487-93.
35. Wilcox I, Grunstein RR, Hedner JA, Doyle J, Collins FL, Fletcher PJ, et al. Effect of nasal continuous positive airway pressure during sleep on 24-hour blood pressure in obstructive sleep apnea. Sleep. 1993;16:539-44.
36. Lavie P, Herer P, Hoffstein V. Obstructive sleep apnoea syndrome as a risk factor for hypertension: population study. Brit Med J. 2000;320:479-82.

37. Goodfriend TL, Calhoun DA. Resistant hypertension, obesity, sleep apnea, and aldosterone: theory and therapy. Hypertension. 2004;43:518-24.
38. Peppard PE, Young T, Palta M, Skatrud J. Prospective study of the association between sleep-disordered breathing and hypertension. N Engl J Med. 2000;342:1378-84.
39. Marin JM, Carrizo SJ, Vicente E, Agusti AGN. Long-term cardiovascular outcomes in men with obstructive sleep apnoea hypopnoea with or without treatment with continuous positive airway pressure: an observational study. Lancet. 2005;365:1046-53.

CAPÍTULO 11

ASPECTOS ATUAIS DA SÍNDROME DA RESISTÊNCIA DA VIA AÉREA SUPERIOR

Luciana Palombini
Luciana Balester Mello de Godoy

Pontos-chave

- A síndrome da resistência da via aérea superior faz parte dos distúrbios respiratórios do sono.
- O diagnóstico é baseado na presença de queixas diurnas como sonolência excessiva e/ou cansaço matinal associados aos critérios polissonográficos (índice de apneia e hipopneia – IAH normal, ausência de dessaturação da oxi-hemoglobina, aumento do índice de microdespertares e presença de despertares relacionados ao esforço respiratório – RERA e de limitação ao fluxo aéreo – LFA).
- As opções terapêuticas com maiores evidências científicas até o momento são pressão positiva contínua na via aérea superior (CPAP), aparelho intraoral e procedimentos cirúrgicos em via aérea superior (VAS).

INTRODUÇÃO

A síndrome da resistência da via aérea superior (SRVAS) faz parte dos distúrbios respiratórios do sono (DRS), com apneia obstrutiva do sono (AOS) e apneia central do sono. A SRVAS inicialmente foi descrita com uso do balão esofágico, indicando episódios de despertares relacionados ao aumento do esforço respiratório, sem dessaturação da oxi-hemoglobina significativa em pacientes com queixa de sonolência excessiva diurna (SED) e com diagnóstico de hipersonia idiopática[1]. Por causa do desconforto do procedimento, o balão esofágico é pouco utilizado e o critério polissonográfico atualmente inclui a presença de eventos RERA (*respiratory event related arousal*) (Figura 1) e de limitação ao fluxo aéreo (LFA) (Figura 2) em indivíduo com queixas de SED e/ou cansaço na ausência de critérios para o diagnóstico da AOS[2]. O reconhecimento da SRVAS é fundamental na investigação do paciente com DRS.

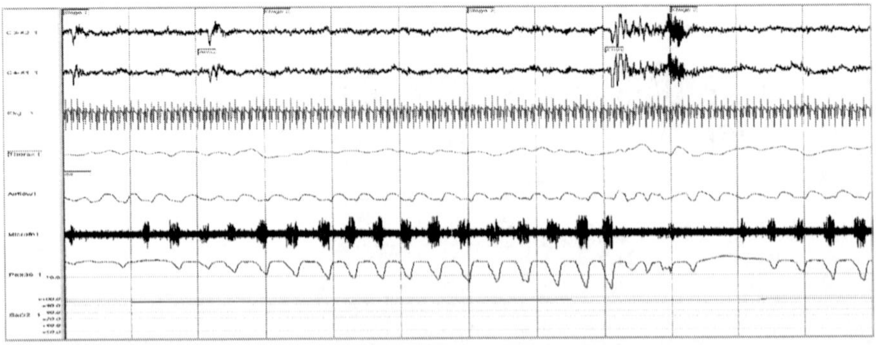

Figura 1 Evento de despertares relacionados ao esforço respiratório (RERA) caracterizado pelo aumento do esforço respiratório (indicado pela pressão esofágica) levando ao despertar.

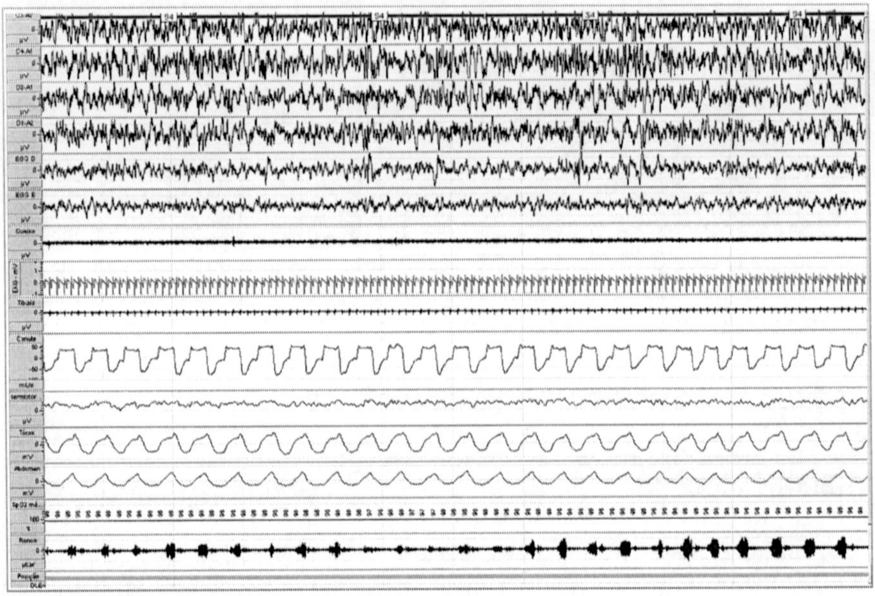

Figura 2 Evento de limitação ao fluxo aéreo (LFA) contínua sem despertar.

FISIOPATOLOGIA

A fisiopatologia da SRVAS envolve fatores que contribuem para o estreitamento da via aérea superior (VAS) durante o sono, de forma similar à fisiopatologia da AOS. Outro aspecto é que os pacientes com SRVAS em geral não apresentam dessaturação significativa da oxi-hemoglobina. Godoy et al. demonstraram que respiração oral, anormalidades da estrutura nasal, parede lateral faríngea volumosa são associadas a maior risco de LFA por mais de 30% do tempo total de sono, indicativo da SRVAS[3].

As consequências do aumento do esforço respiratório e da presença de LFA na estrutura do sono é um aspecto fundamental na SRVAS, e essas consequências são variáveis de acordo com características individuais, ressaltando a importância dos fenótipos e da medicina personalizada. As alterações do sono podem envolver alterações na macroestrutura e na microestrutura do sono. A descrição inicial da síndrome incluiu aumento no número de despertares convencionais descritos no manual da Academia Americana do Sono (AASM)[4]. Porém, a avaliação de critérios mais sensíveis de microestrutura do sono pode ser mais adequada para a avaliação das consequências da SRVAS nos aspectos do sono. Parâmetros e avaliação da microestrutura do sono mais sensíveis provavelmente sejam mais adequados para avaliação desses pacientes. O padrão alternante cíclico (CAP) é um marcador de instabilidade e fragmentação do sono em adultos com diversos distúrbios do sono. A avaliação por meio do CAP envolve despertares compostos não apenas de atividade rápida (o único padrão reconhecido pela AASM atualmente), mas também são considerados despertares constituídos de ritmo rápido e atividade lenta – sincronia no eletroencefalograma (EEG) com ondas delta e completo K[5]. A análise do CAP nos pacientes com SRVAS demonstrou instabilidade do sono NREM nesses pacientes. A frequência do CAP mostrou correlação significativa com a escala de sonolência de Epworth e com a escala de fadiga[6].

A descrição de diferentes fenótipos é um importante aspecto na fisiopatologia dos DRS. O limiar de despertar é um dos fenótipos mais descritos[7]. Refere-se à chance de acordar do sono frente a um estímulo. As queixas diurnas dos pacientes com SRVAS são provavelmente relacionadas, em grande parte, ao limiar de despertar, pois esse é um dos principais fatores na fisiopatologia das consequências da SRVAS na estrutura do sono. Porém ainda não existem fenótipos descritos especificamente na SRVAS.

DIAGNÓSTICO

O diagnóstico da SRVAS é baseado em queixas diurnas de SED e/ou em cansaço diurno associados a critérios polissonográficos. Outras queixas foram descritas nos pacientes com SRVAS, entre elas, insônia, depressão e ansiedade. Gold et al. descreveram a alta frequência de queixas típicas de síndromes somáticas funcionais nos pacientes com SRVAS, como cefaleia, insônia e fibromialgia[8].

Pacientes com SRVAS podem apresentar queixa importante de má qualidade subjetiva do sono. De acordo com os dados demonstrados por Godoy et al., pacientes com SRVAS podem apresentar pior qualidade de sono subjetiva comparados com pacientes com AOS[9]. Ainda não está bem esclarecido o mecanismo para essa observação. A resposta ao estresse é um aspecto sugerido e discutido como fator importante na fisiopatologia por Gold et al.[10]. De acordo com esses autores, a variação na resposta ao estresse respiratório, aspecto que envolve a resposta do eixo hipotálamo-pituitária-adrenal (HPA), é que determinará o grau de queixas diurnas nesses pacientes. Para esses autores, as queixas típicas de síndromes somáticas funcionais nos pacientes com SRVAS são relacionadas à resposta ao estresse.

Ao exame físico, os pacientes com SRVAS podem apresentar anormalidades de válvulas nasais externas, presença de colapso de válvulas internas, hipertrofia de conchas nasais e presença de desvio de septo. Também podem apresentar anormalidades craniofaciais, incluindo deficiência maxilar ou mandibular manifestando-se como retrognatia e micrognatia. Pode ser observada também uma redução da distância intermolar e úvula relativamente pequena. Muitas vezes as alterações anatômicas são discretas e podem se caracterizar apenas por um crescimento anormal da maxila associado a um palato duro estreito e arqueado (ogival)[11].

Extremidades frias, hipotensão postural ou medida de pressão arterial mais baixa (pressão arterial sistólica < 105 mmHg, pressão arterial diastólica < 70 mmHg) também foram descritas em pacientes com SRVAS. Esses achados podem estar associados a um desbalanço de sistema nervoso autônomo com aumento da atividade parassimpática presente nesses pacientes[12].

Os critérios polissonográficos da SRVAS incluem inicialmente um exame que não possui critérios para o diagnóstico da AOS. Nesse paciente com suspeita de DRS sem AOS, a presença de RERA e LFA pode ser indicativo para o diagnóstico da SRVAS. Os pacientes com SRVAS não apresentam importante dessaturação da oxi-hemoglobina (SpO_2), e isso é um dos aspectos que diferencia esses pacientes dos pacientes com AOS, porém não existe um critério específico da SpO_2 para o diagnóstico da SRVAS. Ainda não existe também um consenso para o critério quantitativo em relação aos RERA e a LFA no diagnóstico da SRVAS. LFA é definida como o aumento do esforço respiratório sem o aumento proporcional de fluxo aéreo e é indicada pelo padrão de achatamento da curva de fluxo inspiratório demonstrado pela cânula nasal de pressão. A presença de LFA indica aumento da resistência da VAS e tem sido utilizada como parâmetro para avaliação da SRVAS[13,14]. Em estudo epidemiológico, foi demonstrado que indivíduos sem DRS podem apresentar LFA em até 30% do tempo total de sono[15]. Porém, esses achados não foram confirmados e variáveis relacionadas à anormalidade da respiração nasal podem ter influenciado esse resultado. Em estudo epidemiológico, foi demonstrado que o valor de 5% do tempo total de sono pode ser utilizado como indicativo do diagnóstico da SRVAS[16].

PREVALÊNCIA

A prevalência da SRVAS tem sido pouco avaliada, pois ainda não existe consenso a respeito dos critérios diagnósticos. Inicialmente a prevalência descrita foi de 15 e 8,4%, porém esses estudos não foram feitos em amostra da população geral e o critério diagnóstico usado não foi validado[17,18].

Estudo epidemiológico recente de Tufik et al. demonstrou prevalência de 3,1%, nesse estudo foram avaliados diferentes critérios diagnósticos e, para avaliação da prevalência, foram utilizados os critérios: índice de apneia e hipopneia (IAH) < 5 eventos/hora, SpO_2 mínima ≥ 92% e presença de LFA em 5% ou mais do tempo total de sono. Esse estudo também demonstrou que pacientes com SRVAS apresentam significativamente mais SED e fadiga, em comparação com o grupo-controle[16].

TRATAMENTO

Aparelho de pressão positiva contínua (CPAP)

O aparelho de pressão positiva contínua (CPAP) foi o primeiro recurso terapêutico estudado como tratamento da SRVAS. O CPAP promove diminuição significativa dos despertares breves e melhora da fragmentação do sono com aumento de sono de ondas lentas, além de reduzir a sonolência excessiva diurna subjetiva[1,19]. Há descrição também de diminuição dos roncos[20] e eliminação dos episódios de limitação de fluxo com uso do CPAP[21]. Há poucos estudos que avaliaram o impacto terapêutico do CPAP como tratamento da SRVAS e não são ensaios clínicos randomizados. Além disso, há poucos dados sobre sua eficácia em longo prazo e sobre a adesão a essa modalidade terapêutica. No estudo de Krieger, 98 pacientes roncadores sem apneia (IAH ≤ 5 eventos/hora) foram avaliados, sendo verificada adesão de 60% ao tratamento em 3 anos[22].

Guilleminault et al. reavaliaram 94 pacientes com SRVAS 4,5 anos após o diagnóstico[23]. Nenhum desses pacientes estava usando CPAP no momento da reavaliação. Segundo as empresas de saúde nos Estados Unidos na época, pacientes com SRVAS não apresentavam critérios para prescrição de CPAP. Portanto, além da dificuldade de adesão, houve empecilhos socioeconômicos que dificultaram a realização adequada do tratamento. Em populações especiais como gestantes hipertensas que apresentaram LFA como padrão predominante na polissonografia associada a roncos, mas não preenchiam os critérios para AOS, e que usaram CPAP no modo automático já nas primeiras 8 semanas de gestação, houve redução significativa da pressão arterial, bem como da dose do anti-hipertensivo durante os 6 meses de gestação, além de melhora do ronco e da LFA[24].

Aparelho intraoral (AIO)

Outro tratamento proposto para SRVAS, o aparelho intraoral de avanço mandibular (AIO), tem como objetivo aumentar o volume da VAS por meio da tração anterior da mandíbula e consequentemente da língua e dos tecidos adjacentes. Os

AIO são indicados para o tratamento do ronco primário e da AOS, nos casos em que o CPAP não seja tolerado ou que o paciente prefira uma terapia alternativa[25].

Em pacientes com SRVAS, o AIO melhora a sonolência excessiva diurna objetiva e subjetiva[26-28], reduz roncos, despertares, episódios de aumento da pressão esofágica[29], melhora a qualidade do sono, além de reduzir os sintomas depressivos e de estresse[30,31].

Cirurgias

Como a fisiopatologia da SRVAS envolve a limitação de fluxo na VAS, as técnicas cirúrgicas que poderiam ser utilizadas no tratamento da SRVAS são semelhantes às utilizadas para tratamento do ronco primário e da AOS. Entretanto, poucos estudos de qualidade foram realizados para avaliar o sucesso cirúrgico no tratamento da SRVAS. Os estudos publicados foram feitos com casuística pequena, com metodologia inadequada e com curto período de acompanhamento pós-operatório. Newman et al. observaram que 9 pacientes com SRVAS que foram submetidos à cirurgia palatal ou de hipofaringe (uvulopalatofaringoplastias, 6 LAUP e 1 osteotomia mandibular com avanço de língua e miotomia de hioide com suspensão), dos quais 3 casos associados à septoplastia obtiveram melhora significativa da SED subjetiva e dos roncos[32]. Utley et al. relataram que 11 pacientes com SRVAS submetidos a LAUP apresentaram redução relevante da SED[33], enquanto Lewis e Ducic notaram diminuição da SED e dos roncos após avanço de genioglosso[34]. Revisão sistemática recente seguida de metanálise sobre tratamento cirúrgico da SRVAS evidenciou melhora significativa da SED após cirurgia[35]. O procedimento cirúrgico mais frequentemente realizado segundo essa revisão sistemática foi a combinação de cirurgia nasal com cirurgia palatal.

Vale ressaltar que a cirurgia pode ser uma opção terapêutica para pacientes que não toleraram outras terapias conservadoras, com a indicação cirúrgica baseada nas alterações anatômicas avaliadas durante o exame físico detalhado. Entretanto, esses pacientes devem manter um acompanhamento clínico rigoroso e, na persistência de sintomas relevantes, outras terapias complementares devem ser utilizadas.

Outros tratamentos

Medidas comportamentais como orientações quanto à higiene do sono, perda de peso em caso de sobrepeso/obesidade, tratamento de comorbidades como rinite, refluxo gastroesofágico e outras doenças do sono como insônia são também ferramentas importantes na melhora do quadro clínico da SRVAS.

A terapia miofuncional realizada para ronco e AOS leve teoricamente poderia trazer benefício na SRVAS, no entanto, ainda não há estudos para esclarecer a eficácia desse tratamento na SRVAS.

CONSIDERAÇÕES FINAIS

A SRVAS é um DRS associado a queixas de SED e fadiga. Ela apresenta características fisiopatológicas e polissonográficas distintas dos outros DRS e merece atenção especial, pois é uma condição que se não tratada pode levar à piora da qualidade do sono e da qualidade de vida.

Pacientes com SRVAS frequentemente são subdiagnosticados. Tal fato pode ser em parte justificado pela não padronização de critérios diagnósticos. Muitos pacientes têm SED/fadiga tratadas com estimulantes ou têm seus sintomas relacionados ao humor tratados com antidepressivos antes da investigação do quadro respiratório. É muito importante que esses pacientes sejam adequadamente identificados e diagnosticados para que a abordagem terapêutica seja adequadamente indicada.

Há relativamente poucos estudos metodologicamente adequados em relação ao tratamento da SRVAS. As opções terapêuticas com maiores evidências científicas até o momento são CPAP, AIO e procedimentos cirúrgicos em VAS.

CONTEÚDO COMPLEMENTAR

Este capítulo possui conteúdo complementar disponibilizado em uma plataforma digital exclusiva. Para ingressar no ambiente virtual, utilize o QR code abaixo, digite a senha: **sono2aed** e faça seu cadastro.

O prazo para acesso a esse material limita-se à vigência desta edição.

REFERÊNCIAS BIBLIOGRÁFICAS

1. Guilleminault C, Stoohs R, Clerk A, Cetel M, Maistros P. A cause of excessive daytime sleepiness. The upper airway resistance syndrome. Chest. 1993;104(3):781-7.
2. Arnold WC, Guilleminault C. Upper airway resistance syndrome 2018: non-hypoxic sleep-disordered breathing. Expert Rev Respir Med. 2019:1-10.
3. de Godoy LB, Palombini LO, Martinho Haddad FL, Rapoport DM, de Aguiar Vidigal T, Klichouvicz PC, et al. New insights on the pathophysiology of inspiratory flow limitation during sleep. Lung. 2015;193(3):387-92.

4. Iber C, American Academy of Sleep Medicine. The AASM manual for the scoring of sleep and associated events: rules, terminology, and technical specifications. Westchester, IL: American Academy of Sleep Medicine; 2007. 59 p.
5. Terzano MG, Parrino L. Clinical applications of cyclic alternating pattern. Physiol Behav. 1993;54(4):807-13.
6. Guilleminault C, Lopes MC, Hagen CC, da Rosa A. The cyclic alternating pattern demonstrates increased sleep instability and correlates with fatigue and sleepiness in adults with upper airway resistance syndrome. Sleep. 2007;30(5):641-7.
7. Zinchuk AV, Gentry MJ, Concato J, Yaggi HK. Phenotypes in obstructive sleep apnea: a definition, examples and evolution of approaches. Sleep Med Rev. 2017;35:113-23.
8. Gold AR, Dipalo F, Gold MS, O'Hearn D. The symptoms and signs of upper airway resistance syndrome: a link to the functional somatic syndromes. Chest. 2003;123(1):87-95.
9. de Godoy LB, Luz GP, Palombini LO, E Silva LO, Hoshino W, Guimarães TM, et al. Upper airway resistance syndrome patients have worse sleep quality compared to mild obstructive sleep apnea. PLoS One. 2016;11(5):e0156244.
10. Gold MS, Amdo T, Hasaneen N, Gold AR. Somatic arousal and sleepiness/fatigue among patients with sleep-disordered breathing. Sleep Breath. 2016;20(2):749-58.
11. Guilleminault C, Chowdhuri S. Upper airway resistance syndrome is a distinct syndrome. Am J Respir Crit Care Med. 2000;161(5):1412-3.
12. Guilleminault C, Poyares D, Rosa A, Huang YS. Heart rate variability, sympathetic and vagal balance and EEG arousals in upper airway resistance and mild obstructive sleep apnea syndromes. Sleep Med. 2005;6(5):451-7.
13. Ayappa I, Norman RG, Krieger AC, Rosen A, O'Malley R L, Rapoport DM. Non-Invasive detection of respiratory effort-related arousals (REras) by a nasal cannula/pressure transducer system. Sleep. 2000;23(6):763-71.
14. Epstein MD, Chicoine SA, Hanumara RC. Detection of upper airway resistance syndrome using a nasal cannula/pressure transducer. Chest. 2000;117(4):1073-7.
15. Palombini LO, Tufik S, Rapoport DM, Ayappa IA, Guilleminault C, de Godoy LB, et al. Inspiratory flow limitation in a normal population of adults in São Paulo, Brazil. Sleep. 2013;36(11):1663-8.
16. Tufik SB, Pires GN, Palombini L, Andersen ML, Tufik S. Prevalence of upper airway resistance syndrome in the São Paulo Epidemiologic Sleep Study. Sleep Med. 2022;91:43-50.
17. Stoohs RA, Knaack L, Blum HC, Janicki J, Hohenhorst W. Differences in clinical features of upper airway resistance syndrome, primary snoring, and obstructive sleep apnea/hypopnea syndrome. Sleep Med. 2008;9(2):121-8.
18. Kristo DA, Lettieri CJ, Andrada T, Taylor Y, Eliasson AH. Silent upper airway resistance syndrome: prevalence in a mixed military population. Chest. 2005;127(5):1654-7.
19. Ong KC, Cheng PP, Ong YY. Upper airway resistance syndrome – report of three cases. Ann Acad Med Singap. 2000;29(2):242-5.
20. Watanabe T, Mikami A, Taniguchi M, Motonishi M, Honda H, Kyotani K, et al. Clinical characteristics of upper airway resistance syndrome. Psychiatry Clin Neurosci. 1999;53(2):331-3.
21. Edwards N, Blyton DM, Kirjavainen T, Kesby GJ, Sullivan CE. Nasal continuous positive airway pressure reduces sleep-induced blood pressure increments in preeclampsia. Am J Respir Crit Care Med. 2000;162(1):252-7.
22. Krieger J, Kurtz D, Petiau C, Sforza E, Trautmann D. Long-term compliance with CPAP therapy in obstructive sleep apnea patients and in snorers. Sleep. 1996;19(9 Suppl):S136-43.
23. Guilleminault C, Kirisoglu C, Poyares D, Palombini L, Leger D, Farid-Moayer M, et al. Upper airway resistance syndrome: a long-term outcome study. J Psychiatr Res. 2006;40(3):273-9.
24. Poyares D, Guilleminault C, Hachul H, Fujita L, Takaoka S, Tufik S, et al. Pre-eclampsia and nasal CPAP: part 2. Hypertension during pregnancy, chronic snoring, and early nasal CPAP intervention. Sleep Med. 2007;9(1):15-21.
25. Kushida CA, Morgenthaler TI, Littner MR, Alessi CA, Bailey D, Coleman J, et al. Practice parameters for the treatment of snoring and obstructive sleep apnea with oral appliances: an update for 2005. Sleep. 2006;29(2):240-3.
26. Yoshida K. Oral device therapy for the upper airway resistance syndrome patient. J Prosthet Dent. 2002;87(4):427-30.

27. Rose E, Frucht S, Sobanski T, Barthlen G, Schmidt R. Improvement in daytime sleepiness by the use of an oral appliance in a patient with upper airway resistance syndrome. Sleep Breath. 2000;4(2):85-8.
28. Ramar K, Dort LC, Katz SG, Lettieri CJ, Harrod CG, Thomas SM, et al. Clinical practice guideline for the treatment of obstructive sleep apnea and snoring with oral appliance therapy: an update for 2015. J Clin Sleep Med. 2015;11(7):773-827.
29. Loube DI, Andrada T, Shanmagum N, Singer MT. Successful treatment of upper airway resistance syndrome with an oral appliance. Sleep Breath. 1997;2(4):98-101.
30. de Godoy LBM, Sousa KMM, Palombini LO, Poyares D, Dal-Fabbro C, Guimarães TM, et al. Long term oral appliance therapy decreases stress symptoms in patients with upper airway resistance syndrome. J Clin Sleep Med. 2020;16(11):1857-62.
31. Godoy LBM, Palombini L, Poyares D, Dal-Fabbro C, Guimarães TM, Klichouvicz PC, et al. Long-term oral appliance therapy improves daytime function and mood in upper airway resistance syndrome patients. Sleep. 2017;40(12).
32. Newman JP, Clerk AA, Moore M, Utley DS, Terris DJ. Recognition and surgical management of the upper airway resistance syndrome. Laryngoscope. 1996;106(9 Pt 1):1089-93.
33. Utley DS, Shin EJ, Clerk AA, Terris DJ. A cost-effective and rational surgical approach to patients with snoring, upper airway resistance syndrome, or obstructive sleep apnea syndrome. Laryngoscope. 1997;107(6):726-34.
34. Lewis MR, Ducic Y. Genioglossus muscle advancement with the genioglossus bone advancement technique for base of tongue obstruction. J Otolaryngol. 2003;32(3):168-73.
35. Kshirsagar RS, Harless L, Liang J, Durr M. The efficacy of surgery for upper airway resistance syndrome: a systematic review, meta-analysis and case series. Am J Otolaryngol. 2021;42(5):103011.

CAPÍTULO 12

SÍNDROME DA HIPOVENTILAÇÃO-OBESIDADE

Rodrigo de Paiva Tangerina

Pontos-chave

- A síndrome da hipoventilação é caracterizada por obesidade e hipercapnia durante a vigília que se acentua durante o sono, na ausência de doenças cardiopulmonares ou neurológicas.
- A polissonografia (PSG) basal demonstra aumento do período de hipoxemia comparado com apneia obstrutiva isolada e persistência de períodos de hipoxemia na polissonografia de titulação de pressão positiva, mesmo com a resolução dos eventos obstrutivos.
- O tratamento baseia-se na correção do distúrbio respiratório primordialmente com aparelho de pressão positiva e na perda de peso.

HISTÓRICO

A associação entre obesidade e hipersonolência diurna foi reconhecida há muitos anos, e, apesar de já ter sido citada por outros autores anteriormente, foi Burwell em 1956 quem popularizou o termo síndrome de Pickwick para descrever essa síndrome, fazendo referência à personagem do novelista inglês Charles Dickens, que retratou um garoto obeso e extremamente sonolento em seu livro *The posthumous papers of the Pickwick Club*, de 1867[1]. O termo síndrome de Pickwick, entretanto, é desencorajado atualmente por causa de seu uso indiscriminado para caracterizar outras síndromes, como a apneia obstrutiva do sono (AOS), a síndrome de Prader-Willi ou simplesmente a presença de obesidade acentuada, sendo recomendado, portanto, o uso do termo síndrome da hipoventilação-obesidade (SHO)[2,3].

EPIDEMIOLOGIA

A prevalência de obesidade na população geral, inclusive em crianças e adolescentes, tem aumentado dramaticamente nos últimos anos, adquirindo caráter epidêmico. Em estudo epidemiológico realizado na cidade de São Paulo observou-se que a obesidade, caracterizada por índice de massa corpórea (IMC) maior que 30 kg/m^2, foi observada em 21,5% da população[4]. Neste contexto, fica claro que a prevalência da SHO acompanha essa tendência de alta. No entanto, não há dados de prevalência de SHO na população geral, porém, ela está presente em cerca de 10 a 15% dos pacientes com AOS, chegando a cerca de 20% no grupo de indivíduos com AOS e obesidade grau III (IMC $\geq$ 40 kg/m^2)[5-7].

QUADRO CLÍNICO

O quadro é caracterizado por obesidade e hipercapnia durante a vigília ($PaCO_2$ $\geq$ 45 mmHg), que se acentua durante o sono, na ausência de doenças cardiopulmonares ou neurológicas que justifiquem essa alteração. Os pacientes geralmente apresentam obesidade grau III e AOS grave. Cerca de 80 a 90% dos pacientes com SHO apresentam AOS concomitante[8]. Os pacientes relatam roncos noturnos altos e frequentes, respiração ruidosa à noite, apneias testemunhadas e sono não reparador. Durante a vigília, eles podem apresentar queixas de cefaleia matinal, dispneia e sinais de *cor pulmonale*, além da hipersonolência, que geralmente é acentuada. Hipoxemia pode estar presente com o indivíduo acordado, mas não é um achado obrigatório. Os exames laboratoriais podem revelar aumento do bicarbonato sérico, em resposta à acidose respiratória, policitemia e aumento da $PaCO_2$. A prova de função pulmonar pode estar normal ou apresentar leve a moderado padrão restritivo decorrente da obesidade[2,3,9]. A polissonografia (PSG) demonstra hipoxemia importante, com os pacientes permanecendo com saturação de oxigênio abaixo de 90% e abaixo de 80% por período de tempo maior que os pacientes igualmente obesos com AOS, porém sem SHO. A hipoxemia é observada tanto na polissonografia basal diagnóstica quanto na polissonografia de titulação de pressão positiva. Há evidências de que a gravidade da hipoxemia noturna pode distinguir os pacientes com SHO dos pacientes portadores apenas de AOS grave[7]. Esse dado é muito importante, pois o CO_2 não é rotineiramente mensurado na PSG para confirmar a existência de hipoventilação. Dessa forma, diante de um exame que demonstra hipoxemia acentuada e prolongada, deve-se considerar a hipótese de SHO associada à AOS. Quando há monitorização do CO_2 na PSG, observa-se agravamento da hipercapnia durante o sono, mais importante no sono REM do que no sono não REM. Os pacientes podem apresentar também histórico de internações prévias por descompensações respiratórias[2,3]. Como o diagnóstico de SHO é raramente lembrado, os pacientes são erroneamente tratados por vários anos como se tivessem doença pulmonar obstrutiva crônica ou asma. São muitas vezes pacientes graves, que necessitam de internação hospitalar em virtude de falência respiratória, falência cardíaca, quadros de *diabetes mellitus* descompensados e sepse. Marik e Chen, em análise retrospectiva de prontuários, observaram que, de 600 pacientes que apresentavam critérios diagnósticos para SHO, nenhum recebeu esse diagnóstico no momento da internação, e apenas 10% apresentavam o diagnóstico no momento da alta. Desses pacientes, 15% faleceram durante a primeira internação e mais de 19% faleceram nos 3 anos seguintes[10].

CRITÉRIOS DIAGNÓSTICOS

Segundo a Classificação Internacional dos Distúrbios do Sono publicada pela Academia Americana de Medicina do Sono, os pacientes devem preencher três critérios para o diagnóstico de SHO[2]:

A. Presença de hipoventilação durante a vigília ($PaCO_2$ > 45 mmHg).
B. Presença de obesidade (IMC > 30 kg/m^2 para adultos ou IMC > percentil 95 para crianças).
C. A hipoventilação não deve ser causada por doença do parênquima pulmonar ou das vias aéreas, doença vascular pulmonar, alterações da parede torácica (exceto o efeito de massa da própria obesidade), uso de medicação, doença neurológica, fraqueza muscular ou síndrome de hipoventilação alveolar central congênita ou idiopática.

FISIOPATOLOGIA

A fisiopatologia da SHO ainda não está completamente elucidada e é provavelmente multifatorial. A condição de base para a SHO é a obesidade, que determina restrição mecânica à ventilação, presença de AOS e resistência à leptina. Entretanto, como nem todos os pacientes obesos apresentam SHO, acredita-se que seja necessária uma resposta inadequada do sistema nervoso central à hipóxia e à hipercapnia para que a SHO se instale. Existem evidências de que os pacientes com SHO não hiperventilam da mesma forma que pacientes também obesos que não apresentam SHO em resposta ao aumento do CO_2 inspirado ou quando inalam gás com baixa concentração de oxigênio. Essa resposta inadequada pode ser corrigida com terapia de pressão positiva nas vias aéreas (PAP)[11]. A leptina é um hormônio produzido pelos adipócitos e tem funções de inibir o apetite e estimular a ventilação. Pacientes com SHO apresentam níveis de leptina mais elevados do que pacientes igualmente obesos sem SHO, o que se leva a crer que esses pacientes apresentem resistência à ação da leptina. Essa alteração também pode ser revertida com terapia de PAP[12]. A resistência à leptina também tem sido observada em pacientes com AOS, a qual está presente na grande maioria dos pacientes com SHO[13]. A teoria que explica a presença de hipercapnia na vigília propõe que o aumento transitório do CO_2 que ocorre à noite decorrente de eventos de apneia ou hipopneia ou mesmo de períodos de hipoventilação não é adequadamente corrigido pela hiperventilação que deveria ocorrer imediatamente após esses eventos. Essa retenção de CO_2, ainda que breve, leva à resposta renal de retenção de bicarbonato para corrigir a acidose respiratória. Os pacientes com SHO apresentariam uma depuração de bicarbonato deficiente, portanto, permaneceriam com certa alcalose metabólica durante a vigília, o que justificaria a persistência do CO_2 elevado[14,15].

TRATAMENTO

O tratamento da SHO baseia-se primordialmente na correção do distúrbio respiratório e na perda de peso. O tratamento do distúrbio respiratório consiste basicamente na terapia com PAP, que pode ser com pressão contínua (CPAP) ou em dois níveis, inspiratório e expiratório, diferentes (BIPAP). A maioria dos pacientes pode ser tratada com CPAP, porém as alterações gasométricas podem levar semanas de tratamento para serem corrigidas. Alguns pacientes precisarão do BIPAP para a correção do quadro e alguns precisarão de suplementação de oxigênio juntamente com o PAP, mas uma pequena porção de pacientes não apresentará resposta satisfatória com os aparelhos de pressão positiva, mesmo em longo prazo[3,16,17]. A traqueostomia pode ser indicada nesses pacientes e resolve a hipercapnia na maioria dos pacientes juntamente com a resolução da AOS, porém alguns pacientes persistem com hipoventilação mesmo traqueostomizados[18]. Em decorrência das repercussões psicológicas, sociais e de qualidade de vida, a traqueostomia figura como tratamento de exceção, reservado apenas a pacientes mais graves que não respondem às outras modalidades de tratamento. A perda de peso também tem papel fundamental no tratamento dos pacientes com SHO. Evidências demostram que, após cirurgia bariátrica, a maioria dos pacientes apresenta melhora da AOS e da SHO, no entanto, esses pacientes precisam manter acompanhamento de longo prazo, pois há relatos de recidiva da doença anos após a cirurgia[19]. Existem relatos esparsos de uso de medicações estimulantes ventilatórias para o tratamento da SHO, como acetazolamida e medroxiprogesterona, porém não há, até o momento, nenhuma evidência científica suficiente para sua recomendação.

CONSIDERAÇÕES FINAIS

A SHO é uma condição clínica grave que permanece subdiagnosticada a despeito do crescente aumento da prevalência de obesidade e AOS na população geral. A suspeita clínica é fundamental para o diagnóstico precoce e a prevenção das comorbidades associadas à SHO. O tratamento baseia-se na terapia com pressão positiva nas vias aéreas superiores e em medidas para a redução do peso. Os pacientes devem permanecer em acompanhamento em decorrência da possibilidade de recidiva da doença em longo prazo.

REFERÊNCIAS BIBLIOGRÁFICAS

1. Burwell CS, Robin ED, Whaley RD, Bickelmann AG. Extreme obesity associated with alveolar hypoventilation: a Pickwickian syndrome. Am J Med. 1956;21(5):811-818.
2. American Academy of Sleep Medicine. International classification of sleep disorders. 3.ed. Darien: American Academy of Sleep Medicine; 2014.
3. Mokhlesi B. Obesity hypoventilation syndrome: a state-of-the-art review. Respir Care. 2010;55(10):1347-62.
4. Tufik S, Santos-Silva R, Taddei JA, Bittencourt LR. Obstructive sleep apnea syndrome in the Sao Paulo Epidemiologic Sleep Study. Sleep Med. 2010;11(5):441-6.
5. Laaban JP, Chailleux E. Daytime hypercapnia in adult patients with obstructive sleep apnea syndrome in France, before initiating nocturnal nasal continuous positive airway pressure therapy. Chest. 2005;127(3):710-5.
6. Kaw R, Hernandez AV, Walker E, Aboussouan L, Mokhlesi B. Determinants of hypercapnia in obese patients with obstructive leep apnea: a systematic review and meta-analysis of cohort studies. Chest. 2009;136(3):787-796.
7. Banerjee D, Yee BJ, Piper AJ, Zwillich CW, Grunstein RR. Obesity hypoventilation syndrome: hypoxemia during continuous positive airway pressure. Chest. 2007;131(6):1678-84.
8. Kessler R, Chaouat A, Schinkewitch P, Faller M, Casel S, Krieger J, et al. The obesity-hypoventilation syndrome revisited: a prospective study of 34 consecutive cases. Chest. 2001;120(2):369-76.
9. Bingol Z, Pıhtılı A, Cagatay P, Okumus G, Kıyan E. Clinical predictors of obesity hypoventilation syndrome in obese subjects with obstructive sleep apnea. Respir Care. 2015;60(5):666-72.
10. Marik PE, Chen C. The clinical characteristics and hospital and post-hospital survival of patients with the obesity hypoventilation syndrome: analysis of a large cohort. Obesity Science & Practice. 2016;2:40-47.
11. Han F, Chen E, Wei H, He Q, Ding D, Strohl KP. Treatment effects on carbon dioxide retention in patients with obstructive sleep apnea-hypopnea syndrome. Chest. 2001;119(6):1814-1819.
12. Yee BJ, Cheung J, Phipps P, Banerjee D, Piper AJ, Grunstein RR. Treatment of obesity hypoventilation syndrome and serum leptin. Respiration. 2006;73(2):209-212.
13. Shimura R, Tatsumi K, Nakamura A, Kasahara Y, Tanabe N, Takiguchi Y, et al. Fat accumulation, leptin, and hypercapnia in obstructive sleep apnea-hypopnea syndrome. Chest. 2005;127(2):543-549.
14. Berger KI, Ayappa I, Sorkin IB, Norman RG, Rapoport DM, Goldring RM. CO_2 homeostasis during periodic breathing in obstructive sleep apnea. J Appl Physiol. 2000;88(1):257-264.
15. Norman RG, Goldring RM, Clain JM, Oppenheimer BW, Charney AN, Rapoport DM, et al. Transition from acute to chronic hypercapnia in patients with periodic breathing: predictions from a computer model. J Appl Physiol. 2006;100(5):1733-1741.
16. Piper AJ. Obesity hypoventilation syndrome: the big and the breathless. Sleep Med Rev. 2011;15(2):79-89.
17. Chau EH, Lam D, Wong J, Mokhlesi B, Chung F. Obesity hypoventilation syndrome: a review of epidemiology, pathophysiology, and perioperative considerations. Anesthesiology. 2012;117(1):188-205.
18. Kim SH, Eisele DW, Smith PL, Schneider H, Schwartz AR. Evaluation of patients with sleep apnea after tracheotomy. Arch Otolaryngol Head Neck Surg. 1998;124(9):996-1000.
19. Ugerman HJ, Fairman RP, Sood RK, Engle K, Wolfe L, Kellum JM. Long-term effects of gastric surgery for treating respiratory insufficiency of obesity. Am J Clin Nutr. 1992;55(2 Suppl):597S-601S.

PARTE III

DISTÚRBIOS RESPIRATÓRIOS OBSTRUTIVOS DO SONO: TRATAMENTO CLÍNICO

CAPÍTULO 13

MEDIDAS COMPORTAMENTAIS E POSTURAIS NA APNEIA OBSTRUTIVA DO SONO

Milena de Almeida Torres Campanholo

Pontos-chave

- As medidas comportamentais são uma série de orientações sugeridas ao portador de apneia do sono com o objetivo de reduzir o impacto negativo que a doença causa na qualidade de vida e do sono destes pacientes.
- As medidas comportamentais no manejo do paciente apneico devem fazer parte da terapêutica, independentemente da gravidade da doença.
- Orientações para redução do peso, evitar consumo de álcool e outros sedativos, praticar atividades físicas, dormir em decúbito lateral entre outras, fazem parte das medidas comportamentais no manejo da apneia obstrutiva do sono.

INTRODUÇÃO

A apneia obstrutiva do sono (AOS) é uma doença multifatorial e heterogênea, por esse motivo a abordagem terapêutica deve abranger características diversas do paciente com apneia do sono. As medidas comportamentais são uma série de orientações sugeridas ao portador de apneia do sono com objetivo de reduzir o impacto negativo que a doença causa na qualidade do sono e, em alguns casos, tais medidas podem melhorar a gravidade da doença. As medidas posturais estão inseridas nas orientações gerais e têm um papel fundamental em certos fenótipos da AOS. O tratamento principal da AOS baseia-se na gravidade da doença, no entanto, as medidas comportamentais no manejo do paciente apneico devem fazer parte da terapêutica, independentemente da gravidade da doença, tendo um papel adjuvante ao tratamento, mesmo em quadros mais graves.

MEDIDAS COMPORTAMENTAIS

As orientações visam reduzir os principais fatores predisponentes da apneia obstrutiva do sono, além de instruir o paciente sobre atitudes deletérias relacionadas ao sono. As medidas comportamentais indicadas ao paciente com AOS estão descritas a seguir.

Perder peso

Um dos principais fatores de risco da AOS é a obesidade[1]. Estima-se que cerca de 70% dos pacientes com apneia obstrutiva do sono tem a obesidade como fator relacionado[2], por isso a perda de peso é considerada uma das principais orientações no tratamento desses pacientes, e diversos estudos têm mostrado benefícios da perda de peso na redução da gravidade da AOS[3]. A perda de peso pode ser decorrente de mudança de estilo de vida, associada à prática de exercício físico e dieta alimentar, que, segundo estudos, levam à redução no índice de apneia e hipopneia (IAH).

No entanto, perder peso é um objetivo difícil de ser alcançado e mantido com estratégias conservadoras e, em alguns casos, o tratamento indicado é a cirurgia bariátrica. Porém, apesar de a perda de peso ser significativamente maior em pacientes submetidos à cirurgia bariátrica, um estudo recente não mostrou diferença significativa na redução do IAH, quando comparada com a perda de peso por dieta hipocalórica[3].

Mesmo em pacientes já em tratamento da AOS, a perda de peso pode trazer mudanças benéficas no colesterol, resistência à insulina, leptina, marcadores inflamatórios e função endotelial, anormalidades que não estão relacionadas apenas com a AOS, mas também com a obesidade e a privação de sono[5].

O controle de peso deve ser sempre recomendado, visto que o aumento de 10% do peso basal em paciente com AOS leve aumenta seis vezes o risco de progressão da doença, e uma perda de peso equivalente pode resultar em 20% de melhora da gravidade da AOS[6].

Logo, a perda de peso em certos casos pode eliminar o quadro de AOS, mas de maneira geral é considerada um tratamento adicional com objetivo de reduzir a gravidade do quadro, evitar progressão da doença além de diminuir os fatores metabólicos presentes em pacientes com obesidade e AOS.

Evitar ingestão de álcool

A ingestão de álcool está associada a má qualidade e maior fragmentação do sono[3,7]. Além disso, o consumo de álcool pode agravar a apneia do sono[3].

Entre os mecanismos relacionados aos efeitos adversos do álcool no paciente com apneia do sono, estão a redução da atividade motora do nervo genioglosso e hipoglosso, o aumento do edema da mucosa nasal e a diminuição de resposta ao despertar[8].

É importante ressaltar que o efeito do álcool é prejudicial na cognição, e pacientes portadores de AOS podem apresentar disfunção cognitiva relacionada à doença de base. O efeito da ingestão de álcool ou restrição de sono em pacientes portadores de AOS não tratados, estão relacionados a piores desempenhos motor e de atenção. Em testes de simulação de direção, pacientes com AOS não tratados tiveram pior desempenho após ingestão de álcool ou privação de sono quando comparados com indivíduos sem AOS[3].

Praticar atividade física

A atividade física é indicada como terapia adjuvante no tratamento da apneia do sono pela sua indiscutível possibilidade de facilitar a redução do peso, além de melhorar a função pulmonar e a qualidade de sono[3]. Alguns estudos indicam que a atividade física reduz a gravidade da AOS independentemente da redução de peso, e os sintomas associados à AOS podem ser reduzidos após início da prática de exercícios[9,10].

Terapia posicional

A posição supina agrava a AOS na maioria dos pacientes em decorrência do deslocamento gravitacional anteroposterior das estruturas faríngeas como língua, palato mole e epiglote, aumentando o estreitamento do lúmen faríngeo. Em torno de 60% de pacientes com AOS a ocorrência de eventos obstrutivos restringe-se à posição supina[11], sendo definida como AOS predominante no supino (supino dependente) quando a razão do IAH supino: IAH não supino > 2. Esse tipo de fenótipo é mais comum em quadros mais leves e em pacientes com menor IMC, mais jovens, podendo estar mais relacionado a alterações craniofaciais[11-12].

A terapia posicional consiste em evitar que o paciente permaneça em posição supina durante o sono. Um dos métodos mais utilizados é a colocação de uma bola de tênis fixada nas costas do pijama do paciente durante o sono. Apesar de a terapia posicional ser considerada uma terapia alternativa no tratamento da AOS, segundo a Academia Americana de Medicina do Sono, novas tecnologias estão sendo incorporadas nesta abordagem[13]. Dispositivos sofisticados, que acionam um mecanismo vibratório na vigência da posição supina, são ferramentas promissoras em relação à eficácia, tolerância e adesão a longo prazo no tratamento da apneia obstrutiva posicional[13]. Estes dispositivos ainda não estão disponíveis no Brasil.

Elevação de decúbito do leito

A AOS tem mecanismos fisiopatológicos diversos, de origem anatômica e não anatômica[14]. A elevação do decúbito pode reduzir a força da gravidade nas estruturas faríngeas, além de prevenir o deslocamento rostral de fluido e o consequente acúmulo cervical e pulmonar de líquido. Dessa forma, a elevação de decúbito traz benefício na apneia obstrutiva e em alguns casos de apneia central, principalmente em pacientes com sobrecarga hídrica, particularmente aqueles com edema de membros inferiores[15]. Além disso a elevação de decúbito é uma orientação clássica antirrefluxo e uma série de estudos apontam uma associação entre a doença do refluxo esofágico (DRGE) e AOS, com uma relação bidirecional entre as duas doenças. Isso porque os episódios de esforço respiratório presentes na apneia obstrutiva levam à mudança no gradiente de pressão entre o abdome e o tórax, predispondo um episódio de refluxo faringolaríngeo. Por outro lado, o conteúdo de refluxo pode causar processo inflamatório na laringe, piorando a AOS[16].

Uso de meia compressiva

O uso de meia compressiva é um outro mecanismo atuante na redução do edema de membros inferiores ao longo do dia, reduzindo o deslocamento rostral de líquido. Esta medida demonstrou ser efetiva na redução do IAH na população com AOS e insuficiência venosa crônica[17].

Cessar tabagismo

Há evidências de que o hábito de fumar exerce influência na AOS, por meio de alterações na arquitetura do sono, da função neuromuscular das vias aéreas, dos mecanismos de despertar e do processo inflamatório das vias aéreas superiores[18].

Um dos maiores estudos de coorte para investigar a AOS nos Estados Unidos reporta que fumantes têm maior risco de ter AOS moderada e grave em relação a não fumantes (OR 4,4; IC 95% 1,5-13), e esse resultado é mantido mesmo depois de ajustamento para sexo, idade, IMC e uso de álcool[19].

O fim do tabagismo no longo prazo parece ser benéfico para a qualidade do sono comparando-se com pacientes que mantêm o hábito de fumar[19].

Apesar de evidência limitada relacionando a cessação do tabagismo com a melhora da AOS, considerando a relação deletéria do tabagismo na AOS, o fim do hábito de fumar é sugerido como medida complementar no tratamento da AOS.

Evitar alimentação excessiva próximo do horário do sono

Um estudo recente comparou a influência da refeição gordurosa no sono em duas noites consecutivas de polissonografia em pacientes com AOS, a primeira com ingestão de refeição leve e a segunda com ingestão de refeição gordurosa 2 horas antes de dormir. Verificou-se um aumento na frequência de apneia obstrutiva e também de apneia central[20].

Além disso, dada a relação da DRGE e a AOS, a orientação alimentar contempla minimizar sintomas relacionados às duas doenças, como aumento dos despertares noturnos[21].

Evitar uso de sedativos

Pacientes com AOS são mais sensíveis a doses mínimas de sedativos quando comparados a indivíduos normais. A administração desse tipo de medicação resulta em redução do tônus da musculatura parafaríngea, podendo causar a exacerbação da obstrução de vias aéreas e levar a hipóxia, hipercapnia e, em alguns casos, arritmias[22].

Evitar privação de sono

Manter os mesmos horários de dormir e levantar e evitar a privação de sono são medidas que visam a garantir uma boa qualidade de sono, diminuindo o impacto da apneia do sono nos sintomas diurnos do paciente. Inclusive, em pacientes em tratamento da AOS com utilização do CPAP, enfatizar a necessidade de manter um período de sono apropriado pode melhorar a adesão ao CPAP e, em alguns casos, reduzir possíveis sintomas residuais diurnos[23].

CONSIDERAÇÕES FINAIS

Hábitos inapropriados de sono, como consumo de álcool, tabagismo, uso de sedativos e privação de sono, podem ocasionar piora da AOS. A perda de peso, a prática de exercícios físicos e a dieta alimentar adequada são medidas capazes de melhorar diversos parâmetros fundamentais à saúde e trazem benefícios em pacientes com AOS. No tratamento da AOS, é importante garantir a melhora da qualidade de vida, da cognição, da sonolência excessiva e a redução de risco cardiovascular. Dessa forma, medidas comportamentais e posturais tornam-se um tratamento complementar da AOS, visando a promover a melhora na qualidade de vida dos pacientes portadores da doença.

REFERÊNCIAS BIBLIOGRÁFICAS

1. Koch L. Weight loss effects on obstructive sleep apnea. Nature Rev Endocrinol. 2010;6(1):4.
2. Tuomilehto H, Seppä J, Uusitupa M. Obesity and obstructive sleep apnea: clinical significance of weight loss. Sleep Med Rev. 2013;17(5):321-9.
3. Haddad F, Bittencourt L. Recomendações para o diagnóstico e tratamento da apneia obstrutiva do sono no adulto. São Paulo: Estação Brasil; 2013. p.58-60.
4. Dobrosielski DA, Patil S, Schwartz AL, Bandeen-Roche K, Stewart KJ. Effects of exercise and weight loss in older adults with obstructive sleep apnea. Med Sci Sports Exerc. 2015;47(1):20-6.
5. Romero-Corral A, Caples SM, Lopez-Jimenez F, Somers VK. Interactions between obesity and obstructive sleep apnea: implications for treatment. Chest. 2010;137(3):711-9.
6. Peppard PE, Young T, Palta M, Dempsey J, Skatrud J. Longitudinal study of moderate weight change and sleep-disordered breathing. JAMA. 2000;28423:3015-21.
7. Landolt HP, Roth C, Dijk DJ, Borbely AA. Late-afternoon ethanol intake affects nocturnal sleep and the sleep EEG in middle-aged men. J Clin Psychopharmacol. 1996;16:428-36.
8. Scanlan MF, Roebuck T, Little PJ, Redman JR, Naughton MT. Effect of moderate alcohol upon obstructive sleep apnoea. Eur Respir J. 2000;16(5):909-13.
9. Kline CE, Crowlwy EP, Ewing GB, Burch JB, Blair SN, Durstine JL, et al. The effect of exercise training on obstructive sleep apnea and sleep quality: a randomized controlled trial. Sleep. 2011;34(12):1631-40.
10. Daniele TM, de Bruin VM, de Oliveira DS, Pompeu CM, Fort AC. Associations among physical activity, comorbities, depressive symptons and health: related quality of life in type 2 diabetes. Arq Bras Endocrinol Metabol. 2013;57(1):44-50.
11. Busarakum TC, Rosalind S. Clinical and polysomnographic data of positional sleep apnea and its predictors. Sleep Breath. 2012;16:1167-72.
12. XJoosten SA, Hamza K, Sands S, Turton A, Berger P, Hamilton G. Phenotypes of patients with mild to moderate obstructive sleep apnoea as confirmed by cluster analysis. Respirology. 2012;17:99-107.
13. Yingjuan M, Siang WH, Leong Alvin TK, Poh HP. Positional therapy for positional obstructive sleep apnea. Sleep Med Clin. 2020;15(2):261-275.
14. Souza, FJF, Genta PR, de Souza Filho AJ, et al. The influence of head-of-bed elevation in patients with obstructive sleep apnea. Sleep Breath.2017;21:815-820.
15. White LH, Bradley TD.Role of nocturnal rostral fluid shift in the pathogenesis of obstructive and central sleep apnoea. J Physiol. 2013;591(5), 1179-1193.
16. Xavier SD, Eckley CA, Duprat AC, de Souza Fontes LH, Navarro-Rodriguez T, Patrocínio J, et al. Temporal association between respiratory events and reflux in patients with obstructive sleep apnea and laryngopharyngeal reflux. J Clin Sleep Med. 2019;15:1397-1402.
17. PergerE, Jutant E-M, Redolfi S. Targeting volume overload and overnight rostral fluid shif: a new perspective to treat sleep apnea. Sleep Med Rev. 2017;42:160-70.
18. Krishnan V, Dixon-Williams S, Thornton JD. Where there is smoke… there is sleep apnea: exploring the relationship between smoking and sleep apnea. Chest. 2014;146(6):1673-80.
19. Wetter DW, Young TB, Bidwell TR, Badr MS, Palta M. Smoking as a risk factor for sleep-disordered breathing. Arch Intern Med. 1994;154(19):2219-24.
20. Trakada G, Steiropoulos P, Zaragoulidis P, Nena E, Papanas N, Maltezos E, et al. A fatty meal aggravates apnea and increases sleep in patients with obstructive sleep apnea. Sleep Breath. 2014;18(1):53-8.
21. Jaimchariyatam N, Tantipornsinchai W, Desudchit T, Gonlachanvit S. The association between sleep--related respiratory events and nocturnal gastroesophageal reflux events in patients with coexistence of obstructive sleep apnea and gastroesophageal reflux disease: a case-crossover study. Chest. 2015;148(4)16.
22. Martin N, Glenn SM, Szokol WJ. Sleep apnea. N Eng J Med. 2003;348(5):472-3.
23. Kitamura T, Miyazaki S, Koizumi H, Takeuchi S, Tabata T, Suzuki H. Sleep hygiene education for patients with obstructive sleep apnea. Sleep and Biological Rhythms. 2016;14(1):101-10.

CAPÍTULO 14

TRATAMENTO DOS DISTÚRBIOS OBSTRUTIVOS COM APARELHOS DE PRESSÃO POSITIVA: TIPOS DE APARELHO E INDICAÇÃO

Luciana Balester Mello de Godoy

Pontos-chave

- Existem quatro tipos de modalidades de aparelhos de pressão positiva: CPAP, BPAP, APAP e servoventilador.
- A escolha em relação à modalidade ventilatória deve ser baseada no acesso do paciente, custo-benefício, preferência do paciente, opinião do profissional de saúde, gravidade da doença, entre outros fatores.

DEFINIÇÃO

A terapia com pressão positiva na via aérea superior constitui uma modalidade eficaz no tratamento da apneia obstrutiva do sono (AOS)[1,2]. Sullivan et al., em 1981, foram os primeiros a descrever o sistema de pressão positiva na via aérea superior como tratamento da AOS[3]. A pressão positiva de ar é gerada por um ventilador motorizado ou por um sistema de turbina ajustados por diversos diâmetros diferentes de válvulas ou pela velocidade da turbina e é capaz de prevenir o colapso da faringe durante o sono. Exames de imagem evidenciaram que o aparelho de pressão positiva promove um *splint* pneumático das vias aéreas superiores pela distensão passiva das vias. Alteração do volume pulmonar também foi observada durante seu uso. O objetivo é eliminar os eventos respiratórios obstrutivos (apneias, hipopneias, despertares relacionados ao esforço respiratório – RERA – e roncos).

Inicialmente, as máquinas eram grandes, pesadas e barulhentas e, ao longo desses 40 anos, evoluíram para aparelhos menores, mais leves e praticamente silenciosos. O fluxo aéreo chega através de máscara acoplada à face por fitas, faixas ou tiras ajustáveis. Há vários tipos de máscaras: nasais, almofadas nasais (*nasal pillows*), oronasais e máscaras faciais (*full-face*), que são opções em caso de dificuldade de

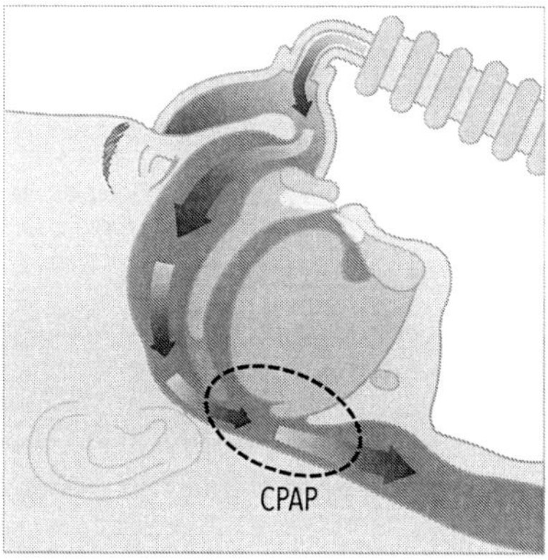

Figura 1 Esquema de aparelho de pressão positiva impedindo colapso faríngeo (máscara nasal).

adaptação com máscara nasal por obstrução nasal. Inúmeras novas máscaras têm surgido no mercado na busca de melhorar o conforto, facilitando a escolha do paciente e aprimorando o tratamento clínico da AOS.

O aparelho de pressão positiva na via aérea superior consiste basicamente em três componentes:

- Um sistema de pressão positiva.
- Uma interface nasal, oral ou oronasal (como máscara nasal, oronasal ou facial) acoplada na face por meio de tiras ajustáveis (*headgear*).
- Uma mangueira flexível que conecta o dispositivo à máscara.

O sistema de pressão positiva consiste em uma bomba de ar (sistema de turbina) que gera ar filtrado sob uma pressão positiva ajustável por meio de variação do diâmetro da válvula de pressão ou pela velocidade do ventilador/turbina[4].

Existem quatro tipos de modalidades de aparelhos de pressão positiva, dependendo do tipo de sistema de pressão:

- Pressão positiva contínua na via aérea superior (*continuous positive airway pressure* – CPAP), que oferece uma única pressão contínua e fixa durante a noite toda.
- Pressão positiva com dois níveis de fluxo (*bi-level positive airway preassure* – BPAP), que oferece uma pressão inspiratória (IPAP) mais elevada que a expiratória (EPAP).
- Pressão positiva autoajustável (*automatic positive airway pressure* – APAP), que aumenta automaticamente a pressão de CPAP ou BPAP (IPAP/EPAP) conforme a necessidade para manter a patência da via aérea e reduz a pressão se nenhum evento respiratório anormal é detectado durante um período.

- Servoventilador (*adaptative servo ventilation* – ASV), que apresenta um servocontrolador que automaticamente ajusta a pressão por meio da análise de cada respiração para manter uma ventilação estável, particularmente em pacientes com insuficiência cardíaca congestiva (ICC), com apneia central do sono e/ou respiração de Cheyne-Stokes[4].

AJUSTE DO VALOR DA PRESSÃO

Preconiza-se, idealmente, que o ajuste do valor da pressão a ser programada nos aparelhos de pressão positiva seja feito por meio de polissonografia de noite inteira realizada em laboratório do sono, assistida por profissional com experiência em sono capaz de ajustar manualmente a pressão[5]. O objetivo é eliminar os eventos respiratórios obstrutivos (apneias, hipopneias, RERA e roncos). Durante a noite de titulação da pressão, buscam-se o controle dos eventos respiratórios e esse controle deve ser mantido durante mais de 15 minutos de sono REM (*rapid eye moviment*) no decúbito dorsal[4]. Esse passo importante do tratamento também pode ser realizado no laboratório de sono e com supervisão durante exame *split-night* ou no domicílio e sem supervisão[1,4].

CONTEÚDO COMPLEMENTAR

Este capítulo possui conteúdo complementar disponibilizado em uma plataforma digital exclusiva. Para ingressar no ambiente virtual, utilize o QR code abaixo, digite a senha: **sono2aed** e faça seu cadastro.

O prazo para acesso a esse material limita-se à vigência desta edição.

Os dispositivos de pressão positiva autoajustável (APAP) podem ser utilizados para a titulação automática de pressão no laboratório do sono ou em domicílio sem supervisão[1]. A titulação domiciliar apresenta como benefícios o menor custo, acesso mais rápido ao exame e como consequência, início mais rápido do tratamento. Entretanto, a titulação automática não deve ser realizada em pacientes com comorbidades, como hipoventilação, ICC, doença pulmonar obstrutiva crônica (DPOC), doença neuromuscular, hipoxemia noturna, em não roncadores ou na apneia central do sono (ACS)[6].

Pacientes com AOS podem apresentar, durante a titulação ou no início do tratamento com o aparelho de pressão positiva, eventos de apneia central. Trata-se da chamada apneia emergente, conhecida anteriormente como apneia complexa[7]. Na maioria dos casos, os eventos centrais durante uma titulação inicial são transitórios e podem desaparecer após o uso contínuo do CPAP por 4 a 8 semanas, podendo ser necessário reduzir a pressão ótima de tratamento obtida durante a titulação[8]. Quando o tratamento com o CPAP falha em corrigir as apneias emergentes com o tratamento, pode ser necessário o uso do servoventilador[9].

INDICAÇÕES DO APARELHO DE PRESSÃO POSITIVA

A Academia Americana de Medicina do Sono (American Academy of Sleep Medicine – AASM) publicou recomendações a respeito dos parâmetros práticos do uso de aparelhos de pressão positiva no tratamento da AOS[1,5]. Trata-se de diretrizes seguidas mundialmente, elaboradas por um comitê de especialistas e baseadas na literatura científica vigente. Segundo essas diretrizes, o tratamento com aparelho de pressão positiva deve ser feito após um diagnóstico prévio de AOS com método adequado, por meio de polissonografia realizada em laboratório ou domiciliar[1,10,11]. A AASM recomenda que o uso de aparelho de pressão positiva seja iniciado após titulação em laboratório ou usado de modo automático domiciliar em adultos com AOS sem comorbidades. A escolha em relação à modalidade deve ser baseada no acesso, no custo-benefício, na preferência do paciente, na opinião do profissional de saúde responsável, entre outros fatores[1]. A força-tarefa da AASM avaliou 10 estudos randomizados placebo-controlado e, por meio de metanálise, concluiu que não houve diferença significativa com relação à adesão e à melhora da sonolência excessiva diurna (SED) ou da qualidade de sono quando comparados uso de APAP domiciliar e titulação em laboratório.

O tratamento com aparelho de pressão positiva está indicado como padrão para AOS moderada e grave[12,13], mas também como opção para tratamento de AOS leve e síndrome da resistência de via aérea superior (SRVAS)[14,15].

A AASM recomenda o uso de aparelho de pressão positiva para pacientes com AOS e SED e sugere o uso em pacientes com qualidade de vida prejudicada devido à má qualidade do sono[1]. Revisões sistemáticas e metanálises evidenciaram melhora significativa da SED e da qualidade de sono com o uso do dispositivo[16].

A AASM sugere uso de aparelho de pressão positiva para pacientes com AOS e hipertensão arterial sistêmica (HAS) para controle mais adequado da pressão arterial. Uma metanálise com cinco estudos randomizados placebo-controlados demonstrou significativa redução da pressão arterial sistólica e diastólica noturnas, diurnas e durante monitorização 24 horas, sendo os melhores resultados nas medidas noturnas[1]. Até o momento, não há evidências científicas suficientes para recomendar o uso de aparelho de pressão positiva em pacientes sem SED como forma de prevenir eventos cardiovasculares ou redução da mortalidade relativa.

Baseado no até então controverso impacto do uso de aparelho de pressão positiva no peso dos pacientes com AOS, Drager et al. realizaram uma metanálise para avaliar se o tratamento com o dispositivo promovia alteração do peso e do índice de massa corpórea (IMC)[17]. Os autores observaram que o CPAP promove significativo aumento do IMC e do peso, principalmente em pacientes com sobrepeso e obesidade prévios ao tratamento. Myllylä et al. também encontraram que 10% dos pacientes que usaram CPAP (com adesão média de 6,6 ± 1,2 hora/dia) apresentaram significativo ganho anual de peso (0,63 ± 0,35 kg/m^2) ao longo de 5 anos de acompanhamento[18].

ADESÃO À TERAPIA COM PRESSÃO POSITIVA

Sabe-se que a terapia com pressão positiva só é efetiva quando adequadamente realizada, ou seja, quando o aparelho é utilizado, obviamente. A adesão e utilização são os maiores desafios clínicos para um tratamento de sucesso com a pressão positiva em via aérea superior[5].

A adesão é um fator limitante para o sucesso do CPAP. O ideal é que o uso seja contínuo e durante o máximo de tempo possível. Diversas estratégias são propostas para melhorar a adesão ao uso de CPAP e incluem medidas educacionais, comportamentais e medicamentosas e opções relacionadas ao próprio equipamento[19].

Programas de educação e orientação aos pacientes devem ser incorporados ao tratamento logo no início e mantidos periodicamente. Reavaliações frequentes, com acompanhamento presencial, são importantes especialmente no início da terapia. Orientações sobre o que é AOS, suas consequências, o que é a terapia com pressão positiva e seus benefícios são essenciais para o sucesso terapêutico e devem já ser esclarecidas para os pacientes antes do início do tratamento. Tratamentos comportamentais, como a terapia cognitivo-comportamental (TCC), também podem ser necessários no início ou durante o curso do tratamento com aparelho de pressão positiva. Orientações quanto às dificuldades e aos problemas que possam vir a acontecer com o uso do dispositivo e formas de como resolvê-los devem ser dadas ao paciente também já no início da terapia. Todas essas medidas auxiliam o paciente no curso do tratamento e aumentam sua adesão a ele.

Apesar de se considerar uma adesão adequada o uso do CPAP por pelo menos 4 horas por noite por pelo menos 70% das noites, existe uma relação dose-resposta entre o uso do aparelho de pressão positiva e diversos desfechos clínicos, com maior benefício naqueles que usam o dispositivo por um maior número de horas por noite[20-26].

O tratamento da AOS com aparelho de pressão positiva deve ser acompanhado de perto por profissional com experiência na área desde o início, para que sejam identificados precocemente os sinais de dificuldade com o uso do dispositivo.

Sabe-se que uma boa adesão ao aparelho de pressão positiva nos primeiros dias e semanas de uso é um fator preditivo para uma boa adesão em longo prazo[27,28]. Monitoramento objetivo da terapia com pressão positiva por meio de leitura de relatório de uso do dispositivo é muito importante para avaliar o uso adequado e a adesão, pois o paciente tende a superestimar o uso do aparelho[29].

Telemedicina, por meio de uma plataforma na rede e de videoconferências, é uma alternativa com ótimo custo-benefício em relação ao manejo e às orientações padronizadas até então. O monitoramento do tratamento pode ser feito a distância, por acesso remoto. Segundo metanálise, intervenções guiadas por telemonitoramento aumentam significativamente a adesão ao tratamento. A intensidade dos efeitos colaterais tende a ser menor em pacientes telemonitorados, mas sem evidência clínica significativa[1].

O uso de medicamentos hipnóticos na noite da titulação e nas primeiras semanas de uso de aparelho de pressão positiva pode ser muito útil à medida que aumenta a adesão média ao tratamento. Entretanto, não se sabe ao certo em que grupo essa estratégia deve ser utilizada[30].

Estratégias relacionadas aos dispositivos de pressão positiva em si foram estudadas na tentativa de melhorar sua adesão. Essas medidas incluem indicação de APAP, BPAP[31], sistemas de alívio de pressão e umidificadores aquecidos[32]. Entretanto, nenhuma dessas medidas mostrou aumento significativo na adesão ao tratamento e, portanto, não são recomendadas rotineiramente[19].

Em relação à interface usada (máscara nasal, oronasal, facial ou almofada nasal), metanálises demonstraram maior adesão ao aparelho de pressão positiva quando é feito o uso de máscara nasal em relação à máscara oronasal, mas não houve diferença clínica quando as máscaras nasal e intranasal foram comparadas. Não houve diferença com relação à SED subjetiva quando o uso de diferentes interfaces foi comparado, e não houve diferenças na qualidade de sono quando se comparou máscara nasal com intranasal[1]. Por esses motivos, associados aos menores efeitos colaterais com relação às máscaras nasal e intranasal quando comparados à interface oral/oronasal, preconiza-se uso das máscaras nasais ou intranasais preferencialmente no tratamento com aparelho de pressão positiva[1]. Entretanto, fatores individuais e preferências pessoais dos pacientes variam, e a máscara escolhida deve ter menos efeitos colaterais e deve permitir melhor adesão e desempenho.

O uso de umidificador reduz uma série de efeitos colaterais relacionados a aparelho de pressão positiva, como boca e garganta secas, rinorreia posterior, congestão nasal, ressecamento nasal, sangramento nasal, cefaleia, odinofagia, disfonia e hiposmia. Entretanto, metanálises não evidenciaram melhora clínica significativa da adesão, da SED e da qualidade do sono[1].

O tempo e o intervalo de acompanhamento do paciente em uso de aparelho de pressão positiva variam em cada caso. No início da terapia, o acompanhamento semanal/mensal é importante para garantir boa adesão e solucionar problemas e dificuldades que possam surgir. A seguir, acompanhamento anual, feito por profissional experiente na área, pode ser realizado no caso de boa adesão ao tratamento e, nos casos em que houve completa resolução dos sintomas relacionados à AOS e quando o paciente não tem dúvidas em relação ao dispositivo/à terapia. O acompanhamento nesses casos pode ser realizado com intervalos maiores[1]. Por sua vez, nos casos em que há persistência dos sintomas ou dificuldades em relação ao uso do dispositivo, deve-se realizar reavaliações em menor espaço de tempo. Pacientes em terapia que ao longo do tempo permanecem assintomáticos e sem alterações clínicas gerais relevantes não precisam realizar nova polissonografia para reavaliar o grau da AOS.

MODALIDADES DE APARELHO DE PRESSÃO POSITIVA

Tanto a modalidade CPAP pressão fixa como o modo ajuste automático de pressão podem ser indicados em pacientes com AOS sem comorbidades. As duas modalidades de ajustes do aparelho de pressão positiva apresentaram boa adesão, eficácia em relação à SED objetiva e subjetiva e melhora da qualidade de vida de forma semelhante[1]. A metanálise também não demonstrou diferença significativa entre as duas modalidades com relação aos efeitos adversos. Uma vantagem do modo pressão positiva autoajustável é a mudança automática da pressão em determinadas situações que podem ocorrer de forma aguda ou crônica, como consumo de bebida alcoólica, mudança de posição do corpo durante o sono e mudança de peso. Até o momento, não há estudos suficientes comparando as duas modalidades em pacientes com comorbidades, como ICC, uso crônico de opiáceos, DPOC, doenças neuromusculares, dessaturação noturna de oxi-hemoglobina por doença que não seja a AOS, a apneia central do sono ou de hipoventilação[1].

Um aparelho de pressão positiva com dois níveis de fluxo (BPAP) é indicado como alternativa ao CPAP em pacientes que necessitam de alta pressão e que estão desconfortáveis com o CPAP por conta disso[1]. Há maior conforto com a redução da pressão no momento da expiração com o BPAP, o que melhora a adesão do paciente com a AOS. Entretanto, a metanálise realizada pela força-tarefa da AASM não evidenciou diferença significativa com relação à adesão, à SED subjetiva, à qualidade de sono e à AOS residual quando comparados os usos de CPAP e BPAP[1]. Portanto, deve-se preferir iniciar o tratamento da AOS com CPAP ou APAP e reservar o uso de BPAP para os poucos casos de pacientes que precisam de alta pressão (por exemplo, valores maiores do que 20 cmH_2O)[1].

EFEITOS ADVERSOS

As diferentes modalidades de ventilação positiva noturna na AOS são bastante seguras[33], com efeitos colaterais pouco significativos, como pressão na face, escape de ar pela máscara, ressecamento das vias aéreas superiores e sensação de obstrução nasal[34].

Todos os benefícios do tratamento com os aparelhos de pressão positiva previamente relatados ocorrem em pacientes que têm adesão adequada ao tratamento. Portanto, se o paciente não usar adequadamente o aparelho ou se usá-lo de forma irregular não haverá melhora clínica. Muitas medidas realizadas por equipe multidisciplinar devem ser tomadas ao longo do tratamento para garantir a adesão do paciente ao tratamento, mas a participação, o esforço e a persistência do paciente são fundamentais. Além disso, o uso do aparelho de pressão positiva deve ser contínuo, o que muitas vezes não é bem-aceito por pacientes mais jovens, que muitas vezes buscam um tratamento com duração preestabelecida.

CONSIDERAÇÕES FINAIS

O aparelho de pressão positiva na via aérea superior é uma opção terapêutica eficaz para distúrbios respiratórios do sono (DRS) contanto que sua utilização seja monitorada e a adesão seja adequada. Promove a melhora clínica dos sintomas da AOS. Entretanto, há a necessidade de acompanhamento frequente e constante, com orientações realizadas por profissionais treinados para adesão adequada e consequente tratamento efetivo.

REFERÊNCIAS BIBLIOGRÁFICAS

1. Patil SP, Ayappa IA, Caples SM, Kimoff RJ, Patel SR, Harrod CG. Treatment of adult obstructive sleep apnea with positive airway pressure: an American Academy of Sleep Medicine Clinical Practice Guideline. J Clin Sleep Med. 2019;15(2):335-43.
2. Patil SP, Ayappa IA, Caples SM, Kimoff RJ, Patel SR, Harrod CG. Treatment of adult obstructive sleep apnea with positive airway pressure: an American Academy of Sleep Medicine systematic review, meta-analysis, and GRADE assessment. J Clin Sleep Med. 2019;15(2):301-34.
3. Sullivan CE, Issa FG, Berthon-Jones M, Eves L. Reversal of obstructive sleep apnoea by continuous positive airway pressure applied through the nares. Lancet. 1981;1(8225):862-5.
4. Kushida CA, Chediak A, Berry RB, Brown LK, Gozal D, Iber C, et al. Clinical guidelines for the manual titration of positive airway pressure in patients with obstructive sleep apnea. J Clin Sleep Med. 2008;4(2):157-71.
5. Kushida CA, Morgenthaler TI, Littner MR, Alessi CA, Bailey D, Coleman J, et al. Practice parameters for the treatment of snoring and obstructive sleep apnea with oral appliances: an update for 2005. Sleep. 2006;29(2):240-3.
6. Veasey SC, Rosen IM. Obstructive sleep apnea in adults. Reply. N Engl J Med. 2019;381(3):e7.
7. Cassel W, Canisius S, Becker HF, Leistner S, Ploch T, Jerrentrup A, et al. A prospective polysomnographic study on the evolution of complex sleep apnoea. Eur Respir J. 2011;38(2):329-37.
8. Zeineddine S, Badr MS. Treatment-emergent central apnea: physiologic mechanisms informing clinical practice. Chest. 2021;159(6):2449-57.
9. Khan MT, Franco RA. Complex sleep apnea syndrome. Sleep Disord. 2014;2014:798487.
10. Kushida CA, Littner MR, Morgenthaler T, Alessi CA, Bailey D, Coleman J, et al. Practice parameters for the indications for polysomnography and related procedures: an update for 2005. Sleep. 2005;28(4):499-521.
11. Chesson AL, Ferber RA, Fry JM, Grigg-Damberger M, Hartse KM, Hurwitz TD, et al. The indications for polysomnography and related procedures. Sleep. 1997;20(6):423-87.
12. Becker HF, Jerrentrup A, Ploch T, Grote L, Penzel T, Sullivan CE, et al. Effect of nasal continuous positive airway pressure treatment on blood pressure in patients with obstructive sleep apnea. Circulation. 2003;107(1):68-73.

13. Loredo JS, Ancoli-Israel S, Dimsdale JE. Effect of continuous positive airway pressure vs placebo continuous positive airway pressure on sleep quality in obstructive sleep apnea. Chest. 1999;116(6):1545-9.
14. Monasterio C, Vidal S, Duran J, Ferrer M, Carmona C, Barbé F, et al. Effectiveness of continuous positive airway pressure in mild sleep apnea-hypopnea syndrome. Am J Respir Crit Care Med. 2001;164(6):939-43.
15. Barnes M, Houston D, Worsnop CJ, Neill AM, Mykytyn IJ, Kay A, et al. A randomized controlled trial of continuous positive airway pressure in mild obstructive sleep apnea. Am J Respir Crit Care Med. 2002;165(6):773-80.
16. Gay P, Weaver T, Loube D, Iber C, Force PAPT, Committee SoP, et al. Evaluation of positive airway pressure treatment for sleep related breathing disorders in adults. Sleep. 2006;29(3):381-401.
17. Drager LF, Brunoni AR, Jenner R, Lorenzi-Filho G, Benseñor IM, Lotufo PA. Effects of CPAP on body weight in patients with obstructive sleep apnoea: a meta-analysis of randomised trials. Thorax. 2015;70(3):258-64.
18. Myllylä M, Kurki S, Anttalainen U, Saaresranta T, Laitinen T. High adherence to CPAP treatment does not prevent the continuation of weight gain among severely obese OSAS patients. J Clin Sleep Med. 2016;12(4):519-28.
19. Haddad F, Bittencourt L. Recomendações para o diagnóstico e tratamento da síndrome da apneia obstrutiva do sono no adulto. São Paulo: Estação Brasil; 2013.
20. Marin JM, Carrizo SJ, Vicente E, Agusti AG. Long-term cardiovascular outcomes in men with obstructive sleep apnoea-hypopnoea with or without treatment with continuous positive airway pressure: an observational study. Lancet. 2005;365(9464):1046-53.
21. Martínez-García MA, Campos-Rodríguez F, Catalán-Serra P, Soler-Cataluña JJ, Almeida-Gonzalez C, De la Cruz Morón I, et al. Cardiovascular mortality in obstructive sleep apnea in the elderly: role of long-term continuous positive airway pressure treatment: a prospective observational study. Am J Respir Crit Care Med. 2012;186(9):909-16.
22. Mashaqi S, Gozal D. The impact of obstructive sleep apnea and PAP therapy on all-cause and cardiovascular mortality based on age and gender – a literature review. Respir Investig. 2020;58(1):7-20.
23. Weaver TE, Maislin G, Dinges DF, Bloxham T, George CF, Greenberg H, et al. Relationship between hours of CPAP use and achieving normal levels of sleepiness and daily functioning. Sleep. 2007;30(6):711-9.
24. Martínez-García MA, Capote F, Campos-Rodríguez F, Lloberes P, Díaz de Atauri MJ, Somoza M, et al. Effect of CPAP on blood pressure in patients with obstructive sleep apnea and resistant hypertension: the HIPARCO randomized clinical trial. JAMA. 2013;310(22):2407-15.
25. Lewis KE, Seale L, Bartle IE, Watkins AJ, Ebden P. Early predictors of CPAP use for the treatment of obstructive sleep apnea. Sleep. 2004;27(1):134-8.
26. Pépin JL, Woehrle H, Liu D, Shao S, Armitstead JP, Cistulli PA, et al. Adherence to positive airway therapy after switching from CPAP to ASV: a Big Data analysis. J Clin Sleep Med. 2018;14(1):57-63.
27. Budhiraja R, Parthasarathy S, Drake CL, Roth T, Sharief I, Budhiraja P, et al. Early CPAP use identifies subsequent adherence to CPAP therapy. Sleep. 2007;30(3):320-4.
28. Weaver TE, Kribbs NB, Pack AI, Kline LR, Chugh DK, Maislin G, et al. Night-to-night variability in CPAP use over the first three months of treatment. Sleep. 1997;20(4):278-83.
29. Kribbs NB, Pack AI, Kline LR, Smith PL, Schwartz AR, Schubert NM, et al. Objective measurement of patterns of nasal CPAP use by patients with obstructive sleep apnea. Am Rev Respir Dis. 1993;147(4):887-95.
30. Lettieri CJ, Shah AA, Holley AB, Kelly WF, Chang AS, Roop SA, et al. Effects of a short course of eszopiclone on continuous positive airway pressure adherence: a randomized trial. Ann Intern Med. 2009;151(10):696-702.
31. Smith I, Lasserson TJ. Pressure modification for improving usage of continuous positive airway pressure machines in adults with obstructive sleep apnoea. Cochrane Database Syst Rev. 2009(4):CD003531.
32. Neill AM, Wai HS, Bannan SP, Beasley CR, Weatherall M, Campbell AJ. Humidified nasal continuous positive airway pressure in obstructive sleep apnoea. Eur Respir J. 2003;22(2):258-62.
33. Giles TL, Lasserson TJ, Smith BH, White J, Wright J, Cates CJ. Continuous positive airways pressure for obstructive sleep apnoea in adults. Cochrane Database Syst Rev. 2006(3):CD001106.
34. Lojander J, Maasilta P, Partinen M, Brander PE, Salmi T, Lehtonen H. Nasal-CPAP, surgery, and conservative management for treatment of obstructive sleep apnea syndrome. A randomized study. Chest. 1996;110(1):114-9.

CAPÍTULO 15

TRATAMENTO DOS DISTÚRBIOS OBSTRUTIVOS COM APARELHOS DE PRESSÃO POSITIVA: ACOMPANHAMENTO DOS PACIENTES

Fabíola Paula Galhardo Rizzatti
Evelyn Brasil

Pontos-chave

- A terapia com pressão positiva (PAP) em vias aéreas superiores (VAS), particularmente com a pressão positiva contínua nas vias aéreas (CPAP), constitui o tratamento de escolha para pacientes com apneia obstrutiva do sono (AOS) moderada a grave (IAH ≥ 15).
- Apesar de eficaz, a adesão à terapia com CPAP pode ser um desafio no manejo dos pacientes com AOS.
- Pacientes mais prováveis de serem aderentes ao tratamento com CPAP são os que roncam alto, apresentam maior sonolência e sofrem com a AOS mais grave.
- A melhor adesão pode ser conseguida com medidas educativas, rápida avaliação e solução de eventuais problemas.
- Durante o acompanhamento dos pacientes, é fundamental avaliar a evolução das queixas clínicas, os problemas relacionados à terapia com PAP, os efeitos colaterais e a adesão ao tratamento.
- O paciente deve receber informação de que a AOS é uma doença crônica e deve ser tratada cronicamente a exemplo de outras doenças.

INTRODUÇÃO

A apneia obstrutiva do sono (AOS) é um problema de saúde pública no Brasil e no mundo. A prevalência da doença é alta, e suas consequências deletérias envolvem sonolência diurna excessiva, morbidade cardiovascular, disfunção metabólica, risco de acidentes, comprometimento da qualidade de vida e transtornos cognitivos e de humor.

A terapia com pressão positiva (PAP) em vias aéreas superiores (VAS) constitui o tratamento de escolha para pacientes com AOS moderada a grave (IAH ≥ 15). Na AOS leve sintomática, a terapia com PAP pode ser uma opção de tratamento.

APARELHOS DE PRESSÃO POSITIVA

As modalidades de terapia com pressão positiva não invasiva em VAS para tratamento da AOS incluem a terapia com pressão positiva contínua em VAS (CPAP), a terapia com ajuste automático de pressão em VAS (autoCPAP) e a terapia com dois níveis de pressão em VAS (binível/BPAP), que oferecem pressões inspiratórias e expiratórias independentes. As características desses diferentes equipamentos de PAP podem ser verificadas na Tabela 1. Uma observação importante a ser feita é que o termo CPAP será usado para descrever os diferentes modos de terapia para a AOS.

TABELA 1 Características das diferentes modalidades de terapia de pressão positiva (PAP) em via aérea superior (VAS) que podem ser utilizadas no tratamento da apneia obstrutiva do sono

Modalidade	Características
CPAP (pressão positiva contínua em VAS)	É a modalidade de tratamento inicial mais comum para a AOS Fornece uma pressão única e fixa (contínua) na VAS durante toda a noite (estabelecida, idealmente, pela PSG em laboratório de sono)
AutoCPAP (pressão positiva automática em VAS)	Ajusta a oferta de pressão de tratamento na VAS durante o sono, de acordo com um algoritmo de detecção de eventos respiratórios O algoritmo tenta manter a menor e mais efetiva pressão durante o sono
Binível	Oferece pressão positiva inspiratória (IPAP) e pressão positiva expiratória (EPAP) independentes. A pressão inspiratória é mais elevada que a expiratória A IPAP reduz a limitação de fluxo causada pelo estreitamento da VAS e aumenta o volume pulmonar. A EPAP impede o colapso da VAS Pacientes que não respondem ao CPAP, não o toleram ou necessitam de pressão de tratamento elevada podem ser tratados com aparelhos de pressão positiva binível.

EPAP: pressão positiva expiratória; IPAP: pressão positiva inspiratória.

Alguns aparelhos de pressão positiva disponíveis no mercado contam com tecnologias de conforto pressórico, como o alívio expiratório (redução da pressão terapêutica no início até, aproximadamente, a metade da fase expiratória) com a finalidade de reduzir o fluxo de ar durante a expiração. A intensidade desse alívio expiratório pode ser graduada em alguns equipamentos. Sistemas de aquecimento e umidificação do fluxo de ar inspirado também estão disponíveis, e seu uso é recomendado pela Academia Americana de Medicina do Sono para reduzir alguns possíveis efeitos colaterais do tratamento com PAP (boca e garganta secas, coriza/obstrução/ressecamento nasal, epistaxe, dor facial ou cefaleia, dor de garganta, rouquidão e hiposmia).

A pressão positiva de ar gerada pelo aparelho de PAP promove elevação da pressão intraluminal na faringe, mantendo-a pérvia durante o sono, eliminando os eventos respiratórios obstrutivos (apneia, hipopneia, ronco e despertar respiratório relacionado ao esforço – RERA). Diferentes interfaces podem ser utilizadas para oferecer a pressão positiva ao paciente (máscara nasal, almofada nasal, máscara oronasal ou máscara facial). Para cada proposta de interface, existem vários modelos capazes de atender às diferentes características faciais dos pacientes. Independentemente do fabricante, as interfaces podem ser utilizadas em diversos aparelhos de diferentes empresas. A traqueia, que é o tubo que conecta a interface nos aparelhos de PAP, também apresenta conexão universal com os aparelhos de pressão positiva e com as diversas interfaces.

O tratamento com PAP (particularmente com CPAP) revolucionou o manejo dos pacientes com AOS e alguns pacientes vivenciam experiências transformadoras com a terapia. O CPAP é eficaz, melhora os distúrbios respiratórios obstrutivos do sono, reduz o índice de apneia e hipopneia (IAH), melhora a sonolência, a qualidade de vida relacionada ao sono, os distúrbios cognitivos, as alterações de humor, os acidentes automobilísticos e a HAS (na apneia moderada a grave e hipertensão arterial resistente). Trata-se de tratamento seguro, que não oferece nenhum risco maior ao paciente e os principais desconfortos estão relacionados à pressão ajustada de tratamento e às interfaces (máscaras utilizadas). Uma vez estabelecido o tratamento com PAP, deve-se acompanhar periodicamente o paciente. No acompanhamento, avaliam-se a adesão, os efeitos indesejáveis e os benefícios clínicos do tratamento (melhora da sonolência, da qualidade de vida, da resolução das queixas prévias, da satisfação pessoal e do cônjuge com o tratamento, do tempo total de sono e das mudanças de peso).

Quando a doença for adequadamente controlada, o equipamento for utilizado regularmente e o paciente se sentir confiante e com mais autonomia, pode-se optar pela monitorização do tratamento com CPAP a distância.

ACOMPANHAMENTO E MONITORIZAÇÃO DA TERAPIA COM PRESSÃO POSITIVA (PAP)

Adesão à terapia pressórica

Um dos passos iniciais no acompanhamento de pacientes que receberam a prescrição de tratamento de distúrbio respiratório obstrutivo do sono com PAP é garantir a adequada adaptação e adesão ao tratamento. A decisão de se iniciar o tratamento com PAP começa pela informação, ao paciente, sobre a cronicidade da doença e sobre os benefícios da terapia. Como esse tratamento envolve mudança de hábito e utilização de um equipamento e interface durante o sono, há necessidade de dessensibilizar o paciente para aceitação desse conjunto de objetos, garantindo uma boa adesão à PAP. Tendo-se prescrito o tratamento com pressão positiva, o paciente deve aprender a manejar o aparelho, a colocar e retirar a interface e experimentar a sensação de pressão positiva na VAS testando o uso do equipamento em diferentes momentos. Além disso, deve receber informações claras sobre os cuidados com o aparelho de PAP (troca de filtros, limpeza do equipamento, da interface e da traqueia). Por essas razões, é fundamental que se estabeleça o acompanhamento (presencial e/ou via teleconsulta e telemonitoramento) de pacientes com prescrição de PAP de forma regular e periódica por profissional habilitado em sono. Esse profissional será fundamental para auxílio em possíveis dificuldades com o uso do equipamento, garantindo a adequada adaptação e adesão à terapia.

A adesão ao CPAP é definida pelo uso regular do equipamento; no entanto, a frequência precisa de uso, necessária para obtenção dos efeitos terapêuticos, é desconhecida. O ideal é que o paciente use o aparelho de PAP todas as noites, pelo maior tempo possível, inclusive durante eventuais cochilos diurnos. O uso recomendado de CPAP é de 6 a 8 horas por noite de sono; mas a adesão mínima aceitável, segundo a literatura, é de 4 ou mais horas de uso durante o sono por 70% ou mais das noites. Por causa dessas inconsistências na definição, a adesão descrita na literatura pode variar de 28 a 80%. Apesar das limitações e da adesão variável, o entendimento atual é que o benefício do tratamento com CPAP é dose-dependente, com resposta proporcional dos benefícios quanto maior forem as horas de uso.

Considerando que a adesão ao tratamento com CPAP é relevante para os desfechos positivos desejados, é fundamental que se determine quais são os fatores relacionados ao aumento da adesão do paciente à terapia. Do mesmo modo, é indispensável identificar os fatores que podem levar o paciente a desistir do tratamento para que se possa atuar ativamente para suplantar os problemas que surgirem. Apesar dos benefícios, a adesão dos pacientes ao tratamento com CPAP ainda é um desafio. O tratamento com CPAP é um clássico exemplo de terapia eficaz, mas com adesão bastante variável. Muitos pacientes são intolerantes ao CPAP ou evitam a procura pelo diagnóstico/tratamento da AOS por preocupações acerca da terapia. A literatura sugere que de 8-15% dos pacientes com AOS recusam o tratamento com CPAP depois da primeira noite e que pelo menos 50% descontinuam o uso no primeiro ano de terapia. É importante destacar que a adesão adequada à terapia com CPAP no primeiro mês de uso e a percepção inicial dos benefícios do tratamento podem predizer o uso do aparelho em longo prazo, reforçando a importância de se empenhar esforço para garantir que a adesão ao tratamento aconteça o quanto antes, prevendo-se melhor manutenção da terapia em longo prazo.

De maneira geral, os pacientes mais prováveis de serem aderentes ao tratamento com CPAP são os que roncam alto, os que apresentam maior sonolência, os com AOS mais grave, os mais velhos, pessoas do sexo feminino, os com melhores condições socioeconômicas, os com melhor suporte familiar, os que receberam intervenções educacionais (sobre a doença, as causas, as consequências e o tratamento), bem como os que receberam rápida resolução para problemas relacionados à PAP. Por sua vez, usar a terapia de modo irregular e por curtos períodos tornará a adaptação mais difícil.

Várias tecnologias surgiram nos últimos anos na tentativa de melhorar o conforto do paciente com o tratamento e, consequentemente, a adesão. Equipamentos que possibilitam o ajuste automático de pressão de tratamento (ajuste de pressão administrada na via aérea durante o sono, de acordo com algoritmo de detecção de eventos respiratórios) e alívio expiratório (redução da pressão terapêutica durante a fase expiratória do ciclo respiratório) são exemplos dessas tecnologias que foram desenvolvidas como opção de oferecer maior conforto ao paciente durante a terapia. No entanto, essas tecnologias não mostraram benefício em melhorar a adesão ao tratamento com PAP. A escolha da interface também pode interferir na adesão ao tratamento. Máscaras nasais ou intranasais (almofadas ou *pillows*) resultam em melhor adesão quando comparadas a máscaras oronasais. Desse modo, para início de terapia, máscaras nasais ou intranasais devem ser priorizadas. Sistemas de aquecimento e umidificação do fluxo de ar inspirado melhoram o conforto e reduzem alguns efeitos colaterais da terapia com PAP (por exemplo: boca, garganta e nariz secos, epistaxe, coriza nasal, rouquidão e hiposmia, entre outros); porém, não aumentam a adesão ao tratamento.

Pacientes em terapia com PAP devem receber atenção individualizada. Aspectos fundamentais desse acompanhamento personalizado incluem a monitorização do uso da terapia, a adequação do tratamento, a resolução dos sintomas, a identificação e a rápida resolução de problemas relacionados à terapia com PAP.

Monitorização da terapia com pressão positiva (PAP)

Pacientes em tratamento com PAP devem ser monitorizados frequentemente. Nos momentos de reavaliação do paciente em tratamento, são observados dados subjetivos e objetivos do uso da PAP. São dados subjetivos:

- Relato do paciente quanto ao uso do aparelho. Deve-se ter em mente que os pacientes costumam superestimar o uso do equipamento e que a monitorização objetiva do uso deve ser sempre realizada.
- A percepção de melhora dos sintomas noturnos e diurnos: roncos, pausas respiratórias, engasgos ressuscitadores, nictúria, insônia, qualidade do sono, sonolência excessiva durante o dia, concentração, atenção, irritabilidade, disposição para atividades diárias, transtornos do humor.
- Dificuldades e problemas no uso do equipamento. A Tabela 2 resume os principais problemas, causas e soluções da terapia PAP. A Figura 1 sugere algumas etapas importantes para manejo de pacientes com dificuldades ou intolerantes à terapia com PAP.

TABELA 2 Causas e soluções para problemas que podem ocorrer durante a terapia com pressão positiva em via aérea superior (VAS)

Problemas	Por que pode ocorrer	Como resolver
Irritação na pele/dermatite	Alergia a algum material da máscara Máscara com higienização ruim	Trocar a máscara/procurar alternativas não utilizadas antes Lavar/higienizar a máscara
Vazamento excessivo de ar	Máscara com ajuste inadequado Máscara e/ou fixador da máscara velhos Tamanho errado na seleção da máscara	Ajustar a máscara Trocar a máscara e/ou fixador por novos Usar máscara de tamanho correto
Lesão na pele do rosto (face)	Máscara apertada Modelo de máscara inadequado Tamanho da máscara errado	Reajustar a máscara ou trocar modelo Trocar o modelo de interface Trocar o tamanho da máscara
Ressecamento de nariz, boca, orofaringe ou rinorreia. Dor facial, cefaleia, otites	Ar seco usado na via aérea Alteração do clearance mucociliar da VAS	Umidificar o nariz com solução fisiológica ou gel hidratante Utilizar ar umidificado e aquecido Avaliação de especialista se os sintomas persistirem
Boca ressecada, orofaringe ressecada	Abrir a boca durante o sono	Trabalho de fonoaudiologia para melhorar a propriocepção de músculos que fecharão os lábios durante o sono Esparadrapos para fechar lábios durante o sono Uso de queixeira Utilizar fluxo de ar aquecido e umidificado Avaliar a possibilidade de reduzir a pressão terapêutica
Epistaxe pouco volumosa/mínima	Ar seco na via aérea	Lavar o nariz com solução fisiológica Utilizar ar umidificado e aquecido Avaliação de especialista se os sintomas persistirem
Sintomas compatíveis com rinite	Inalação de alérgenos, filtros de PAP sujos	Manter o equipamento limpo Trocar filtros/manter limpeza dos filtros Avaliação de especialista se os sintomas persistirem
Ressecamento/irritação ocular/conjuntivite	Vazamento de ar pela interface Interface mal-adaptada Interface apertada	Reajustar a interface Trocar a interface
Eructação/aerofagia	Pressão de tratamento	Utilizar rampa Testar menores pressões (subterapêuticas) Elevar a cabeceira da cama Avaliação médica

(continua)

TABELA 2 Causas e soluções para problemas que podem ocorrer durante a terapia com pressão positiva em via aérea superior (VAS) (*continuação*)

Problemas	Por que pode ocorrer	Como resolver
Intolerância à pressão e dificuldade exalatória	Pressão de tratamento	Testar menores pressões (subterapêuticas) Utilizar alívio expiratório
Barulho com equipamento	Problemas com o aparelho Passagem de ar bloqueada	Manutenção e calibração do aparelho por técnico qualificado Avaliar a passagem de ar Verificar filtros

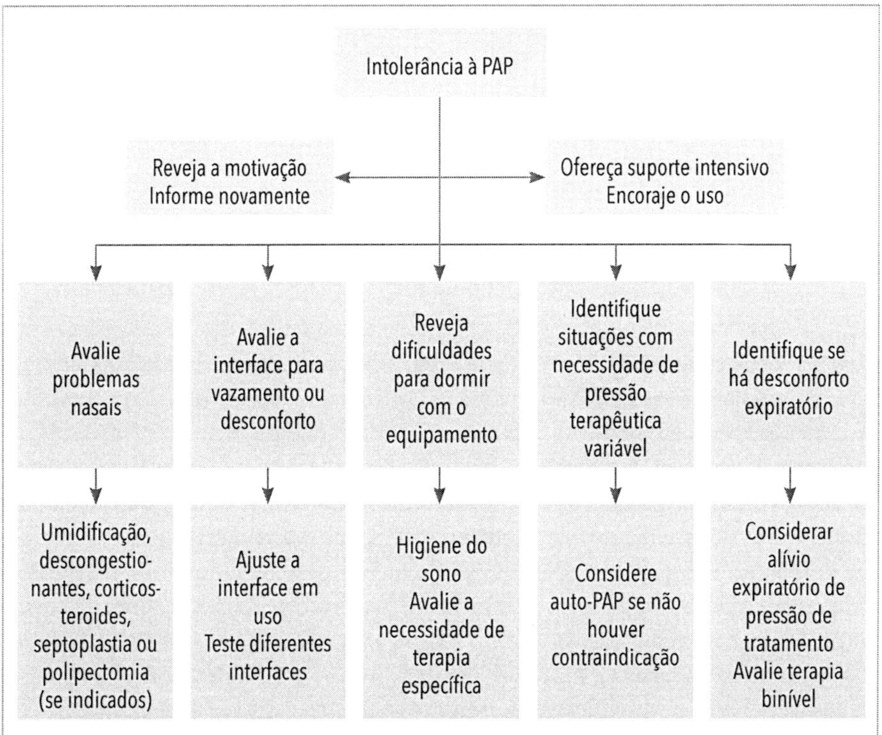

Figura 1 Etapas sugeridas no manejo de pacientes com dificuldades ou intolerantes à terapia com pressão positiva (PAP) em via aérea superior. Se todos os esforços falharem, considere alternativas de tratamento da doença.

Os dados objetivos da terapia com PAP ficam armazenados no cartão de dados ou no *pendrive* dos diferentes equipamentos de pressão positiva. Informações como total de noites em que o aparelho foi utilizado; total de noites em que o equipamento não foi usado; percentual de noites em que o aparelho foi ou não utilizado; percentual e quantidade de dias com uso maior ou igual a 4 horas/noite; horas de uso/noite (máximo, média e mediana); índice de apneia e hipopneia (IAH) residual; índice de apneia obstrutiva, central e outros eventos; fuga de ar; pressão de tratamento estabelecida; além de média, mediana e percentil 95 das pressões utilizadas na terapia (para aparelhos automáticos) podem ser obtidos. Existem diferentes opções de equipamentos disponíveis para aquisição; desde os mais básicos, que fornecem apenas dados gerais, até os mais avançados, que fornecem relatórios pormenorizados sobre a terapia utilizada. Os equipamentos avançados fornecem dados detalhados como curvas de fuga e curvas de pressão e fluxo, permitindo análise minuciosa do uso do equipamento. Com isso, é importante que o profissional especialista em sono conheça as diferentes marcas e modelos de equipamentos disponíveis no mercado para que possa orientar o paciente de forma adequada e que o equipamento escolhido forneça dados apropriados às necessidades do paciente.

PERIODICIDADE DO ACOMPANHAMENTO E TELEMONITORIZAÇÃO

As consultas presenciais devem ser programadas periodicamente. Nas primeiras semanas, devem ser agendadas avaliações frequentes para maior suporte ao paciente, identificação e resolução rápida das principais dificuldades encontradas. Posteriormente, com a resolução adequada dos problemas e à medida que o paciente estiver mais familiarizado e aderente ao tratamento, os agendamentos podem ser mais espaçados. Além de informações estatísticas e de adesão à terapia, pode-se avaliar dados detalhados sobre a curva de fluxo ventilatório para ajustes finos das pressões terapêuticas. Atualmente, alguns equipamentos de CPAP disponibilizam dados mais detalhados e curva de fluxo para monitorização a distância (telemonitorização), o que permite que as consultas virtuais sejam realizadas utilizando dados do sistema de telemonitorização. Cada fabricante dispõe de uma forma para a transmissão de dados, que pode incluir rede *wi-fi* doméstica, conexões *bluetooth* e rede GSM, entre os principais. A telemonitorização permite a visualização de diversas informações, como: adesão à terapia, fuga de ar em excesso, horas de uso do CPAP, além de gráficos de fuga, pressão e eventos respiratórios. Esses dados associados às dificuldades reportadas em consulta pelo paciente permitem ao profissional realizar ajustes adequados, visando à maior adesão à terapia. Além das consultas virtuais realizadas pelo sistema de telemonitorização e considerando a cronicidade da doença, deve-se avaliar o paciente presencialmente, de forma periódica e permanente. Caso os dados avaliados da terapia com PAP apontem para a não utilização adequada do equipamento ou sugiram alguma dificuldade que necessite de intervenção, deve-se abordar o paciente para auxiliá-lo na resolução do problema e na melhora do uso (Figura 1).

Segundo a Diretriz Brasileira de Telemonitoramento recentemente publicada, na avaliação da terapia com PAP, recomenda-se a emissão de relatório da terapia com frequência semanal no primeiro mês, trimestral no primeiro ano e anual posteriormente.

A Figura 2 exemplifica como pode ser realizado a telemonitorização de pacientes em tratamento com PAP.

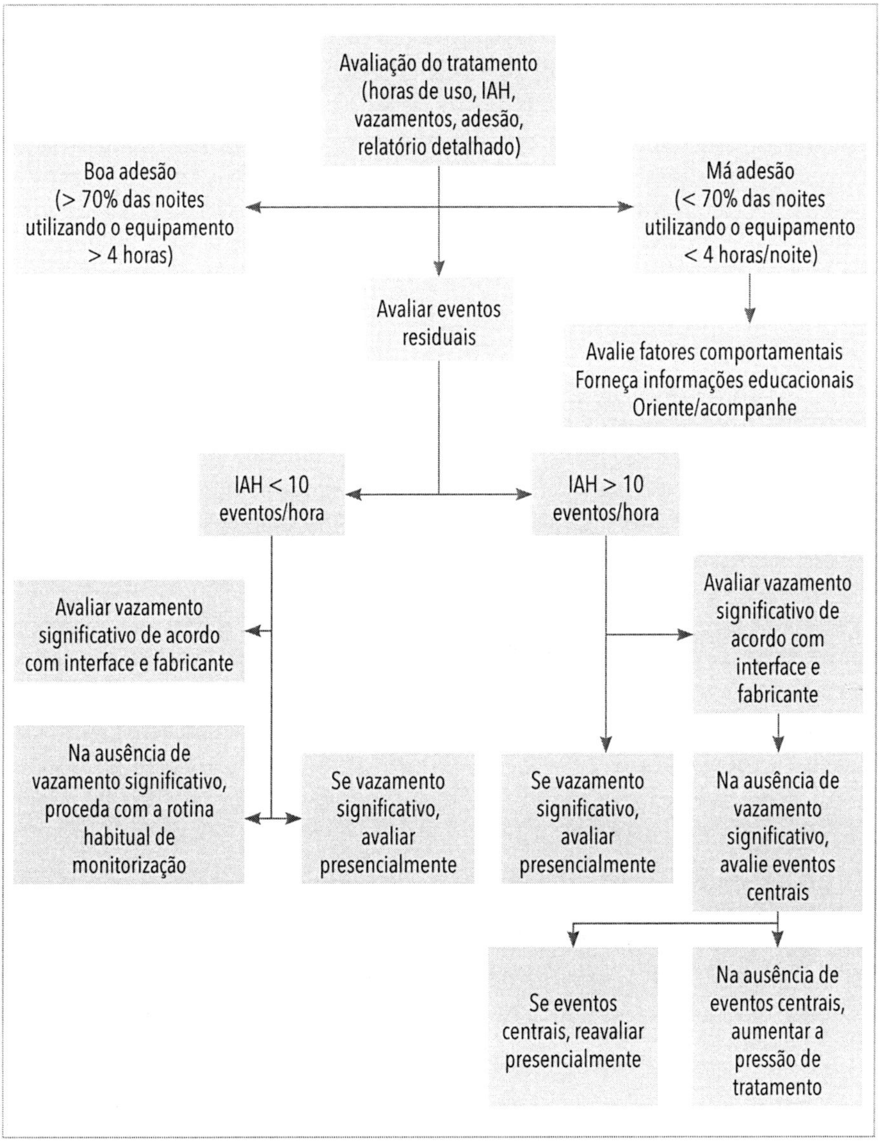

Figura 2 Fluxograma para acompanhamento da terapia com pressão positiva (PAP) durante a telemonitorização.
IAH: índice de apneia e hipopneia.

De maneira geral, o acompanhamento da terapia pressórica deverá ser realizado por profissional capacitado e experiente, com conhecimento sobre fisiologia e fisiopatologia dos distúrbios respiratórios do sono. O tratamento deve ser individualizado, levando-se em consideração, para cada paciente, os sintomas predominantes, as comorbidades existentes, as expectativas do paciente, as complicações dos distúrbios respiratórios do sono presentes e as dificuldades encontradas com a terapia indicada. O profissional deve manter-se constantemente atualizado sobre os equipamentos de terapia pressórica e as interfaces disponíveis no mercado. Os distúrbios respiratórios do sono são doenças crônicas que demandarão acompanhamento por longo tempo. Desse modo, é fundamental que, além do conhecimento técnico, o profissional seja acessível e disponível para rápido e eficiente suporte ao paciente em tratamento com PAP. O atendimento personalizado, a educação sobre a doença e a rápida e eficiente resolução dos problemas relacionados à terapia são fundamentais para garantir a adesão em longo prazo.

RESUMO FINAL

A terapia com pressão positiva (PAP) em vias aéreas superiores (VAS) é segura e eficaz para tratamento dos distúrbios respiratórios obstrutivos do sono. A adesão a esse tratamento ainda é um desafio. Várias tecnologias foram incorporadas aos equipamentos de PAP e às interfaces (máscaras) utilizadas com o objetivo de melhorar a adesão ao tratamento. Apesar dos avanços, algumas inovações melhoraram o conforto do paciente, mas não foram capazes de aumentar a adesão (umidificação e aquecimento do fluxo de ar inspirado, aparelhos com ajustes automáticos de pressão, alívio expiratório da pressão de tratamento). Por sua vez, a educação sobre a doença, o tratamento e as complicações associadas, bem como o suporte individualizado ao paciente, podem ajudar na adesão e resultar em aumento dos benefícios em longo prazo.

REFERÊNCIAS BIBLIOGRÁFICAS

1. Tufik S, Santos-Silva R, Tadde JA, Bittencourt LRA. Obstructive sleep apnea syndrome in the Sao Paulo epidemiologic sleep study. Sleep Medicine. 2010;11:441-6.
2. Malhotra A, Orr JE, Owens RL. On the cutting edge of obstructive sleep apnoea: where next? Lancet Respir Med. 2015;3(5):397-403.
3. Patil SP, Ayappa IA, Caples SM, Kimoff RJ, Patel SR, Harrod CG. Treatment of adult obstructive sleep apnea with positive airway pressure: an American Academy of Sleep Medicine clinical practice guideline. J Clin Sleep Med. 2019;15(2):335-43.
4. Rapelli G, Pietrabissa G, Manzoni GM, Bastoni I, Scarpina F, Tovaglieri I, et al. Improving CPAP adherence in adults with obstructive sleep apnea syndrome: a scoping review of motivational interventions. Front. Psychol. 2021;12:705364.
5. Ghadiri M, Grunstein RR. Clinical side effects of continuous positive airway pressure in patients with obstructive sleep apnoea. Respirology. 2020;25:593-602.

6. Weaver TE, Grunstein RR. Adherence to continuous positive airway pressure therapy: the challenge to effective treatment. Proc Am Thorac Soc. 2008;5(2):173-8.
7. Weaver TE. Novel aspects of CPAP treatment and interventions to improve CPAP adherence. J Clin Med. 2019;8(12):2220.
8. Vidigal TA, Brasil EL, Ferreira MN, Mello-Fujita LL, Moreira GA, Drager LF, et al. Proposed management model for the use of telemonitoring of adherence to positive airway pressure equipment – position paper of the Brazilian Association of Sleep Medicine – ABMS. Sleep Sci. 2021;14(Spec 1):31-40.
9. Jordan AS, McSharry DG, Malhotra A. Adult obstructive sleep apnoea. Lancet. 2014; 383(9918):736-47.
10. Sawyer AM, Gooneratne NS, Marcus CL, Ofer D, Richards KC, Weaver TE. A systematic review of CPAP adherence across age groups: clinical and empiric insights for developing CPAP adherence interventions. Sleep Med Rev. 2011;15(6):343-56.

CAPÍTULO 16

TRATAMENTO COM APARELHOS INTRAORAIS

Rafael de Andrade Balsalobre

Pontos-chave

- Existem dois principais tipos de dispositivos intraorais descritos na literatura: os retentores linguais (RL) e os aparelhos de avanço mandibular (AAM).
- Aparelho intraoral (AIO) *versus* CPAP: a adesão maior na terapia com AIO parece compensar a menor eficácia quando comparada ao CPAP, resultando em melhoras significantes nos diferentes desfechos clínicos.
- Pacientes com bom desenvolvimento da maxila e espaço retropalatal aumentado, mandíbula retraída e espaço aéreo retroglossal diminuído, menor distância do osso hioide ao plano mandibular e maior distância do hioide à vértebra C3 possuem maior chance de responder bem à terapia com AIO.

INTRODUÇÃO

A terapia com aparelhos intraorais (AIO) para tratamento dos distúrbios respiratórios do sono (DRS) foi incorporada e difundida por especialistas na década de 1980 como alternativa de tratamento para pacientes apneicos que não se adaptavam à terapia com aparelhos de pressão aérea positiva (PAP), reconhecidos como padrão-ouro. No decorrer das últimas 4 décadas, inúmeras pesquisas e publicações científicas fundamentaram e tornaram popular o uso dos AIO no tratamento dos DRS.

Por serem pouco invasivos, fáceis de adaptação quando comparados aos PAP e, principalmente, pela satisfatória efetividade alcançada, o AIO é bem aceito pelos usuários[1].

De acordo com a última diretriz da Academia Americana de Medicina do Sono, os AIO são indicados de maneira primária para o tratamento do ronco isolado e, como opção secundária, em casos de AOS em que os PAP não obtiveram sucesso ou não foram bem aceitos[2].

TIPOS DE APARELHOS INTRAORAIS

Existem dois principais tipos de dispositivos intraorais descritos na literatura: os retentores linguais (RL) e os aparelhos de avanço mandibular (AAM). Os RL consistem em dispositivos confeccionados em material borrachoide flexível, contendo um bulbo na região anterior, duas aletas localizadas na região intermediária e um tubo na parte posterior (Figura 1). O bulbo tem a função de conter a língua durante o sono, estabilizando-a anteriormente por meio de pressão negativa. As aletas laterais, ao tocarem os lábios, funcionam como batentes, impedindo a posteriorização da língua envolta pelo tubo.

Os RL são dispositivos pré-fabricados encontrados em tamanhos pequeno, médio e grande que estão indicados para pacientes com quadros leves de AOS e em condições que inviabilizem o uso do AAM. Ou seja, pacientes desdentados ou com número insuficiente de dentes para ancoragem de AAM, limitação na capacidade de avanço mandibular (< 4 mm), língua volumosa ou pacientes com disfunção temporomandibular (DTM) em fase aguda[3].

De acordo com os estudos, os RL são pouco efetivos quando comparados com os dispositivos de avanço mandibular, por isso são menos estudados e consequentemente apresentam resultados com menor nível de evidência científica[3]. Por essa razão, no decorrer do capítulo, serão priorizados os dispositivos de avanço mandibular e, até mesmo por questão didática, o termo AIO será usado fazendo referência aos dispositivos de avanço mandibular.

Os dispositivos de avanço mandibular, como o próprio nome sugere, promovem o avanço da mandíbula durante o sono e evitam a abertura bucal excessiva (Figura 2). O mecanismo de ação desses dispositivos implica o tracionamento anterior da

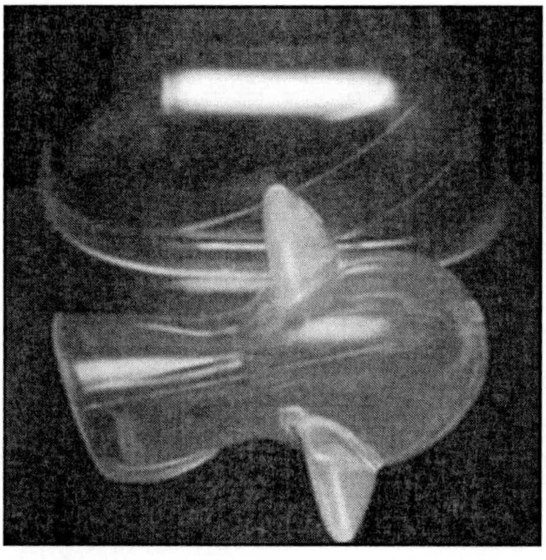

Figura 1 Aparelho retentor lingual (Aveo-TSD®).

mandíbula com consequente tensão do músculo genioglosso e toda musculatura supra e infra-hióidea, resultando na ampliação do espaço aéreo na região da faringe[3].

Os diferentes tipos de AIO distinguem-se quanto ao material de confecção, desenho, possibilidade de avanço gradual ou não da mandíbula, pré-fabricação ou individualização dos aparelhos (feitos em laboratório) e possibilidade ou não de movimentos de lateralidade[4].

Em 2011, a revisão sistemática conduzida por Arhens et al. avaliou a efetividade de diferentes desenhos de AIO no tratamento da AOS e concluiu que não existe um modelo específico de aparelho que seja melhor que o outro, porém alguns fatores podem influenciar positivamente na efetividade no tratamento. Dentre eles, destacam-se: permitir avanço gradual da mandíbula, ou seja, ser titulável; ser personalizado (realizado em laboratório); ter boa retenção aos dentes; promover pequena abertura vertical entre as arcadas dentárias quando em posição e permitir pequenos movimentos laterais da mandíbula[4].

CONTEÚDO COMPLEMENTAR

Este capítulo possui conteúdo complementar disponibilizado em uma plataforma digital exclusiva. Para ingressar no ambiente virtual, utilize o QR code abaixo, digite a senha: **sono2aed** e faça seu cadastro.

O prazo para acesso a esse material limita-se à vigência desta edição.

Com o advento da tecnologia empregada na odontologia atual, os AIO tendem a ser produzidos pelo sistema CAD/CAM (*computer aided design/computer aided manufacturing*). Nesse fluxo de trabalho digital, os pacientes têm suas arcadas dentárias digitalizadas por um escaner intraoral e, posteriormente, o AIO é produzido por meio da fresagem de placas de policarbonato ou impressos em nylon ou resina acrílica, aumentando assim o conforto ao uso e consequentemente a adesão à terapia[5].

ADESÃO AO TRATAMENTO DA AOS, EFICÁCIA E EFETIVIDADE

Inicialmente, apesar de aferida subjetivamente por meio de diário de uso, a adesão aos AIO já se mostrava satisfatória. Ferguson, relatou que a adesão à tera-

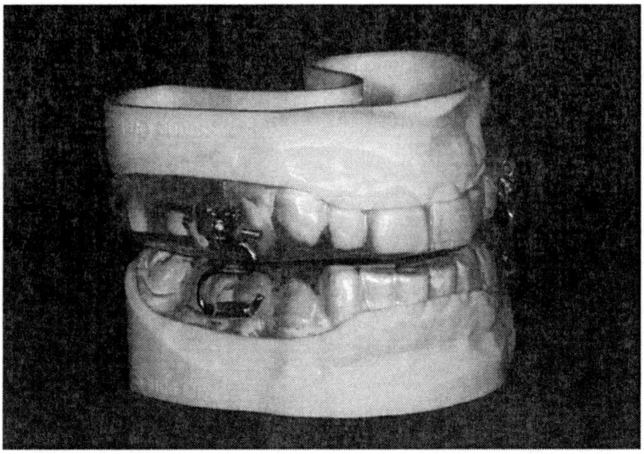

Figura 2 Aparelho intraoral de avanço mandibular (PM com lateralidade tipo II).

pia com dispositivos intraorais pode variar em longo prazo, diminuindo de 90% no início do tratamento para 77% ao final de 1 ano[6]. Almeida et al., em 2005, evidenciaram que 64% dos pacientes continuaram utilizando o AIO após 5,7 anos do início da terapia e que os principais motivos para a descontinuidade do tratamento foram: desconforto causado pelo aparelho, efeito almejado não alcançado, troca do aparelho pelo PAP, entre outros observados na Tabela 1[7].

TABELA 1 Principais motivos pela descontinuidade da terapia com AIO

Motivo	Frequência
Desconforto/incômodo pelo uso	44,9%
Nenhum ou pouco efeito	36,0%
Início do uso do CPAP	23,6%
Boca muito seca	20,6%
Inconveniência ao uso	18,0%
Relato de dor	15,7%
Alterações na mastigação	15,7%
Alterações na oclusão ou em ATM	12,4%
Falta de retenção do aparelho	7,9%
Claustrofobia	7,9%
Impossibilidade de deglutir	5,6%
Piora da apneia	2,2%
Perda do aparelho	1,1%

AIO: aparelhos intraorais; ATM: articulação temporomandibular; CPAP: pressão positiva contínua nas vias aéreas.
Fonte: Almeida et al., 2005[7].

Lowe et al. foram os precursores na investigação objetiva da adesão ao tratamento com AIO, utilizando uma bateria termossensível instalada na resina do aparelho8. No entanto, foram Vanderveken et al. que sofisticaram a técnica, utilizando um microssensor térmico incorporado ao acrílico do AIO. De acordo com os autores, a média das horas de uso por noite foi de 6,6 ± 1,3 em 82% dos pacientes (n = 51) que usaram regularmente o aparelho[9].

Uma revisão sistemática Cochrane incluindo 36 estudos com amostra final de 1.718 pacientes comparou as terapias com AIO e aparelho de PAP. Embora os PAP sejam superiores na redução dos desfechos polissonográficos, os pacientes respondedores às duas modalidades terapêuticas demonstram predileção ao método com AIO, fato este que favoreceu de maneira indireta a adesão ao tratamento em longo prazo[10].

A eficácia dos AIO está inversamente relacionada à gravidade da doença, isto é, quanto menor o IAH maiores são as taxas de sucesso obtidas[3]. De acordo com Ramar et al., o tratamento com AIO melhorou significantemente os parâmetros polissonográficos (IAH, IDR, SaO_2) e os sintomas de sonolência excessiva diurna (SED)[2]. Outro estudo relevante evidenciou que os aparelhos individualizados e tituláveis mostraram-se mais efetivos no tratamento dos DRS que aparelhos pré-fabricados e não tituláveis[11].

Ainda sobre o estudo de Ramar et al., os autores realizaram uma revisão sistemática com diferentes metanálises, confrontando distintos desfechos alcançados no tratamento dos DRS com AIO *versus* PAP[2]. Nesse estudo, a terapia com AIO também se mostrou menos eficaz que a terapia com PAP quando o desfecho considerado foi a melhora de parâmetros polissonográficos. No entanto, resultados equivalentes foram encontrados quando os desfechos avaliados foram: sonolência diurna (escala de sonolência Epworth), qualidade de vida (SF-36) e redução da pressão arterial sistêmica (sistólica e diastólica)[2]. Esse cenário pode ser justificado pela relação eficácia × adesão, na qual o PAP apresenta maior eficácia que o AIO no controle dos eventos respiratórios obstrutivos, porém com menor adesão. O fato de a adesão ser maior na terapia com AIO (número de horas de uso por noite maior) parece compensar a menor eficácia, resultando em melhoras significantes nos diferentes desfechos clínicos (Figura 3)[12].

EFEITOS COLATERAIS RESULTANTES DO USO DE AIO

Os efeitos colaterais decorrentes do uso do AIO são divididos de maneira temporal em efeitos colaterais em curto e longo prazos. Os efeitos colaterais em curto prazo ocorrem em até 6 meses do início do tratamento. No geral, são facilmente percebidos pelo paciente, têm emergência rápida e são facilmente contornados pelo cirurgião dentista capacitado. Seriam eles: salivação excessiva, boca seca, desconforto nos dentes, irritação na gengiva, dores de cabeça, desconforto na articulação temporomandibular (ATM) e músculos mastigatórios[7].

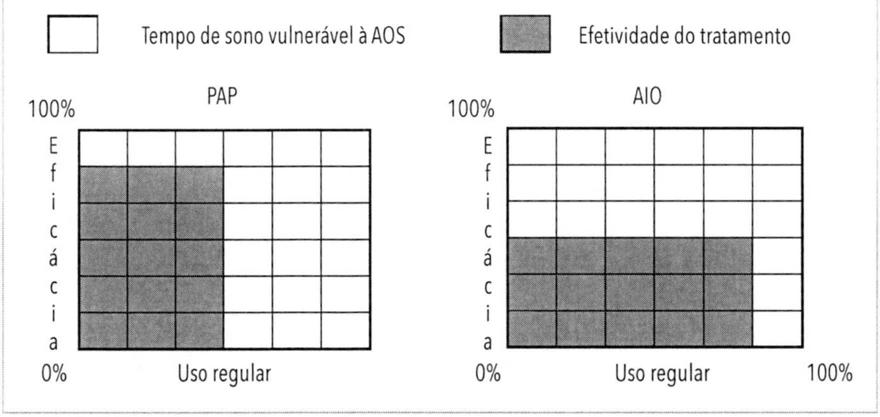

Figura 3 Comparação da efetividade da terapia com aparelho intraoral (AIO) x pressão aérea positiva (PAP). AOS: apneia obstrutiva do sono. Fonte: Sutherland et al., 2015[12].

Esses efeitos colaterais devem ser controlados o mais breve possível por meio de ajustes no AIO, termoterapia, fisioterapia para musculatura mastigatória e, se necessário, terapia medicamentosa; caso contrário, o paciente pode sentir-se desmotivado e abandonar o tratamento[7].

A escolha do desenho do AIO tem grande influência no surgimento de efeitos colaterais. Sabe-se que AIO tituláveis, individualizados, que permitam movimentos de lateralidade mandibular são mais confortáveis, geram menos efeitos colaterais em curto prazo e consequentemente estão relacionados a maior adesão ao tratamento[5].

Os efeitos colaterais em longo prazo ocorrem a partir de 6 meses do início do uso do AIO, são de surgimento lento, muitas vezes não percebidos pelo paciente e podem tornar-se irreversíveis. Os efeitos relatados geralmente são dentários. Dentre eles, destacam-se: diminuição do trespasse vertical e horizontal, inclinação lingual dos incisivos superiores, inclinação vestibular dos incisivos inferiores, aparecimento de mordida aberta posterior e diminuição dos contatos oclusais[13].

No estudo publicado por Almeida et al. em 2006, em 85,7% dos casos avaliados foram encontradas alterações de posicionamento dentário, das quais 41,4% foram consideradas efeitos colaterais favoráveis e 44,3%, desfavoráveis. Os efeitos considerados favoráveis fizeram referência aos casos de portadores de maloclusão classe II, com grande trespasse horizontal e que, muitas vezes, apresentavam perfil facial convexo e retrognatia mandibular. Para esses pacientes em questão, as alterações dentárias obtidas em longo prazo pelo uso do AIO promoveram uma compensação da oclusão, melhorando a relação entre as arcadas[13].

Um estudo cefalométrico publicado pelos mesmos autores em 2006 reportou as alterações esqueléticas obtidas com o uso do AIO após um acompanhamento de 7 anos. Segundo os autores, ocorreram uma rotação mandibular anti-horária e um aumento do terço inferior da face, provavelmente decorrentes de alterações dentárias que modificaram a oclusão, refletindo-se no posicionamento mandibular[14].

DTM em usuários de AIO são relatados na literatura com incidência variando entre 1,4 e 48%[15,16]. Tamanha variação pode estar relacionada ao tipo de AIO usado, ao protocolo de titulação adotado, à não padronização na análise das condições basais das ATM e ainda aos diferentes critérios adotados para o diagnóstico de DTM.

Alterações morfológicas nas estruturas anatômicas que compõem a ATM parecem não ocorrer ao longo do tempo em usuários de AIO[17]. Cunali et al. demonstraram que exercícios dirigidos à musculatura mastigatória podem ajudar significantemente no controle de dor facilitando a adaptação do AIO em pacientes com histórico de DTM[18].

PREDITORES DE SUCESSO NO TRATAMENTO DA AOS COM AIO

De maneira geral, a gravidade da AOS é o fator de maior peso a se considerar antes do encaminhamento para protocolo com AIO, uma vez que existe uma relação inversa entre taxa de sucesso e o valor do IAH[3]. No entanto, outros fatores também devem ser considerados, como presença de apneia posicional nos achados polissonográficos, baixo IMC, pacientes mais jovens (maior tonicidade muscular) e, principalmente, boa capacidade de avanço mandibular[12].

De acordo com a revisão sistemática publicada por Sutherland et al., pacientes com bom desenvolvimento da maxila e espaço retropalatal aumentado, mandíbula retraída e espaço aéreo retroglossal diminuído, menor distância do osso hioide ao plano mandibular e maior distância do hioide à vértebra C3 possuem maior chance de responder bem à terapia com AIO[12].

Alterações anatômicas que resultam no aumento da resistência nasal parecem ter um papel importante no tratamento com AIO. Estudos que avaliaram a importância da respiração nasal em candidatos ao AIO constataram que aqueles que apresentavam resistência nasal aumentada responderam de maneira menos eficaz e tiveram menor adesão ao tratamento quando comparados a pacientes sem alterações nasais[19,20]. Por essa razão, cada vez mais, têm-se utilizado exames prévios no intuito de triar os possíveis respondedores à terapia com AIO. Análise da curva fluxo/volume e imagens obtidas pelo exame de nasofibroscopia apresentaram considerável sensibilidade e especificidade na seleção de pacientes[21,22].

Em 2004, Tsai et al. publicaram um sistema para predizer a eficácia do AIO, que obteve 86% de sensibilidade e 67% de especificidade. Com propósito de realizar a titulação do AIO em apenas uma noite, o método consiste em um AIO usado durante o exame polissonográfico, que permite fazer o avanço mandibular gradual por meio de controle remoto[23].

Recentemente, o exame de sonoendoscopia foi utilizado para avaliar a dinâmica da faringe em pacientes apneicos candidatos ao AIO na tentativa de predizer quais pacientes responderiam ou não ao aparelho. Por meio do exame realizado com e sem o AIO em posição, foi possível constatar as alterações ocorridas na faringe, bem como sugerir em quais sítios obstrutivos basais o aparelho seria mais eficaz[24].

Com o advento de estudos atuais que procuram cada vez mais esclarecer os fenótipos fisiopatológicos e polissonográficos da AOS, a chamada "medicina de precisão" vem ganhando espaço uma vez que torna a escolha de tratamento mais individualizada e acertiva para cada paciente[25].

RELAÇÃO MÉDICO/DENTISTA E ACOMPANHAMENTO NO TRATAMENTO COM AIO

O protocolo de tratamento com AIO inicia-se obrigatoriamente após uma avaliação médica. Baseado em parâmetros clínicos e polissonográficos, o médico irá encaminhar ao dentista especializado em sono os pacientes que acredita ser um bom candidato a terapia com AIO.

Ao receber a indicação médica, o odontólogo avaliará a possibilidade do uso do AIO, atentando-se à condição periodontal, ao número suficiente de dentes para ancoragem do aparelho, à condição das ATM, se apresenta boa excursão mandibular, entre outros fatores relevantes. Nos casos em que o AIO for uma boa opção, o dentista levará aproximadamente de 4 a 5 meses para realizar o protocolo de titulação do AIO. Nesse período, o paciente fará consultas programadas a cada 15 a 21 dias para avanços mandibulares graduais e ajustes necessários no aparelho. Ao final do protocolo, o paciente retornará ao médico, que, por sua vez, julgará a necessidade de se fazer um novo exame polissonográfico com o paciente usando o AIO titulado.

Uma vez que a terapia com AIO foi comprovada por meio do exame polissonográfico, o paciente deverá retornar às consultas periódicas odontológicas semestrais para acompanhamento clínico e avaliação da estabilidade oclusal[24].

CONSIDERAÇÕES FINAIS

A terapia com AIO é uma opção segura e eficaz no tratamento dos DRS. É de fundamental importância que uma criteriosa seleção dos candidatos ao uso do AIO seja realizada tanto pelo médico quanto pelo cirurgião dentista com conhecimento na área do sono. Efeitos colaterais decorrentes do uso do AIO podem ocorrer com incidência considerável, porém, parecem não justificar a interrupção do tratamento. Controles periódicos são necessários para o acompanhamento clínico dos usuários de AIO e, também, para a prevenção e manejo de possíveis efeitos colaterais.

REFERÊNCIAS BIBLIOGRÁFICAS

1. Sutherland K, Vanderveken MD, Tsuda H, Marklund M, Gagnadoux F, Cistulli P, et al. Oral appliance treatment for obstructive sleep apnea: An update. J Clin Sleep Med. 2014;10(2):215-27.
2. Ramar K, Dort LC, Katz SG, Lettieri CJ, Harrod CG, Thomas SM, et al. Clinical practice guideline for the treatment of obstructive sleep apnea and snoring with oral appliance therapy: an update for 2015 (AASM). J Clin Sleep Med. 2015;11(7):773-827.

3. Ferguson KA, Cartwright R, Rogers R, Schmidt-Nowara W. Oral appliances for snoring and obstructive sleep apnea: a review. Sleep. 2006;29:244-62.
4. Ahrens A, McGrath C, Hägg U. A systematic review of the efficacy of oral appliance design in the management of obstructive sleep apnoea. Eur J Orthod. 2011;33(3):318-24.
5. Dal Fabro C, Giannasi LC, Sargologos L, Iglesias TP e Fogaça VL. Novos tempos na odontologia do sono. PróteseNews. 2019,6(11):12-9.
6. Ferguson KA. The role of oral appliance therapy in the treatment of obstructive sleep apnea. Clin Chest Med. 2003;24(2):355-64.
7. Almeida FR, Lowe AA, Tsuiki S, Otsuka R, Wong M, Fastlicht S, et al. Long-term compliance and side effects of oral appliances used for the treatment of snoring and obstructive sleep apnea syndrome. J Clin Sleep Med. 2005;1(2):143-52.
8. Lowe AA, Sjöholm TT, Ryan CF, Fleetham JA, Ferguson KA, Remmers JE. Treatment, airway and compliance effects of a titratable oral appliance. Sleep. 2000;23(Suppl. 4):S172-8.
9. Vanderveken OM, Dieltjens M, Wouters K, De Backer WA, Van de Heyning PH, Braem MJ. Objective measurement of compliance during oral appliance therapy for sleep disordered breathing. Thorax. 2013;68(1):91-6.
10. Giles TL, Lasserson TJ, Smith BH, White J, Wright J, Cates CJ. Continuous positive airways pressure for obstructive sleep apnoea in adults. Cochrane Database Syst Rev. 2006;(3):CD001106.
11. Vanderveken OM, Devolder A, Marklund M, Boudewyns AN, Braem MJ, Okkerse W, et al. Comparison of a custom-made and a thermoplastic oral appliance for the treatment of mild sleep apnea. Am J Respir Crit Care Med. 2008;178(2):197-202.
12. Sutherland K, Phillips C, Cistulli P. Efficacy versus effectiveness in the treatment of obstructive sleep apnea: CPAP and oral appliance. J Clin Sleep Med. 2015;2(4):175-81.
13. Almeida FR, Lowe AA, Otsuka R, Fastlicht S, Farbood M, Tsuiki S. Long-term sequellae of oral appliance therapy in obstructive sleep apnea patients: part 2. Study-model analysis. Am J Orthod Dentofacial Orthop. 2006;129:205-13.
14. Almeida FR, Lowe AA, Sung JO, Tsuiki S, Otsuka R. Long-term sequellae of oral appliance therapy in obstructive sleep apnea patients: part 1. Cephalometric analysis. Am J Orhod Dentofacial Orthop. 2006;129:195-204.
15. Schmidt-Nowara W, Meade TE. Treatment of snoring and obstructive sleep apnea with a dental othosis. Chest. 1991;99(6):1378-85.
16. Pitsis AJ, Darendeliler MA, Gotsopoulos H, Petocz P, Cistulli PA. Effect of vertical dimension on efficacy or oral appliance therapy in obstructive sleep apnea. Am J Crit Care Med. 2002;166(6):860-4.
17. Almeida FA, Bittencourt LR, Almeida CI, Tsuiki S, Lowe A, Tufik S. Effects of mandibular posture on obstructive sleep apnea severity and the temporomandibular joint in patients fitted with an oral appliance. Sleep. 2002;25(5):507-13.
18. Cunali PA, Almeida FR, Santos CD, Valdrichi NY, Nascimento LS, Dal-Fabbro C, et al. Mandibular exercises improve mandibular advancement device therapy for obstructive sleep apnea. Sleep Breath. 2011;15:717-27.
19. Zeng B, Ng AT, Qian J, Petocz P, Darendeliler MA, Cistulli PA. Influence of nasal resistance on oral appliance treatment outcome in obstructive sleep apnea. Sleep. 2008;31(4):543-7.
20. Prescinotto R, Haddad FL, Fukuchi I, Gregório LC, Cunali PA, Tufik S, et al. Impact of upper airway abnormalities on the success and adherence to mandibular advancement device treatment in patients with obstructive sleep apnea syndrome. Braz J Otorhinolaringol. 2015;81(6):663-70.
21. Zeng B, Ng A, Darendeller M, Petocz P. Use of flow-volume curves to predict oral appliance treatment outcome in obstructive sleep apnea. Am J Respir Crit Care Med. 2007;175(7):726-30.
22. Chan A, Lee R, Srinivasan V. Nasopharyngoscopic evaluation of oral appliance therapy for obstructive sleep apnea. Eur Respir J. 2010;35(4):836-42.
23. Tsai WH, Vazquez JC, Oshima T, Dort L, Roycroft B, Lowe AA, et al. Remotely controlled mandibular positioner predicts efficacy of oral appliances insleep apnea. Am J Respir Crit Care Med. 2004;170(4):366-70.
24. Vroegop A, Vanderveken O, Dieltjens M, Wouters K, Saldien V, Braem M, et al. Sleep endoscopy with simulation bite for prediction of oral appliance treatment outcome. J Sleep Res. 2013;22:348-55.
25. Cistulli PA, Sutherland K. Phenotyping obstructive sleep apnoea-Bringin precision to oral appliance therapy. J Oral Rehabil. 2019;46(12):1185-1191.

CAPÍTULO 17

FONOTERAPIA PARA OS DISTÚRBIOS RESPIRATÓRIOS DO SONO

Giovana Diaféria
Silvana Bommarito

Pontos-chave

- O diagnóstico fonoaudiológico engloba a avaliação clínica fonoaudiológica, composta de anamnese e avaliações específicas, como avaliação antropométrica, prosopométrica, das estruturas fonoarticulatórias e das funções do sistema estomatognático associados a exames complementares como pressão de lábios e língua e termografia infravermelha.
- A intervenção fonoaudiológica por meio da terapia miofuncional orofacial (TMO) é uma das possibilidades de tratamento por promover mudanças favoráveis na musculatura da VAS, por poder ser combinada a outras modalidades de tratamento para o ronco primário e apneia obstrutiva do sono em diferentes graus, promovendo maior adesão e melhor resposta ao tratamento principal, como o uso do CPAP e dos aparelhos intraorais e as cirurgias orofaríngeas e esqueléticas.
- No tratamento fonoaudiológico, a prioridade é o restabelecimento da respiração nasal e a adequação da posição da língua.

INTRODUÇÃO

A atuação da fonoaudiologia na medicina do sono vem contribuindo cada vez mais no tratamento dos distúrbios respiratórios do sono (DRS) que incluem: ronco primário, síndrome da resistência das vias aéreas superiores (SRVAS) e apneia obstrutiva do sono (AOS)[1]. Ela foi incorporada e difundida desde o final da década de 1990, sendo publicado em 2009 o primeiro estudo controlado e randomizado[2] em periódico internacional de impacto na área científica, comprovando o benefício dos exercícios orofaríngeos em pacientes com apneia do sono de grau moderado. Novos estudos científicos foram desenvolvidos entre os anos de 2012 e 2017, mostrando melhora da qualidade de vida, redução da sonolência excessiva durante o dia, diminuição objetiva da intensidade e da frequência do ronco e redução da gravidade da AOS[3], além da melhora na adesão ao uso do aparelho CPAP (*continuous positive airway pressure*)[4], pois a ação dos exercícios miofuncionais orofaciais pode contribuir para a remodelagem da via aérea superior (VAS), aumentando sua permeabilidade durante o sono e o reposicionamento dos tecidos moles da cavidade orofaríngea, principalmente no que se refere a adequar e adaptar a postura habitual da língua. Além desses benefícios, promove a redução da altura da base da língua, da largura tanto do ponta como da base da língua e reorganiza o tônus dos músculos intra e extraorais, além da musculatura da orofaringe, remodelando a VAS e buscando diminuir os episódios respiratórios obstrutivos durante o sono[2-4].

AVALIAÇÃO E TERAPIA FONOAUDIOLÓGICA PARA OS DISTÚRBIOS RESPIRATÓRIOS DO SONO

Pacientes com DRS apresentam, além de alterações respiratórias, alterações das estruturas e das funções estomatognáticas, como respiração oral ou oronasal, redução do tônus da musculatura oral e faríngea, com consequente obstrução completa ou parcial das vias aéreas superiores (VAS) durante o sono, contribuindo para a apneia do sono prolongada, com interrupção do fluxo de ar e, consequentemente, parada respiratória provocada pelo colabamento das estruturas faríngeas. Trata-se de uma doença multifatorial, cujo diagnóstico e tratamento devem ser realizados por equipe multidisciplinar, incluindo a atuação da fonoaudiologia. Inicialmente o diagnóstico é médico, composto de exame físico geral, exame físico da VAS (oroscopia e rinoscopia) e do esqueleto facial e exame de polissonografia para confirmação diagnóstica de AO[5-7].

O diagnóstico fonoaudiológico engloba avaliação clínica fonoaudiológica, composta de anamnese e avaliações específicas, como avaliação antropométrica (peso e altura para obtenção do IMC, circunferência cervical e abdominal, ângulo goníaco), prosopométrica (medidas da face para obtenção do índice facial), das estruturas fonoarticulatórias (lábios, língua, bochechas, palato duro, palato mole, oclusão) e das funções do sistema estomatognático (respiração, sucção, mastigação, deglutição e fonoarticulação), associados a exames complementares como: pressão de lábios e língua[8-16] e termografia infravermelha[17].

Entre esses exames, atualmente a fonoaudiologia tem investido na obtenção de medidas de pressão da língua e na análise termográfica na busca de respostas para alguns aspectos musculares e clínicos dos pacientes com DRS.

A avaliação da pressão e resistência dos lábios e da língua, por exemplo, é um exame que pode ser realizada por meio do aparelho PLL Pró-Fono (Biofeedback: Pressão de Lábios e de Língua)[18] ou pelo Iowa Oral Performance Instrument®[19] (IOPI, Northwest Co., LLC, Carnation, WA, EUA) (Figura 1), por meio de provas de pressão dos lábios, protrusão da ponta da língua, compressão das bochechas e elevação da base da língua contra o palato. O PLL Pró-Fono (Figura 2) foi desenvolvido no Brasil e é um sistema misto utilizado tanto para treinamento da pressão de lábios e/ou de língua, como para avaliação dessas estruturas (movimentos de pressão aplicados a um transdutor de pressão entre os lábios superior e inferior ou entre a língua e o palato).

O módulo treinamento contempla a possibilidade de trabalho com um sistema de *biofeedback* – visualização da pressão exercida em um monitor de um computador, por meio de um gráfico amplitude (kilopascal – kPa) *versus* tempo (segundos – s). Funciona mediante movimentos de pressão dos lábios superior e inferior

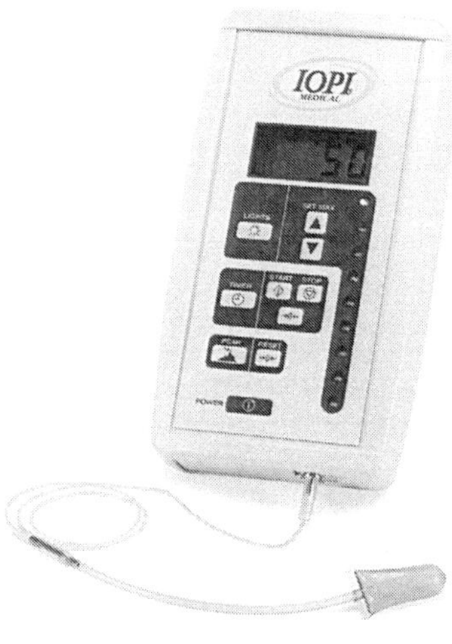

Figura 1 Iowa Oral Pressure Instrument – IOPI®.

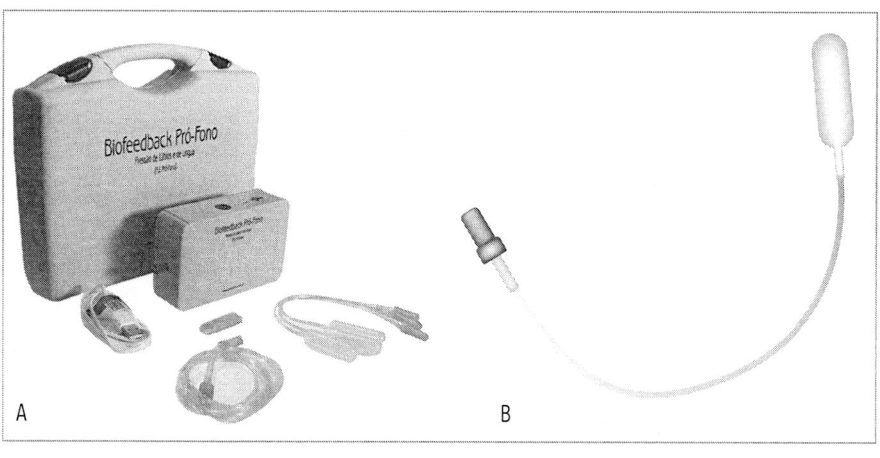

Figura 2 A: Biofeedback Pró-Fono®: pressão de lábios e de língua. B: Bulbo de ar.

sobre um bulbo de ar, de base ou de ponta de língua sobre este bulbo posicionado no palato (Figura 3). Esse bulbo de ar está conectado a um tubo plástico flexível ligado a um sensor de pressão, que detecta as variações da pressão do ar transmitidas a ele e converte esses sinais de pressão em um gráfico kilopascal (kPa) *versus* tempo (s) (Figura 4).

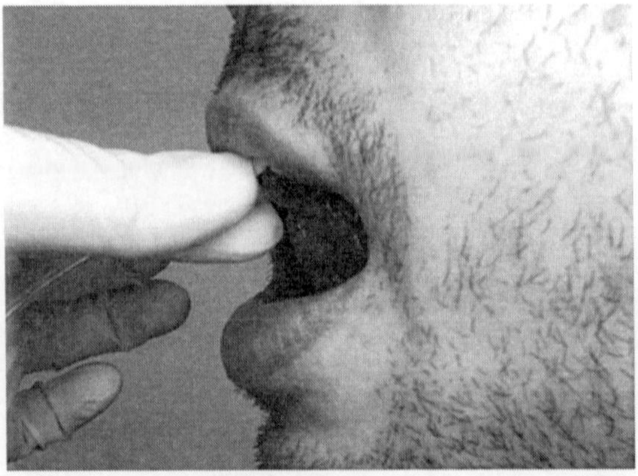

Figura 3 Pressão da ponta de língua no bulbo de ar do PLL.

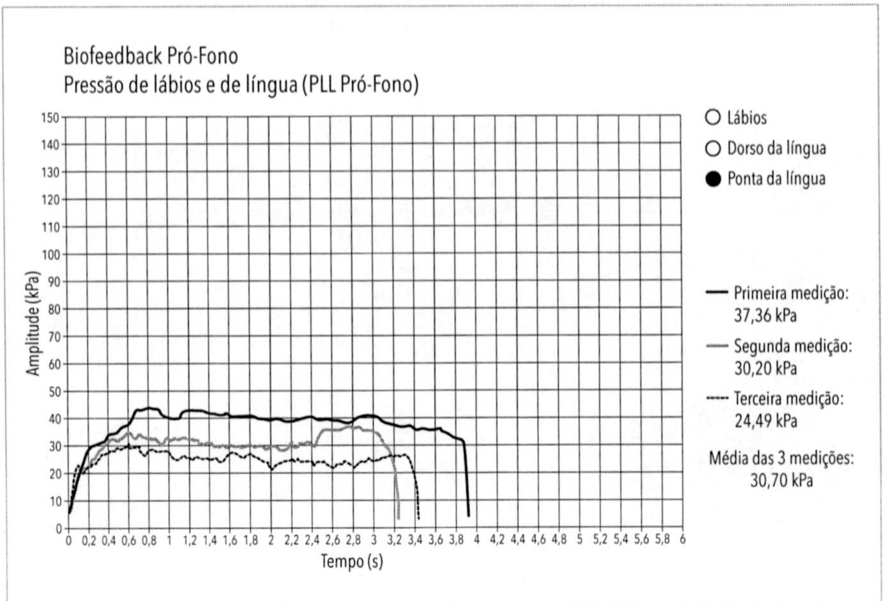

Figura 4 Representação gráfica das medidas da pressão da ponta de língua.

Como os pacientes com AOS geralmente apresentam estruturas miofuncionais orofaciais caracterizadas por base elevada de língua, flacidez do arco palatoglosso com alongamento do palato mole e da úvula; redução do tônus muscular da mímica facial; tônus muscular diminuído de lábios e bochechas, mastigação predominantemente unilateral, respiração oronasal e ineficiência do músculo bucinador e deglutição com predomínio da musculatura peribucal[1-6], mensurar a pressão das estruturas dos lábios e da língua torna-se de fundamental importância (Figura 5).

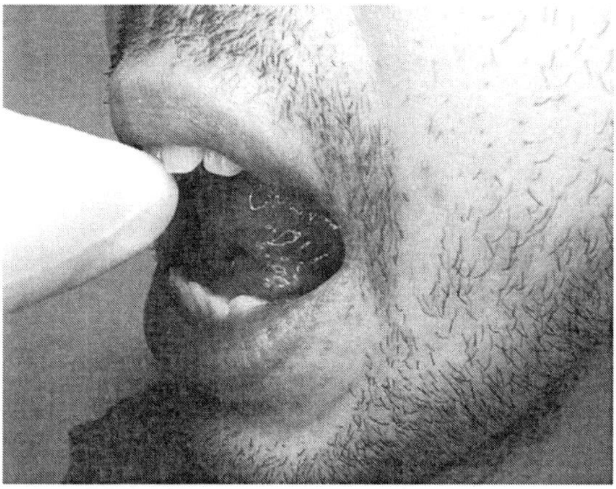

Figura 5 Pressão da base da língua no bulbo de ar do PLL.

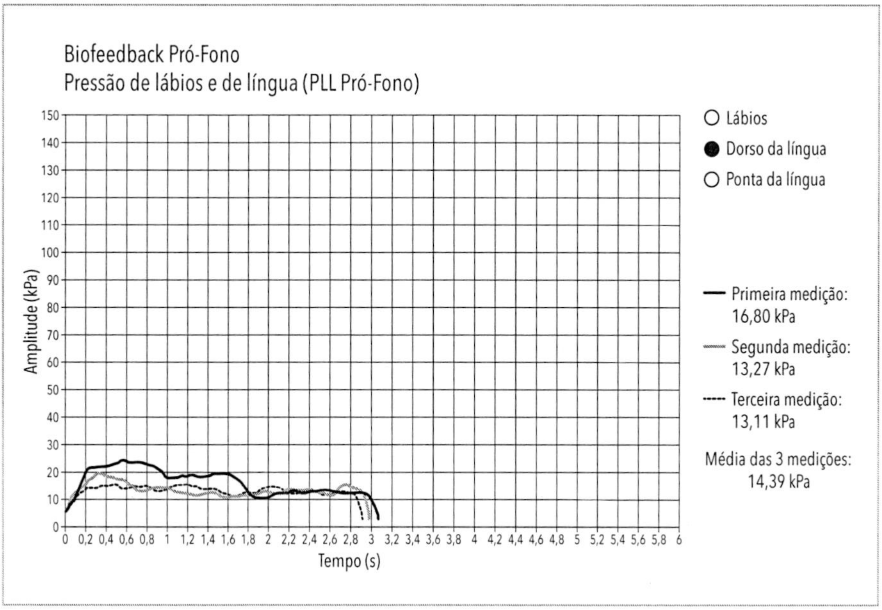

Figura 6 Representação gráfica das medidas da pressão da base da língua.

Em um estudo[16] realizado com uma amostra de 41 pacientes (34,1% homens e 65,9% mulheres) com idade média de 57,32 (DP: 13,00) e com índice de apneia e hipopneia (IAH) de 18,52 e/h e média de IMC de 28,57 comparados a outro grupo, composto de 22 indivíduos saudáveis (4,5% homens e 95,5% mulheres) com idade média de 21,67 (DP: 1,53), sem AOS, foram encontrados escores significativamente maiores de pressão de base de língua em indivíduos saudáveis (43,04 kPa) em comparação ao grupo de pacientes com AOS (32,26 kPa).

O estudo demonstrou que pacientes com AOS tendem a menor força de base de língua provavelmente por causa da diminuição de tônus muscular da língua e do aumento do volume causado pela manutenção da cavidade oral aberta durante o sono, afetando a postura e consequentemente sua musculatura. Entretanto, a literatura ainda é restrita sobre o assunto e diversificada. Não há indicações de que a força isométrica máxima da língua difere em indivíduos saudáveis e pacientes com AOS[20].

Entretanto, outro estudo[21] concluiu que exercícios orofaríngeos parecem efetivamente modificar o tônus da língua, reduzindo os sintomas de DRS e a respiração oral e aumentando a saturação de oxigênio e, assim, modificando o tônus muscular da língua e desempenhando papel no tratamento de DRS.

TERMOGRAFIA FACIAL

A atuação fonoaudiológica na termografia ainda é muito escassa. Porém, apresenta um vasto campo de estudo uma vez que trabalha com o sistema estomatognático que é composto de diferentes estruturas, musculatura esquelética e sistema vascular passíveis de serem avaliados termograficamente. A termografia é um instrumento de inspeção e diagnóstico por imagem, não invasivo, indolor, que não requer contraste e ionização[22]. Trata-se de um método que avalia a microcirculação da pele, avaliando indiretamente o sistema autônomo simpático[23], assim como o funcionamento, o comportamento e o desempenho muscular.

Dessa forma, como os pacientes com DRS geralmente apresentam comprometimentos por obstruções respiratórias funcionais ou mecânicas, gerando alterações no crescimento craniofacial, más oclusões dentárias, disfunções musculares e funcionais, essa condição pode refletir em assimetrias na distribuição da temperatura na face, tornando-se importante a análise termográfica facial. Tal procedimento pode favorecer diagnósticos precoces de alterações musculares orofaciais, localização mais precisa das alterações, monitoração da carga dos exercícios por meio das variações de temperatura e principalmente auxílio na compreensão da fisiopatologia da AOS.

Em um estudo recente[17] com o objetivo de avaliar as características termográficas das estruturas orofaciais e do triângulo submentoniano de participantes com AOS, bem como verificar a relação com aparência, postura e funções dos componentes orofaciais, foram selecionados 18 pacientes com diagnóstico de AOS (grupo AOS; 57,4 + 15,8 anos) e 13 participantes-controle, assintomáticos para AOS (grupo-controle; 57,8 + 18,1 anos). Todos responderam a questionários para AOS e sonolência diária e foram submetidos à análise de termografia por imagem infravermelha, avaliação miofuncional orofacial (protocolo OMES-E).

A análise de variância *one-way* (*One-way* ANOVA) foi utilizada para testar o efeito do grupo nas variáveis em estudo. A correlação entre as medidas termográficas e os escores de postura e domínios do OMES-E foi calculada por meio do teste de correlação de Pearson. Os resultados demonstraram que o grupo AOS apresentou menores medidas termográficas para algumas regiões de interesse (ROI) nas vistas frontal e lateral e para a região do triângulo submentoniano e menores escores de aspecto/postura e desempenho das estruturas orofaciais, bem como menor escore total de OMES-E avaliação ($p < 0{,}05$) (Figuras 7 e 8). Escores de aspecto/postura e

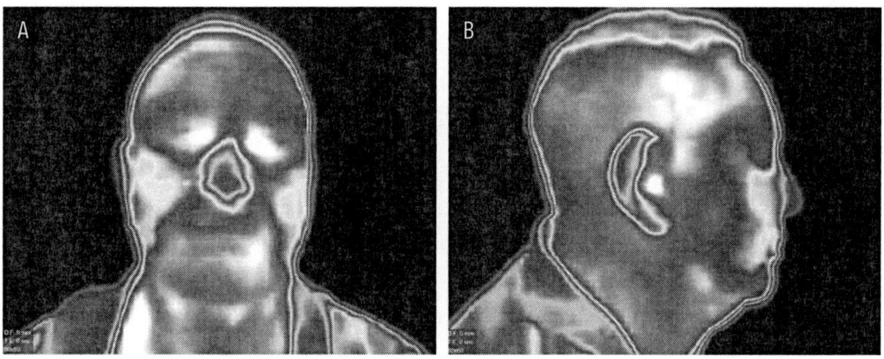

Figura 7 A: Imagem termográfica da face vista frontal. B: Imagem termográfica da face vista lateral direita. (Versão colorida disponibilizada na plataforma digital do livro.)

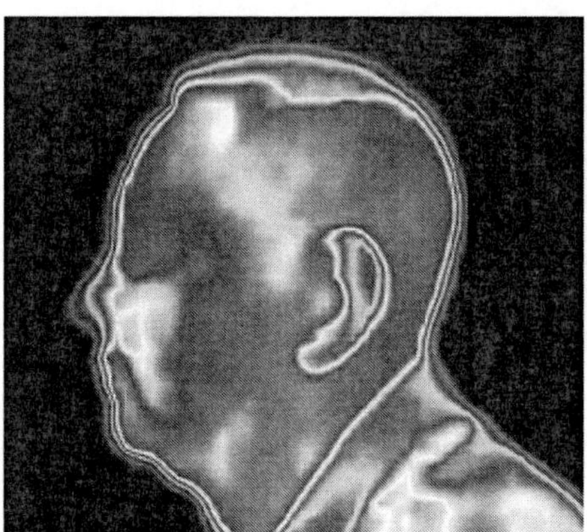

Para ingressar na plataforma digital, utilize o QR code, digite a senha: **sono2aed** e faça seu cadastro.

Figura 8 Imagem termográfica da face vista lateral esquerda. (Versão colorida disponibilizada na plataforma digital do livro.)

mobilidade foram correlacionados com a temperatura de algumas ROI nas vistas frontal e lateral. Assim sendo, os autores concluíram que a termografia infravermelha detectou menor temperatura da pele facial e região do triângulo submentoniano nos pacientes com AOS associada a uma pior condição miofuncional orofacial.

TERAPIA FONOAUDIOLÓGICA

A intervenção fonoaudiológica por meio da terapia miofuncional orofacial (TMO) é uma das possibilidades de tratamento quando existe alteração das estruturas e das funções da musculatura orofacial e orofaríngea, por promover mudanças favoráveis na musculatura da VAS, por poder ser combinada a outras modalidades de tratamento para o ronco primário e AOS em diferentes graus, promovendo maior adesão e melhor resposta ao tratamento principal, como o uso do CPAP e dos aparelhos intraorais e as cirurgias orofaríngeas e de bases ósseas maxilomandibulares.

É de fundamental importância que uma criteriosa seleção dos candidatos à TMO seja realizada tanto pelo médico especialista em medicina do sono quanto pelo fonoaudiólogo, favorecendo assim maiores taxas de sucesso na terapia. A seguir, exemplos pré e pós-TMO (Figuras 9 a 19).

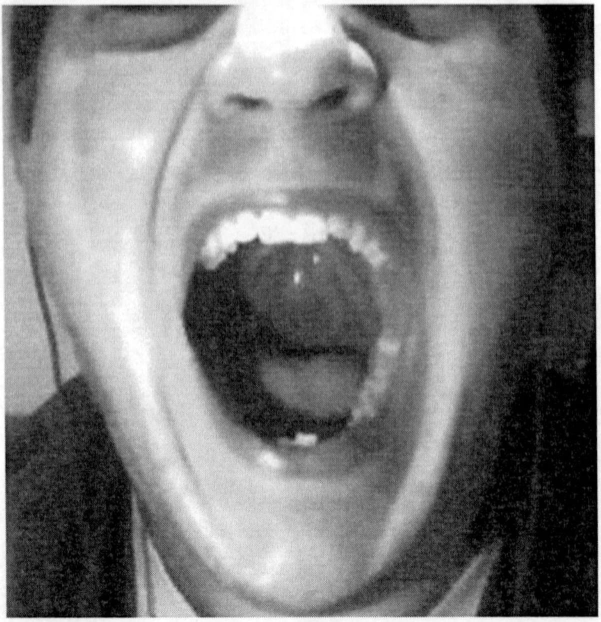

Figura 9 Pré-terapia miofuncional orofacial com flacidez da musculatura orofacial e faríngea, com língua demarcada com os dentes, levando a alterações da postura em repouso dos lábios e da base de língua, dificultando a visualização da parte posterior da cavidade oral, avaliação realizada em 13 de novembro de 2020.

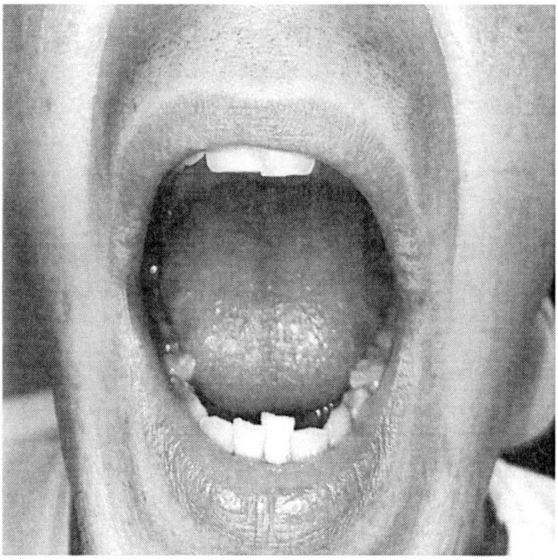

Figura 10 Pós-terapia miofuncional orofacial, reorganização do tônus muscular dos tecidos moles, principalmente da língua, da faringe e do palato mole, facilitando a visualização da parte posterior da cavidade oral, reavaliação realizada em 26 de janeiro de 2021.

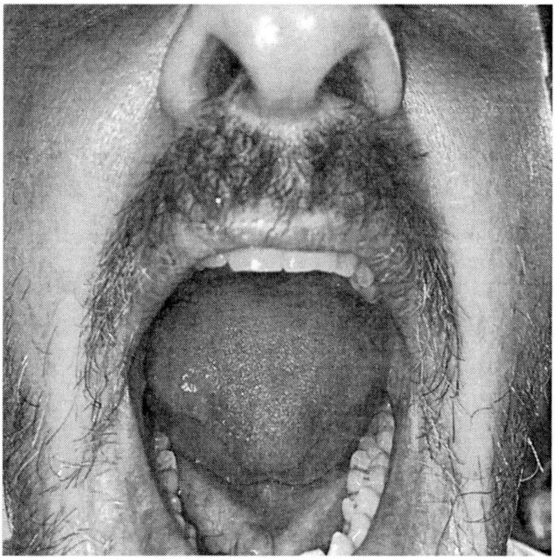

Figura 11 Pré-terapia miofuncional orofacial com alterações do tônus da musculatura orofacial e faríngea, dificultando a visualização da parte posterior da cavidade oral, avaliação realizada em 7 de junho de 2021.

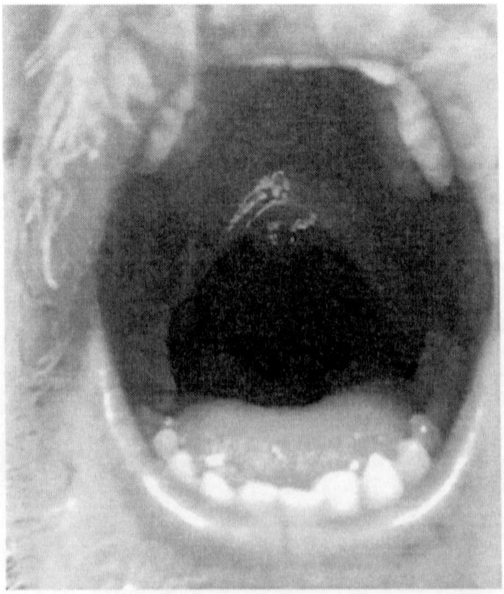

Figura 12 Pós-terapia miofuncional orofacial, reorganização do tônus muscular dos tecidos moles, principalmente da língua, da faringe e do palato mole, facilitando a visualização da parte posterior da cavidade oral, reavaliação realizada em 21 de setembro de 2021.

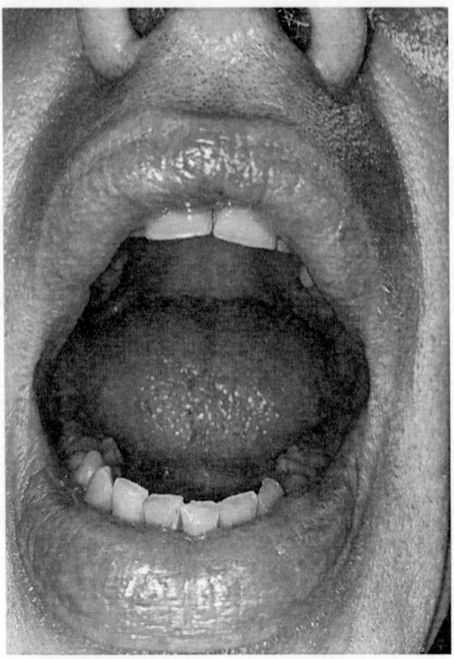

Figura 13 Pré-terapia miofuncional orofacial com língua demarcada com os dentes, levando a alterações da postura em repouso dos lábios e da base de língua, dificultando a visualização da parte posterior da cavidade oral, avaliação realizada em 04 de novembro de 2021.

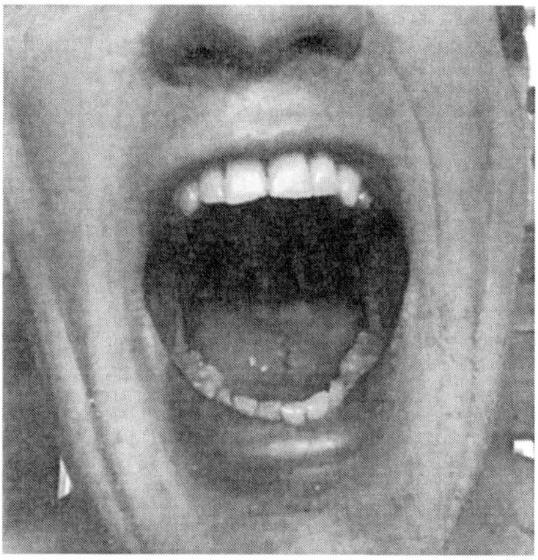

Figura 14 Pós-terapia miofuncional orofacial, reorganização do tônus muscular dos tecidos moles, facilitando a visualização da parte posterior da cavidade oral, reavaliação realizada em 25 de fevereiro de 2022.

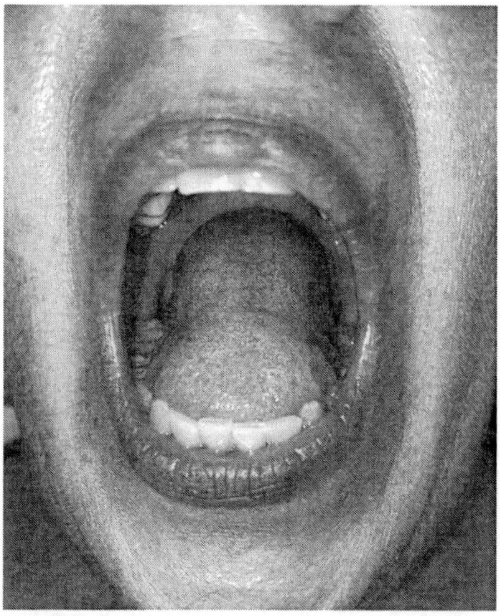

Figura 15 Pré-terapia miofuncional orofacial com flacidez da musculatura orofacial e faríngea, com língua demarcada com os dentes, levando a alterações da postura em repouso dos lábios e da base da língua, dificultando a visualização da parte posterior da cavidade oral, avaliação realizada em 24 de março de 2022.

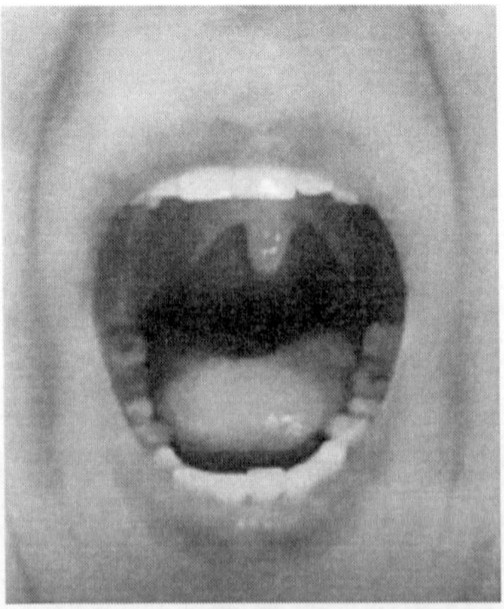

Figura 16 Após 8 sessões de terapia miofuncional orofacial, observa-se reorganização do tônus muscular dos tecidos moles, principalmente da língua, da faringe e do palato mole, facilitando a visualização da parte posterior da cavidade oral, reavaliação realizada em 20 de maio de 2022.

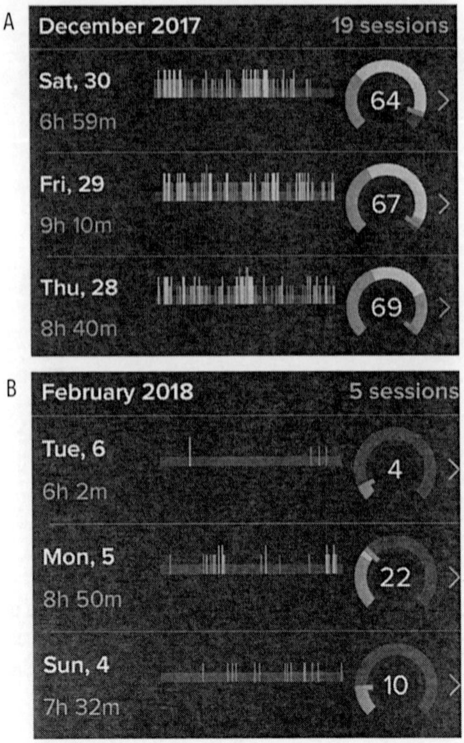

Figura 17 Uso de aplicativo para avaliação de ronco por um paciente com AOS. Antes da TMO no período 27 a 30 de dezembro de 2017 (A) e após a TMO no período de 04 a 06 de fevereiro de 2018 (B). Diminuição significativa do ronco a partir da 4 sessão de terapia miofuncional orofacial. Fonte: SnoreLab®.

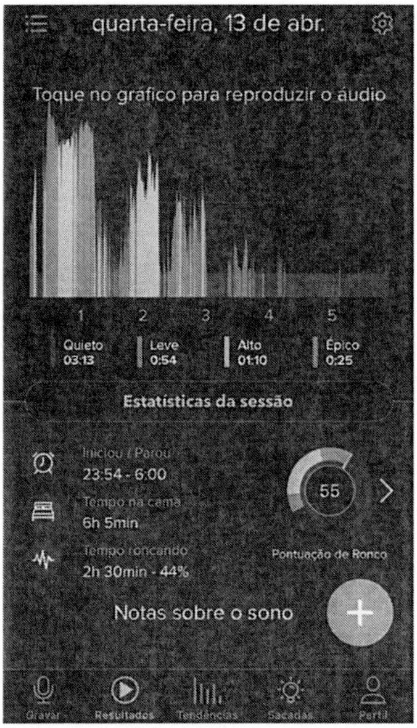
quarta-feira, 13 de abr.
Toque no gráfico para reproduzir o áudio
1 2 3 4 5
Quieto 03:13
Leve 0:54
Alto 01:10
Épico 0:25
Estatísticas da sessão
Iniciou / Parou
23:54 - 6:00
Tempo na cama
6h 5min
Tempo roncando
2h 30min - 44%
55
Pontuação de Ronco
Notas sobre o sono

Figura 18 Uso de aplicativo para avaliação de ronco pré-fonoterapia, em 13 de abril de 2022. Fonte: SnoreLab®.

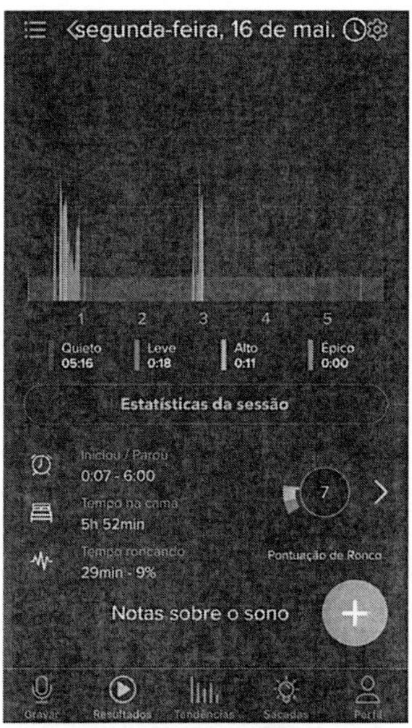

Figura 19 Uso de aplicativo para avaliação de ronco após um mês de fonoterapia, em 16 de abril de 2022. Fonte: SnoreLab®.

Pensando na contribuição do tratamento fonoaudiológico em conjunto com as demais modalidades de tratamento para os DRS, a terapia fonoaudiológica associada ao uso de aparelhos de pressão positiva em vias aéreas (PAP) tem como principais objetivos:

- Reduzir a altura da base da língua e largura de língua, aumentar a propriocepção da região intraoral, aumentar a aeração nasal para suportar e ajustar a pressão terapêutica, na maioria das vezes, aumentando o tônus muscular da região peribucal.
- Reduzir os efeitos colaterais com o uso da terapia com PAP, no que se refere ao ressecamento da região nasal, ao aumento de secreção nasal e à diminuição da apneia residual, se houver.
- Fortalecer a musculatura facial e intrabucal para garantir a adesão ao uso do PAP.
- Orientar a adaptação da prótese dentária, quando necessária ao uso do PAP.

Mesmo o tratamento fonoaudiólogo sendo indicado nos casos de AOS de grau moderado e leve, alguns pacientes com AOS grave procuram tratamento fonoaudiológico por não aceitarem ou não se adaptarem ao CPAP, que é considerado padrão-ouro de tratamento[24]. O fonoaudiólogo tem papel crucial nesses casos, uma vez que contribui na adesão ao uso correto do aparelho, na troca da máscara oronasal para a nasal à medida que obtém a adequação do tônus dos músculos faciais, dos elevadores de mandíbula, do orbicular dos lábios, possibilitando maior e melhor vedamento labial, proporcionando a respiração nasal exclusiva (língua acoplada ao palato sempre que possível) e obtendo diminuição da pressão e do IAH.

No caso da terapia fonoaudiológica associada ao uso de aparelho intraoral (AIO), os principais objetivos são:

- Dessensibilizar a região intraoral para suportar o AIO durante a noite e ajustar a musculatura labial, mentual e elevadora de mandíbula.
- Promover a redução da altura e da largura da língua, aumentando o espaço faríngeo e possibilitando a redução do avanço do AIO.
- Abolir ou, no mínimo, reduzir os efeitos colaterais desenvolvidos pelo paciente por causa do uso do AIO, por exemplo, dor ou desconforto da musculatura mastigatória, e dos tecidos moles da cavidade oral e por causa da disfunção temporomandibular (DTM), assim como da apneia e/ou do ronco residual.
- Cessar ou, no mínimo, reduzir as adaptações musculares compensatórias como sucção de lábios e bochechas, em alguns casos.

Cabe também a utilização de técnicas de relaxamento e de fortalecimento muscular, por meio de massagens de alongamentos musculares para auxiliar na adesão ao uso do AIO, evitando dor e incômodo com o avanço mandibular provocado sob os músculos da ATM.

No caso da terapia fonoaudiológica associada a indicação de cirurgia ortognática (avanço maxilomandibular), os principais objetivos são:

- Realizar avaliação pré e pós-cirúrgica das estruturas miofuncionais orofaciais (lábios, língua, bochechas, palato duro e mole, oclusão, face) quanto das funções de respiração, sucção, mastigação, deglutição e fonoarticulação.
- Avaliar a conduta fonoaudiológica miofuncional orofacial para o pós-cirúrgico para restabelecimento dos tecidos moles orofaríngeos na nova forma esquelética, adequando ou adaptando sua postura e funcionalidade, evitando assim recidivas esqueléticas e/ou funcionais.

No caso da terapia fonoaudiológica após cirurgias nasal e/ou de orofaringe, os principais objetivos são[25]:

- Realizar avaliação pós-cirúrgica das estruturas miofuncionais orofaciais (lábios, língua, bochechas, palato duro e mole, oclusão, face) e quanto às funções de respiração, sucção, mastigação, deglutição e fonoarticulação.
- Fazer terapia miofuncional orofacial para o pós-cirúrgico para restabelecimento dos tecidos moles orofaríngeos adequando ou adaptando sua postura e sua funcionalidade.
- Restabelecer o modo respiratório nasal, por meio de técnicas de aeração nasal, conscientização e propriocepção do uso do nariz.
- Reabilitar o olfato e o paladar.
- Abolir e/ou reduzir a intensidade e a frequência do ronco e/ou da apneia residual.

Na Tabela 1 estão descritas sugestões de condutas fonoaudiológicas com seus respectivos exercícios miofuncionais orofaciais e seus objetivos aplicados no tratamento fonoaudiólogo em pacientes com AOS.

No início do tratamento fonoaudiológico a prioridade é o restabelecimento da respiração nasal e a adequação ou melhora da adaptação da posição habitual da língua (Tabela 1).

Existem alguns estudos científicos atuais sugerindo o uso da estimulação elétrica neuromuscular diurno dos músculos da língua para ronco primário e apneia obstrutiva leve[41], nos quais os autores avaliaram o efeito do treinamento da estimulação elétrica em 115 pacientes com AOS por 20 minutos, uma vez ao dia por 6 semanas. O dispositivo utilizado foi o eXciteOSA®. Foi observado em 90% dos pacientes redução objetiva do ronco, inclusive com referência dos parceiros de cama dos pacientes de diminuição em 39% do ronco, além disso ocorreu melhora da so-

TABELA 1 Conduta fonoaudiológica – respiração

Exercícios – respiração	Objetivos
Orientações sobre o padrão respiratório nasal[26,27]	Conscientizar sobre a importância da respiração nasal exclusiva, por meio da explicação da fisiologia respiratória utilizando atlas de anatomia, modelos anatômicos, figuras
Respiração nasal[28]	Liberar secreção da cavidade nasal por meio de lavagem e massagem nasal
Respiração via nasal[26]	Exercitar a função nasal por meio de exercícios de aeração nasal
Exercícios – posição habitual da língua	**Objetivos**
Orientações sobre a posição de língua-lábios e mandíbula[29]	Automatizar a respiração nasal e a posição habitual da língua em repouso
Exercícios – língua	**Objetivos**
Acoplamento[30]	Treinar os músculos genioglosso, palatoglosso, hioglosso e supra-hióideos, por meio de exercícios isotônicos e isométricos de língua
Abaixar o dorso da língua[30]	Treinar os músculos hioglosso e supra-hióideo, por meio de exercícios isotônicos e isométricos de língua
Resistência[31]	Exercitar força e resistência dos músculos: genioglosso, hioglosso, palatoglosso, estiloglosso e longitudinal superior e transverso
Afilar a língua[32] *Afilador *Afilador Lingual Pró-Fono®	Contrair a língua controlando a musculatura transversa e reduzir as marcas dos dentes nessa estrutura
Canudo associado a elástico ortodôntico (diâmetro 05/16 marca Morelli ref. 60.01.205) Mobilidade[33]	Promover mobilidade da base e da ponta da língua
Exercícios – músculos supra-hióideos	**Objetivos**
Língua sugada contra o palato[34]	Exercitar a força dos músculos: supra-hióideos – milo-hióideo, gênio-hióideo, digástrico ventre anterior – e os músculos da língua estiloglosso, genioglosso palatoglosso, hioglosso, estiloglosso e longitudinal superior e lateral
Resistência contra palato[30]	Promover força muscular dos músculos: supra-hióideos – milo-hióideo, gênio-hióideo, digástrico ventre anterior
Deglutição da saliva com inclinação da cabeça[26,30]	Adequar a força muscular e a mobilidade dos músculos supra-hióideos (milo-hióideo, gênio-hióideo, digástrico ventre anterior) e os músculos da língua (estiloglosso, genioglosso palatoglosso, hioglosso, estiloglosso e longitudinal superior e lateral)

(continua)

TABELA 1 Conduta fonoaudiológica - respiração (*continuação*)

Exercícios - véu palatino	Objetivos
Repetição da vogal /a/[30,35]	Maximizar a mobilidade e aumentar a força dos músculos da úvula, do palatofaríngeo, do tensor e do levantador do véu palatino
Estojo respiratório[26]	Treinar a musculatura: palatoglosso, palatofaríngeo, tensor do palato, elevador do palato e úvula, hioglosso e supra-hióideos
Exercício de trato vocal vemiocluído ETVSO (tubo do Lax Vox®)[36,37]	Expansão do trato vocal, redução da musculatura supraglótica, aumento na elevação do palato mole, melhora do controle respiratório, além da expansão das paredes anteroposterior e laterolateral da faringe
Incentivadores e exercitadores respiratórios[38]	Reexpansão pulmonar Fortalecimento dos músculos respiratórios Aumentar a permeabilidade da VA, por meio dos dispositivos Respiron®, Shaker® e/ou EMST®
Técnica do bocejo[39]	Produzir força (exercício isométrico) dos músculos constritores da faringe e elevação do palato mole
Exercícios - faciais	**Objetivos**
Contração das bochechas[40]	Fortalecer os músculos bucinador e orbicular dos lábios.
Inflar bexiga[40]	Exercitar a mobilidade dos músculos: labiais (orbicular dos lábios, transverso, angulares e verticais), os músculos faciais (bucinadores, levantadores da mandíbula, quadrado do lábio superior e inferior, zigomático, triangular, canino e incisivo do lábio superior e inferior) e os músculos do palato mole (tensor e levantador do véu palatino, palatofaríngeo e úvula)
Sucção[34,40]	Exercitar a mobilidade dos músculos: labiais (orbicular dos lábios, transverso, angulares e verticais), os músculos faciais (bucinadores, levantadores da mandíbula, quadrado do lábio superior e inferior, zigomático, triangular, canino e incisivo do lábio superior e inferior) e os músculos do palato mole (tensor e levantador do véu palatino, palatofaríngeo e úvula)

nolência excessiva diurna e melhora na qualidade do sono do paciente e do próprio parceiro de cama. Em um outro estudo[42], os autores também verificaram a redução da AOS de grau leve após a electroestimulação na musculatura intraoral.

O uso da estimulação elétrica neuromuscular pode ser uma ferramenta útil associada à TMO na busca por benefícios quanto ao efeito em médio e longo prazo das estruturas miofuncionais orofaciais. Porém, mais estudos controlados e randomizados devem ser realizados para a compreensão dos reais efeitos do uso dessa técnica em longo prazo.

Para a complementação diagnóstica e de avaliação terapêutica, são utilizados por profissionais da área do sono questionários padronizados e validados, sendo um parâmetro de melhora obtido com o tratamento fonoaudiológico. Esses questionários, como Escala de Sonolência de Epworth[43], Questionário Índice de Qualidade do Sono de Pittsburgh (PSQI)[44] e Escala Analógica do Ronco[2-4], são aplicados tanto no paciente como em seu parceiro de forma que propicie um monitoramento e uma motivação, favorecendo maior adesão ao tratamento. Utiliza-se também um aplicativo[45] para avaliar o ronco, solicitando ao paciente para gravar sua noite de sono duas vezes na semana e uma no fim de semana e, caso o parceiro também apresente ronco, é importante que nesses dias durmam em quartos separados para que o ronco de um não interfira na gravação do outro.

O registro das condições musculares dos pacientes é de fundamental importância tanto na avaliação como no acompanhamento de sua evolução clínica, por meio de registros fotográficos com fotografias intraorais e vídeos, a fim de favorecer maior adesão ao tratamento. Um outro instrumento utilizado para monitoramento desses pacientes é a plataforma digital Biologix®[46]. O tratamento fonoaudiológico nos DRS dura em média 3 meses (12 sessões de terapia fonoaudiológica), podendo durar de 4 a 5 meses nos casos mais graves com maiores comprometimentos miofuncionais orofaciais. No período de alta, o paciente será reavaliado clinicamente e encaminhado ao médico do sono para avaliação e nova realização de polissonografia. Nesse momento, inicia o período de manutenção dos resultados obtidos com o tratamento fonoterápico, extremamente importante, devendo o paciente realizar reavaliações trimestrais e semestrais, mantendo alguns exercícios para a manutenção dos resultados atrelados à execução das funções orofaciais que foram adequadas ou adaptadas a sua morfologia craniofacial.

CONSIDERAÇÕES FINAIS

A terapia miofuncional orofacial tem ganhado destaque nos últimos anos no tratamento dos pacientes com DRS, uma vez que tem realizado indicações precisas, como alteração muscular principal de língua, lábios, palato mole e faringe e alterações da função respiratória. Suas técnicas englobam exercícios com mínimo risco, não invasivo e de baixo custo, além de poder ser aplicada em qualquer faixa etária, o que permite sua aplicação nos diferentes centros de atendimento, no público ou no privado, fornecendo resultados satisfatórios e com melhores desfechos clínicos combinados ao tratamento dos DRS.

REFERÊNCIAS BIBLIOGRÁFICAS

1. Diaferia G, Bommarito S. Avaliação e tratamento fonoaudiológico nos distúrbios respiratórios do sono. In: de Abreu HF (ed.). Prática em medicina do sono. Rio de Janeiro: Thieme Revinter; 2021. p. 383-408.
2. Guimarães KC, Drager LF, Genta PR, Marcondes BF, Lorenzi-Filho G. Effects of oropharyngeal exercises on patients with moderate obstructive sleep apnea syndrome. Am J Respir Crit Care Med. 2009;179(10):962-6.

3. Diaferia G, Badke L, Santos-Silva R, Bommarito S, Tufik S, Bittencourt L. Effect of speech therapy as adjunct treatment to continuous positive airway pressure on the quality of life of patients with obstructive sleep apnea. Sleep Med. 2013;14(7):628-35.
4. Diaféria G, Santos-Silva R, Truksinas E, Haddad FLM, Santos R, Bommarito S, et al. Myofunctional therapy improves adherence to continuous positive airway pressure treatment. Sleep Breath. 2017;21(2):387-95.
5. Friedman M, Tanyeri H, La Rosa M, Landsberg R, Vaidyanathan K, Pieri S, et al. Clinical predictors of obstructive sleep apnea. Laryngoscope. 1999;109(12):1901-7.
6. Zonato AI, Bittencourt LR, Martinho FL, Santo Jr JF, Gregório LC, Tufik S. Association of systematic head and neck physical examination with severity of obstructive sleep apnea-hypopnea syndrome. Laryngoscope. 2003;113(6):973-80.
7. Zonato AI, Martinho FL, Bittencourt LR, de Oliveira Camponês Brasil O, Gregório LC, Tufik S. Head and neck physical examination: comparison between nonapneic and obstructive sleep apnea patients. Laryngoscope. 2005;115(6):1030-4.
8. Mortimore IL, Bennett SP, Douglas NJ. Tongue protrusion strength and fatiguability: relationship to apnoea/hypopnoea index and age. J Sleep Res. 2000;9(4):389-93.
9. Prandini EL, Totta T, Bueno MRS, Rosa RR, Giglio LD, Trawitzki LV, et al. Analysis of tongue pressure in Brazilian young adults. Codas. 2015;27(5):478-82.
10. Furlan R, Santana GA, Bischof WF, Motta AR, de Las Casas EB. A new method for tongue rehabilitation with computer games: pilot study. J Oral Rehabil. 2019;46(6):518-25.
11. Maia AV, Furlan R, Moraes KO, Amaral MS, Medeiros AM, Motta AR. Tongue strength rehabilitation using biofeedback: a case report. Codas. 2019;31(5):e20180163.
12. Motta AR, César CC, Bommarito S, Chiari BM. Axial force of the tongue in different age groups. J Soc Bras Fonoaudiol. 2011;23(3):201-5.
13. Trawitzki LV, Borges CG, Giglio LD, Silva JB. Tongue strength of healthy young adults. J Oral Rehabil. 2011;38(7):482-6.
14. Yoshikawa M, Yoshida M, Tsuga K, Akagawa Y, Groher ME. Comparison of three types of tongue pressure measurement devices. Dysphagia. 2011;26(3):232-7.
15. Yoshikawa M, Fukuoka T, Mori T, Hiraoka A, Higa C, Kuroki A, et al. Comparison of the Iowa oral performance instrument and JMS tongue pressure measurement device. J Dent Sci. 2021;16(1):214-9.
16. Ferreira A. Caracterização da pressão de lábios e língua em pacientes com apneia obstrutiva do sono. Trabalho de Conclusão de Curso [Monografia]. São Paulo, 2021. 52p. São Paulo: Universidade Federal de São Paulo, Escola Paulista de Medicina, Departamento de Fonoaudiologia.
17. Ferreira CLP, Castelo PM, Zanato LE, Poyares D, Tufik S, Bommarito S. Relation between oro-facial thermographic findings and myofunctional characteristics in patients with obstructive sleep apnoea. J Oral Rehabil. 2021;48(6):720-9.
18. PROFONO. Biofeedback: pressão de lábios e de língua. Carapicuíba: Profono; c2022. [cited 2022 May 19]. Available from: https://profono.com.br/loja/biofeedback-pressao-de-labios-e-de-lingua/.
19. Adams V, Mathisen B, Baines S, Lazarus C, Callister R. Uma revisão sistemática e meta-análise de medidas de força e resistência da língua e mão usando o Iowa oral performance instrument (IOPI) Dysphagia. 2013;28:350-69.
20. Birk R, Stuck BA, Maurer JT, Schell A, Müller CE, Kramer B, et al. Maximum isometric tongue force in patients with obstructive sleep apnoea. Eur Arch Otorhinolaryngol. 2021;278(3):893-900.
21. Villa MP, Evangelisti M, Martella S, Barreto M, Del Pozzo M. Can myofunctional therapy increase tongue tone and reduce symptoms in children with sleep-disordered breathing? Sleep Breath. 2017;21(4):1025-32.
22. Cruz e Souza ILP, Costa RCS, Sales PV, Haddad DS. Análise termográfica da face: revisão de literatura. Congresso Brasileiro Digital de Atualização em Pediatria. São Paulo; 2021.
23. Bioschi MI, Macedo JF, Macedo RAC. Termometria cutânea: novos conceitos. J Vasc Bras. 2003;2(2):151-60.
24. Weaver TE, Grunstein RR. Adherence to continuous positive airway pressure theraphy. Proc Am Thorac Soc. 2008;5:173-8.
25. Cunha DA, Silva HJ. Terapia fonoaudiológica em respiração oral (como eu trato). In: Marchesan IQ, Silva HJ, Berretin FG. Terapia fonoaudiológica em motricidade oral. São Paulo: Pulso; 2012. p. 87-109.
26. Diaféria G, Bommarito S. Planos terapêuticos fonoaudiológicos (PTFs) para pacientes com a síndrome de apneia obstrutiva do sono (SAOS). São Paulo: Pró-Fono; 2015. p. 571-4.

27. Veron E, Antunes HL, Milanesi AG, de Moura e Correa J, Rodrigues EC. Implicações da respiração oral na função pulmonar e músculos respiratórios. Rev CEFAC. 2016;18(1):242-51.
28. Coelho Ferraz MJP. Respirador bucal: uma visão multidisciplinar. São Paulo: Lovise; 2005.
29. Zaghi S, Valcu-Pinkerton S, Jabara M, Norouz-Knutsen L, Govardhan C, Moeller J, et al. Lingual frenuloplasty with myofunctional therapy: exploring safety and efficacy in 348 cases. Laryngoscope Investig Otolaryngol. 2019;4(5):489-96.
30. Guimarães KC, Drager LF, Genta PR, Marcondes BF, Lorenzi-Filho G. Effects of oropharyngeal exercises on patients with moderate obstructive sleep apnea syndrome. Am J Respir Crit Care Med. 2009;179(10):962-6.
31. Marchesan I. Fundamentos em fonoaudiologia: aspectos clínicos da motricidade orofacial. Rio de Janeiro: Guanabara Koogan; 1998.
32. Krakauer LH, Di Francesco RC, Marchesan IQ. Respiração oral: abordagem interdisciplinar. São José dos Campos: Pulso; 2003.
33. Jardini RSR. A adequação dos músculos orofaciais com o uso dos exercitadores. Barueri: Pró-Fono; 2007.
34. Altmann EBC, Vaz ACN. Avaliação e tratamento fonoaudiológico nas cirurgias ortognáticas. In: Altmann EBC. Fissuras labiopalatinas. 4. ed. Carapicuíba: Pró-Fono; 1997.
35. Furia CLB. Reabilitação fonoaudiológica das resseções de boca e orofaringe. In: Carrara de Angelis E, Furia CLB, Mourão LF, Kowalski LP. A atuação da fonoaudiologia no câncer de cabeça e pescoço. São Paulo: Lovise; 2000.
36. Sihvo M. Lax Vox tube. In: 7th Pan European Voice Conference - PEVOC; 2007 Aug 29-Spt 1; Groningen. Proceedings. Groningen: Pan European Voice Conferences; 2007 [cited 2014 May 28]. Available from: http:// www.pevoc.org/pevoc07/index.htm.
37. Pitta DBS, Pessoa AF, Sampaio ALL, Rodrigues RN, Tavares MG, Tavares P. Terapia miofuncional oral aplicada a dois casos de síndrome da apneia obstrutiva do sono grave. Arq Int Otorrinolaringol. 2007;11(3):350-4.
38. Herkenrath SD, Treml M, Priegnitz C, Galetke W, Randerath WJ. Effects of respiratory muscle training (RMT) in patients with mild to moderate obstructive sleep apnea (OSA). Sleep Breath. 2018;22(2):323-8.
39. Zemlin WR. Princípios de anatomia e fisiologia em fonoaudiologia. 4. ed. Porto Alegre: Artes Médicas Sul; 2000.
40. Goffi Gomez MVSG, Bogar P, Bento RF, Miniti A. Exercícios miofaciais e paralisia facial idiopática: relato preliminar. Rev Bras Otorrinol. 1996;4(62):322-30.
41. Baptista PM, Apodaca PMR, Carrasco M, Fernandez S, Wong PY, Zhang H, et al. Daytime neuromuscular electrical therapy of tongue muscles in improving snoring individuals with primary snoring and mild obstructive sleep apnea. J Clin Med. 2021;10:1883.
42. Kotecha B, Wong PY, Zhang H, Hassaan A. A novel intraoral neuromuscular stimulation device for treating sleep – disordered breathing. Sleep Breath. 2021;25:2083-90.
43. Johns MW. A new method of measuring daytime sleepiness: the Epworth Sleepiness Scale. Sleep. 1991;14:540-5.
44. Buysse DJ, Reynolds CF 3rd, Monk TH, Berman SR, Kupfer DJ. The Pittsburgh Sleep Quality Index: a new instrument for psychiatric practice and research. Psychiatry Res. 1989;28(2):193-213.
45. SnoreLab: Record your Snoring [Internet]. London (UK): SnoreLab; c2022. [cited 2022 May 20]. Available from: https://www.snorelab.com/about/.
46. Biologix Sistemas [Internet]. Centro credenciado Biologix. São Paulo: Biologix; c2020. [cited 2022 May 20]. Available from: https://www.biologix.com.br/seja-um-centro-credenciado/?gclid=Cj0KCQjw-JyUBhCuARIsANUqQ_KqE7cdS5mRlA5XcEK1xbaXAwp9lwHsnI4bNjU-4BhQYEGkUyYOUXIaAgdMEALw_wcB.

PARTE IV

DISTÚRBIOS RESPIRATÓRIOS OBSTRUTIVOS DO SONO: TRATAMENTO CIRÚRGICO

CAPÍTULO 18

TRATAMENTO CIRÚRGICO DA APNEIA OBSTRUTIVA DO SONO: PAPEL DO NARIZ

Rafael Rossell Malinsky
Tatiana de Aguiar Vidigal

Pontos-chave

- Há algumas teorias para explicar o papel do nariz na fisiopatologia da apneia obstrutiva do sono (AOS). As duas mais aceitas são: o aumento da resistência nasal aumenta a pressão negativa na faringe, o que favorece o colabamento da via aérea superior (VAS) em pacientes suscetíveis; o estreitamento das regiões retropalatal e retroglossal ocorre por causa do deslocamento posterior e inferior da mandíbula nos pacientes respiradores orais.
- O objetivo principal do tratamento cirúrgico nasal em pacientes com AOS é aumentar a permeabilidade das cavidades nasais e diminuir a resistência da VAS.
- A cirurgia nasal pode ser realizada para facilitar a adaptação de outras modalidades de tratamentos, por exemplo, o aparelho de pressão positiva contínua nas vias aéreas (CPAP) ou o aparelho intraoral.

A obstrução nasal é um sintoma clínico frequentemente relacionado ao ronco e à apneia obstrutiva do sono (AOS), resultando em fragmentação e má qualidade do sono, sonolência diurna, fadiga e comprometimento cognitivo. Estudos estimam que a queixa clínica de obstrução nasal esteja presente em 59 a 64% dos pacientes com AOS e a maioria deles apresenta alterações anatômicas associadas, como desvio septal e/ou hipertrofia de conchas inferiores[1,2].

Na cidade de São Paulo, um estudo epidemiológico demonstrou que pacientes com AOS apresentaram maior frequência de alterações nasais quando comparados a um grupo-controle e, entre todas as características avaliadas no exame físico otorrinolaringológico, apenas o nariz desfavorável mostrou-se fator de risco associado à AOS[2]. Em recente estudo de coorte, que acompanhou os pacientes por nove anos, ficou demonstrado que pacientes com desvio do septo nasal possuem

4,4 vezes mais chance de apresentar AOS, sendo mais pronunciado em pacientes com desvio septal e índice de massa corpórea (IMC) elevado[3].

Existem patologias que podem causar obstrução nasal, e o exame otorrinolaringológico por meio da rinoscopia anterior complementado pela nasofibrolaringoscopia torna-se essencial para visualizar as alterações anatômicas como desvio do septo nasal, hipertrofia das conchas nasais inferiores, alterações na região da válvula nasal, pólipos nasais e outras tumorações nasais[4]. Concomitante à obstrução nasal, ocorrem respiração oral e estreitamento da via aérea superior (VAS), aumentando a resistência à passagem do ar e facilitando o colapso da faringe, como se a passagem do ar pela VAS simulasse um sistema de resistência de Starling (Figura 1).

O nariz e a boca são representados pelo primeiro segmento rígido que corresponde à entrada de ar na VAS, seguido de transformações em pressão e velocidade do ar ao entrar no segmento colapsável. Classicamente, grande parte dos estudos que investiga o(s) possível(s) local(is) de obstrução das VAS enfatizam que ocorrem na região do palato mole, na base da língua ou em ambos[5]. Baseados no princípio de que a obstrução da VAS ocorre quando a pressão negativa intraluminal da faringe suplanta a capacidade da musculatura dilatadora de manter a via aérea pérvia, alguns autores postulam que a obstrução nasal, por exigir maior esforço inspiratório, aumentaria a pressão negativa na faringe, o que favoreceria o colabamento em pacientes suscetíveis[6]. Outra teoria que poderia explicar essa relação é a da instabilidade dos indivíduos que assumem um padrão respiratório oral, promovendo deslocamento posterior e inferior da mandíbula e estreitamento das regiões retropalatal e retroglossal[6,7]. Além disso, essa manobra aumenta o comprimento da faringe[7] e diminui a tensão dos músculos envolvidos[6]. O fluxo respiratório mais rápido gerado por uma VAS mais estreita, alongada e complacente aumenta a pressão intraluminal negativa durante a inspiração e facilita o colapso da faringe[6,7].

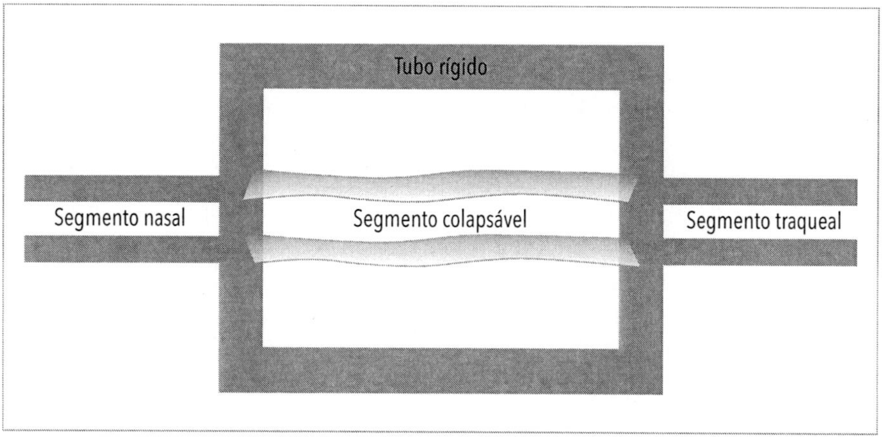

Figura 1 Modelo de resistência de Starling.

A análise em conjunto das alterações nasais traz informações mais precisas do que pode ser um nariz realmente obstrutivo, cujo tratamento clínico ou cirúrgico, por estar associado com a AOS, realizado em pacientes adultos é capaz de permeabilizar as fossas nasais e tratar a obstrução nasal, mas dificilmente reverterá todas as alterações musculares e esqueléticas faciais oriundas da respiração oral em longo prazo, como hipoplasia de maxila, retrognatia e palato ogival. Dessa forma, sabe-se que o tratamento precoce da respiração oral, na infância e na adolescência, é fundamental na prevenção da AOS na fase adulta[8].

O objetivo principal do tratamento cirúrgico nasal em pacientes com AOS é aumentar a permeabilidade das cavidades nasais e diminuir a resistência da VAS pela correção de desvios septais (septoplastia) e insuficiência da válvula nasal, pela redução das conchas nasais inferiores (turbinectomia, turbinoplastia, cauterização linear ou radiofrequência das conchas nasais inferiores) e remoção de eventuais tumores nasais[4].

A avaliação nasal é realizada por meio da pesquisa de queixas subjetivas, da rinoscopia anterior, da inspeção da inspiração do paciente e complementada pela nasofibroscopia. Na rinoscopia anterior, os desvios do septo nasal são classificados como grau I (não há ponto de contato entre o septo nasal e a concha nasal inferior), grau II (há ponto de contato entre o septo nasal e a concha nasal inferior) e grau III (pontos de contato do septo nasal deformam a concha nasal inferior) (Figura 2a). Hipertrofia de concha nasal inferior é classificada como presente ou ausente (Figura 2b). Na inspeção, nota-se se há colabamento das áreas das válvulas nasais interna e externa à inspiração (Figura 2c). Além disso, pode-se utilizar a manobra de Cottle modificada que consiste na realização de inspiração nasal, utilizando uma cureta ou ponteira protegida com algodão na ponta para apoiar a região das válvulas interna e externa (Figura 2d). Essa manobra é um bom fator preditor de sucesso do tratamento da insuficiência da válvula nasal. Sabe-se que a válvula nasal apresenta importante papel na fisiologia nasal, regulando o fluxo de ar, sendo responsável por cerca de metade de toda a resistência total da via aérea. Existem procedimentos nasais com colocação de enxertos de cartilagem para a correção das insuficiências de válvula nasal interna e/ou externa, e a maior parte dos estudos são realizados em pacientes submetidos à rinoplastia estética ou funcional, com o objetivo de restaurar ou manter a patência nasal.

Gelardi et al.[9], em um estudo de série de casos realizado com 19 pacientes com AOS avaliados por polissonografia tipo 3 (monitorização cardiorrespiratória do sono), relatam que a saturação mínima da oxi-hemoglobina foi menor em pacientes com insuficiência bilateral de válvula nasal externa quando comparados com pacientes com insuficiência unilateral ou sem insuficiência, sugerindo que, apesar das limitações metodológicas, a insuficiência da válvula nasal pode acentuar a gravidade da doença.

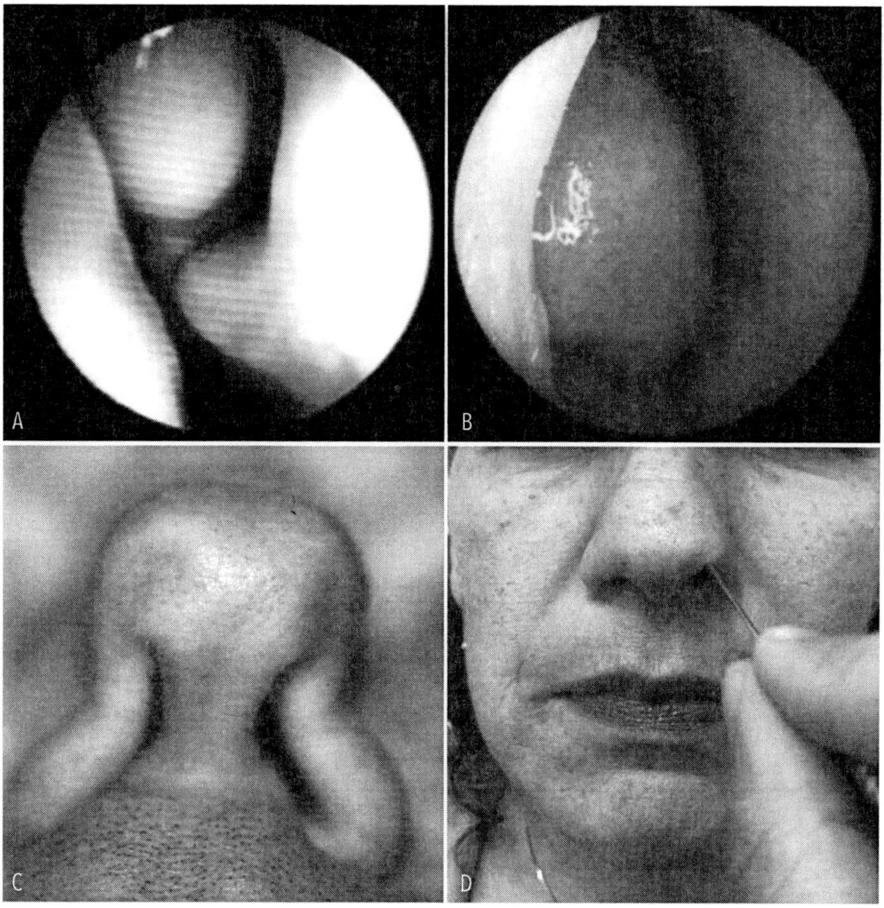

Figura 2 Desvio do septo nasal (A), hipertrofia de concha nasal inferior (B), colabamento de válvula nasal (C) e manobra de Cottle modificada (D).

Vidigal et al.[10], em 2013, avaliaram as alterações nasais de pacientes com AOS por meio de diferentes métodos como avaliação subjetiva (questionários), anatômica (por meio da rinoscopia anterior, da nasofibroscopia e a rinometria acústica) e funcional nasal (*peak flow* nasal inspiratório). Na avaliação objetiva das alterações nasais realizada pela rinometria acústica, encontrou-se diminuição da cavidade nasal em sua área e do volume quando o paciente alterou a posição sentada para a posição supina. Esse fato é de fundamental importância, já que indivíduos sem queixas nasais durante o dia podem ter redução da geometria nasal e apresentar obstrução e maior resistência ao fluxo aéreo durante o sono. A posição supina determina um ingurgitamento dos vasos de capacitância da submucosa nas conchas inferior e média principalmente, determinando aumento da resistência nasal. Isso determina que a avaliação da cavidade nasal nos distúrbios do sono por meio da rinometria acústica deve ser feita sempre que possível também em posição supina. Nesse estudo, o *peak flow* nasal inspiratório foi capaz de predizer o índice de apneia e hipopneia (IAH), podendo se apresentar como um bom marcador de gravidade da doença, quanto menor o fluxo nasal maior o IAH.

As evidências demonstram que a cirurgia nasal como sítio único de procedimento não apresenta bons resultados na melhora da gravidade da AOS como a redução do IAH, entretanto podem ter efeitos positivos no ronco, melhora subjetiva da respiração e diminuição da fadiga diurna[11-13]. Ertugay et al.[14] demonstraram que a realização da septoplastia foi efetiva na melhora da obstrução nasal e no ronco independente do IMC em pacientes com AOS.

A cirurgia nasal faz parte do arsenal cirúrgico para tratamento da AOS, principalmente como parte do tratamento cirúrgico multinível para a AOS. Pang et al.[15], em um grande estudo multicêntrico, demonstraram que os pacientes que foram submetidos a cirurgia nasal em tratamento cirúrgico multinível para AOS tiveram melhora significativa no IAH e na escala de sonolência de Epworth (ESE) em comparação ao grupo que não realizou cirurgia nasal, sugerindo que a cirurgia nasal deva participar como parte do tratamento cirúrgico multinível para AOS.

A cirurgia nasal pode ser realizada para facilitar outras modalidades de tratamentos, beneficiando, por exemplo, os pacientes que utilizam o aparelho de pressão positiva contínua nas vias aéreas (CPAP)[16] ou aparelho intraoral de avanço mandibular (AIOam)[17] para tratamento da AOS. Apesar da limitada redução no IAH após cirurgia nasal, estudos que realizaram polissonografia para titulação do CPAP, pré e pós-tratamento cirúrgico nasal, demonstraram que o procedimento foi capaz de reduzir os níveis pressóricos do CPAP, aumentando o tempo de uso principalmente nos pacientes que necessitavam de pressões terapêuticas mais elevadas, tornando seu uso mais confortável e consequentemente melhorando a adesão[16-18]. Um estudo que avaliou objetivamente o tempo de uso do CPAP encontrou aumento médio de 48,6 minutos após a cirurgia nasal[19]. Kempfle et al.[20] mostraram que a cirurgia nasal é custo efetiva para melhorar a adesão ao CPAP, sugerindo a intervenção em pacientes não aderentes independentemente de sua queixa nasal, sendo uma opção terapêutica para aumentar a adesão ao uso do CPAP.

Estudos utilizando rinometria acústica ou rinomanometria em pacientes com AOS em uso de CPAP encontraram associação entre alterações nasais e adesão ao CPAP, demonstrando que pacientes com aéreas nasais menores ou resistência nasal maior apresentaram pior adesão ao CPAP[21,22], porém esses achados não foram confirmados em outros estudos[23,24]. Desse modo, não se pode afirmar que a presença de alterações nasais poderia predizer a adesão ao CPAP.

Em relação ao uso do AIOam, estudos indicam maior frequência de alterações nasais em pacientes não respondedores a essa terapia, acreditando-se que a obstrução nasal poderia promover maior resistência nasal nesses indivíduos, que, por sua vez, refletiria em aumento da negatividade da pressão inspiratória e limitando, assim, a eficácia do tratamento[17,25]. Assim a avaliação da VAS, principalmente dos fatores obstrutivos nasais, deve ser realizada com cautela nos pacientes candidatos ao uso do AIOam, pois a cirurgia nasal pode ter papel coadjuvante no tratamento da AOS ao melhorar a utilização dos AIOam[25].

CONSIDERAÇÕES FINAIS

Pacientes com AOS apresentam alta prevalência de alterações nasais quando comparados ao grupo-controle, sugerindo que o nariz exerça um papel na fisiopatologia da doença. Entretanto, o tratamento clínico ou cirúrgico dessas alterações tem se mostrado limitado e, muitas vezes, coadjuvante em seu controle, principalmente quanto à gravidade. A cirurgia nasal pode amenizar o ronco e a qualidade de vida dos pacientes com obstrução nasal, porém pode não ser efetiva como única abordagem cirúrgica para o tratamento da AOS, estando indicado sempre que possível no tratamento cirúrgico multinível. A cirurgia nasal é capaz de reduzir os níveis da pressão terapêutica, aumentar o tempo de uso do CPAP e facilitar a adaptação ao uso do AIOam.

CONTEÚDO COMPLEMENTAR

Este capítulo possui conteúdo complementar disponibilizado em uma plataforma digital exclusiva. Para ingressar no ambiente virtual, utilize o QR code abaixo, digite a senha: **sono2aed** e faça seu cadastro.

O prazo para acesso a esse material limita-se à vigência desta edição.

REFERÊNCIAS BIBLIOGRÁFICAS

1. Zonato AI, Bittencourt LR, Martinho FL, Santos Junior JF, Gregorio LC, Tufik S. Association of systematic head and neck physical examination with severity of obstructive sleep apnea-hypopnea syndrome. Laryngoscope. 2003;113(6):973-80.
2. Oliveira MC, Tufik S, Haddad FL, Santos-Silva R, Gregório LC, Bittencourt L. Systematic evaluation of the upper airway in a sample population: factors associated with obstructive sleep apnea syndrome. Otolaryngol Head Neck Surg. 2015;153(4):663-7.
3. Yeom SW, Kim MG, Lee EJ, Chung SK, Kim DH, Noh SJ, et al. Association between septal deviation and OSA diagnoses: a nationwide 9-year follow-up cohort study. J Clin Sleep Med. 2021;17(10):2099-106.

4. Li HY, Lin Y, Chen NH, Lee LA, Fang TJ, Wang PC. Improvement in quality of life after nasal surgery alone for patients with obstructive sleep apnea and nasal obstruction. Arch Otolaryngol Head Neck Surg. 2008;134(4):429-33.
5. Faber CE, Grymer L, Norregaard O, Hilberg O. Flextube reflectometry for localization of upper airway narrowing: a preliminary study in models and awake subjects. Respir Med. 2001;95(8):631-8.
6. Friedman M. Sleep apnea and snoring: surgical and non-surgical therapy. Philadelphia: Saunders Elsevier; 2009.
7. Lee SH, Choi JH, Shin C, Lee HM, Kwon SY. How does open-mouth breathing influence upper airway anatomy? Laryngoscope. 2007;117(6):1102-6.
8. Gu Q, Zhang Q. Influence of nasal obstruction on obstructive sleep apnea syndrome. Lin Chuang Er Bi Yan Hou Ke Za Zhi. 2003;17(4):213-4.
9. Gelardi M, Intiglietta P, Porro G, Quaranta VN, Resta O, Quaranta N, et al. The role of the nasal valve in patients with obstructive sleep apnea syndrome. Acta Biomed. 2019;2:15-8.
10. de Aguiar Vidigal T, Martinho Haddad FL, Gregório LC, Poyares D, Tufik S, Azeredo Bittencourt LR. Subjective, anatomical, and functional nasal evaluation of patients with obstructive sleep apnea syndrome. Sleep Breath. 2013;17(1):427-33.
11. Verse T, Maurer J, Pirsig W. Effect of nasal surgery on sleep-related breathing disorders. Laryngoscope. 2002;112:64-8.
12. Nakata S, Noda A, Yasuma F. Effects of nasal surgery on sleep quality in obstructive sleep apnea syndrome with nasal obstruction. Am J Rhinol. 2008;22(1):59-63.
13. Friedman M, Tanyeri H, Lim JW, Landsberg R, Vaidyanathan K, Caldarelli D. Effect of improved nasal breathing on obstructive sleep apnea. Otolaryngol Head Neck Surg. 2000;122(1):71-4.
14. Ertugay CK, Toros SZ, Karaca CT, Kulekci S, Verim A, Ertugay OC, Naiboglu B. Is septoplasty effective on habitual snoring in patients with nasal obstruction? Eur Arch Otorhinolaryngol. 2015;272(7):1687-91.
15. Pang KP, Montevecchi F, Vicini C, Carrasco-Llatas M, Baptista P, Olszewska E, et al. Does nasal surgery improve multilevel surgical outcome in obstructive sleep apnea: a multicenter study on 735 patients. Laryngoscope Investig Otolaryngol. 2020;5:1233-9.
16. Tonnelier JM, Prat G, Nowak E, Goetghebeur D, Renault A, Boles JM, et al. Noninvasive continuous positive airway pressure ventilation using a new helmet interface: a case-control prospective pilot study. Intensive Care Med. 2003;29(11):2077-80.
17. Prescinotto R, Haddad FLM, Fukuchi I, Gregório LC, Cunali PA, Tufik S, et al. Impact of upper airway abnormalities on the success and adherence to mandibular advancement device treatment in patients with obstructive sleep apnea syndrome. Braz J Otorhinolaryngol. 2015;81:663-70.
18. Zonato AI, Martinho FL, Bittencourt LR, Gregório LC, Tufik S. Upper airway surgery: the effect on nasal continuous positive airway pressure titration on obstructive sleep apnea patients. Eur Arch Otorhinolaryngol. 2006;263:481-6.
19. Morris LG, Setlur J, Burschtin OE, Steward DL, Jacobs JB, Lee KC. Acoustic rhinometry predicts tolerance of nasal continuous positive airway pressure: a pilot study. Am J Rhinol. 2006;20(2):133-7.
20. Kempfle JS, BuSaba NY, Dobrowski JM, Westover MB, Bianchi MY. A cost-effectiveness analysis of nasal surgery to increase continuous positive airway pressure adherence in sleep apnea patients with nasal obstruction. Laryngoscope. 2017;127(4):977-83.
21. Morris LG, Setlur J, Burschtin OE, Steward DL, Jacobs JB, Lee KC. Acoustic rhinometry predicts tolerance of nasal continuous positive airway pressure: a pilot study. Am J Rhinol. 2006;20(2):133-7.
22. Sugiura T, Noda A, Nakata S, Yasuda Y, Soga T, Miyata S, et al. Influence of nasal resistance on initial acceptance of continuous positive airway pressure in treatment for obstructive sleep apnea syndrome. Respiration. 2007;74(1):56-60.
23. Tárrega J, Mayos M, Montserrat JR, Fabra JM, Morante F, Cáliz A, et al. Nasal resistance and continuous positive airway pressure treatment for sleep apnea/hypopnea syndrome. Arch Bronconeumol. 2003;39(3):106-10.
24. Haddad FL, Vidigal TD, Mello-Fujita L, Cintra FD, Gregório LC, Tufik S, et al. The influence of nasal abnormalities in adherence to continuous positive airway pressure device therapy in obstructive sleep apnea patients. Sleep Breath. 2013;17:1201-7.
25. Zeng B, Ng AT, Qian J, Petocz P, Darendeliler MA, Cistulli PA. Influence of nasal resistance on oral appliance treatment outcome in obstructive sleep apnea. Sleep. 2008;31(4):543-7.

CAPÍTULO 19

CIRURGIAS FARÍNGEAS NA APNEIA OBSTRUTIVA DO SONO

Renato Stefanini
Michel Burihan Cahali

Pontos-chave

- O objetivo da cirurgia faríngea é curar a apneia obstrutiva do sono ou ser adjuvante na facilitação dos demais tratamentos.
- As técnicas atuais priorizam o reposicionamento da musculatura faríngea em contraposição às cirurgias antigas que objetivavam a ressecção de estruturas faríngeas.
- Os melhores resultados são obtidos em indivíduos jovens, com baixo índice de massa corpórea e com menor gravidade da apneia obstrutiva do sono.

INTRODUÇÃO

A apneia obstrutiva do sono (AOS) é uma doença de etiologia multifatorial e bastante prevalente na população mundial. Um estudo epidemiológico realizado em São Paulo encontrou prevalência de 32,9% na população adulta. A AOS aumenta os riscos de doenças cardiovasculares, causa sonolência excessiva diurna, com consequentes riscos para acidentes automobilísticos e de trabalho, piora as funções cognitivas e a qualidade de vida dos indivíduos acometidos. A terapia com pressão positiva contínua nas vias aéreas (CPAP) continua sendo o tratamento "padrão-ouro" para a AOS. Porém, muitos pacientes apresentam dificuldades para aderir ao tratamento com CPAP e necessitam de alternativas de tratamento, buscando o controle da doença ou a melhora da permeabilidade da via aérea superior (VAS) para facilitar a adesão ao CPAP.

Os procedimentos cirúrgicos para o tratamento da AOS têm como objetivos desobstruir a VAS e/ou diminuir sua colapsabilidade. Diferentes modalidades e técnicas cirúrgicas podem ser realizadas nos diversos níveis da VAS: nariz, rinofaringe, orofaringe, hipofaringe. Podem ser realizadas nas partes moles da faringe ou também no esqueleto facial, buscando aumentar a luz da via aérea e a tensão na musculatura da faringe. Neste capítulo serão abordadas as modalidades e técnicas cirúrgicas da faringe.

CONSIDERAÇÕES PARA O TRATAMENTO CIRÚRGICO

Algumas considerações devem ser observadas antes de indicar o tratamento cirúrgico para um paciente com AOS.

Objetivos do tratamento

O tratamento cirúrgico poderá ser indicado com o objetivo de curar o paciente, buscando o controle da doença, reduzindo o IAH para valores normais (< 5 eventos/h). Também poderá ser indicado como coadjuvante para facilitar a adaptação ao CPAP ou ao aparelho intraoral (AIO). Alguns casos podem responder parcialmente ao tratamento cirúrgico, transformando uma AOS acentuada em uma AOS leve, por exemplo, possibilitando a indicação do AIO em vez do CPAP. Outros casos poderão não responder ao tratamento cirúrgico, permanecendo o mesmo grau da doença após a cirurgia. Essas diferentes possibilidades devem ser apresentadas ao paciente no momento da indicação cirúrgica para adequar suas expectativas com o tratamento.

Risco *vs.* benefício da cirurgia

Os riscos do tratamento cirúrgico devem ser considerados, levando em conta idade do paciente, gravidade da AOS, presença de comorbidades como obesidade, hipertensão arterial sistêmica (HAS), *diabetes mellitus* (DM), cardiopatias. A avaliação pré-operatória do paciente deve contemplar anamnese completa, exame físico geral e específico, nasofibrolaringoscopia, polissonografia, exames complementares em casos selecionados e avaliação pré-anestésica. Deve-se lembrar que o manejo pré, intra e pós-operatório dos pacientes com AOS, principalmente com grau acentuado, são diferentes dos pacientes não portadores da doença. Os riscos de complicações são maiores em pacientes com AOS, e cuidados devem ser tomados com medicamentos pré-anestésicos e anestésicos, intubação orotraqueal, extubação no pós-operatório imediato, edema da VAS e medicamentos prescritos no pós-operatório. Os riscos de cada procedimento deverão ser explicados ao paciente, bem como os benefícios esperados com o tratamento cirúrgico.

CIRURGIAS FARÍNGEAS

Uvulopalatofaringoplastia clássica e outras faringoplastias

A uvulopalatofaringoplastia (UPFP) foi inicialmente descrita para o tratamento da AOS por Fujita, em 1981, após modificar a técnica descrita por Ikematsu, em 1964, para o tratamento do ronco. A técnica envolvia a exérese das tonsilas palatinas, de uma extensão considerável do palato mole e da úvula e o fechamento das lojas amigdalianas. Essa modalidade cirúrgica foi bastante realizada nas décadas de 1980 e 1990 e, com o tempo, foram surgindo publicações na literatura descrevendo os resultados e os efeitos adversos da cirurgia. Os resultados desse tratamento variam bastante na literatura, com taxas de sucesso em torno de 40%. Os estudos mostram altas taxas de efeitos adversos e sequelas provocados por essa técnica, como insuficiência velofaríngea, disfagia, alterações da voz, entre outros. Vale lembrar que, nessa época, a cirurgia era indicada indiscriminadamente, sem a preocupação de utilizar critérios para a adequada seleção dos pacientes. Com o tempo, foram surgindo diversas modificações na técnica cirúrgica, com técnicas mais conservadoras e, mais recentemente, começou a surgir uma tendência a poupar a linha média, concentrando as manipulações nas paredes laterais da faringe, procurando diminuir efeitos colaterais e sequelas.

A uvulopalatoplastia a *laser* utilizava o *laser* de dióxido de carbono para abordar o palato mole e a úvula, contrariando a tendência mais recente da literatura de preservar a linha média. Seus resultados variam na literatura, mas, em geral, as taxas de sucesso em longo prazo são baixas e, portanto, não tem sido recomendada para o tratamento da AOS.

Mais recentemente, diversos autores descreveram novas técnicas cirúrgicas como a faringoplastia lateral, faringoplastia expansora, faringoplastia com sutura barbada, entre outras.

A faringoplastia lateral, descrita por Michel Cahali em 2003, iniciou a fase das cirurgias de reconstrução da VAS, em contraposição às cirurgias de ressecção da VAS. Nessa cirurgia, após a tonsilectomia, realiza-se a secção do músculo constritor superior da faringe dentro da loja tonsilar, com sutura da porção lateral do constritor no pilar tonsilar anterior. Em seguida, realiza-se uma incisão oblíqua no palato mole supratonsilar (criando um retalho palatal com base lateral), o músculo palatofaríngeo é seccionado, sua parte proximal é suturada em direção superolateral (dentro da incisão palatal) e o retalho palatal é suturado no ponto de secção do músculo palatofaríngeo, formando uma zetaplastia na área supratonsilar. A cirurgia se completa com o fechamento das lojas amigdalianas e exérese do terço distal da úvula. Um estudo prospectivo randomizado demonstrou que a faringoplastia lateral é superior à uvulopalatofaringoplastia no tratamento da AOS. Após várias atualizações, a faringoplastia lateral consiste, hoje em dia, no completo descolamento de um longo retalho miomucoso de palatofaríngeo com sua transposição para a parede lateral da faringe, dentro da loja tonsilar (Figura 1).

Na faringoplastia expansora, descrita por Kenny Pang e Tucker Woodson em 2007, após a realização da tonsilectomia, o músculo palatofaríngeo é dissecado e seccionado. A porção proximal do músculo é levada em direção superolateral e suturada na rafe pterigomandibular, por meio de uma incisão oblíqua realizada no

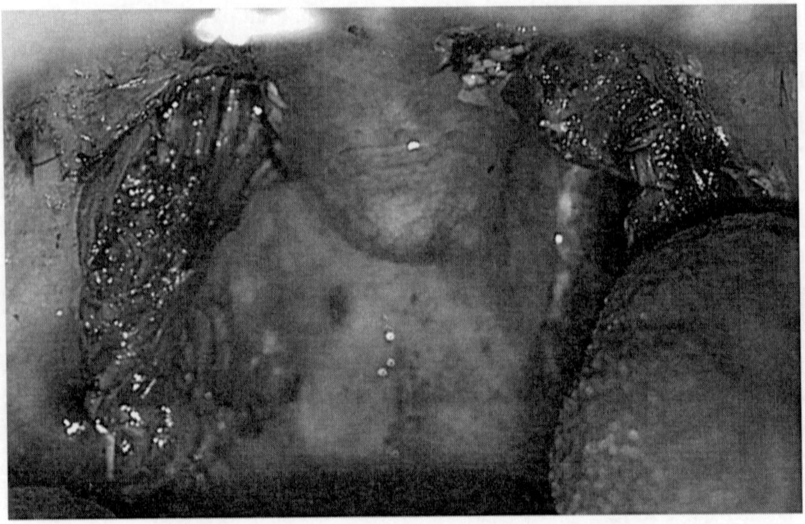

Figura 1 Aspecto pós-operatório imediato de faringoplastia lateral atual.

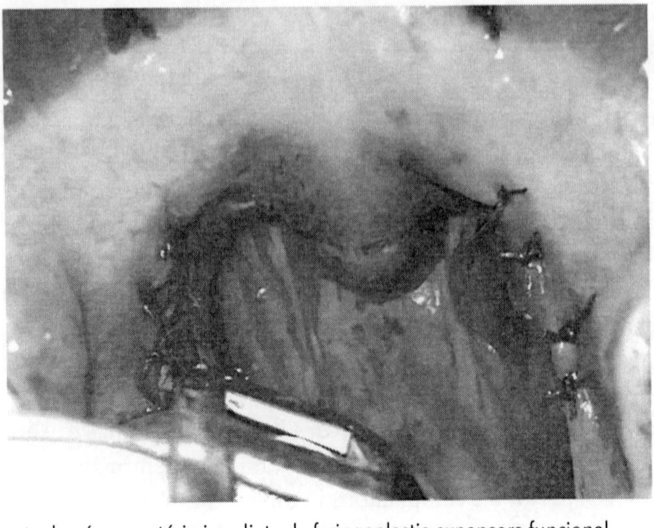

Figura 2 Aspecto do pós-operatório imediato da faringoplastia expansora funcional.

palato. A úvula é parcialmente ressecada nessa técnica. Em 2013, Sorrenti e Piccin publicaram uma modificação dessa técnica, em que a porção proximal do músculo palatofaríngeo é suturada no hamulus pterigoide por meio de um túnel submucoso realizado no palato mole, sem a necessidade da incisão. Nessa técnica, chamada de faringoplastia expansora funcional, a úvula é preservada (Figura 2).

A faringoplastia de reposicionamento com sutura barbada (conhecida como BRP) foi descrita por Vicini et al. em 2015. Após a realização da tonsilectomia, utiliza-se um fio biagulhado e farpado, que dispensa a necessidade de nó, para fazer uma suspensão palatal, iniciando na linha média do palato mole, próximo à espinha nasal posterior, fazendo um trajeto submucoso predefinido até a região da rafe pterigomandibular, anteriorizando e suspendendo o palato mole. Em seguida, utilizando o mesmo fio, realiza-se o fechamento da loja amigdaliana, aproximando o músculo palatofaríngeo em direção ao músculo palatoglosso, ancorando na rafe pterigomandibular, sem a necessidade de dar nó. Com a outra agulha, os mesmos passos são realizados no outro lado.

Nas últimas décadas, critérios para uma melhor seleção dos pacientes candidatos ao tratamento cirúrgico têm sido valorizados, buscando melhores taxas de sucesso. O exame físico sistemático das VAS identifica alterações nasais, faríngeas e esqueléticas, ajudando na indicação cirúrgica dos pacientes com AOS. A nasofibrolaringoscopia e, em alguns casos, outros exames complementares também auxiliam na indicação do tratamento cirúrgico. Em 2002, Friedman et al. publicaram um estadiamento clínico que utiliza o índice de Mallampati modificado (MM), o grau das tonsilas palatinas e o índice de massa corpórea (IMC) para a indicação da UPFP, sendo que o estágio I, em que os pacientes apresentam MM classes I ou II, tonsilas palatinas graus 3 ou 4 e IMC < 40 kg/m^2, apresentou alta taxa de sucesso com o tratamento (80,6%) (Tabela 1). Na UNIFESP, em 2014, foi proposto um novo estadiamento para a indicação cirúrgica, valorizando-se, principalmente, a hipertrofia das tonsilas palatinas e incluindo pacientes com IMC > 40 kg/m^2. A técnica cirúr-

TABELA 1 Estadiamento de Friedman

Estágio (taxa de sucesso)	Mallampati modificado	Tonsilas palatinas	IMC
I (80,6%)	1, 2	3,4	< 40 kg/m^2
II (37,9%)	1, 2 3, 4	1,2 3,4	< 40 kg/m^2
III (8,1%)	3, 4	1,2	< 40 kg/m^2
IV (sem indicação cirúrgica)	1, 2, 3, 4	1, 2, 3, 4	> 40 kg/m^2

Fonte: Friedman et al., 2002.

gica utilizada foi a amigdalectomia ampliada (Figura 3), que é mais conservadora e consiste em amigdalectomia, ressecção do palato *web* e fechamento das lojas amigdalianas, aproximando o músculo palatofaríngeo do músculo palatoglosso. O excesso de mucosa da ponta da úvula é ressecado quando necessário. As taxas de sucesso obtidas foram altas nos pacientes com tonsilas palatinas graus 3 e 4 (Tabela 2).

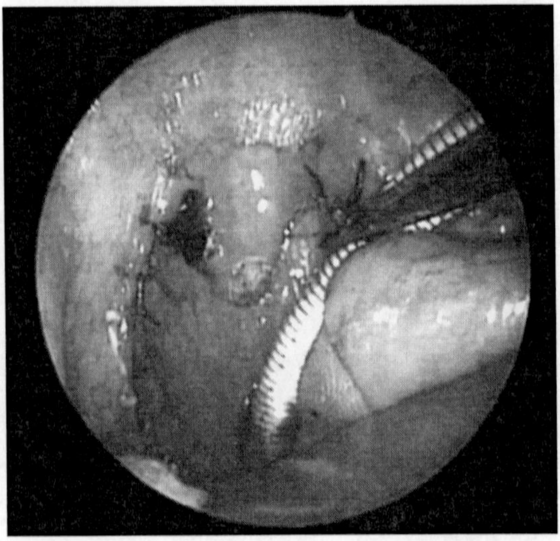

Figura 3 Aspecto do pós-operatório imediato de amigdalectomia ampliada.

TABELA 2 Estadiamento UNIFESP

Estágio (taxa de sucesso)	Mallampati modificado	Tonsilas palatinas	IMC
I 88,9%	1 ou 2	3 ou 4	< 40 kg/m²
II 75%	3 ou 4	3 ou 4	< 40 kg/m²
III 35,7%	1 ou 2	1 ou 2	< 40 kg/m²
IV 38,5%	3 ou 4	1 ou 2	< 40 kg/m²
V 100%	1,2,3 ou 4	3 ou 4	> 40 kg/m²
VI (sem indicação cirúrgica)	1,2,3 ou 4	1 ou 2	> 40 kg/m²

Fonte: Vidigal et al., 2014.

A sonoendoscopia tem sido amplamente utilizada para tentar identificar os principais sítios de colapso da VAS durante o sono e procurar definir fatores preditores de sucesso da cirurgia no tratamento da AOS. Ainda é um assunto controverso e não há evidências consistentes do impacto no sucesso do tratamento cirúrgico quando a sonoendoscopia é utilizada para indicação cirúrgica em relação ao exame físico convencional.

Estudos recentes sobre diferentes "fenótipos" da AOS vêm sendo publicados, procurando identificar os pacientes com características semelhantes, com o objetivo de personalizar o tratamento da AOS e tentar entender por que o tratamento cirúrgico tem respostas diferentes em pacientes aparentemente semelhantes.

Os melhores resultados das cirurgias faríngeas são obtidos em pacientes jovens, não obesos, com alterações anatômicas isoladas em orofaringe, principalmente a hipertrofia das tonsilas palatinas, e quadros mais leves da AOS (Figura 4).

Procedimentos palatais minimamente invasivos

Os procedimentos palatais minimamente invasivos são diferentes modalidades cirúrgicas que têm como objetivos o aumento do tônus e o enrijecimento do palato mole, levando à melhora do ronco. Os procedimentos são: radiofrequência de pala-

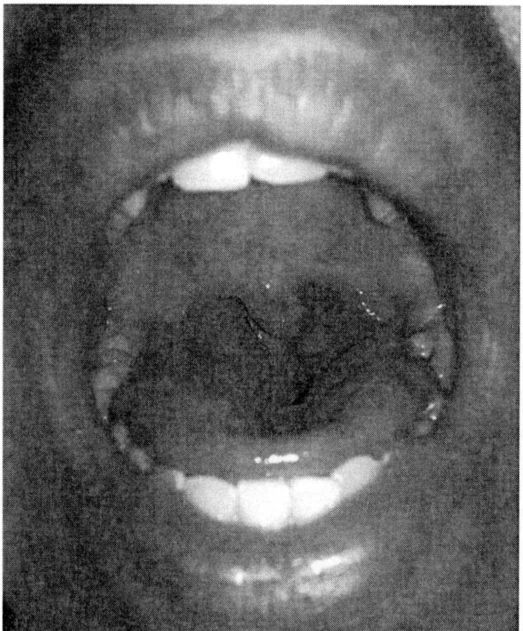

Figura 4 Paciente com alta chance de sucesso para cirurgia da orofaringe (jovem, não obeso, Mallampati modificado classe 2, tonsilas palatinas grau 3).

to mole, implantes palatais, escleroterapia ou injeção roncoplástica e suspensão palatal. São indicados em pacientes com ronco primário ou AOS leve e, geralmente, em indivíduos com tonsilas palatinas normotróficas ou amigdalectomizados, com contraindicação para uso de aparelho intraoral e que não se adaptaram ao CPAP ou não querem utilizá-lo. São procedimentos que podem ser realizados ambulatorialmente, com anestesia local. Os resultados são variáveis, geralmente ocorre uma melhora do ronco em curto prazo, porém, a taxa de sucesso diminui em médio e longo prazo. A Tabela 3 resume as informações sobre diferentes procedimentos.

CONSIDERAÇÕES FINAIS

As cirurgias faríngeas são consideradas opção de tratamento para AOS. Podem ser indicadas com o objetivo curativo, quando o paciente não se adapta ou não deseja usar o CPAP, ou como coadjuvante a outros tratamentos, como o CPAP e o AIO. Na literatura, os resultados ainda variam bastante, havendo muita controvérsia, principalmente por causa do baixo nível de evidência da maioria dos estudos

TABELA 3 Procedimentos minimamente invasivos do palato

Procedimento	Descrição	Vantagens	Desvantagens	Complicações
Radiofrequência do palato	Equipamentos unipolares ou bipolares que promovem termólise tecidual com temperatura controlada, levando a fibrose local. A aplicação é pela submucosa por meio de ponteiras específicas	Pouca dor Anestesia local	Custo alto Necessidade de novas aplicações	Infrequentes Úlcera no palato
Implantes palatais	Inserção de 3-5 implantes de polietileno na região mediana do palato mole com aplicador específico	Pouca dor Anestesia local	Custo alto	Extrusão
Escleroterapia	Injeção de substância esclerosante no palato mole	Custo baixo Anestesia local	Ausência de padronização Área da esclerose é imprevisível	Úlceras e perfuração palatal
Suspensão palatal	Suturas submucosas no palato mole com fios inabsorvíveis ou absorvíveis farpados para suspensão e enrijecimento do palato	Custo baixo	-	Extrusão

Fonte: De Kermadec et al., 2014; Choi et al., 2013; Brietzke e Mair, 2003.

e das diferenças na metodologia entre eles. As melhores taxas de sucesso são atingidas quando a cirurgia é indicada de forma individualizada, levando em conta as alterações das vias aéreas, a idade do paciente, o IMC e a gravidade da AOS. O importante, no momento de indicar um tratamento cirúrgico, é discutir as expectativas com o paciente, explicando os riscos e os resultados esperados com o procedimento.

BIBLIOGRAFIA RECOMENDADA

1. Brietzke SE, Mair EA. Injection snoreplasty: extended follow-up and new objective data. Otolaryngol Head Neck Surg. 2003;128:605-15.
2. Cahali MB. Lateral pharyngoplasty: a new treatment for obstructive sleep apnea hypopnea syndrome. Laryngoscope. 2003;113(11):1961-8.
3. Cahali MB. Lateral pharyngoplasty. In: Friedman M, Jacobowitz O (ed.). Sleep apnea and snoring: surgical and non-surgical therapy. 2 ed. Philadelphia: Elsevier; 2020: p.229-34.
4. Cahali MB, Formigoni GG, Gebrim EM, Miziara ID. Lateral pharyngoplasty versus uvulopalatopharyngoplasty: a clinical, polysomnographic and computed tomography measurement comparison. Sleep. 2004;27(5):942-50.
5. Choi JH, Kim SN, Cho JH. Efficacy of the pillar implant in the treatment of snoring and mild-to-moderate obstructive sleep apnea: a meta-analysis. Laryngoscope. 2013;123:269-76.
6. De Kermadec H, Blumen MB, Engalenc D, Vezina JP, Chabolle F. Radiofrequency of the soft palate for sleep-disordered breathing: a 6-year follow-up study. Eur Ann Otorhinolaryngol Head Neck Dis. 2014;131:27-31.
7. Franklin KA, Anttila H, Axelsson S, Gislason T, Maasilta P, Myhre KI, et al. Effects and side-effects of surgery for snoring and obstructive sleep apnea e a systematic review. Sleep. 2009;32:27-36.
8. Friedman M, Ibrahim H, Bass L. Clinical staging for sleep disordered breathing. Otolaryngol Head Neck Surg. 2002;127:13-21.
9. Li HY. Palatal surgery for obstructive sleep apnea: from ablation to reconstruction. Sleep Med Clin. 2019;14(1):51-8.
10. Pang KP, Plaza G, Baptista J PM, O'Connor Reina C, Chan YH, Pang KA, et al. Palate surgery for obstructive sleep apnea: a 17-year meta-analysis. Eur Arch Otorhinolaryngol. 2018;275(7):1697-707.
11. Puccia R, Woodson BT. Palatopharyngoplasty and palatal anatomy and phenotypes for treatment of sleep apnea in the twenty-first century. Otolaryngol Clin North Am. 2020;53(3):421-9.
12. Ravesloot MJL, de Raaff CAL, van de Beek MJ, Benoist LBL, Beyers J, Corso RM, et al. Perioperative care of patients with obstructive sleep apnea undergoing upper airway surgery: a review and consensus recommendations. JAMA Otolaryngol Head Neck Surg. 2019;145(8):751-60.
13. Vidigal TA, Haddad FLM, Cabral RFP, Oliveira MCS, Cavalcante RR, Bittencourt LRA, et al. New clinical staging for pharyngeal surgery in obstructive sleep apnea patients. Braz J Otorhinolaryngol. 2014;80:490-6.

CAPÍTULO 20

CIRURGIAS DE BASE DE LÍNGUA

José Antonio Pinto
Fábio de Azevedo Caparroz

Pontos-chave

- A cirurgia de base de língua tem ganhado destaque nos últimos anos no tratamento da apneia obstrutiva do sono (AOS) em pacientes com indicações precisas, como obstrução em hipofaringe, dentro do contexto de cirurgia multinível para o tratamento da apneia.
- Diversas técnicas foram já descritas. A redução de tecido lingual via endoscópica com radiofrequência tem ganhado destaque nos últimos anos, por ser um método com bons resultados cirúrgicos e poucas complicações no pós-operatório, além de oferecer menor dificuldade técnica.
- Técnicas menos invasivas com o uso de dissectores menos traumáticos, mais precisos e com menor risco de sangramento, além do conhecimento anatômico por meio de trabalhos prévios de dissecção em cadáver, vêm permitindo bons resultados cirúrgicos com menor morbidade e melhores desfechos clínicos combinados ao tratamento da AOS.

INTRODUÇÃO

A experiência clínica sugere que a relação entre fatores de risco como obesidade e apneia obstrutiva do sono (AOS) é muito mais complexa que a relação entre a massa corporal e o índice de apneia-hipopneia (IAH). Kim et al.[1] realizaram um estudo comparando um grupo de indivíduos com sobrepeso e obesos com AOS com outro grupo de indivíduos com sobrepeso e obesos sem AOS, controlando fatores como idade, sexo e etnia. Os indivíduos com sobrepeso ou obesos com AOS possuíam maior volume de tecido adiposo na língua que os indivíduos obesos ou com sobrepeso sem o diagnóstico de apneia do sono. Para os grupos pareados, a diferença no volume total da língua e no volume de tecido adiposo na língua foi mais de 12 e 8 mL, respectivamente. Corroborando estudos prévios em cadáver, a diferença na proporção de tecido adiposo foi maior na base da língua que em outras regiões do tecido. Nesse sentido, um recente estudo multicêntrico demonstrou uma melhora substancial no IAH em pacientes obesos após uma redução cirúrgica de volume de tecido adiposo na base de língua média de aproximadamente 10 mL. Esse volume é condizente com a diferença entre pacientes obesos apneicos e não apneicos supracitados.

Há um consenso de que a maioria dos pacientes com AOS tem múltiplos sítios de obstrução na via aérea superior. Com o conceito recente de cirurgia multinível para o tratamento da AOS, numerosos estudos têm mostrado uma taxa de sucesso significativamente maior para os tratamentos combinados quando há obstrução em mais de um nível, particularmente na base da língua e hipofaringe, em comparação com o tratamento isolado com a uvulopalatofaringoplastia (UVPF). Uma metanálise realizada por Friedman et al. com 1.978 pacientes mostrou uma taxa de sucesso de 66,4% para a cirurgia envolvendo pelo menos dois níveis na AOS, considerado sucesso cirúrgico uma redução maior que 50% do IAH basal e IAH < 20 eventos/hora.

AVALIAÇÃO DAS ÁREAS DE COLAPSO

O colapso da região retrolingual, que pode produzir eventos respiratórios durante o sono, é decorrente de um desequilíbrio no controle central da respiração. Vários fatores podem contribuir de forma concomitante para o colapso, entre eles a macroglossia, discrepância maxilomandibular, hiperplasia de tonsilas linguais ou hipotonia da musculatura lingual. Além disso, eles apresentam graus variáveis entre pacientes e devem ainda ser somados à obstrução em outros níveis da via aérea superior (VAS), o que produz diferentes níveis de morbidade. A determinação de quais desses fatores geram eventos irá direcionar o tratamento, de modo que, ao estabelecer uma anatomia favorável, aumenta-se a chance de restaurar o equilíbrio no controle dinâmico das áreas colapsáveis da VAS.

Nesse cenário, exames complementares se tornam aliados do otorrinolaringologista. Entre eles, o exame endoscópico de VAS com manobra de Müller e protrusão mandibular, medidas tridimensionais baseadas em tomografia computadorizada (TC), a ressonância magnética (RM) e, mais recentemente, a sonoendoscopia (DISE, *drug-induced sleep endoscopy*) têm papel importante no planejamento estratégico do tratamento. Em um estudo com 893 pacientes submetidos a DISE[2], foram observadas 87% de obstruções em múltiplos níveis. Além disso, foi constatada a combinação de sítios de obstrução em 302 deles, envolvidos conforme mostra a Figura 1.

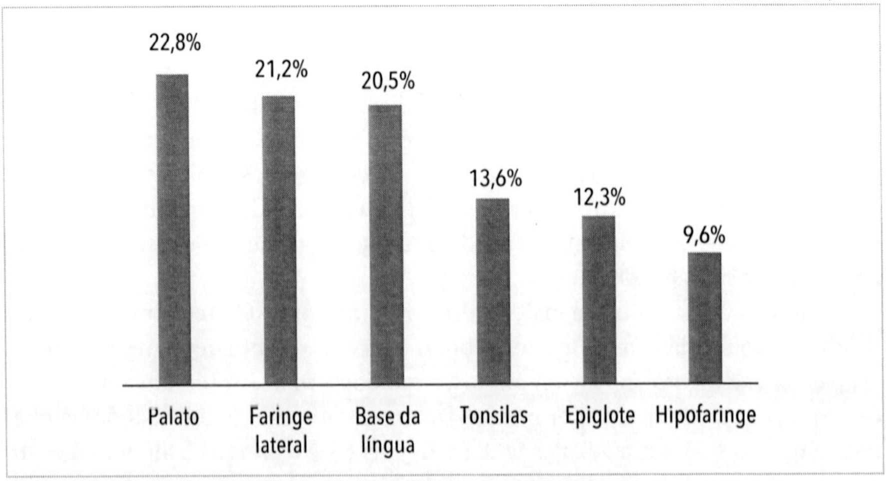

Figura 1 Distribuição dos sítios de obstrução na sonoendoscopia.

ANATOMIA CIRÚRGICA DA BASE DA LÍNGUA

Aboussouan et al.[3] evidenciaram que a principal causa de insucesso da UPFP é a obstrução de base da língua diagnosticada e adequadamente tratada. Riley et al.[4], por sua vez, ressaltam que cirurgiões hesitam em realizar procedimentos na base da língua, na maioria das vezes em decorrência da falta de treinamento, confiança e presença de riscos aumentados[4]. Fricke et al.[5] relataram em seu estudo que 1/3 das crianças submetidas à adenotonsilectomia que mantinha DRS residual apresentava hipertrofia de tonsilas linguais não observada inicialmente.

A língua é um órgão muscular coberto por uma membrana mucosa, ligada ao assoalho da boca, ao osso hioide, à mandíbula, ao processo estiloide e à faringe. É dividida em duas regiões pelo sulco terminal (V lingual): língua oral (2/3 anteriores) e língua faríngea (terço posterior). A base ou porção faríngea da língua compõe a parede anterior da orofaringe e possui uma massa de tecido linfoide, a tonsila lingual.

As diversas técnicas de resseção de base de língua têm como limites: superficialmente o tecido linfoide tonsilar e profundamente o músculo longitudinal superior. Dessa forma, é possível evitar lesões às placas motoras e musculatura responsável pelo tônus e protrusão da língua (feixes oblíquos e principalmente os horizontais do músculo genioglosso).

A localização da artéria lingual é primordial para identificar a posição do pedículo neurovascular lingual. Lauretano et al.[6] descreveram que a artéria tem três segmentos no corpo da língua: oblíquo, profundo e anterior. Contudo, vale ressaltar que a posição do feixe neurovascular varia entre os indivíduos e com o movimento da língua. Posteriormente a artéria lingual adentra a parede lateral e ventral da

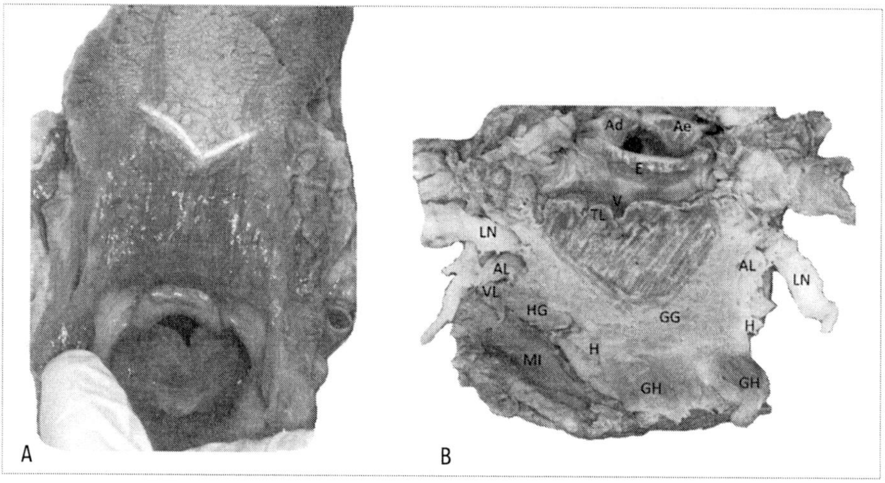

Figura 2 Demonstrada a área de segurança para ressecções de base de língua (em roxo). A) Peça anatômica fresca de língua e laringe humana em visão posterossuperior. Representação de artérias linguais (linhas vermelhas largas). Representação de artérias dorsais da língua (linhas vermelhas finas). Demarcação de "V" lingual (linha branca). B) Peça anatômica de língua e laringe humana em formol. Corte coronal da base de língua no nível da valécula, visão anteroposterior. Nervo lingual (LN). Artéria lingual (AL). Veia lingual (VL). Músculo hioglosso (HG). Nervo hipoglosso (H). Músculo genioglosso (GG). Músculo gênio-hioide (GH). Músculo miloioide (MI). Tonsila lingual (TL). Epiglote (E). Aritenoide direita e esquerda (Ad e Ae). Valécula (V). Fonte: Pinto e Caparroz, 2021[31].

língua, seguindo paralelamente ao bordo inferior da mandíbula, em direção oblíqua. Ela se estende medialmente ao músculo hioglosso e nervo hipoglosso. Aproximadamente a 2 cm da borda posterior da língua a artéria muda de direção e corre vertical e profundamente, e esse segmento profundo encontra-se a cerca de 2 cm da linha média. A artéria então se aproxima da linha média em seu segmento mais anterior, colocando-se lateral ao músculo genioglosso, a cerca de 1 cm da linha média. Estudos anatômicos localizam a artéria lingual a 2,7 cm inferior e 1,6 cm lateralmente ao forame cecum, 0,9 cm superior ao osso hioide e 2,2 cm medial à mandíbula[6]. Essa localização inferolateral fornece uma ampla área segura para ressecção na base posterior da língua, medialmente aos segmentos oblíquos do pedículo neurovascular.

REVISÃO DE LITERATURA – TÉCNICAS DESCRITAS

As técnicas de dissecção em base de língua incluem bisturi frio, eletrocautério, Coblation, *laser* de CO_2 e uso do microdebridador.

Várias técnicas de cirurgias envolvendo a base da língua já foram descritas. Podem ser citadas a glossectomia parcial, a redução de tecido lingual via endoscópica com Coblation (CELL), a ressecção lingual submucosa minimamente invasiva (SMILE), a cirurgia robótica transoral (TORS) e as cirurgias de suspensão de base da língua (TBS), entre outras. Não é objetivo do presente capítulo esgotar todas as técnicas cirúrgicas de base da língua, uma vez que muitas delas são variantes de técnicas previamente descritas. Será dada maior ênfase às técnicas com maior destaque na literatura e/ou com maior aplicabilidade atualmente, pontuando vantagens e desvantagens de cada uma e suas respectivas taxas de sucesso. As técnicas aqui comentadas são resumidas na Figura 3 de acordo com sua cronologia.

Em 1999, Chabolle et al.[7] descreveram a redução de base de língua com epiglotoplastia associada. O procedimento consistia na ressecção parcial da base da língua após identificação e preservação do feixe neurovascular, alargamento da hipofaringe, verticalização da epiglote e reposicionamento do osso hioide. A taxa de sucesso relatada inicialmente foi de 50% nos 14 pacientes de seu trabalho original.

A glossectomia de linha média foi uma das primeiras técnicas cirúrgicas descritas, em 1991, por Fujita et al.[8]. Utilizando o *laser* de CO_2, eles obtiveram sucesso em 42% dos pacientes (redução do IAH > 50% e IAH < 20 eventos/hora). Outros estudos demonstraram que a glossectomia de linha média associada a UPFP apresentou melhores resultados, com melhoras entre 56 e 83%. No entanto, todos esses estudos possuíam amostra pequena e não totalmente homogênea. Ao se analisar melhor os dados, os melhores resultados cirúrgicos da glossectomia de linha média foram obtidos em pacientes com Friedman III independentes do IAH ou Friedman IV com IAH < 60 eventos/hora.

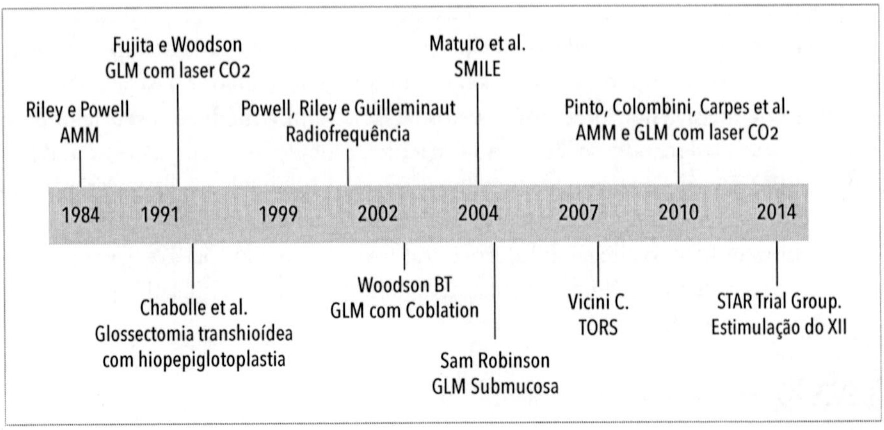

Figura 3 Breve linha do tempo das técnicas cirúrgicas em base de língua para tratamento da apneia obstrutiva do sono, destacando técnicas de interesse. Avanço maxilomandibular (AMM). Glossectomia de linha média (GLM). Excisão lingual submucosa minimamente invasiva (SMILE). Cirurgia robótica transoral (TORS). Grupo experimental de rerapia de estimulação para redução da apneia (STAR Trial Group).

Colombini et al.[9] em seu trabalho de 2009 descreveram a utilização da glossectomia de linha média com *laser* de CO_2 em associação ao avanço maxilomandibular, com resultados bons em relação à diminuição da morbidade do avanço e ao aumento de VAS.

A técnica foi modificada pelo Dr. Tucker Woodson[10], em 2007, utilizando um endoscópio rígido de 30° e ablação por radiofrequência. US doppler para mapeamento do trajeto das artérias linguais foi utilizada apenas nos primeiros casos realizados. O maior cuidado foi em manter a dissecção dentro de um raio de até 1,5 cm da linha média, principalmente nas porções mais anteriores da língua. A dissecção era realizada de anterior para posterior, começando anteriormente 1 a 1,5 cm das papilas circunvaladas e progredindo-se posteriormente até a região da valécula. A dissecção progredia até visualização adequada da epiglote com a cabeça em posição neutra e supina.

A cirurgia de suspensão de base da língua (*tongue base suspension* ou TBS) foi descrita pela primeira vez em 1998 por DeRowe et al.[11]. Eles descreveram uma técnica menos invasiva utilizando um sistema de ancoragem de osso com tecidos moles, um sistema conhecido como Repose®. Esse dispositivo consiste em um *kit* de fixação com um miniparafuso de titânio, colocado na porção anterior intraoral da sínfise mandibular com duas suturas acopladas lateralmente com fios de polipropileno (prolene). Permite a fixação do córtex lingual na sínfise mandibular. A sutura é então ancorada na base posterior da língua e fixada anteriormente. A vantagem é ser um procedimento reversível, sem alterações anatômicas definitivas. A desvantagem consiste no fato de não ser possível ajustar o grau de tensão da sutura sem anestesia geral. A taxa de sucesso atual do procedimento isolado fica por volta de 50%.

Em 2005, uma técnica modificada da TBS foi descrita por Omur et al.[12]. Utilizando uma abordagem submentoniana, uma sutura de suspensão é posicionada na sínfise mandibular, sem o uso de um fixador. Dessa forma, não há a necessidade do *kit* cirúrgico comercial, como o Repose®, diminuindo, assim, o custo do procedimento. As taxas de sucesso combinadas com a UPFP chegam a 73,4% de acordo com revisões recentes. As taxas de complicações de ambas as técnicas de suspensão chegam a 30%, incluindo dor acentuada no pós-operatório, infecção local tardia e algum grau de disfagia, odinofagia e até disartria. Outras complicações menos comuns são sangramento do assoalho da boca, atrofia da língua, hipoestesia da ponta da língua e diminuição da flexibilidade da língua. Em 2012, a Academia Americana de Otorrinolaringologia e Cirurgia de Cabeça e Pescoço (AAO-HNS) destacou os procedimentos de suspensão da língua como efetivos em tratar pacientes com AOS moderada e acentuada, especialmente os que apresentam evidência de obstrução em hipofaringe ou base da língua propriamente dita.

Outra técnica utilizada nos dias de hoje foi descrita em 2006 por Maturo[13] em San Antonio, Texas. Foi denominada de resseção lingual submucosa minimamente invasiva ou *submucosal minimally invasive lingual excision* (SMILE). Foi descrita inicialmente na população pediátrica com macroglossia obstrutiva (pacientes com síndrome de Down e de Beckwith-Wiedemann). A técnica consiste em realizar um túnel na porção anterior da língua e remover os tecidos com o uso do Coblation através desse túnel, preservando o feixe neurovascular. Variantes dessa técnica utilizam dois túneis submucosos, o primeiro na linha média no terço posterior da língua, caminhando em direção à valécula em um ângulo de 45º em relação à superfície da língua, e um segundo confeccionado ligeiramente anterior ao primeiro, indo em direção à musculatura da língua em um plano praticamente vertical. Um estudo de Friedman et al.[14] com 48 pacientes utilizando a técnica SMILE mostrou uma taxa de sucesso de 65% (definida como redução do IAH > 50% e IAH < 20 eventos/hora).

Também com o uso do Coblation, posteriormente, outra técnica denominada *low temperature bipolar radiofrequency ablation* (LTBR) foi descrita. Nessa técnica, no terço posterior da língua, a ablação dos tecidos é realizada na linha média através da valécula, 2 cm em largura, 3 cm em extensão longitudinal e 3 cm em profundidade, movimentando a ponteira do dissector em um sentido anteroposterior e superoinferior.

A cirurgia endoscópica de base de língua (CEBL) é um procedimento que reduz o volume da língua pela retirada direta de tecidos utilizando visão endoscópica e instrumento de ressecção elétrico monopolar ou radiofrequência bipolar de baixa temperatura. Esta técnica oferece boa visualização e permite manipulação bimanual precisa de tecido lingual, além de ser um procedimento seguro e de fácil aprendizado.

A redução de tecido lingual via endoscópica com Coblation (*Coblation endoscopic lingual lightening* – CELL) tem ganhado destaque nos últimos anos por ser um método com bons resultados cirúrgicos e poucas complicações no pós-operatório, além de oferecer poucas dificuldades técnicas. Pode ser considerada uma variação da glossectomia parcial. Um estudo recente com 90 pacientes com AOS moderada e acentuada (IAH > 20 eventos/hora) classificados como Friedmann III (Mallampati modificado grau III e tonsilas palatinas grau I ou II) comparou a cirurgia de base língua – CELL – associada a faringoplastia de realocação (UPFP modificada) com a faringoplastia de realocação isolada no tratamento desses pacientes. A redução do IAH foi significativamente maior no grupo com o tratamento combinado seis meses após a cirurgia.

A área de segurança para técnicas de ressecção de base de língua é delimitada pelos feixes nervosos e vasculares, assim como citado anteriormente, o que torna o procedimento menos invasivo possível. Essa técnica possibilita a remoção da menor quantidade possível de tecido lingual, mas com volume de ressecção, uma vez que os resultados dependem diretamente dessa relação.

Fluxograma de indicação da cirurgia endoscópica de base de língua

Atualmente, a indicação é determinada primariamente pelo topodiagnóstico e pelo mecanismo de colapso e confirmada pela sonoendoscopia, em detrimento da gravidade clínica ou polissonográfica. Segue a recomendação de indicação de CEBL, ressaltando que ela pode ser somada a outras técnicas na vigência de sítios obstrutivos em nível nasal ou orofaríngeo retropalatal.

- Obstrução em nível orofaríngeo: CEBL isolada.
- Obstrução em orofaringe e hipofaringe: CEBL associada ao avanço genioglosso.
- Obstrução em nível hipofaríngeo: epiglotectomia parcial horizontal ou vertical (conforme o padrão de colapso) isolada ou associada ao avanço genioglosso (na coexistência de alterações esqueléticas).

Salienta-se novamente que a AOS é causada, em geral, por obstruções multinível, de modo que o foco verdadeiro para garantir sucesso está na intervenção cirúrgica multinível.

Já para os pacientes em estágio de Friedman IV e IAH > 60 eventos/hora, que tenham indicação de cirurgia de base de língua, a cirurgia robótica transoral (TORS) pode ser uma boa opção terapêutica, de acordo com os estudos mais recentes. Isso por causa da possibilidade de magnificação do campo operatório, visão tridimensional e maior alcance em áreas da hipofaringe ou mais inferiores da base da língua. Além disso, pacientes que necessitam de maior ressecção em áreas mais inferiores da base da língua e com hipertrofia acentuada de tonsila lingual são bons candidatos a TORS.

Uma recente revisão sistemática e metanálise avaliando a cirurgia robótica transoral (TORS) para o tratamento da AOS e envolvendo a base de língua mostrou redução estatisticamente significante do IAH e escala de sonolência de Epworth, especialmente em pacientes com IMC < 30 kg/m^2. A taxa de sucesso cirúrgica média foi de 48,2%. A taxa média de complicações foi de 22,3%. A conclusão foi de que a TORS é promissora para pacientes bem selecionados, mas seu custo e morbidade são maiores que outras técnicas cirúrgicas, e sua empregabilidade deve ser avaliada de acordo com uma relação custo/benefício e de disponibilidade do material.

Em uma revisão sistemática Cammaroto et al.[15] verificou-se uma média de falha de 34,4% em pacientes tratados com TORS e 38,5% naqueles tratados com Coblation. As complicações foram mais comuns com uso de TORS (21,3%) se comparado ao uso de Coblation (8,4%). A TORS apresentou resultados discretamente melhores, porém com maior taxa de complicações mínimas.

A estimulação elétrica do nervo hipoglosso (XII) ou de seus ramos tem sido utilizada no tratamento de pacientes com AOS[16-18] e novos dispositivos têm sido usados em pacientes cuidadosamente selecionados. Os resultados iniciais confirmam melhora do fluxo aéreo e da estabilidade da VAS, com benefício de não causar microdespertares ou efeitos neuromusculares adversos. Contudo, mais estudos em médio e longo prazos são necessários, visto que alguns pacientes apresentam pouca ou nenhuma melhora da ventilação. Isso sugere que a adequada identificação dos ramos nervosos estimulados, protocolos de estimulação bem estabelecidos e o tipo de eletrodo podem interferir nos resultados[19].

CONCLUSÃO

A cirurgia de base de língua tem ganhado destaque nos últimos anos no tratamento da AOS em pacientes com indicações precisas, como obstrução em hipofaringe, dentro do contexto de cirurgia multinível para o tratamento da apneia. O surgimento de técnicas menos invasivas com o uso de dissectores menos traumáticos, mais precisos e com menor risco de sangramento, além do conhecimento anatômico por meio de trabalhos prévios de dissecção em cadáver e uma experiência crescente nas diversas técnicas já descritas, vem permitindo bons resultados cirúrgicos com menor morbidade e melhores desfechos clínicos combinados no tratamento da AOS.

REFERÊNCIAS BIBLIOGRÁFICAS

1. Kim AM, Keenan BT, Jackson N, Chan EL, Staley B, Poptani H, et al. Tongue fat and its relationship to obstructive sleep apnea. Sleep. 2014;37:1639-48.
2. Abdullah VJ, Wing YK, van Hasselt A. Video sleep nasendoscopy: the Hong Kong experience. Otolaryngol Head Neck Surg. 2003;36(3):461-71.
3. Aboussouan LS, Golish JA, Wood BG, Mehta AC, Wood DE, Dinner DS. Dynamic pharyngoscopy in predicting outcome of uvulopalatopharyngoplasty for moderate and severe obstructive sleep apnea. Chest. 1995;107(4):946-51.
4. Riley RW, Powell NB, Li KK, Weaver EM, Guilleminault C. An adjunctive method of radiofrequency volumetric tissue reduction of the tongue for OSAS. Otolaryngol Head Neck Surg. 2003;129(1):37-42.
5. Fricke BL, Fricke BL, Donnelly LF, Shott SR, Kalra M, Poe SA, et al. Comparison of lingual tonsil size as depicted on MR imaging between children with obstructive sleep apnea despite previous tonsillectomy and adenoidectomy and normal controls. Pediatr Radiol. 2006;36(6):518-23.
6. Lauretano AM, Lauretano AM, Li KK, Caradonna D, Khosta RK, Fried MP, et al. Anatomic location of the tongue base neurovascular bundle. Laryngoscope. 1997;107(8):1057-9.
7. Chabolle F, Wagner I, Blumen M, Sequert C, Fleury B, de Dieuleveult T. Tongue base reduction with epiglottoplasty: a treatment for severe obstructive sleep apnea. Laryngoscope. 1999;109:1273-80.
8. Fujita S, Woodson BT, Clark JL, Wittig R. Laser midline glossectomy as a treatment for obstructive sleep apnea. Laryngoscope. 1991;101:805-9.
9. Colombini N, Pinto JA, Godoy LBM, Carpes A. Maxillomandibular advancement (MMA) and midline glossectomy (MLG): surgical treatment of moderate and severe OSAS. Sleep Medicine. 2009;10.
10. Woodson BT. Innovative technique for lingual tonsillectomy and midline posterior glossectomy for obstructive sleep apnea. Oper Techn Otolaryngol Head Neck Surg. 2007;18:20-8.
11. DeRowe A, Gunther E, Fibbi A, Lehtimaki K, Vahatalo K, Maurer J, et al. Tongue-base suspension with soft tissue-to-bone anchor for obstructive sleep apnea: preliminar clinical results of a new minimally invasive technique. Otolaryngol Head Neck Surg. 2000;122:100-3.

12. Omur M, Ozturan D, Elez F, Unver C, Derman S. Tongue base suspension combined with UPPP in severe OSA patients. Otolaryngol Head Neck Surg. 2005;133:218-23.
13. Maturo SC, Mair EA. Submucosal minimally invasive lingual excision: an effective, novel surgery for pediatric tongue base reduction. Ann Otol Rhinol Laryngol. 2006;115(8):624-30.
14. Friedman M, Soans R, Gurpinar B, Lin HC, Joseph N. Evaluation of submucosal minimally invasive lingual excision technique for treatment of obstructive sleep apnea/hypopnea syndrome. Otolaryngol Head Neck Surg. 2008;39:378-84.
15. Cammaroto G, Montevecchi F, D'Agostino G, Zeccardo E, Bellini C, Galletti B, et al. Tongue reduction for OSAHS: TORSs vs coblations, technologies vs techniques, apples vs oranges. Eur Arch Otorhinolaryngol. 2017;274:637-45.
16. Eisele DW, Smith PL, Alam D, Schwartz AR. Direct hypoglossal nerve stimulation in obstructive sleep apnea. Arch Otolaryngol Head Neck Surg. 1997;123(1):57-61.
17. Schwartz AR, Bennett ML, Smith PL, Backer WD, Hedner J, Boudewyns A, et al. Therapeutic electrical stimulation of the hypoglossal nerve in obstructive sleep apnea. Arch Otolaryngol Head Neck Surg. 2001;127(10):1216-23.
18. Oliven A, O'Hearn DJ, Boudewyns A, Odeh M, Backer WD, Heyning PV, et al. Upper airway response to electrical stimulation of the genioglossus in obstructive sleep apnea. J Appl Physiol. 2003;95(5):2023-9.
19. Mu L, Sanders I. Human tongue neuroanatomy: nerve supply and motor endplates. Clin Anat. 2010;23(7):777-91.
20. Vicini C, Montevecchi F, Campanini A, Dallan I, Hoff PT, Spector ME, et al. Clinical outcomes and complications associated with TORS for OSAHS: a benchmark for evaluating an emerging surgical technology in a targeted application for benign disease. ORL J Otorhinolaryngol Relat Spec. 2014;76:63-9.
21. Lin HC, Friedman M, Chang HW, Gurpinar B. The efficacy of multilevel surgery of the upper airway in adults with obstructive sleep apnea/hypopnea syndrome. Laryngoscope. 2008;118:902-8.
22. Li HY, Lee LA, Kezirian EJ. Efficacy of Coblation endoscopic lingual lightening in multilevel surgery for obstructive sleep apnea. JAMA Otolaryngol Head Neck Surg. 2016;142:438-43.
23. Suh GD. Evaluation of open midline glossectomy in the multilevel surgical management of obstructive sleep apnea syndrome. Otolaryngol Head Neck Surg. 2013;148(1):166-71.
24. Justin GA, Chang ET, Camacho M, Brietzke SE. Transoral robotic surgery for obstructive sleep apnea: a systematic review and meta-analysis. Otolaryngol Head Neck Surg. 2016;154:835-46.
25. Babademez MA, Ciftci B, Acar B, Yurikli MF, Karabulut H, Yilmaz A, et al. Low-temperature bipolar radiofrequency ablation (coblation) of the tongue base for supine-position associated obstructive sleep apnea. ORL J Otorhinolaryngol Relat Spec. 2010;72(1):51-5.
26. Babademez MA, Yorubulut M, Yurekli MF, Gunbey E, Baysal S, Acar B, et al. Comparison of minimally invasive techniques in tongue base surgery in patients with obstructive sleep apnea. Otolaryngol Head Neck Surg. 2011;145(5):858-64.
27. Bostanci A, Turhan M. A systematic review of tongue base suspension techniques as an isolated procedure or combined with uvulopalatopharyngoplasty in obstructive sleep apnea. Eur Arch Otorhinolaryngol. 2016;273:2895-901.
28. Li HY, Lee LA, Kezirian EJ. Coblation endoscopic lingual lightening (CELL) for obstructive sleep apnea. Eur Arch Otorhinolaryngol. 2016;273(1):231-6.
29. Moore KE. A practical method for describing patterns of tongue-base narrowing (modification of Fujita) in awake adult patients with obstructive sleep apnea. J Oral Maxillofac Surg. 2002;60(3):252-60.
30. Sanders I, Mu L. A three-dimensional atlas of human tongue muscles. Anat Rec. 2013;296(7):1102-14.
31. Pinto JA, Caparroz FA. Síndrome da apneia do sono: cirurgia de base de língua. In: Abreu HF. Prática em medicina do sono. Rio de Janeiro: Thieme Revinter; 2021. p. 238.

CAPÍTULO 21

CIRURGIA CRANIOMAXILOFACIAL NA APNEIA OBSTRUTIVA DO SONO

Sérgio Luís de Miranda
Marina Reis Oliveira
Roberto Moreno
Henrique Celestino Lima e Silva

Pontos-chave

- A cirurgia de avanço maxilomandibular (AMM) está indicada classicamente para pacientes portadores de apneia moderada e grave, com faces proporcionais ou com discrepância maxilomandibular e para pacientes em que outras formas de tratamento falharam.
- A técnica cirúrgica para o AMM consiste na realização de osteotomia tipo Le Fort I para maxila, osteotomia sagital para mandíbula e mentoplastia, que são técnicas amplamente conhecidas e descritas na literatura, utilizadas há muito tempo com sucesso nas cirurgias de correção de deformidades dentofaciais.
- O principal determinante para o sucesso do tratamento é a quantidade de avanço, preconizada pela literatura como de 8 a 10 mm, pois estabelece relação direta com a abertura desejada da via aérea.

INTRODUÇÃO

Na apneia obstrutiva do sono (AOS) o diagnóstico pode ser feito pela história clínica por intermédio de questionários, exames físicos, exames de imagem, polissonografia (padrão-ouro) e análise facial[1,2]. As alterações craniofaciais são diversas, entre elas estão as deformidades dentofaciais com características particulares na estética e na oclusão dental, que provocam alterações funcionais na articulação temporomandibular (ATM) e no posicionamento da língua, causando mudanças na deglutição, na fonação e na via aérea[1].

A análise facial e a cefalometria passaram a ser utilizadas frequentemente no estudo da AOS, a partir da década de 1980, para auxiliar na identificação dos determinantes anatômicos craniofaciais envolvidos no colabamento faríngeo durante o sono[3,4]. A cefalometria em incidência lateral é de fácil análise, tem baixo custo, emite níveis mínimos de radiação e oferece a visualização bidimensional das estruturas anatômicas[5].

A morfologia craniofacial parece fazer parte de um conjunto de fatores que aumenta a predisposição para o desenvolvimento da AOS. Muitos dos trabalhos na literatura mundial avaliam a morfologia craniofacial por meio de medidas cefalométricas, mas há uma série de limitações, pois o exame é realizado em posição supina e com o paciente acordado. Com isso limita a avaliação. É consenso atual entre cirurgiões e ortodontistas que a análise mais precisa é a do perfil facial de tecidos moles, caracterizando não a área de colabamento, mas as faces com maior tendência à obstrução da via aérea[4,5].

Existem diversos tipos de tratamentos da AOS, que podem ser realizados tanto de forma conservadora como cirúrgica. Assim, identificar as deformidades dentofaciais causadoras da AOS torna-se indispensável no conjunto do estudo.

REVISÃO DE LITERATURA

O tratamento da AOS deve ser multidisciplinar e incluir médicos especializados em distúrbios respiratórios e em doença do sono, otorrinolaringologistas, cirurgião craniomaxilofacial, cirurgião-dentista, entre outros profissionais da saúde[6].

O tratamento conservador da AOS utiliza máscara de pressão positiva contínua de ar (*continuous positive air pressure* – CPAP) e, mais atualmente, os CPAP inteligentes, chamados de Bipaps, que controlam a pressão de acordo com a necessidade, ou ainda aparelhos intrabucais, que visam avançar a mandíbula e mantê-la em relação oclusal de protrusão durante o sono[7,8]. Kneisley, em 1998, citou a perda de peso, os dilatadores nasais e os tratamentos comportamentais (treinamento postural para dormir, higiene do sono e elevação da cabeceira) como tratamento paliativo para a AOS[9].

O tratamento cirúrgico da AOS, por sua vez, permanece um desafio, não havendo um procedimento de escolha que, com certeza, promova resolução do fechamento da via aérea superior (VAS) no sono. Até a introdução da uvulopalatofaringoplastia (UPFP) por Fujita, em 1981, as únicas opções cirúrgicas eram a amigdalectomia e a traqueostomia, esta última rejeitada por pacientes e médicos em razão do desconforto médico-social proporcionado pelo procedimento[10]. Nos últimos 25 anos, vários procedimentos surgiram na tentativa de solucionar a AOS, como a UPFP, a uvulopalatoplastia, a expansão rápida da maxila cirurgicamente assistida (ERMCA), o avanço maxilomandibular (AMM), a redução de base de língua, o avanço de genioglosso, a hioideopexia, entre outros. Esses procedimentos podem ser realizados de maneira isolada ou combinada com cirurgias nasais[11].

Na ERMCA, por meio de osteotomias maxilares, as zonas de resistência esquelética são clivadas, facilitando a expansão maxilar pelo aparelho expansor. Eysel, citado por Haas em 1961, foi o primeiro rinologista a estudar os efeitos da ERMCA sobre a cavidade nasal. Ele observou que, no período pós-expansão, várias mudanças poderiam ocorrer na maxila e nos ossos adjacentes e que a ERMCA causava redução da resistência aérea nasal (RAN). Durante o acompanhamento da expansão, um aumento foi encontrado na largura da cavidade nasal, próximo à sutura palatina mediana[12].

Desde os primeiros casos relatados de AOS, a única cirurgia que consegue elevado índice de sucesso no tratamento é a traqueostomia, pelo desvio da passagem do ar contornando a região de colapso. Adicionalmente, a cirurgia de AMM tem obtido sucesso semelhante por proporcionar adequado aumento do espaço faríngeo[6,9].

A cirurgia de AMM está indicada classicamente para pacientes portadores de apneia moderada e grave ou nas falhas de outras formas de tratamento em pacientes com faces proporcionais ou com discrepância maxilomandibular[13].

Reconhecendo que a deficiência anteroposterior maxilomandibular foi identificada em alguns pacientes portadores da AOS, o AMM tem sido relatado como umas das principais opções para manejo dessa síndrome. O AMM expande o arcabouço esquelético na faringe e na hipofaringe, o que leva ao aumento das dimensões da VAS. Isso porque o movimento anterior do complexo maxilomandibular resulta em aumento da tensão nas musculaturas supra-hióideia e velofaríngea e, consequentemente, reduz o colapso da via aérea[13].

No avanço maxilar por meio da osteotomia do tipo Le Fort I, obtêm-se o aumento da válvula nasal anterior e do espaço nasofaríngeo e a tensão dos músculos palatinos. Por sua vez, com a osteotomia sagital para avanço mandibular, obtêm-se o posicionamento mais anteriorizado da língua e do osso hioide e o aumento da tensão da parede lateral da faringe. A combinação de ambos os procedimentos resultam no aumento da luz do tubo aéreo com o fluxo normalizado[4,5,13].

Moreno et al.[13], em 2007, avaliaram 10 pacientes, 9 do sexo masculino e 1 do feminino, entre 25 e 61 anos, e obtiveram 60% de efetividade com AMM de 10 mm em todos os pacientes. Quanto aos achados polissonográficos, comparados no pré e no pós-operatório, houve melhora no índice de apneia e hipopneia (IAH) e na SaO_2 mínima, pois esses são dois parâmetros fortemente relacionados à doença. Após o procedimento cirúrgico, 2 pacientes tiveram o IAH normal, 3 pacientes o IAH leve, 1 paciente apresentou IAH moderado e 4 pacientes mantiveram o IAH grave. Dos pacientes, 60% tiveram diminuição do IAH de 50%, e apenas 1 paciente teve o IAH aumentado após o AMM. Assim como Waite e Wooten, os autores obtiveram a diminuição de dez eventos no IAH em 90% dos pacientes após o AMM. A média da SaO_2 mínima, no pré-operatório, foi de 63,4%, resultando em melhora significativa após o AMM, com média de 80,8%, dos quais 70% dos pacientes apresentaram SaO_2 mínima acima de 83%[13].

Em 2008, foi realizado um estudo sobre a qualidade de vida dos pacientes submetidos ao AMM, correlacionando questionários, achados da polissonografia e exame físico. Dos 50 pacientes estudados, 86,7% obtiveram sucesso. O IAH médio no pré-operatório de 69,2 eventos/hora diminui para 13 eventos/hora. A SaO_2 mínima pré-operatória aumentou de 76,4 para 84,9% no pós-operatório. Dos pacientes estudados, 93% declararam sucesso cirúrgico nos parâmetros sonolência e índice de atividade social e vigília, bem como desempenho sexual. As alterações da SaO_2 mínima de IAH pós-operatória estavam altamente correlacionadas aos achados clínicos. Concluíram que o AMM é a forma mais efetiva de tratamento cirúrgico para a AOS[14].

Já em 2011, Gignon et al.[15] realizaram um estudo retrospectivo com sete pacientes tratados com AMM maior que 10 mm em razão de AOS grave. Os pacientes foram submetidos à polissonografia e à cefalometria pré e pós-operatórias. Os resultados mostraram que houve redução significativa do IAH de 57,84 eventos/hora para 3,34 eventos/hora ($p = 0,0009$) e aumento da SaO_2 mínima de 79 para 89,57% ($p = 0,0004$). O SNA aumentou de 79,60 para 84,70 ($p = 0,0005$), e o SNB aumentou de 75,80 para 81,40 ($p = 0,003$). A dimensão da VAS aumentou de 11,08 para 13,84 ($p = 0,002$), e a da via aérea inferior, de 9,6 para 12,4 ($p = 0,002$). A conclusão foi de que o AMM maior que 10 mm apresentou resultado satisfatório em pacientes com AOS grave, com baixo índice de complicações[15].

DISCUSSÃO

Dos inúmeros procedimentos cirúrgicos propostos, a maioria tem mostrado resultados insatisfatórios, principalmente nos casos de AOS grave com desproporção anatômica difusa das VAS, porém a Universidade de Stanford desenvolveu as fases I e II como protocolos de tratamento cirúrgico para a apneia e hipopneia obstrutiva do sono, descritos como *Stanford University Powell-Riley Protocol*, denominados protocolos de Stanford[16]:

- Fase 1: UPFP com avanço do músculo genioglosso (osteotomia de Powell) e/ou tireo-hioideopexia.
- Fase 2: AMM.

De acordo com esse protocolo, as cirurgias de fase 2 devem ser realizadas se os procedimentos de fase 1 não levarem a uma diminuição do IDR/IHA pela metade ou para < 5. Em contrapartida, estudos clínicos mostraram uma taxa de sucesso das cirurgias de fase 2, superior a 90%, e isso impulsionou o emprego das cirurgias esqueléticas no tratamento da AOS. Entretanto, recentemente para pacientes com AOS moderada que buscam tratamento definitivo e/ou nos quais os tratamentos conservadores são ineficientes, o AMM já pode ser indicado como a primeira opção de tratamento[2].

Entretanto, é preciso ressaltar que a cirurgia esquelética quase sempre produzirá alterações estéticas. Esse é um ponto a ser bem esclarecido, de forma que o paciente esteja ciente das possíveis modificações que a cirurgia trará em sua face. Contudo, grande parte dos pacientes portadores de AOS apresenta, de fato, alguma deformidade facial, e as mudanças estéticas costumam ser positivas[17].

Apesar disso, existem diferenças entre os pacientes que buscam o AMM para o tratamento da AOS em relação aos demais. Uma das principais diferenças é que o resultado funcional é mais importante que o estético para esse público. Além disso, esses pacientes apresentam maior prevalência de comorbidades graves, causadas ou agravadas pela AOS. Portanto, muitas vezes a necessidade de correção é urgente. Sendo assim, realizar a cirurgia primeiro e o alinhamento ortodôntico posteriormente pode ser a melhor opção[2]. É importante salientar que a cirurgia de AMM não é um procedimento simples e não se resume a apenas avançar o complexo maxilomandibular entre 8 e 12 mm como preconizado para os casos de AOS, pois a posição do mento e do plano oclusal precisa ser considerada e corrigida. A melhor estratégia atual para esses casos de AMM reside na impacção anterior por telescopagem da maxila, o que aumenta o contato ósseo, dá mais estabilidade ao procedimento e muda o plano oclusal, permitindo assim maior rotação da mandíbula, o que é extremamente benéfico a esses pacientes, alterando menos o perfil facial, aonde podemos avançar menos a maxila, promovendo o aumento da via aérea. Entretanto, projeta o mento, o que traz alterações estéticas significativas que precisam ser levadas em consideração e discutidas com o paciente[17].

A técnica cirúrgica para o AMM consiste na realização de osteotomia tipo Le Fort I para maxila e osteotomia sagital para mandíbula e mentoplastia, que são técnicas amplamente conhecidas e descritas na literatura, utilizadas há muito tempo com sucesso nas cirurgias de correção de deformidades dentofaciais. Trata-se de procedimentos seguros quando executados por equipe devidamente treinada.

A osteotomia tipo Le Fort I inicia-se com um retalho mucoperiosteal de espessura total por meio de uma incisão horizontal retilínea que se estende da região de fundo de vestíbulo da região do primeiro molar superior até a região do primeiro molar superior contralateral. Ao se deslocar o retalho, é preciso expor a região da parede anterior do seio maxilar, a abertura piriforme, o septo ósseo nasal e o assoalho de fossa nasal. Pelo deslocamento por tunelização, no sentido anteroposterior, a região de processo pterigóideo do osso esfenoide é abordada. A linha de osteotomia, na região de parede anterior do seio maxilar, estendeu-se da abertura piriforme até a região da tuberosidade maxilar, em sentido anteroposterior e descendente, utilizando-se uma broca (n. 702), montada em peça de mão cirúrgica ou serra. A osteotomia do septo ósseo nasal é realizada com um cinzel para septo ósseo com guarda bilateral, em toda a sua extensão, no sentido anteroposterior. A parede lateral da cavidade nasal é osteotomizada com um cinzel reto, com guarda unilateral em toda a sua extensão, no sentido anteroposterior. Em seguida, realiza-se a disjunção do processo pterigóideo do osso esfenoide de seu contato com a tuberosidade da maxila e do osso palatino, com um cinzel curvo (tipo Obwegeser). Após a realização dessas osteotomias, realiza-se a separação da maxila. Toda a interferência óssea entre a maxila abaixada e seu remanescente ósseo (parte que se relaciona com o osso zigomático) são removidos. A goteira intermediária é adaptada à mandíbula e, depois, à maxila, o que proporciona o bloqueio maxilomandibular. Dessa forma, o conjunto foi levado à posição proposta pela cirurgia de modelo e traçado preditivo ou planejamento virtual (Dolphin Imaging 11.8) (Figuras 1 e 2).

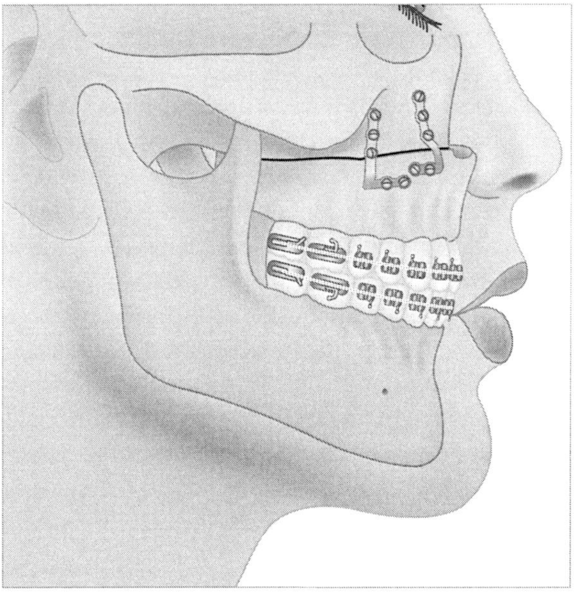

Figura 1 Planejamento virtual (Dolphin Imaging 11.8) da osteotomia tipo Le Fort I.

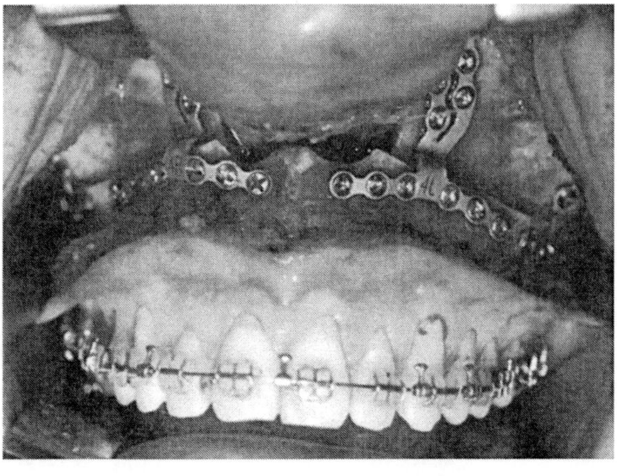

Figura 2 Aspecto transoperatório da osteotomia tipo Le Fort I.

A osteotomia sagital mandibular é realizada por meio de uma incisão ao longo da linha oblíqua externa, da região lateral ao terceiro molar até o primeiro molar, sobre a mucosa, o músculo e o periósteo, sucessivamente, com cada plano sendo incisado e afastado individualmente. Muito cuidado deve ser tomado ao se incisar as fibras superiores do músculo bucinador, pelo possível seccionamento da artéria bucal e pela exposição do corpo adiposo do bucinador. A osteotomia propriamente dita ocorre, inicialmente, em sentido horizontal na cortical lingual do ramo acima da língula da mandíbula, indo da margem anterior à margem posterior do ramo. Continua-se pela região do ramo até a região entre o segundo e o primeiro molar inferior. Nesse ponto, inicia-se a osteotomia vertical na face externa do corpo, devendo se estender até a borda inferior da mandíbula, a qual deve ser realizada em 45º, uma vez que o bisel proporciona melhor visualização do osso medular, evitando que o corte possa lesar o feixe nervoso. Assim, estende-se sagitalmente para baixo e paralelamente ao bordo anterior, em direção à região do segundo molar na face externa do corpo da mandíbula e terminando na margem inferior do osso, interessando apenas a cortical óssea. A serra de base pode ser utilizada para fragilizar a basilar do corpo da mandíbula e, dessa forma, obter maior estabilidade na fratura. Cinzéis são utilizados para a separação da mandíbula (Figuras 3 e 4).

Na mentoplastia, realiza-se uma incisão intraoral anteriormente ao fundo de sulco gengival, estendendo-se até a região dos ápices dos primeiros pré-molares, onde se deve encontrar o nervo mentoniano, que precisa ser visualizado e preservado. O periósteo é elevado inferior e lateralmente. Os músculos supra-hióideos e

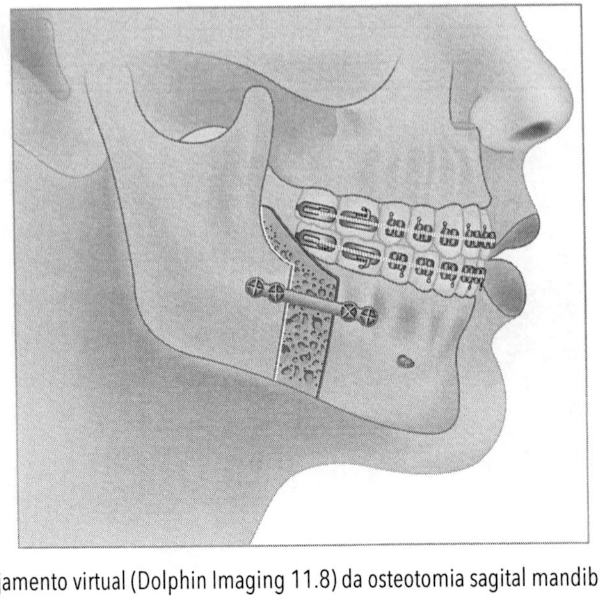

Figura 3 Planejamento virtual (Dolphin Imaging 11.8) da osteotomia sagital mandibular.

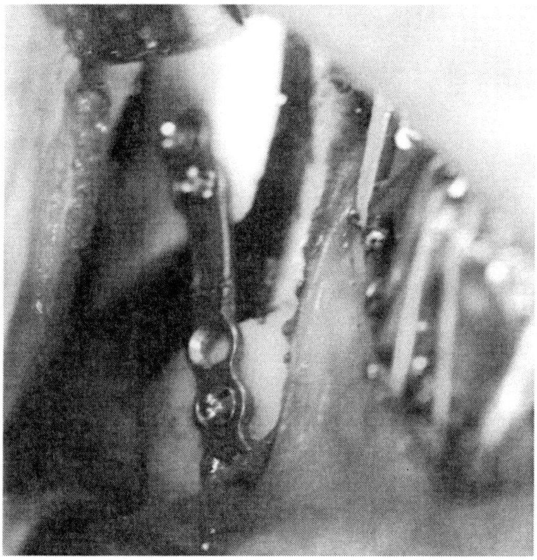

Figura 4 Aspecto transoperatório da osteotomia sagital mandibular.

o periósteo lingual devem ser mantidos inseridos para preservar a vascularização do segmento ósseo osteotomizado. A osteotomia deverá ser horizontal ou inclinada e assimétrica, de acordo com o planejamento, para tal utiliza-se uma serra reciprocante e realiza-se a marcação vertical na linha média para orientação. A osteotomia deve ser realizada abaixo dos ápices dentários (Figuras 5 e 6).

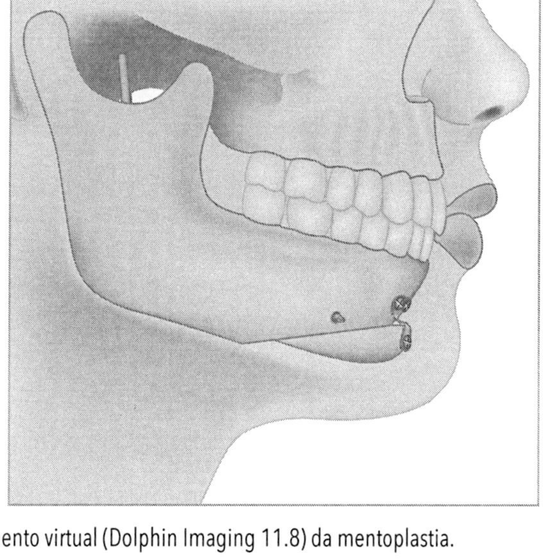

Figura 5 Planejamento virtual (Dolphin Imaging 11.8) da mentoplastia.

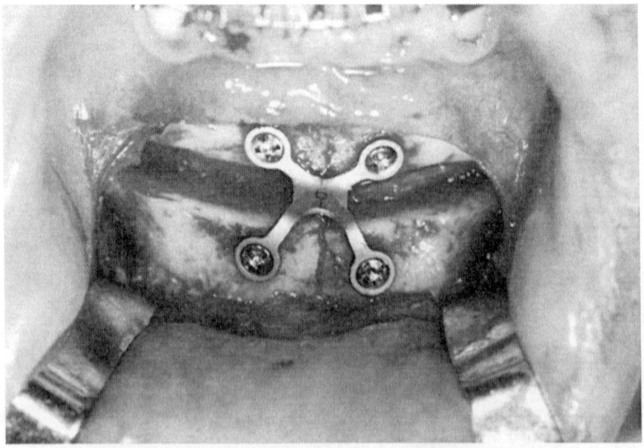

Figura 6 Aspecto transoperatório da mentoplastia.

O AMM com rotação anti-horária vem sendo relatado, na literatura mundial, como um dos tratamentos mais efetivos para a AOS grave (Figuras 7 e 8). Tanto que, Choi et al.[11] avaliaram 17 pacientes com AOS submetidos à cirurgia ortognática com rotação anti-horária e observaram diminuição significativa do IAH e do índice do distúrbio respiratório de 34,70 e 37,45, respectivamente, no pré-opera-

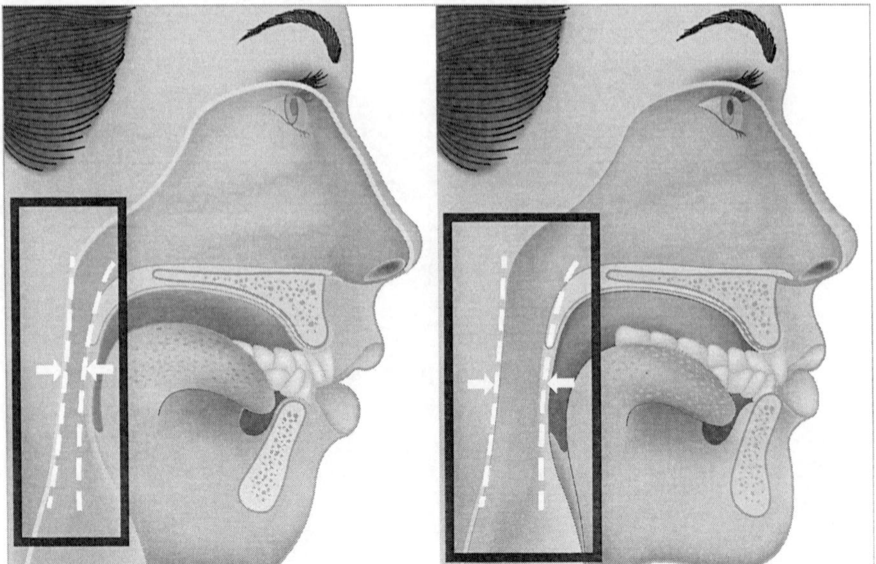

Figura 7 Planejamento virtual evidenciando a obstrução da via aérea superior e o aumento de volume obtido após o avanço maxilomandibular (AMM).

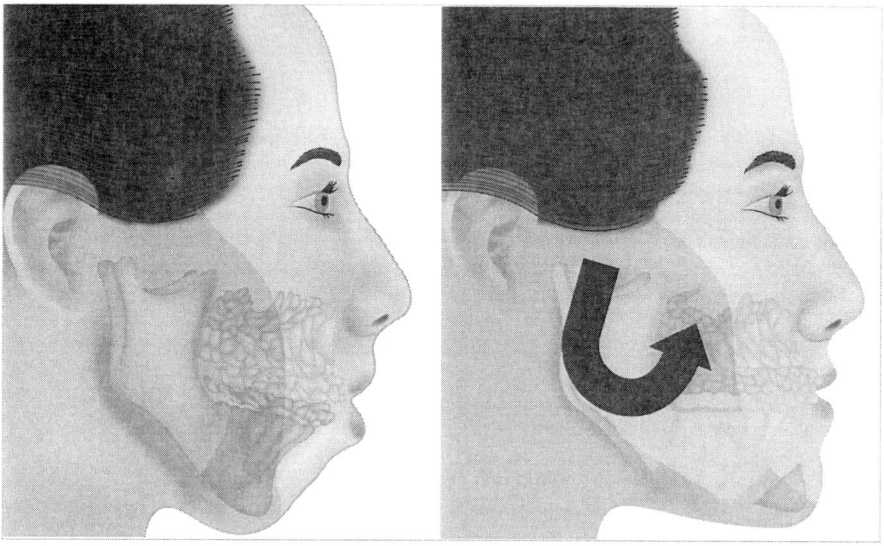

Figura 8 Planejamento virtual (Dolphin Imaging 11.8) do avanço maxilomandibular (AMM) com rotação anti-horária.

tório para 11,6 e 12,69 no pós-operatório. Além disso, os autores também observaram aumento do espaço faríngeo posterior de 5.357,88 para 8.481,94 após 6 meses pós-operatórios.

O principal determinante para o sucesso do tratamento é a quantidade de avanço, preconizado pela literatura como de 8 a 10 mm, pois estabelece relação direta com a abertura desejada da via aérea[13,17].

Sabe-se que a cirurgia de avanço mandibular associada à mentoplastia provoca também o avanço da musculatura da língua e da região supra-hióidea, bem como o avanço da maxila leva ao reposicionamento do véu palatino e dos músculos velofaríngeos[13].

CONSIDERAÇÕES FINAIS

A cirurgia esquelética para a AOS é uma indicação segura e costuma ser bem-sucedida. É preciso avaliar o risco e considerar que as possibilidades de alterações esqueléticas podem causar maior permeabilidade da VAS, mas procedimentos como osteotomias na maxila, na mandíbula ou combinados e em associação com mentoplastias podem ser realizados, visando também à possibilidade de rotação do plano oclusão no sentido anti-horário, gerando maior ganho de volume na VAS. É válido lembrar que os procedimentos cirúrgicos para a AOS, apesar de terem o mesmo princípio da cirurgia ortognática, requerem atenção aos aspectos diferentes relacionados à AOS, como idade avançada e comorbidades associadas, por isso são necessários cuidados pós-operatórios com a VAS.

REFERÊNCIAS BIBLIOGRÁFICAS

1. Czarnecki ST, Nanda RS, Currier GF. Perceptions of a balanced facial profile. Am J Orthod Dentofacial Orthop. 1993;104(2):67-73.
2. Friedman M, Tanyeri H, La Rosa M, Landsberg R, Vaidyanathan K, Pieri S, et al. Clinical predictors of obstructive sleep apnea. Laryngoscope. 1999;109(12):1901-7.
3. Arnett WG, Bergman R. Chaves faciais para o diagnóstico e plano de tratamento ortodôntico – parte II. Am J Orthod Dentofacial Orthop. 1993;103(5):396-411.
4. Zonato AI, Bittencourt LRA, Martinho FL, Santos Jr JF, Gregório LC, Tufik S. Association of systematic head and neck physical examination whit severity of obstructive sleep apnea-hypopnea syndrome. Laryngoscope. 2003;113(6):973-80.
5. Endo S, Mataki S, Kurosaki N. Cephalometric evaluation of craniofacial and upper airway structures in Japanese patients with obstructive sleep apnea. J Med Dent. 2003;50:109-20.
6. Pinto JA. Distúrbio respiratório sonodependene. Ronco e apneia do sono. São Paulo: Revinter; 2000.
7. Krieger J. Long-term compliance with nasal continuous positive airway pressure (CPAP) in obstructive sleep apnoea patient and nonapneic snorers. Sleep. 1992;15(6):42-6.
8. Collop NA, Block AJ, Hellard D. The effect of nightly nasal CPAP tratment on underlying obstructive sleep apnea and pharyngeal size. Chest. 1991;99:855-60.
9. Kneisley LW. Medical and nondental treatments of snoring and sleep apnea syndrome. J Calif Dent Assoc. 1998;26(8):572-8.
10. Fujita S, Conway W, Zorick F, Roth T. Surgical correction of anatomic abnormalities in obstructive sleep apnea syndrome: uvulopalatopharyngoplasty. Otolaryngol Head Neck Surg. 1981;89(6):923-34.
11. Choi JW, Jeong WS, Kang MK, Lee JX, Chung YS. Counterclockwise rotational orthognathic surgery for the obstructive sleep apneia in Class II dentofacial deformity. Ann Plast Surg. 2021;86:640-6.
12. Epker BN, Fish LC, Paulus PJ. The surgical-orthodontic correction of maxillary deficiency. J Oral Surg, Chicago. 1978;46(2):171-205.
13. Moreno R, Gregório LC, Miranda SL. Avaliação da síndrome da apneia/hipopneia grave do sono após tratamento cirúrgico de avanço maxilomandibular. Einstein. 2007;5(3):255-7.
14. Lye KW, Waite PD, Meara D, Wang D. Quality of life evaluation of maxillomandibular advancement surgery for treatment of obstructive sleep apnea. J Oral Maxillofac Surg. 2008;66(5):968-72.
15. Gignon VF, Melo MR, Alves TM, Patrocinio LG. Maxillomandibular advancement greater than 10 mm for treatment of severe obstructive sleep apnea. Rev Bras Cir Craniomaxilofac. 2011;14(4):183-6.
16. Powell NB. Contemporary surgery for obstructive sleep apnea syndrome. Clin Exp Otorhinolaryngol. 2009;2(3):107-14.
17. Cillo Jr E, Datillo DJ. Orthognatic surgery for obstructive sleep apneia. Semin Orthod. 2019;25:218-29.

CAPÍTULO 22

ESTIMULAÇÃO DO NERVO HIPOGLOSSO

Edilson Zancanella
Thainá Rocha Braga Machado
Fabio Tadeu Moura Lorenzetti

Pontos-chave

- Existem quatro dispositivos de estimulação que foram testados em ensaios clínicos: Apnex Medical Inc. (St. Paul, Minnesota, EUA), ImThera aura 6000 (LivaNova, Londres, Inglaterra), Inspire (Inspire Medical Systems, Grove, Minnesota, EUA) e Nyxoah (Nyxoah S.A., Bruxelas, Bélgica).
- São necessárias três incisões cirúrgicas para a colocação do Inspire, duas incisões para a colocação do ImThera aura 6000 e apenas uma incisão para o Nyxoah.
- Os implantes são indicados para pacientes acima dos 18 anos de idade, com apneia obstrutiva do sono (AOS) moderada e grave (índice apneia-hipopneia – IAH ≥ 15 eventos/hora e ≤ 65 horas) que não toleram o CPAP, e obtêm melhor resposta se o paciente possui índice de massa corpórea abaixo de 32 kg/m^2 e ausência de fechamento concêntrico no exame de sonoendoscopia.

ESTIMULAÇÃO ELÉTRICA DO HIPOGLOSSO

Conceito

O estimulador do nervo hipoglosso é um dispositivo que gera impulsos elétricos por meio de um gerador que é implantado na parte superior direita do tórax. O impulso é transmitido por intermédio de um eletrodo através de um túnel subcutâneo que termina com um manguito que envolve o nervo hipoglosso[1].

A tecnologia de estimulação nervosa implantável está disponível e aplicada com sucesso em outras condições médicas: estimulação do nervo sacral para incontinência, estimulação do nervo vago para convulsões, estimulação da medula espinhal para dor e estimulação cerebral profunda para tremores[2].

Estudos iniciais em humanos ao examinar a tolerabilidade da estimulação da via aérea superior (VAS) durante o sono e na posição supina apresentaram resultados mistos. Schwartz et al. relataram em 1996 a viabilidade e a eficácia da estimulação da musculatura lingual sem causar despertares. Eletrodos revestidos de teflon de fio fino foram usados para estimulação intramuscular do músculo lingual em nove participantes com AOS. A estimulação do músculo da língua em respirações consecutivas diminuiu a frequência de episódios obstrutivos em um subconjunto de participantes sem causar excitação[3].

Oliven et al. demonstraram os efeitos da estimulação dos músculos protrusores e retrusores da língua. A estimulação intramuscular seletiva do músculo genioglosso reduziu significativamente o Pcrit (via aérea mais estável), enquanto a estimulação seletiva dos músculos estiloglosso e o hioglosso aumentou a Pcrit (via aérea mais colapsável). A coativação dos músculos protrusor e retrusor resultou em melhoria no fluxo de ar e redução em Pcrit. A nasofaringoscopia foi usada para demonstrar que a estimulação do músculo genioglosso pode resultar em alargamento e estabilização não apenas da porção retrolingual da via aérea, mas também o espaço retropalatal. Porque, frequentemente, a AOS envolve colapsibilidade multinível, e essa foi uma observação importante sugerindo que a estimulação do nervo hipoglosso tem o potencial de afetar vários níveis da via aérea faríngea, em vez de apenas a base da língua[4].

A estimulação do nervo hipoglosso causa a contração de ambos os músculos da língua, os retrusores (estiloglosso e hioglosso) e o protrusor (genioglosso). Oliven et al.[5] demonstraram que a estimulação protrusora só resultou em aumento de fluxo aéreo e redução da do risco de colapso da faringe, enquanto a estimulação retrusora resultou em maior risco de colapso da faringe. Além disso, o melhor deslocamento anterior da língua foi obtido com a estimulação seletiva da parte mais profunda das fibras do músculo genioglosso mais orientadas horizontalmente em comparação às fibras do músculo genioglosso superficiais e mais obliquamente orientadas. Esses achados seguem os princípios anatômicos de que o ponto de ramificação do nervo hipoglosso primariamente inerva os músculos retrusores e de que a estimulação distal a esse ponto de ramificação agiu seletivamente nos músculos protrusores, resultando no deslocamento anterior da língua (Figura 1)[2].

MODELOS E TECNOLOGIA

Existem quatro dispositivos de estimulação que foram testados em ensaios clínicos. O dispositivo Apnex Medical Inc. (St. Paul, Minnesota, EUA) foi promissor em um estudo de fase II, mas falhou na fase III porque não atendeu aos padrões de eficácia, e a empresa não existe mais (Figura 2). O segundo dispositivo é o ImThera aura 6000 (LivaNova, Londres, Inglaterra). Coloca seis eletrodos ao redor do tronco do nervo hipoglosso. Ainda está em ensaio clínico de fase III (Figura 3). O terceiro aparelho, que é o único aprovado pela FDA (Food and Drugs Administration) até o momento, é o Inspire Medical. O quarto sistema é o Nyxoah (Nyxoah S.A., Bruxelas, Bélgica) e consiste em um pequeno neuroestimulador para os ramos distais do nervo hipoglosso (Figura 4)[1].

FUNCIONAMENTO

O dispositivo Inspire é composto do gerador que contém baterias e produz o estímulo que é direcionado ao nervo. O gerador possui duas portas, uma para o sensor respiratório e outra para o eletrodo de estimulação. O eletrodo de detecção respiratória detecta esforços (sinal mecânico) e os converte em sinal elétrico. O eletrodo fornece a estimulação ao nervo hipoglosso por meio de eletrodos localiza-

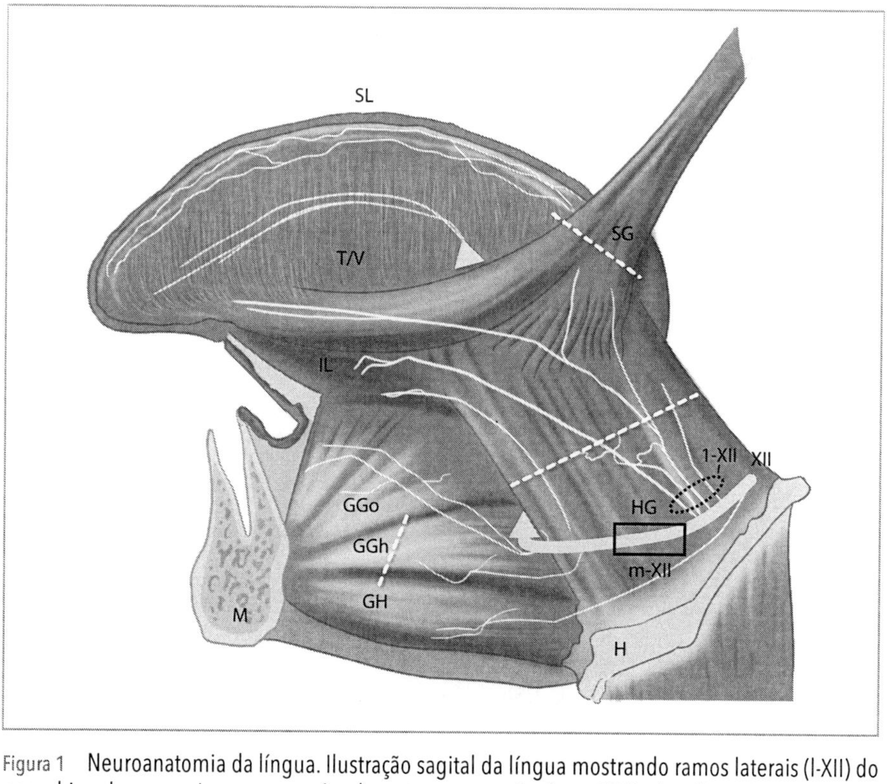

Figura 1 Neuroanatomia da língua. Ilustração sagital da língua mostrando ramos laterais (l-XII) do nervo hipoglosso que inervam os músculos retrusores: estiloglosso (SG) e hioglosso (HG). Os ramos mediais mais profundos (m-XII) inervam seletivamente o músculo genioglosso, que é o músculo protrusor primário e dilatador da via aérea superior. A colocação ideal do manguito do eletrodo é distal ao ponto de ramificação lateral, conforme indicado pelo retângulo. GG: genioglosso; GGh: genioglosso horizontal; GGo: genioglosso oblíquo; GH: gênio-hioide; IL: longitudinal inferior; SL: longitudinal superior; T/V: transversal e vertical.

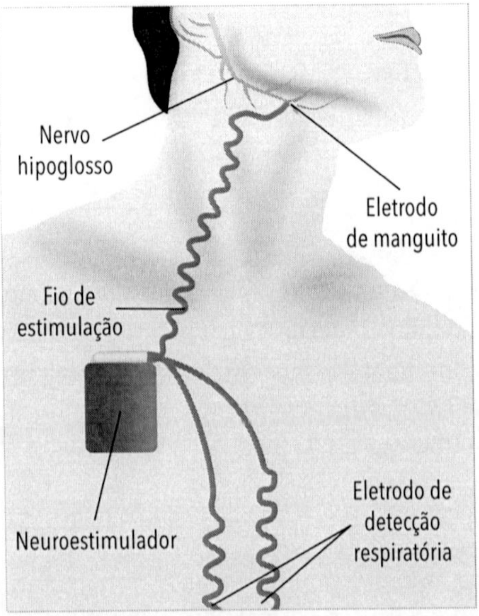

Figura 2 Apnex Medical Inc. (St. Paul, Minnesota, EUA).

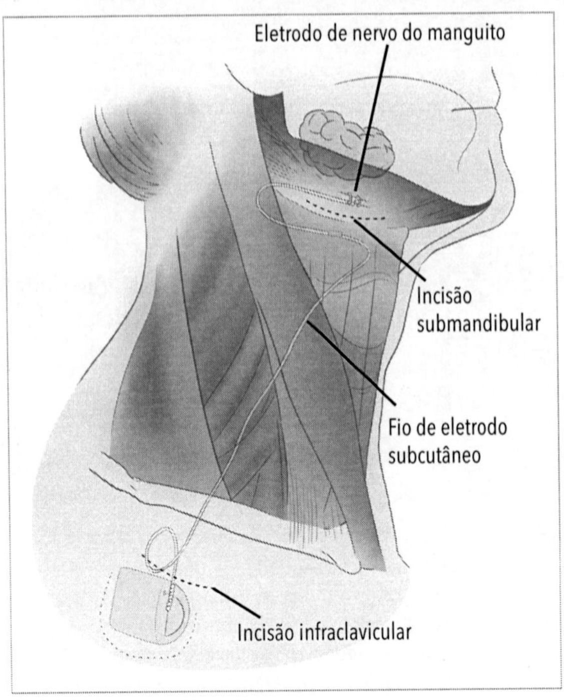

Figura 3 ImThera aura 6000™ (LivaNova, Londres, Inglaterra).

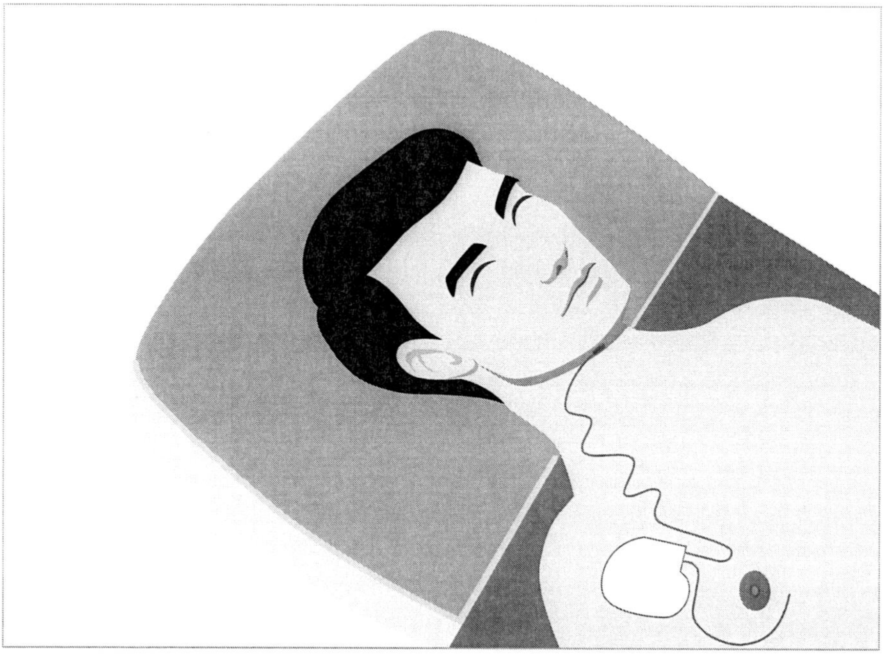

Figura 4 The Inspire system (Maple Grove, Minnesota, EUA).

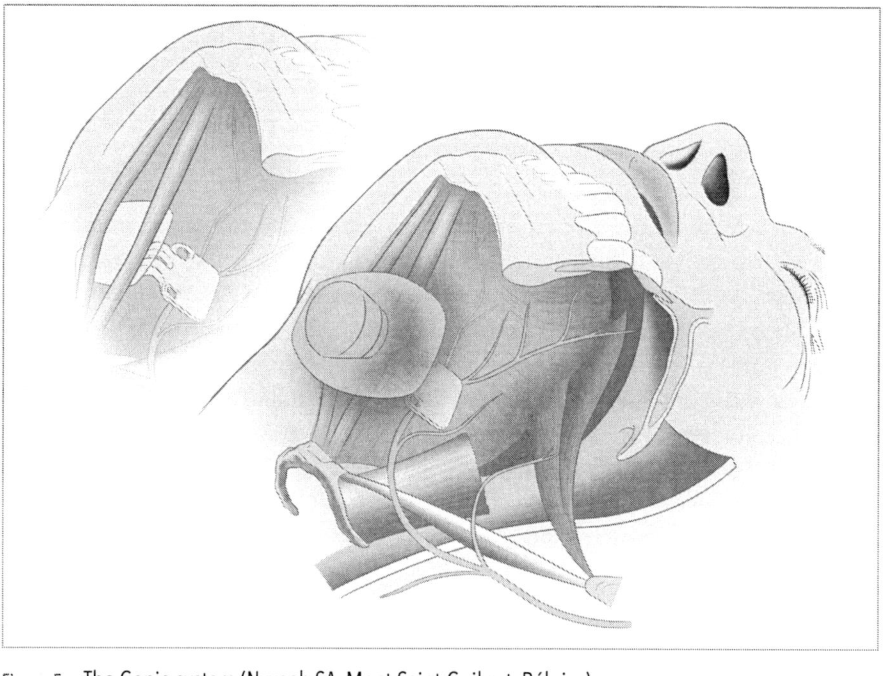

Figura 5 The Genio system (Nyxoah SA, Mont-Saint-Guibert, Bélgica).

dos na superfície interna de um manguito autodimensionável. O controle remoto é entregue ao paciente após o processo de ativação. As seguintes configurações podem ser ajustadas usando o controle remoto: terapia ligada e desligada, pausa da terapia (quando o paciente acorda durante a noite), aumento/diminuição da força de estimulação. O programador é aquele utilizado pelo cirurgião otorrinolaringologista no intraoperatório ou pelo médico do sono durante a consulta. O programador permite a configuração de diferentes variáveis do sistema.

O dispositivo ImThera aura 6000™ é caracterizado pela estimulação nervosa contínua sem um eletrodo de detecção respiratória, mas alterna os impulsos de estimulação elétrica por meio de diferentes configurações de eletrodos para descansar alguns grupos neuromusculares, enquanto outros estão sendo estimulados. O manguito do eletrodo envolve o nervo hipoglosso próximo ao tendão médio do músculo digástrico, de modo que os seis eletrodos estimuladores estejam radialmente em contato com o corpo cilíndrico do nervo hipoglosso proximal. Também apresenta controle remoto para ativação noturna e recursos para configuração do sistema[6].

O dispositivo Nyxoah contém duas principais partes: o estimulador implantável Genio™ (Nyxoah S.A., Bruxelas), um dispositivo implantado na área submentoniana adjacente ao músculo genioglosso por meio procedimento cirúrgico e um *chip* de ativação externo conectado à pele com adesivo descartável, que contém baterias e ativa o estimulador implantável pelas frequências de rádio. A técnica é menos invasiva quando comparada a outros sistemas de neuroestimulação hipoglosso; não há eletrodo implantado ou unidade de bateria, que se supõe reduzir risco de reintervenção cirúrgica. Do ponto de vista fisiológico, pode estimular o nervo hipoglosso bilateralmente[1].

INDICAÇÕES E CONTRAINDICAÇÕES

A estimulação da via aérea superior (EVA) é indicada em pacientes com AOS moderada e grave (IAH ≥ 15 eventos/hora e ≤ 65 horas) que não toleram ou falharam na terapia com pressão positiva nas vias aéreas (PAP). A falha da PAP é definida como elevação persistente no IAH (15 eventos/h), enquanto a intolerância à PAP é definida como a incapacidade de usar a terapia com PAP continuamente (≥ 5 noites/semana por ≥ 4 horas todas as noites) ou a falta de vontade de usar a terapia PAP novamente depois de parar no passado. A EVA é usada em pacientes com mais de 22 anos de idade. No entanto, ainda é indicado em pacientes entre 18 e 21 anos, especialmente se a adenotonsilectomia for contraindicada ou se atenderem aos critérios observados anteriormente. Recentemente, a FDA aprovou o uso de EVA em pacientes entre 18 e 21 anos[1].

A EVA é contraindicada em pacientes com apneia central do sono (definida como um IAH central superior a 25% do IAH total) e em pacientes com hipóxia ou hipoventilação relacionada ao sono (como pacientes com doenças pulmonares obstrutivas ou restritivas graves). Um dos fatores que tem se mostrado significativamente correlacionado com o sucesso da EVA é o índice de massa corporal (IMC). O IMC 32 kg/m^2 é menos provável em estar associado a um resultado bem-sucedido da EVA. A segurança do EVA ainda deve ser comprovada em pacientes grávidas e não deve ser tentada. Uma das etapas essenciais antes de considerar a EVA é o exame DISE. Um padrão de colapso concêntrico completo (CCC) do palato durante a apneia ou a hipopneia prediz baixo sucesso terapêutico com EVA em comparação com o colapso do palato no eixo anteroposterior. O sistema Inspire deve ser considerado com cuidado em pacientes que necessitam de frequentes exames de ressonância magnética (RM). Os modelos mais antigos do Inspire não são elegíveis para uso de RM, e o atual modelo Inspire é condicional à RM apenas das extremidades superiores/inferiores, cabeça e pescoço[1].

TÉCNICA CIRÚRGICA

A técnica para implantação varia de acordo com o dispositivo escolhido, entretanto esse tipo de cirurgia costuma ser realizada com anestesia geral e alguns materiais específicos: sistema de monitorização do nervo, instrumental para cirurgia cervical, eletrocautérios monopolar e bipolar, unidade de telemetria estéril e outros componentes variáveis (dependendo do tipo de neuroestimulador utilizado). Os detalhes das diferentes técnicas serão descritos a seguir.

- Inspire (Inspire Medical Systems)[7,8]

  São realizadas 3 incisões, todas no lado direito do paciente: a primeira submandibular, entre a mandíbula e o osso hioide, discretamente anterior à glândula submandibular; a segunda incisão aproximadamente 4 cm abaixo da clavícula; e a terceira incisão no 5º ou 6º espaço intercostal.

  Na primeira incisão (submandibular), é realizada a dissecção até a localização do nervo hipoglosso e de seus ramos laterais (para os músculos retratores, como estiloglosso e hioglosso) e mediais (para os músculos protrusores, como genioglosso e gênio-hioide). O posicionamento do eletrodo deve ser colocado em volta dos ramos protrusores distais (GGo, GGh e C1) na tentativa de estimular apenas os músculos genioglosso e gênio-hioide.

  Na segunda incisão (infraclavicular), é feita a dissecção subcutânea para colocação do gerador (*implantable pulse generator* – IPG).

  Na terceira incisão (intercostal), é feita a dissecção para colocação do sensor respiratório, entre os músculos intercostais externos e internos.

  Tanto o sensor respiratório como o eletrodo de estimulação são conectados com o gerador (IPG) através de túneis subcutâneos.

  Antes do término, é realizada a checagem do funcionamento por meio da telemetria e da observação da protrusão lingual. Após a confirmação de que tudo está funcionando corretamente, são realizados a irrigação, o fechamento das incisões e os curativos.

- Aura 6000 (ImThera/LivaNova)[9]

A técnica cirúrgica deste tipo de implante parece ser a mais simples de todos os sistemas disponíveis, com apenas duas incisões: uma submandibular e outra infraclavicular, ambas do lado direito, semelhante ao descrito anteriormente.

Na incisão submandibular, é realizada a dissecção do nervo hipoglosso, porém o eletrodo aqui é posicionado no tronco do nervo (e não nos ramos protrusores).

O gerador (IPG) é implantado no espaço subcutâneo pela incisão infraclavicular e conectado ao eletrodo por meio de túnel subcutâneo. A incisão intercostal não é necessária nesse tipo de implante.

Ao final da cirurgia, são realizados os testes do equipamento, as suturas e os curativos.

- Genio (Nyxoah)[10]

Este tipo de sistema foi desenvolvido para ser implantado através de uma única incisão submentoniana, enquanto o estimulador (IPG) é fixado externamente com adesivo, na pele, durante a noite.

Uma incisão cervical transversa de 6 cm é realizada no ponto médio entre o mento e o osso hioide. A dissecção é feita passando na linha média pelos músculos milo-hioide e gênio-hioide, até a localização do músculo genioglosso bilateralmente. A porção interna do implante com os eletrodos é introduzida na região dissecada com objetivo de estimular a porção superior dos nervos hipoglossos direito e esquerdo. Após a realização dos testes para certificar que os eletrodos estão posicionados corretamente, efetua-se o fechamento por planos e curativos.

Apesar desse sistema precisar de apenas uma incisão, o que levaria a crer que a técnica cirúrgica seria mais fácil que as outras, alguns cirurgiões familiarizados com diferentes tipos de implante referem que a dissecção necessária para o sistema gênio não é tão simples como alguns imaginam.

MANEJO PÓS-OPERATÓRIO[7-11]

Os pacientes podem receber alta no mesmo dia do procedimento, entretanto, isso depende da recuperação e das condições clínicas do paciente. A dor pós-operatória costuma ser leve e controlada com analgésicos comuns. A dieta normal pode ser restabelecida precocemente. Os pacientes são orientados a evitar esforços ou atividades repetitivas com a musculatura do pescoço/do tórax/do membro superior ipsilateral nas primeiras 2-3 semanas. Alguns tipos de implante podem necessitar de exames de imagem para verificação do posicionamento correto, mas isso nem sempre é necessário.

Aproximadamente 1 a 2 meses após a cirurgia, iniciam-se a ativação e a programação do equipamento. A realização de, pelo menos, uma noite de polissonografia para titulação do implante é necessária, assim é possível fazer ajustes no equipamento otimizando o resultado do tratamento.

COMPLICAÇÕES[7-11]

Assim como outros procedimentos cirúrgicos, os diferentes tipos de implante podem causar complicações, como:

- Sangramento/hematoma local.
- Dor.
- Infecção.
- Reação de corpo estranho/necessidade de remover o implante.
- Injúria do nervo hipoglosso (ou do nervo marginal da mandíbula).
- Paresia e/ou abrasão da língua.
- Disfagia.
- Disgeusia.
- Disfonia.
- Fragmentação do sono ou da insônia.
- Pneumotórax.
- Outras complicações mais raras e/ou mais graves.

RESULTADOS

Uma revisão sistemática e metanálise sobre estimulação do nervo hipoglosso no tratamento da apneia do sono avaliou seis estudos prospectivos com 200 pacientes incluídos nesta revisão. Os estudos utilizaram diferentes tecnologias dos dispositivos de implantação.

Os resultados mostram que, após 12 meses, ocorreram reduções estatisticamente significativas na diferença média de IAH, IDO (índice de dessaturação de oxi-hemoglobina) e ESS (escala de sonolência de Epworth) de 17,51 (IC 95%: 20,69 a 14,34); 13,73 (IC 95%: 16,87 a 10,58) e 4,42 (IC 95%: 5,39 a 3,44), respectivamente. Reduções significativas semelhantes foram observadas em 3 e 6 meses. No geral, o IAH foi reduzido entre 50 e 57%, e o IDO foi reduzido entre 48 e 52%. Apesar de usar diferentes estimuladores do nervo hipoglosso na análise de subgrupo, não foi encontrada heterogeneidade significativa em nenhuma das comparações, sugerindo eficácia equivalente independentemente do sistema em uso[12]. Entretanto, a seguir serão discutidos os resultados encontrados em estudos realizados com os dispositivos discutidos no presente capítulo.

Inspire (Inspire Medical Systems)

Estudos com evidência de bons resultados vem sendo publicados há algum tempo. Entre 1996 e 1997, 8 pacientes de 4 centros participantes foram implantados com o dispositivo. Os pacientes eram homens de meia-idade (variação de 36 a 57 anos), com excesso de peso (IMC 28,4 ± 4,5 kg/m^2) com AOS moderada a grave. Os pacientes foram acompanhados por um período de pelo menos 6 meses com polissonografia em intervalos de 1, 3 e 6 meses após a implantação.

Houve diminuição significativa no IAH de um valor de linha de base de 52,0 ± 20,4 para 22,6 ± 12,1 durante o sono NREM ($p < 0{,}001$) e de 48,2 ± 30,5 para 16,6 ± 17,1 durante o sono REM ($p < 0{,}001$).

Além disso, a análise do estágio do sono demonstrou tendência de melhora da arquitetura do sono, incluindo redução no estágio 1 do sono NREM e aumento no sono de ondas lentas durante a estimulação. Não havia evidência de despertares do sono relacionados à estimulação[13].

Em outro estudo de 2016, em que 20 pacientes foram implantados (média de idade 57 anos ± 12, todos do sexo masculino, média de IMC de 28,1 kg/m^2 ± 13,1), com o sistema Inspire Medical Systems, evidenciou-se que o IAH antes da cirurgia foi de 33,7 eventos/hora ± 12,2, e 2 meses após a cirurgia durante polissonografia no laboratório do sono foi de 4,7 eventos/hora ± 3,5[14].

Para demonstrar a eficácia do tratamento em períodos maiores de tempo, um estudo fez o acompanhamento por 18 meses dos pacientes implantados com o dispositivo[15]. Foram 126 participantes, a maioria do sexo masculino (83%) com média de idade de 54,5 anos (variação, 31 a 80 anos) e IMC médio de 28,4 kg/m^2 (intervalo, 18,4 a 32,5). Um total de 124 e 123 participantes completaram o acompanhamento aos 12 e 18 meses, respectivamente. Após o término do estudo, observou-se melhora do IAH e IDO, a mediana do IAH foi reduzida de 29,3 eventos/h para 9,7 eventos/h aos 18 meses e o IDO mediano foi reduzido de 25,4 para 8,6 eventos/h aos 18 meses. A resposta à terapia definida como, pelo menos, redução de 50% e IAH < 20 eventos/h, foi alcançada em 64% dos participantes aos 18 meses. Além disso, o FOSQ (*Functional Outcomes of Sleep Questionnaire*) e a ESS melhoraram significativamente aos 18 meses em comparação com os valores basais. A melhora do FOSQ ultrapassou um aumento de dois ou mais pontos, considerado clinicamente significativo. Da mesma forma, a pontuação ESS foi consistente com a normalização da medida (ou seja, ESS < 10). Entre os que não responderam à terapia, 63% tiveram melhora clínica significativa no FOSQ (≥ 2 no aumento do FOSQ) e 78% tiveram melhora clínica significativa no ESS (≥ 2 na redução do ESS). O tempo percentual para SaO_2 < 90% do sono total foi reduzido de um valor basal de 5,4% para 1,2% aos 18 meses[15].

Aura 6000 (ImThera/LivaNova)

Um estudo avaliou 46 participantes que se submeteram à implantação, dos quais 43 homens e 3 mulheres, com média de idade de 54,9 anos, IMC médio de 30,8 kg/m^2. Dos 46 participantes, 43 (93%) completaram 6 meses de acompanhamento.

Foram observadas melhorias significativas ($p < 0,01$) com relação a IAH e IDO, dos quais 15 de 43 (34,9%) atingiram o desfecho para IAH de pelo menos 50% de redução e IAH < 20; 17 de 43 (39,5%) apresentaram queda de 50% do IDO. As pontuações da ESS melhoraram de 6 a 13 pontos por participante, o que também foi considerado melhora clínica significativa. Nesse mesmo estudo[16], os autores consideraram algumas variáveis como sendo preditores de sucesso, entre elas, um IAH basal < 65 eventos/h e um IMC basal < 35 kg/m^2.

Um outro estudo com menor número de pacientes, porém com tempo de acompanhamento de 1 ano, avaliou 13 pacientes com AOS moderada-grave. O IAH diminuiu significativamente em 12 meses de 45,2 ± 17,8 (linha de base) para 21,0 ± 16,5, o IDO diminuiu de 29,2 ± 19,6 para 15,3 ± 16,2 e o índice de despertares de 36,8 ± 12,5 para 24,9 ± 13,7[17].

Genio (Nyxoah)

Em um estudo recente, de 2020, 22 dos 27 participantes implantados com o dispositivo (63% do sexo masculino, idade 55,9 ± 12 anos, IMC 27,4 ± 3,0 kg/m^2) completaram o protocolo. Aos 6 meses, o IAH diminuiu de 23,7 ± 12,2 para 12,9 ± 10,1 eventos/hora, ou seja, uma variação média de 10,8 eventos/h ($p < 0,001$); e o IDO diminuiu de 19,1 ± 11,2 para 9,8 ± 6,9 eventos/h, uma variação média de 9,3 eventos/h ($p < 0,001$). A sonolência diurna (ESE; $p = 0,01$) e a qualidade de vida relacionada ao sono (*Functional Outcomes of Sleep Questionnaire*; $p = 0,02$) melhoraram significativamente. O número de parceiros de cama que relataram ronco alto e muito intenso ou que saíram do quarto por causa do ronco dos participantes diminuiu de 96 para 35%. Dos participantes, 91% relataram uso do dispositivo > 5 dias por semana e 77% relataram uso por > 5 h por noite. Nenhum evento adverso grave relacionado ao dispositivo ocorreu durante o período de 6 meses pós-implantação[18].

REFERÊNCIAS BIBLIOGRÁFICAS

1. Mashaqi S, Patel SI, Combs D, Estep L, Helmick S, Machamer J, et al. The hypoglossal nerve stimulation as a novel therapy for treating obstructive sleep apnea – a literature review. Int J Environ Res Public Health. 2021;18(4):1642.
2. Dedhia RC, Strollo PJ, Soose RJ. Upper airway stimulation for obstructive sleep apnea: past, present, and future. Sleep. 2015;38(6):899-906.
3. Schwartz AR, Eisele DW, Hari A, Testerman R, Erickson D, Smith PL. Electrical stimulation of the lingual musculature in obstructive sleep apnea. J Appl Physiol (1985). 1996;81(2):643-52.

4. Oliven A, Odeh M, Schnall RP. Improved upper airway patency elicited by electrical stimulation of the hypoglossus nerves. Respiration. 1996;63(4):213-6.
5. Oliven A, Odeh M, Geitini L, Oliven R, Steinfeld U, Schwartz AR, et al. Effect of coactivation of tongue protrusor and retractor muscles on pharyngeal lumen and airflow in sleep apnea patients. J Appl Physiol (1985). 2007;103(5):1662-8.
6. Bisogni V, Pengo MF, De Vito A, Maiolino G, Rossi GP, Moxham J, et al. Electrical stimulation for the treatment of obstructive sleep apnoea: a review of the evidence. Expert Rev Respir Med. 2017;11(9):711-20.
7. Strollo PJ, Soose RJ, Maurer JT, de Vries N, Cornelius J, Froymovich O, et al. Upper-airway stimulation for obstructive sleep apnea. N Engl J Med. 2014;370(2):139-49.
8. Chou CT, Soose RJ. Upper airway stimulation: implanted neurostimulation device for treatment of obstructive sleep apnea. In: Friedman M, Jacobowitz O (ed.). Sleep Apnea and Snoring. 2.ed. London: Elsevier; 2020. p. 273-7.
9. Jacobowitz O. Hypoglossal nerve stimulation: targeted neurostimulation device for treatment of obstructive sleep apnea. In: Friedman M, Jacobowitz O (ed.). Sleep Apnea and Snoring. 2. ed. London: Elsevier; 2020. p. 278-81.
10. Lewis R, Pételle B, Campbell MC, MacKay S, Palme C, Raux G, et al. Implantation of the nyxoah bilateral hypoglossal nerve stimulator for obstructive sleep apnea. Laryngoscope Investig Otolaryngol. 2019;4(6):703-7.
11. Woodson BT, Strohl KP, Soose RJ, Gillespie MB, Maurer JT, de Vries N, et al. Upper airway stimulation for obstructive sleep apnea: 5-year outcomes. Otolaryngol Head Neck Surg. 2018;159(1):194-202.
12. Certal VF, Zaghi S, Riaz M, Vieira AS, Pinheiro CT, Kushida C, et al. Hypoglossal nerve stimulation in the treatment of obstructive sleep apnea: A systematic review and meta-analysis. Laryngoscope. 2015;125(5):1254-64.
13. Kezirian EJ, Boudewyns A, Eisele DW, Schwartz AR, Smith PL, Van de Heyning PH, et al. Electrical stimulation of the hypoglossal nerve in the treatment of obstructive sleep apnea. Sleep Med Rev. 2010;14(5):299-305.
14. Heiser C, Hofauer B, Lozier L, Woodson BT, Stark T. Nerve monitoring – guided selective hypoglossal nerve stimulation in obstructive sleep apnea patients. Laryngoscope. 2016;126(12):2852-8.
15. Group STfART. Upper airway stimulation for obstructive sleep apnea: durability of the treatment effect at 18 months. Sleep. 2015;38(10):1593-8.
16. Friedman M, Jacobowitz O, Hwang MS, Bergler W, Fietze I, Rombaux P, et al. Targeted hypoglossal nerve stimulation for the treatment of obstructive sleep apnea: six-month results. Laryngoscope. 2016;126(11):2618-23.
17. Mwenge GB, Rombaux P, Dury M, Lengelé B, Rodenstein D. Targeted hypoglossal neurostimulation for obstructive sleep apnoea: a 1-year pilot study. Eur Respir J. 2013;41(2):360-7.
18. Eastwood PR, Barnes M, MacKay SG, Wheatley JR, Hillman DR, Nguyên X-L, et al. Bilateral hypoglossal nerve stimulation for treatment of adult obstructive sleep apnoea. Eur Respir J. 2020;55(1):1901320.

PARTE V

DISTÚRBIOS RESPIRATÓRIOS OBSTRUTIVOS DO SONO: PARTICULARIDADES

CAPÍTULO 23

SONO NA MULHER

Helena Hachul
Andréia Gomes Bezerra

Pontos-chave

- O sono constitui um aspecto importante na fisiologia feminina, uma vez que parece sofrer modificações conjuntas com a variação hormonal.
- Associado ao aspecto fisiológico, há o fato de que atualmente as mulheres desempenham um papel socioeconômico importante além das suas funções habituais na estrutura familiar. Esse modelo social de estilo de vida pode trazer uma sobrecarga e aumentar a vulnerabilidade das mulheres a fatores estressantes e, consequentemente, a riscos à saúde e ao bem-estar.
- De fato, os problemas com insônia e queixas de sono são muito mais prevalentes em mulheres que em homens[1]. Além disso, ao longo da vida, as mulheres passam por diferentes períodos que impactam de forma distinta na qualidade do sono[2].

Neste capítulo, são abordadas as três principais fases da vida da mulher, seus aspectos hormonais, a maneira como o contexto biopsicossocial afeta o sono e os possíveis tratamentos para os consequentes distúrbios.

O SONO NA FASE REPRODUTIVA

A fase reprodutiva da mulher inicia-se na puberdade com a produção dos principais hormônios sexuais femininos, que são o estrógeno e a progesterona. A partir desse momento, inicia-se o ciclo menstrual, que dura cerca de 28 dias e é caracterizado por oscilações hormonais que objetivam desencadear a ovulação e, caso não ocorra a fecundação, a eliminação do óvulo, que ocorre por meio da menstruação. Existem poucos estudos que descrevam o sono da mulher na fase reprodutiva, dada a dificuldade em acompanhar as oscilações do ciclo menstrual de forma padronizada, como o método científico exige.

Com relação ao ciclo menstrual, está descrito que as queixas de má qualidade de sono parecem estar aumentadas quando as mulheres possuem ciclos menstruais irregulares[3]. Em relação a essa ciclicidade, um outro estudo demonstrou que as queixas são maiores na fase folicular[4]. Na fase lútea, há predomínio da progesterona, considerada um estimulante ventilatório, por isso os estudos mostram menor resistência de vias aéreas superiores (VAS) nos registros polissonográficos. Entretanto, as variações não parecem ser significativas a ponto de ter de se levar em conta o dia do ciclo menstrual (período folicular ou lúteo) para se realizar o exame de polissonografia diagnóstica, quando indicada.

A tensão pré-menstrual (TPM) pode se manifestar com mais de 150 sintomas, principalmente baixa produtividade, falta de coordenação, ansiedade, dor muscular, dor de cabeça, depressão, ganho de peso, hostilidade, instabilidade, choro fácil, esquecimento e fadiga. Cerca de 80% das mulheres têm algum grau de TPM, em geral, de leve a moderado. O ciclo menstrual pode ser diferente entre as mulheres e ainda pode variar de um mês para outro, se elas forem submetidas a situações de estresse. É possível, nesse período, que as mulheres apresentem queixas em um dos dois extremos: sonolência ou insônia. Ainda assim, foi observado o aumento de problemas em relação à qualidade do sono em mulheres que sofrem de síndrome pré-menstrual grave, embora o registro polissonográfico não retrate diferenças objetivas[5]. As cólicas menstruais (dismenorreia) graves podem alterar o padrão de sono, provavelmente pelo efeito da dor em si, mas, em casos brandos, o padrão de sono permanece inalterado, segundo dados de estudo mais recente. Em relação aos contraceptivos hormonais, os dados da literatura científica ainda são muito controversos e ainda não é possível indicar efeitos sobre o sono[6].

A síndrome dos ovários policísticos (SOP) atinge dois terços das mulheres hiperandrogênicas e é considerada uma doença significativa em mulheres com alteração no ciclo menstrual, com prevalência de 6 a 10%. A presença de dois dos três critérios a seguir, com exclusão de outras etiologias, é utilizada para o diagnóstico da síndrome:

- Oligovulação e/ou anovulação.
- Evidências clínicas ou laboratoriais de aumento de andrógenos.
- Presença de ovários policísticos na ultrassonografia.

Ponto de alerta

A literatura tem apontado a apneia obstrutiva do sono (AOS) como uma complicação do quadro de ovários policísticos, seja pelo hiperandrogenismo seja pela resistência insulínica, mostrando uma contribuição hormonal significativa no padrão de sono dessas pacientes[7]. Mulheres com SOP apresentam pior qualidade de sono, bem como redução do sono REM[8]. O tratamento da SOP visa à regularização do ciclo menstrual, para normalizar a condição hormonal. Pode consistir no uso de contraceptivo hormonal ou metformina, anti-inflamatórios no caso de dismenorreia e medidas específicas conforme a queixa na TPM. É importante considerar o contexto social da mulher nessa fase da vida, uma vez que, muitas vezes, as queixas de sono são resultado da rotina de sobrecarga de trabalho e estresse crônico. Frequentemente, medidas comportamentais, como orientações de higiene de sono, inclusão de exercícios físicos e hábitos de alimentação saudável, já ajudam a melhorar o sono nesse período. É preciso observar também as situações em que as queixas de sono vierem acompanhadas de comorbidades psiquiátricas, como depressão e ansiedade graves. Nesses casos, além das medidas comportamentais citadas e do tratamento preconizado a cada situação, é necessário o encaminhamento para a especialidade médica apropriada.

O SONO DURANTE A GRAVIDEZ E O PÓS-PARTO[9]

As mulheres estão sujeitas a diversas mudanças anatomofisiológicas no período gestacional, que são, de certa forma, muito estressantes para elas, por exemplo, maiores fluxo e frequência urinária, noctúria, enjoos, lombalgia, dificuldades para assumir posições habituais de sono, desconforto pelos movimentos fetais e câibras. Todo esse contexto contribui para a queixa de baixa qualidade de sono, que tende a piorar progressivamente com o decorrer da gestação, levando a um quadro crônico de fragmentação de sono e, consequentemente, de sonolência diurna excessiva. Uma metanálise mostrou que 45,7% das gestantes apresentam baixa qualidade de sono[10].

As alterações no sono da mulher gestante variam de acordo com os trimestres gestacionais. Assim, no primeiro trimestre, são comuns as queixas de sonolência derivadas do aumento rápido nos níveis de progesterona e geralmente acompanhadas por aumento de até 1 hora no tempo total de sono e por diminuição na eficiência de sono e na porcentagem de sono de ondas lentas. De modo similar, enjoos, náuseas e vômitos, também decorrentes do aumento das concentrações de progesterona, e aumento da frequência urinária prejudicam a manutenção do sono de boa qualidade.

Já no segundo trimestre de gestação, a intensidade das queixas relacionadas ao sono diminui, mas passam a ser relativas a insônia e sono não reparador. A essas queixas somam-se os achados polissonográficos de diminuição no tempo total de sono e aumento na porcentagem de sono de ondas lentas em comparação ao primeiro trimestre.

Por fim, o terceiro trimestre apresenta as maiores e mais relevantes queixas relacionadas ao sono por parte das gestantes. Nesse momento, tornam-se corriqueiras as queixas de sono não reparador e fragmentação de sono causada por aumento da frequência urinária, dor lombar, câibras e dificuldade respiratória (decorrente do aumento do volume abdominal). Somam-se a essas queixas os achados de diminuição na porcentagem de sono de ondas lentas e aumento na porcentagem do estágio 1 do sono, além de diminuição no tempo de sono REM. Esta última característica parece ser consequência direta do aumento nos níveis de hormônios esteroides, os quais possuem efeitos redutores sobre o sono REM[9,11].

Os distúrbios de sono mais prevalentes durante a gestação são insônia, AOS e síndrome das pernas inquietas. A insônia torna-se uma queixa comum a partir do segundo trimestre de gravidez e parece estar relacionada às mudanças físicas inerentes a esse período e ao desconforto que elas causam. Assim, essa queixa pode ser explicada pela dificuldade para assumir posições habituais de sono, lombalgia, cãibras e desconforto pelos movimentos fetais, associados a fluxo urinário e frequência de micção maiores e aos enjoos. A AOS pode estar presente na gestação e, nesse caso, observam-se como consequência a fragmentação de sono e, por conseguinte, a sonolência diurna excessiva. Contudo, nesse período, os efeitos podem ser ainda mais deletérios por serem somados aos da fragmentação de sono inerente à gravidez, causada pelas alterações anatômicas e funcionais próprias dessa condição. A síndrome das pernas inquietas é um distúrbio de movimento altamente correlacionado com a gestação. Estima-se que cerca de 25% das mulheres grávidas sejam acometidas por essa condição. A etiologia da síndrome das pernas inquietas está ligada à dopamina e, consequentemente, aos níveis plasmáticos de ferro, um componente fundamental da síntese dopaminérgica. Assim, especula-se que a alta prevalência da síndrome das pernas inquietas durante a gravidez se dê pela hemodiluição e pelas anemias corriqueiras durante o período. A maioria dos casos é específica da gestação e secundária a alguma condição, como anemias ou deficiência de ferro. Nesse caso, a condição tende a se tornar clinicamente relevante apenas durante o terceiro trimestre de gravidez, desaparecendo rápida e naturalmente após o parto. Como consequências da síndrome das pernas inquietas durante a gravidez, observam-se fragmentação de sono, insônia e aumento da sonolência diurna[9,11].

Durante o período pós-parto, o sono também é alterado. Contudo, as razões para essas diferenças tornam-se mais extrínsecas do que intrínsecas. Nesse caso, o principal fator contribuinte para o déficit na qualidade de sono é a disparidade entre o padrão polifásico do sono infantil e o monofásico adulto, associado às demandas diversas do infante. Nessa situação, o tempo total de sono se mostra reduzido quando comparado ao sono normal e mesmo quando comparado ao sono durante a gravidez. Observam-se diminuição da eficiência de sono e aumento no tempo de vigília após o início do sono, mas, curiosamente, nota-se aumento na quantidade de sono de ondas lentas, efeito provavelmente associado à importância da lactação, visto que a prolactina é liberada durante esse estágio de sono. Essas alterações acometem em menor ou maior grau todas as mulheres durante o puerpério, contudo tendem a ser mais relevantes em primíparas que em multíparas. Ademais, tendem a diminuir com o crescimento e o desenvolvimento da criança, cujo padrão de sono polifásico vai se tornando monofásico[11].

Ponto de alerta

Dada a alta prevalência dos distúrbios de sono na gestação, a assistência pré-natal deve dar especial atenção às queixas de sono. Uma vez suspeitado um distúrbio de sono nesse período, a polissonografia é indicada como melhor exame diagnóstico. Muitas vezes, o tratamento não farmacológico, como o uso de pressão positiva contínua nas vias aéreas (CPAP) e medidas comportamentais, é indicado. Em relação ao tratamento farmacológico, deve-se considerar o distúrbio de sono em questão, bem como a segurança da medicação durante a gestação. No caso de distúrbios respiratórios de sono, a melhor abordagem é o uso do CPAP, o qual também pode normalizar os níveis de pressão arterial e melhorar o prognóstico fetal em casos de hipertensão arterial. Para os casos de insônia, sobretudo no terceiro trimestre, deve-se avaliar a relação risco/benefício do emprego de medicação fitoterápica ou zolpidem. Em relação à síndrome das pernas inquietas durante a gestação, devem-se avaliar a etiologia e a gravidade desse distúrbio de sono. Nos casos em que esse distúrbio de sono for relacionado com hemodiluição fisiológica ou anemia ferropriva, deve-se optar por tratamento com reposição de sulfato ferroso. Em casos de síndrome das pernas inquietas na gestação, dá-se preferência a tratamentos não farmacológicos, como exercícios físicos. Em relação ao período pós-parto, é necessário considerar eventuais riscos de passagem de medicamentos pelo aleitamento materno, bem como avaliar a relação risco/benefício no uso de medicação escolhida[9].

O SONO NA PÓS-MENOPAUSA

A menopausa é definida como o momento em que os ciclos menstruais cessam permanentemente, em decorrência da queda de síntese hormonal e da ausência de ovulação. Após 12 meses consecutivos de amenorreia, pode-se confirmar a data da menopausa. As mulheres sofrem as consequências do hipoestrogenismo, que ocorre de forma progressiva, da fase de pós-menopausa precoce, que ocorre logo em seguida à menopausa e que dura cerca de 8 anos, e da pós-menopausa tardia, que corresponde ao período posterior e, em geral, a um período mais longo sem estrogênio (mais de 8 anos após a menopausa)[12]. Todas essas modificações podem afetar o sono de alguma forma. Entre os sintomas na fase precoce, o de maior importância é a presença dos sintomas vasomotores (calor e suor repentinos), presentes em cerca de 70% das mulheres. Nesse sentido, observa-se grande associação entre fogachos e insônia[13]. Além disso, ocorrem diminuição da libido, aumento de irritação, ansiedade e depressão. Entre os fenômenos mais relacionados à menopausa tardia, estão os desfechos cardiovasculares, a presença de osteoporose e a atrofia do sistema urogenital.

Os principais distúrbios de sono presentes na pós-menopausa são a insônia, que pode estar associada a todos os elementos citados anteriormente, e a AOS causada pela diminuição dos hormônios femininos, sobretudo a progesterona, considerada um estimulante ventilatório[14]. O diagnóstico diferencial das causas das queixas de problemas de sono, nessa fase, é muito importante. Frequentemente, há confusão com os sintomas, já que a queixa mais prevalente no período é a "dificuldade para dormir" e, por consequência, a sonolência e o cansaço diurnos. Contudo, a fragmentação de sono pode não ser causada por uma insônia *per se*. Os sintomas vasomotores podem estar relacionados a uma dificuldade de iniciar ou manter o sono, assim como a um quadro de ansiedade e/ou depressão. A atrofia urogenital pode gerar um quadro de noctúria, evento no qual a mulher acorda várias vezes durante a noite para urinar, o que pode levar a queixas relacionadas ao sono. Além disso, a própria queda do estrogênio está relacionada à pior qualidade de sono.

A AOS também é responsável pela fragmentação do sono e, frequentemente, está associada a quadros de insônia. Observamos que a pós-menopausa precoce e tardia leva a um aumento da apneia, principalmente apneia moderada e grave. Em relação à circunferência da cintura, a cada aumento de 1 cm, leva a um aumento de mais de 5% no risco de apneia[15]. Para atenuar a sintomatologia dessa fase da vida das mulheres, tem sido utilizada a terapia hormonal (TH), que consiste na reposição exógena de estrogênios. Com a reposição, observam-se seus benefícios em reverter os sintomas neurovegetativos, melhorar o trofismo urogenital, diminuir o risco de doença cardiovascular, dificultar a perda óssea e diminuir as chances de aparecimento da doença de Alzheimer.

Alguns estudos desenvolvidos na última década sobre os efeitos da TH têm provocado polêmica, no meio científico, pelos resultados obtidos. Alguns pesquisadores a recomendam como primeira escolha no tratamento da insônia na pós-menopausa, quando ela se inicia ou se intensifica nesse período. Uma metanálise mostrou que o uso de TH promove melhora no sono quando as mulheres apresentavam fogachos[16].

Por sua vez, é necessário considerar o famoso estudo WHI (*Women's Health Initiative Investigators*), de 2002, que mostrou aumento significativo de doença coronária, câncer de mama, acidente vascular cerebral e tromboembolias nas mulheres do grupo que receberam TH. É importante assinalar que a hormonioterapia substitutiva no climatério não deve ser usada de modo aleatório e indiscriminado, mas de maneira individualizada, conforme as necessidades de cada mulher, respeitando-se eventuais contraindicações. O tempo de uso também deve ser particularizado para cada paciente.

Considerando-se todos esses aspectos multifatoriais que podem estar envolvidos com as queixas de sono nessa fase da vida, parece ser interessante que essa população seja avaliada por um grupo multidisciplinar. A avaliação criteriosa de um ginecologista pode trazer informações sobre o estado hormonal e o quanto o hipoestrogenismo pode ser o responsável pelos sintomas apresentados.

Em relação aos riscos e aos benefícios, a reposição hormonal pode ser indicada como tratamento para alguns casos, trazendo alívio dos sintomas vasomotores e dos problemas de sono concomitantes. Métodos alternativos, como as isoflavonas e o chá de folha de amora, por um lado, também podem ser considerados para o tratamento desses sintomas. Por outro, a avaliação por um médico especialista em sono pode trazer informações relevantes sobre possíveis quadros de AOS ou outros distúrbios de sono. Como citado anteriormente, o uso do CPAP é a intervenção de escolha no caso de AOS, porém há de se avaliar a indicação de aparelho intraoral e ainda o uso de terapia hormonal. Deve-se ressaltar que uma metanálise recente revelou que não há estudos suficientes e conclusivos para o tratamento de AOS com terapia hormonal[17]. Ainda, a avaliação por fisioterapeutas, psicólogos e nutricionistas pode ter grande valia nessa população. Os fisioterapeutas podem auxiliar no alívio de dores crônicas provenientes da perda muscular e óssea do período, assim como os nutricionistas podem atuar diretamente no controle da obesidade, o que tem consequências positivas nos desfechos cardiovasculares. Por fim, o quadro psicológico pode ser levado em consideração e ter o acompanhamento de profissionais da área, já que essa fase é seguida de grande prevalência de distúrbios de humor.

A insônia *per se* pode ser tratada farmacologicamente, no início por TH, nos casos em que a insônia começou ou piorou com menopausa e nos casos em que não haja contraindicação a seu uso (é preciso avaliar sempre os riscos e os benefícios desse uso). Outra possibilidade medicamentosa é o uso de drogas Z, que no Brasil são representadas pelo zolpidem, um hipnótico indutor de sono. Como alternativa fitoterápica, a valeriana tem apresentado ótimos resultados no tratamento da insônia. Por outro lado, a terapia cognitivo-comportamental tem tido grande evidência de sucesso como tratamento não farmacológico. Existem, ainda, tratamentos alternativos e complementares, como acupuntura, massagem, ioga e meditação[18]. Considerando todo o contexto fisiológico e social ao qual as mulheres na pós-menopausa estão expostas, essas terapias podem auxiliar na redução dos sintomas desagradáveis a que elas estão submetidas.

CONSIDERAÇÕES FINAIS

Ao avaliar o sono de uma mulher, é muito importante considerar a fase da vida em que ela se encontra. As oscilações hormonais são, sem dúvida, as maiores fontes de mudanças fisiológicas que afetam diretamente o sono. Uma vez constatado um distúrbio hormonal, este deve ser tratado. Concomitantemente, o contexto social e comportamental pode contribuir para determinada queixa de sono. Muitas intervenções comportamentais, como exercício físico e dieta, já podem trazer resultados promissores para a melhora de sono, porém a avaliação aprofundada e a constatação de distúrbios de sono com o devido tratamento podem trazer melhora substancial na qualidade de vida dessa população.

REFERÊNCIAS BIBLIOGRÁFICAS

1. Bittencourt LR, Santos-Silva R, Taddei JA, Andersen ML, de Mello MT, Tufik S. Sleep complaints in the adult Brazilian population: a national survey based on screening questions. J Clin Sleep Med. 2009;5(5):459-63.
2. Pengo MF, Won CH, Bourjeily G. Sleep in women across the life span. Chest. 2018;154(1):196-206.
3. Hachul H, Andersen ML, Bittencourt LR, Santos-Silva R, Conway SG, Tufik S. Does the reproductive cycle influence sleep patterns in women with sleep complaints? Climacteric. 2010;13(6):594-603.
4. Guillermo CJ, Manlove HA, Gray PB, Zava DT, Marrs CR. Female social and sexual interest across the menstrual cycle: the roles of pain, sleep and hormones. BMC Womens Health. 2010;10:19.
5. Baker FC, Kahan TL, Trinder J, Colrain IM. Sleep quality and the sleep electroencephalogram in women with severe premenstrual syndrome. Sleep. 2007;30(10):1283-91.
6. Bezerra AG. Análises sobre a relação do uso de contraceptivos hormonais e padrão de sono em mulheres em idade fértil. Tese [Doutorado em Ciências]. São Paulo: Unifesp; 2019. 203 p.
7. Bethea SW, Nestler JE. Comorbidities in polycystic ovary syndrome: their relationship to insulin resistance. Panminerva Med. 2008;50(4):295-304.
8. Hachul H, Polesel DN, Tock L, Carneiro G, Pereira AZ, Zanella MT, et al. Sleep disorders in polycystic ovary syndrome: influence of obesity and hyperandrogenism. Rev Assoc Med Bras (1992). 2019;65(3):375-83.
9. Hachul H, Pires GN, Andersen ML, Tufik S. Sueño durante el embarazo y en el período post-parto. In: Pedemonte M, Adrados R, Tufik S (eds.). Master em sueño: fisiologia y medicina. Madrid: Viguera; 2011.
10. Sedov ID, Cameron EE, Madigan S, Tomfohr-Madsen LM. Sleep quality during pregnancy: a meta-analysis. Sleep Med Rev. 2018;38:168-76.
11. Parry BL, Martínez LF, Maurer EL, López AM, Sorenson D, Meliska CJ. Sleep, rhythms and women's mood. Part I. Menstrual cycle, pregnancy and postpartum. Sleep Med Rev. 2006;10(2):129-44.
12. Harlow SD, Gass M, Hall JE, Lobo R, Maki P, Rebar RW, et al.; STRAW + 10 Collaborative Group. Executive summary of the Stages of Reproductive Aging Workshop + 10: addressing the unfinished agenda of staging reproductive aging. J Clin Endocrinol Metab. 2012;97(4):1159-68.
13. Hachul H, Castro LS, Bezerra AG, Pires GN, Poyares D, Andersen ML, et al. Hot flashes, insomnia, and the reproductive stages: a cross-sectional observation of women from the EPISONO study. J Clin Sleep Med. 2021;17(11):2257-67.
14. Bixler EO, Vgontzas AN, Lin HM, Ten Have T, Rein J, Vela-Bueno A, et al. Prevalence of sleep-disordered breathing in women: effects of gender. Am J Respir Crit Care Med. 2001;163(3 Pt 1):608-13.
15. Polesel DN, Hirotsu C, Nozoe KT, Boin AC, Bittencourt L, Tufik S, et al. Waist circumference and postmenopause stages as the main associated factors for sleep apnea in women: a cross-sectional population-based study. Menopause. 2015;22(8):835-44.
16. Cintron D, Lipford M, Larrea-Mantilla L, Spencer-Bonilla G, Lloyd R, Gionfriddo MR, et al. Efficacy of menopausal hormone therapy on sleep quality: systematic review and meta-analysis. Endocrine. 2017;55(3):702-11.
17. Lindberg E, Bonsignore MR, Polo-Kantola P. Role of menopause and hormone replacement therapy in sleep-disordered breathing. Sleep Med Rev. 2020;49:101225.
18. Attarian H, Hachul H, Guttuso T, Phillips B. Treatment of chronic insomnia disorder in menopause: evaluation of literature. Menopause. 2015;22(6):674-84.

CAPÍTULO 24

SONO NO IDOSO

Luciana Lilian Louzada Martini
Einstein Francisco Camargos

Pontos-chave

- Alterações do sono no envelhecimento.
- Fatores que interferem no sono.
- Insônia e transtorno de insônia.
- A relação entre insônia e comprometimento cognitivo.
- Diagnóstico diferencial de transtorno de sono.
- Tratamento não farmacológico e farmacológico.
- Recomendações da *Choosing Wisely*.

INTRODUÇÃO

O envelhecimento, segundo evidência científica, provoca alterações no sono dos indivíduos. No geral, ocorre diminuição da atividade neuronal, comprometimento da quantidade e da síntese de vasopressina, principal peptídeo do núcleo supraquiasmático, e diminuição da sensibilidade aos sinais ambientais[1]. Essas alterações têm como consequência redução da estabilidade e da amplitude do marca-passo circadiano[2,3]. A arquitetura do sono também sofre modificações, como diminuição do sono profundo (N3) e do sono REM, e aumento do sono superficial (N1 e N2)[4,5]. Ademais, o aumento dos despertares noturnos é a queixa mais comum na população idosa, seguida por dificuldade em iniciar ou manter o sono, presença de cochilos diurnos e sono não reparador[1]. Apesar dessas alterações, os idosos saudáveis conseguem manter uma boa qualidade de sono[6].

Alguns fatores relacionados ao indivíduo e ao ambiente podem interferir no sono. A menor exposição à luz ambiente associado à redução do diâmetro da pupila, e opacidade do cristalino prejudicam a transmissão da luz pelo globo ocular até a retina, o que atenua a secreção da melatonina, hormônio pineal que contribui com a regulação do ciclo sono-vigília[7]. Além disso, algumas comorbidades frequentemente observadas em idosos estão associadas a prejuízo do sono, por exemplo, artrite, depressão, asma, doença pulmonar obstrutiva crônica, *diabetes mellitus*, acidente vascular cerebral[8] e dor crônica[9]. Até mesmo alguns medicamentos utilizados no tratamento dessas doenças, como corticoides, teofilina e antidepressivos (inibidores seletivos da recaptação da serotonina e noradrenalina), podem piorar o sono[10].

A insônia pode ser considerada um sintoma ou consequência de uma doença, como o transtorno depressivo ou de ansiedade, mas pode também apresentar-se como uma doença, o transtorno de insônia (TI). O parâmetro que diferencia ambos é a dimensão do impacto clínico que promove no indivíduo[11]. O TI pode estar implicado em risco para outras doenças, como hipertensão, depressão, demência, bem como ocasionar prejuízo no funcionamento diário e na produtividade do trabalho[12,13]. Segundo a Classificação Internacional dos Transtornos de Sono, terceira edição (ICSD-3), a insônia pode ser definida como dificuldade persistente para início, duração, consolidação ou qualidade do sono, que ocorre, a despeito de adequada oportunidade e circunstância para adormecer, e resulta em algum tipo de prejuízo diurno ocorrendo por, ao menos, 3 vezes por semana durante 3 meses[14].

A prevalência de insônia no idoso foi de 38,9%, segundo um estudo realizado no município de Bambuí (MG), sendo mais frequente entre mulheres (45,3%)[15]. Uma pesquisa do Instituto Datafolha investigou a prevalência de queixas de sono em indivíduos de 150 cidades. Pelo menos uma queixa relacionada ao sono foi relatada em 63% dos entrevistados, e a insônia foi mais prevalente entre as mulheres. Nesse inquérito, a prevalência de queixas de sono aumentou com a idade e foi semelhante entre habitantes de diferentes regiões brasileiras, bem como entre regiões metropolitanas e cidades menores. As queixas mais frequentes foram roncos (61%), insônia (35%), pesadelos (17%), movimentos das pernas (53%) e pausas respiratórias (37%)[16].

Sólidos estudos realizados nos últimos anos atribuem possível associação entre transtorno de sono (TS) e comprometimento cognitivo. Adultos com insônia exibem prejuízos de desempenho de magnitude pequena a moderada para várias funções cognitivas, incluindo memória de trabalho, memória episódica e alguns aspectos do funcionamento executivo[17]. Uma metanálise de estudos observacionais revelou que indivíduos com TS, entre 40 e 91 anos de idade, apresentaram risco maior para comprometimento cognitivo e doença de Alzheimer (DA)[18]. Essa associação foi confirmada por uma metanálise de estudos longitudinais, não apenas para DA como também demência por todas as causas e demência vascular. A análise de subgrupo constatou que a insônia aumentou o risco apenas de DA. Uma metanálise de cinco coortes prospectivas evidenciou que a insônia no idoso também se associou a um risco significativo de demência por todas as causas (DA, demência vascular, demência secundário a doença de Parkinson, demência frontotemporal e demência por corpos de Lewi)[19]. Na população idosa, outro estudo encontrou um risco 36% maior de desenvolver declínio cognitivo leve ou demência naquelas que dormiam menos de 6 horas por dia[20].

Estudos recentes apontam para a relação direta entre sono, envelhecimento e doenças neurodegenerativas, motivadas sobretudo por uma agregação de proteínas cerebrais decorrentes de um frágil *clearance* cerebral. O sistema glinfático é o responsável por promover adequadamente essa limpeza e é mais ativo durante o sono (estágio 3). O fato dele se degradar com o envelhecimento pode sugerir uma nova relação causal entre a progressão sintomática de algumas demências neurodegenerativas e o TI[21].

DIAGNÓSTICO DIFERENCIAL DE TRANSTORNO DE SONO

Uma vez presente a queixa de má qualidade de sono no idoso, seja autorrelatada seja evidenciada por seus cuidadores ou familiares, abordagens diagnósticas são necessárias. A história clínica é essencial no diagnóstico diferencial entre as causas de transtorno do sono, sendo realizada por meio da anamnese do sono[22] (Quadro 1).

QUADRO 1 Modelo de anamnese do sono do paciente idoso

Perguntas importantes:

- Como está seu sono?
- Considera seu sono suficiente?
- Qual é o horário em que frequentemente vai para cama?
- Demora mais de 30 minutos ou tem dificuldade para adormecer?
- Acorda muito durante a noite para urinar ou tem dificuldade de voltar a dormir?
- Quando acorda durante a noite, tem dificuldade de voltar a dormir?
- Acorda muito cedo, antes da hora que desejava, e considera isso um problema?
- Tem pesadelos, gritos ou movimentos anormais durante o sono?
- Ronca ou para de respirar durante o sono?
- Tem sonolência excessiva ou dorme muito durante o dia?

Fonte: Camargos et al.[22].

O diagnóstico do transtorno de insônia pode ser realizado pelos critérios clínicos do DSM-5, ou seja, história clínica de insatisfação com a quantidade ou a qualidade do sono associado a sintomas que ocorrem, no mínimo, 3 noites por semana durante 3 meses, apesar de oportunidades adequadas para dormir. Os principais sintomas são: dificuldade em iniciar e/ou manter o sono, despertares noturnos com dificuldade em voltar a dormir, despertar muito cedo na manhã seguinte, fadiga ou falta de energia, sonolência diurna e comprometimento da função social ou interpessoal com efeito negativo na família ou na relação com o cuidador[23]. Os critérios da ICSD-3 são semelhantes, pois o paciente refere uma das seguintes ocorrências: dificuldade em iniciar o sono, dificuldade em manter o sono, despertar antes do desejado, resistência em ir para a cama no horário apropriado e dificuldade para dormir sem a intervenção dos cuidadores. O paciente também refere um dos seguintes sintomas diurnos relacionados à queixa de sono: fadiga; déficit de atenção, concentração ou memória; prejuízo do funcionamento social, familiar, ocupacional ou acadêmico; alteração do humor/irritabilidade; sonolência diurna; alterações comportamentais (hiperatividade, impulsividade, agressividade); perda de motivação; propensão para acidentes e erros; preocupação ou insatisfação com o sono[14]. O diagnóstico diferencial se faz com transtornos respiratórios relacionados ao sono, transtornos do movimento relacionado ao sono, transtorno do ritmo circadiano de sono-vigília e parassonias (Tabela 1).

TABELA 1 Os principais diagnósticos diferenciais de transtornos de sono

Transtornos respiratórios relacionados ao sono	Transtornos do movimento relacionado ao sono	Transtorno do ritmo circadiano de sono-vigília	Parassonias
Apneia obstrutiva do sono	Síndrome das pernas inquietas	Atraso de fase do sono	Sonambulismo (sono NREM)
Apneia central do sono	Síndrome dos movimentos periódicos dos membros	Avanço de fase do sono	Terror noturno (sono NREM)
Transtorno de hipoventilação relacionados ao sono	Câimbras nas pernas relacionadas ao sono	Transtorno dos trabalhadores em turnos	Transtorno comportamental do sono REM
Hipoxemia relacionada ao sono	Bruxismo relacionado ao sono	*Jet Leg*	Paralisia do sono REM isolada recorrente

REM: *rapid eye movement*; NREM: não REM.
Fonte: ICSD-3[14].

Existem ferramentas e exames específicos que complementam a propedêutica diagnóstica, sobretudo da população idosa que comumente tem má percepção de seu padrão de sono[24]. O diário do sono, ferramenta útil para esclarecer relatos imprecisos sobre o sono, pode identificar a gravidade e possíveis causas da insônia, como má higiene do sono e alteração do ritmo circadiano[11]. A polissonografia é o método padrão-ouro para avaliação da respiração, arquitetura do sono, despertares e microdespertares e atividade muscular. É indicada quando há suspeita de transtornos respiratórios relacionados ao sono, transtornos do movimento relacionado ao sono e parassonias[25]. A actigrafia, um aparelho portátil de baixo custo que analisa o indivíduo em sua rotina diária, tem sido usado em alguns serviços, sobretudo quando há necessidade de observar o padrão de sono por períodos prolongados[26]. Tem utilidade na identificação de má percepção do sono, avaliação do ciclo sono/vigília e da resposta terapêutica, sobretudo em pesquisa científica de indivíduos com demência[27]. Apesar de não haver estudos validando o uso de relógios (*smartwatches*) pelos pacientes, esses dispositivos parecem ao menos sensibilizá-los para a necessidade de um sono melhor no dia a dia.

TRATAMENTO DO TRANSTORNO DE INSÔNIA NO IDOSO

Uma vez diagnosticado o transtorno de insônia no idoso, faz-se necessária a intervenção terapêutica, não farmacológica e farmacológica. Alguns tratamentos não farmacológicos, como métodos educacionais (higiene do sono) e terapia cognitivo-comportamental (TCC), são considerados de primeira escolha pela boa eficácia e pelo baixo risco de efeitos adversos[28-30]. A higiene do sono consiste em um conjunto de instruções psicoeducacionais que visam promover um sono de qualidade[22] (Quadro 2). A TCC aplica algumas técnicas comportamentais, como a terapia de controle de estímulos, que restabelece o ritmo de sono-vigília ao fortalecer a associação da cama com a ideia de dormir e a compressão do sono, que reduz o tempo na cama com a finalidade de diminuir a latência de sono e os despertares, desse modo aumentar a qualidade e a eficiência do sono[31]. As técnicas cognitivas (intenção paradoxal e reestruturação cognitiva) têm o objetivo de reduzir a preocupação com o TI, o monitoramento excessivo do sono e suas consequências[22]. As técnicas de relaxamento (relaxamento guiado por imagens, respiração diafragmática, meditação e relaxamento muscular progressivo) visam diminuir a excitabilidade fisiológica e cognitiva e a tensão muscular, contribuindo, assim, para um sono de melhor qualidade[32].

QUADRO 2 Higiene do sono

Recomendações:
Evitar cochilos durante o dia (para acumular a pressão ou o débito de sono)
Manter a regularidade dos horários de dormir/acordar
Manter o ambiente de dormir silencioso, escuro e com temperatura agradável
Evitar a prática de atividade física até seis horas antes do horário de dormir
Não realizar farta refeição pouco tempo antes de dormir
Evitar consumir bebidas e substâncias estimulantes (nicotina e cafeína) próximo ao horário de dormir, bem como o uso de substâncias como álcool, que interferem negativamente na qualidade geral do sono

Fonte: Camargos et al., 2020[22].

Há boa evidência de que a atividade física possa contribuir para melhorar o sono na população idosa[33]. A caminhada de apenas 30 minutos, 3 vezes por semana, demonstrou significativa melhora na qualidade do sono após 2 meses[34]. El-Kader et al. demonstraram que exercícios aeróbicos realizados até 40 minutos em esteira, 3 vezes por semana, durante 6 meses, também foram eficazes em idosos, ao aumentar o tempo total do sono e a eficiência do sono e ao reduzir o tempo acordado após início do sono[35].

O uso da terapia de luz intensa tem sido estudado em pacientes com demência e rendido resultados conflitantes. Alguns estudos demonstraram que a exposição à luz brilhante durante a manhã (normalmente > 1.000 lux na córnea) melhora o sono noturno, aumenta a vigília diurna, reduz a agitação noturna e consolida os padrões de repouso e de atividade de indivíduos com DA[36]. A exposição à luz à noite também se mostrou eficaz na consolidação dos ritmos de repouso e atividade e no auxílio para dormir melhor[36]. No entanto, uma revisão sistemática não revelou evidência de sua eficácia no manejo do sono em pacientes com demência[37]. Apesar disso, recomendações gerais para que o idoso se exponha à luminosidade no decorrer do dia, preferencialmente sem o uso de óculos escuros, podem beneficiar alguns pacientes insones.

Quando abordagens não farmacológicas são ineficazes no tratamento de insônia, a intervenção farmacológica se faz necessária. A Academia Americana de Medicina do Sono recomenda os seguintes medicamentos no tratamento em adultos: 1) hipnóticos não benzodiazepínicos (zaleplona ou zolpidem de liberação rápida); 2) agonista de receptores melatoninérgicos (ramelteona) para insônia inicial; 3) eszopiclona e zolpidem de liberação prolongada para insônia inicial e intermediária; e 4) suvorexanto (antagonista do receptor de orexina) ou doxepina (antidepressivo tricíclico) em baixa dose para insônia intermediária[38].

A insônia associada à depressão ou à ansiedade pode ser manejada com antidepressivos sedativos, como trazodona, agomelatina ou mirtazapina. Antipsicóticos, como quetiapina ou olanzapina, podem ser utilizados em indivíduos com insônia associada a transtorno bipolar ou ansiedade grave. Similarmente, o tratamento da dor crônica associada à insônia pode se beneficiar de anticonvulsivantes como gabapentina ou pregabalina[38]. A Sociedade Europeia de Investigação sobre o Sono reitera a recomendação de benzodiazepínicos, não benzodiazepínicos e antidepressivos sedativos por tempo limitado (4 semanas). A melatonina, apesar de evidências conflitantes de seu benefício na insônia[39], pode melhorar ligeiramente o início e a duração do sono[40]. A Tabela 2 representa sugestões de fármacos e suas respectivas dosagens para tratamento da insônia em idosos.

Atenção! Uma vez que a população idosa tem maior propensão em apresentar efeitos adversos e interações medicamentosas, estratégias individualizadas na intervenção farmacológica da insônia têm suas particularidades, entre elas a recomendação de iniciar com doses baixas, mantendo a menor dose possível para alívio dos sintomas e por tempo limitado[40].

TABELA 2 Sugestões de fármacos disponíveis para tratamento da insônia em idosos

Fármacos	Dose para idosos (mg/dia)	Tmáx e T1/2 em adultos (h)	Efeitos adversos principais
Agonista do receptor da melatonina			
Ramelteona	8	0,5-1,5 e 1-2	Sonolência diurna, tontura, náusea e fadiga
Antagonista do receptor orexina			
Suvorexanto	10	2 e 12	Sonolência, cefaleia, tontura, pesadelos, boca seca, tosse e diarreia
Antidepressivos sedativos			
Agomelatina	25-50	1 e 1-2	Cefaleia, náusea e tontura
Mirtazapina	7,5-15	2 e 20	Sonolência diurna, tontura, constipação, hiponatremia e aumento do apetite
Trazodona	25-100	0,5-1 e 7	Sonolência diurna, cefaleia, visão turva, boca seca, hipotensão ortostática, arritmia, tontura e priapismo
Não BZD (fármacos Z)			
Eszopiclona	1-2	1 e 5-6	Gosto desagradável, boca seca, tontura, sonolência, amnésia, sintomas gastrointestinais, aumento do risco de quedas, fratura e *delirium*
Zaleplona	5-10	1 e 1	Tontura, cefaleia, sintomas gastrointestinais, mialgia, sonolência diurna, amnésia e aumento do risco de quedas, fratura e *delirium*
Zopiclona	7,5	1,5-2 e 5	Aumento do risco de quedas, fratura e *delirium*
Zolpidem	5-10	1,5 e 1,4-4,5	Sonolência diurna, tontura, amnésia, sintomas gastrointestinais, aumento do risco de quedas, fratura e *delirium*
Zolpidem CR	6,25	1,6 e 1,6-3,6	
Zolpidem SL	2,5-5,0	1,4 e 1,4-3,6	
Antipsicóticos atípicos			
Olanzapina	2,5-5	5-8 e 33	Sonolência diurna, tontura, astenia, boca seca, dispepsia, constipação, hipotensão ortostática, sintomas extrapiramidais, ganho de peso, hiperglicemia e aumento do colesterol. Risco de AVE, declínio e mortalidade em indivíduos com demência
Quetiapina	25	1,5 e 6	Sonolência diurna, tontura, astenia, boca seca, dispepsia, constipação, hipotensão ortostática, sintomas extrapiramidais, hiperglicemia e ganho de peso. Risco de AVE, declínio cognitivo e mortalidade em indivíduos com demência

(*continua*)

TABELA 2 Sugestões de fármacos disponíveis para tratamento da insônia em idosos

Fármacos	Dose para idosos (mg/dia)	Tmáx e T1/2 em adultos (h)	Efeitos adversos principais
Anticonvulsivantes			
Gabapentina	300	2-3 e 5-7	Sonolência diurna, tontura, ataxia, tremor, visão turva, diplopia, nistagmo, mialgia e edema periférico
Pregabalina	25 a 50	1 e 6	Sonolência diurna, tontura, ataxia, confusão mental e edema periférico
Outros			
Melatonina	Dosagem não determinada	0,5	Dificuldade de concentração, tontura, fadiga, cefaleia e irritabilidade

AVE: acidente vascular encefálico; h: hora; LC: liberação controlada; LI: liberação imediata; Tmáx: tempo até atingir concentração máxima; T1/2: tempo de meia-vida de eliminação.
Fonte: tabela modificada de Camargos et al., 2020[22,38-42].

Atenção! Segundo o Consenso Brasileiro de Medicamentos Potencialmente Inapropriados para Idosos, alguns medicamentos devem ser evitados em idosos, por exemplo, os antidepressivos tricíclicos (efeitos anticolinérgicos), antipsicóticos (maior risco de acidente vascular encefálico – AVE) e os benzodiazepínicos (maior risco de desenvolver comprometimento cognitivo, *delirium* e quedas)[41].

Particularmente em pacientes com demência, há poucos estudos acerca do uso de fármacos para tratar a insônia, o que se torna um desafio na prática clínica. Segundo revisão sistemática da Cochrane[43], foram observados modestos efeitos com o uso da trazodona (50 mg)[44], suvorexanto (10 a 20 mg)[45] e lemborexante (5 a 10 mg)[46] em pacientes com DA. Um estudo recente demonstrou que o zolpidem (10 mg) e zopiclona (7,5 mg)[47] foram clinicamente úteis, embora seu perfil de segurança e tolerância necessite ser mais bem investigados nessa população. No entanto, não foi encontrada evidência de que a melatonina (até 10 mg) nem o ramelteona (8 mg) sejam eficazes[43]. Um estudo realizado com 15 mg de mirtazapina não demonstrou efeitos terapêuticos positivos, mas levou a um aumento da sonolência diurna nesses pacientes[48].

Atenção! Algumas sociedades de especialistas apresentam recomendações que norteiam o tratamento da insônia (Quadro 3).

RESUMO PRÁTICO

A insônia é comum na população idosa e pode estar implicada em risco para outras doenças, como hipertensão, depressão, demência, bem como ocasionar prejuízos no funcionamento diário e na produtividade do trabalho. É de fundamental importância que o profissional investigue essa condição por meio de adequa-

QUADRO 3 Recomendações da Choosing Wisely para o tratamento da insônia

American Geriatrics Society	Não use benzodiazepínicos ou outros sedativos hipnóticos para insônia como primeira escolha em idosos. Estudos demonstram que o risco de acidentes automobilísticos, quedas e fraturas de quadril que levam à hospitalização e à morte pode mais do que dobrar em idosos que usam esses medicamentos
American Academy of Sleep Medicine	Evite o uso de hipnóticos como terapia de primeira linha para insônia crônica em adultos; em vez disso, ofereça TCC e reserve a medicação para tratamento adjuvante quando necessário
	Evite a polissonografia em pacientes com insônia crônica, a menos que os sintomas sugiram um transtorno do sono associado, por exemplo, quando: ▪ Há suspeita de SAHOS ou distúrbios de movimento relacionados ao sono ▪ O diagnóstico inicial é incerto ▪ O tratamento comportamental ou farmacológico falha ▪ Ocorrem despertares súbitos com comportamento violento ou prejudicial
American Psychiatric Association	Não prescreva rotineiramente medicamentos antipsicóticos como uma intervenção de primeira linha para a insônia em adultos. Há evidências inadequadas sobre a eficácia dos medicamentos antipsicóticos para tratar a insônia (primária ou em razão de outra condição psiquiátrica ou médica), com os poucos estudos existentes mostrando resultados mistos
Sociedade Brasileira de Geriatria e Gerontologia	Não indique benzodiazepínicos ou anti-histamínicos para tratar insônia em idosos. Estudos demonstram consistentemente que o risco de quedas e fraturas de quadril que levam à hospitalização e morte pode mais do que dobrar em idosos que tomam esses medicamentos. Eles podem apresentar: ▪ Comprometimento cognitivo ▪ Sonolência ▪ Fadiga ▪ Dor de cabeça ▪ Pesadelos ▪ Sintomas gastrointestinais ▪ Agravamento de sintomas depressivos

SAHOS: síndrome da apneia/hipopneia obstrutiva do sono; TCC: terapia cognitivo-comportamental.
Fonte: Camargos et al., 2020[22].

da anamnese do sono, diário do sono e exames complementares, se necessários. O tratamento do TI deve focar inicialmente a abordagem não farmacológica, baseada em higiene do sono e TCC. Na necessidade do uso de fármaco, recomenda-se iniciar com doses baixas, mantendo a menor dose possível para alívio dos sintomas e por tempo limitado. Medicamentos como anti-histamínicos, antidepressivos tricíclicos, antipsicóticos e benzodiazepínicos devem ser evitados.

REFERÊNCIAS BIBLIOGRÁFICAS

1. Van Someren EJW. Circadian sleep disturbances in the elderly. Exp Gerontol. 2000;35:1229-37.
2. Weinert D. Age-dependent changes of the circadian system. Chronobiology International. 2000;17(3): 261-83.

3. Hofman MA. The human circadian clock and aging. Chronobiology International. 2000;17(3):245-59.
4. Ohayon MM, Carskadon MA, Guilleminault C, Vitiello MV. Meta-analysis of quantitative sleep parameters from childhood to old age in healthy individuals: developing normative sleep values across the human lifespan. Sleep. 2004;27(7):1255-73.
5. Floyd JA, Janisse JJ, Jenuwine ES, Ager JW. Changes in REM-sleep percentage over the adult lifespan. Sleep. 2007;30(7):829-36.
6. Camargos EF, Souza GA, Sé AB, Guimarães RA, Quintas JL, Viegas CAA. Sleep in healthy older adults: a Brazilian sample. Sleep Science. 2010;3(3):107-11.
7. Sorathia LT, Ghori UK. Sleep disorders in the elderly. Curr Geri Rep. 2016;5:110-6.
8. Koyanagi A, Garin N, Olaya B, Ayuso-Mateos JL, Chatterji S, Leonardi M, et al. Chronic conditions and sleep problems among adults aged 50 years or over in nine countries: a multi-country study. PLoS One. 2014;9(12):1-17.
9. Finan PH, Goodin BR, Smith MT. The association of sleep and pain: an update and a path forward. J Pain. 2013;14(12):1539-52.
10. Gonçalves R, Togeiro SMG. Drug-induced sleepiness and insomnia: an update. Sleep Science. 2013;6(1): 36-43.
11. Bacelar A, Pinto LR. Insônia do diagnóstico ao tratamento. São Caetano do Sul: Associação Brasileira do Sono; 2019.
12. Cunnington D, Junge MF, Fernando AT. Insomnia: prevalence, consequences and effective treatment. Med J Aust. 2013;199(8):S36-40.
13. Shi L, Chen SJ, Ma MY, Bao YP, Han Y, Wang YM, et al. Sleep disturbances increase the risk of dementia: a systematic review and meta-analysis. Sleep Med Rev. 2018;40:4-16.
14. American Academy of Sleep Medicine. International Classification of Sleep Disorders. 3.ed. 2014.
15. Rocha FL, Uchoa E, Guerra HL, Firmo JOA, Vidigal PG, Lima-Costa MF. Prevalence of sleep complaints and associated factors in community – dwelling older people in Brazil. Sleep Medicine. 2002;3:231-8.
16. Bittencourt LRA, Santos-Silva R, Taddei JA, Andersen ML, Mello MT, Tufik S. Sleep complaints in the adult Brazilian population: a national survey based on screening questions. J Clin Sleep Med. 2009;5(5):459-63.
17. Fortier-Brochu E, Beaulieu-Bonneau S, Ivers H, Morin CM. Insomnia and daytime cognitive performance: a meta-analysis. Sleep Med Rev. 2012;16:83-94.
18. Omonigho BM, Brannick M, Mortimer J, Umasabor-Bubu O, Sebastião YV, Wen Y, et al. Sleep, Cognitive impairment, and Alzheimer's disease: a systematic review and meta-analysis. Sleep. 2017;40(1):1-18.
19. Almondes KM, Costa MV, Malloy-Diniz LF, Diniz BS. Insomnia and risk of dementia in older adults: systematic review and meta-analysis. J Psychiatr Res. 2016;77:109-15.
20. Chen JC, Espeland MA, Brunner RL, Lovato LC, Wallace RB, Leng X, et al. Sleep duration, cognitive decline, and dementia risk in older women. Alzheimers Dement. 2016;12(1):1-23.
21. Nedergaard M, Goldman SA. Glymphatic failure as a final common pathway to dementia. Science. 2020;370:50-6.
22. Camargos EF, Louzada LL, Muller MR. Abordagem e manejo clínico da insônia no idoso. In: Artmed (ed.). PROGER: Programa de atualização em Geriatria e Gerontologia: Ciclo 6. 4.ed. Porto Alegre: Sociedade Brasileira de Geriatria e Gerontologia; 2020. p. 9-30.
23. American Psychiatric Association. Diagnostic and Statistical Manual of Mental Disorders DSM-5. 5th ed. Arlington: APA; 2015.
24. Van Den Berg JF, Van Rooji FJ, Vos H, Tulen JHM, Hofman A, Miedema HME, et al. Disagreement between subjective and actigraphic measures of sleep duration in a population – based study of elderly persons. J Sleep Res. 2008;17(3):295-302.
25. Littner M, Hirshkowitz M, Kramer M, Kapen S, McDowell AW, Bailey D. Practice parameters for using polysomnography to evaluate insomnia. Sleep. 2003;26(6):754-60.
26. Ancoli-Israel S, Cole R, Alessi C, Chambers M, Moorcroft W, Pollak CP. The role of actigraphy in the study of sleep and circadian rhythms. SLEEP. 2003;26(3):342-92.
27. Camargos EF, Louzada FM, Nóbrega OT. Wrist actigraphy for measuring sleep in intervention studies with Alzheimer's disease patients: application, usefulness, and challenges. Sleep Med Rev. 2013;17(6):475-88.
28. Patel D, Steinberg J, Patel P. Insomnia in the elderly: a review. J Clin Sleep Med. 2018;14(6):1017-24.
29. Schroeck JL, Ford J, Conway EL, Kurtzhalts KE, Gee ME, Vollmer KA, et al. Review of safety and efficacy of sleep medicines in older adults. Clin Ther. 2016;38:2340-72.

30. Montgomery P, Dennis JA. Cognitive behavioural interventions for sleep problems in adults aged 60+. Cochrane Database Syst Rev. 2003(1):1-39.
31. Conway SG, Muller MR, Rafihi-Ferreira R. Tratamento não farmacológico do transtorno da insônia. In: Difusão E (ed.). Insônia do diagnóstico ao tratamento. São Caetano do Sul: Associação Brasileira do Livro; 2019. p. 119-37.
32. Morgenthaler T, Kramer M, Alessi C, Friedman L, Boehlecke B, Brown T, et al. Practice parameters for the psychological and behavioral treatment of insomnia: an update. Sleep. 2006;29(11):1415-9.
33. Montgomery P, Dennis JA. Physical exercise por sleep problems in adults aged 60. The Cochrane Collaboration. 2002:1-13.
34. Karimi S, Soroush A, Towhidi F, Makhsosi BR, Karimi M, Jamehshorani S, et al. Surveying the effects of an exercise program on the sleep quality of elderly males. Clin Interve Aging. 2016;1(1):997-1002.
35. El-Kader SMA, Al-Jiffri OH. Aerobic exercise modulates cytokine profile and sleep quality in elderly. Afr Health Sci. 2019;19(2):2198-207.
36. Hanford N, Figueiro M. Light therapy and Alzheimer's disease and related dementia: past, present, and future. J Alzheimers Dis. 2013;33(4):913-22.
37. Forbes D, Morgan DG, Bangma J, Peacock S, Adamson J. Light therapy for managing sleep, behaviour and mood disturbances in dementia. The Cochrane Library. 2009(4).
38. Sateia MJ, Buysse DJ, Krystal AD, Neubauer DN, Heald JL. Clinical practice guideline for the pharmacologic treatment of chronic insomnia in adults: an American Academy of Sleep Medicine Clinical Practice Guideline. J Clin Sleep Med. 2017;13(2):307-49.
39. Riemann D, Baglioni C, Bassetti C, Bjorvatn B, Groselj LD, Ellis JG, et al. European guideline for the diagnosis and treatment of insomnia. J Sleep Res. 2017;26(6):675-700.
40. Abad VC, Guilleminault C. Insomnia in elderly patients: recommendations for pharmacological management. Drugs Aging. 2018;35(9):791-817.
41. Oliveira MG, Amorim WW, Oliveira CRB, Coqueiro HL, Gusmão LC, Passos LC. Consenso Brasileiro de Medicamentos Potencialmente Inapropriados para Idosos. Geriatr Gerontol Aging. 2016;10(4):168-81.
42. Scoralick FM CE, Nóbrega OT. The use of mirtazapine as a hypnotic. Geriatr Gerontol Aging. 2015;9(2):71-3.
43. McCleery J, Sharpley AL. Pharmacotherapies for sleep disturbances in dementia. Cochrane Database Syst Rev. 2020(11):1-71.
44. Camargos EF, Louzada LL, Nóbrega OT. Trazodone improves sleep parameters in Alzheimer disease patients: a randomized, double-blind and placebo-controlled study. Am J Geriatr Psychiatry. 2014;22(12):1565-74.
45. Herring WJ, Ceesay P, Snyder E, Bliwise D, Budd K, Hutzelmann J, et al. Polysomnographic assessment of suvorexant in patients with probable Alzheimer's disease dementia and insomnia. Alzheimer's Dement. 2020;16:541-51.
46. Moline M BM, Chen J. Long-term safety and efficacy of lemborexant in subjects with irregular sleep-wake rhythm disorder and Alzheimer's disease dementia. Alzheimers Dementia. 2020;16:89.
47. Louzada LL, Machado FV, Quintas J, Gonçalves BSB, Nóbrega OT, Camargos EF, et al. The efficacy and safety of zolpidem and zopiclone to treat insomnia in Alzheimer's disease: a randomized, triple-blind, placebo-controlled trial. Neuropsychopharmacology. 2021:1-10.
48. Scoralick FM, Louzada LL, Quintas JL, Naves JOS, Camargos EF, Nóbrega OT. Mirtazapine does not improve sleep disorders in Alzheimer's disease: Results from a double-blind, placebo-controlled pilot study. Psychogeriatrics. 2016;16:1-5.

CAPÍTULO 25

IMPACTO DO TRATAMENTO CLÍNICO E CIRÚRGICO DA OBESIDADE NA APNEIA OBSTRUTIVA DO SONO

Pedro Genta
Erika Treptow

Pontos-chave

- Neste capítulo, será avaliado o impacto das diversas modalidades de perda de peso na apneia obstrutiva do sono (AOS).
- Será destacado que a perda de peso com dieta leva à redução discreta na gravidade da AOS, mas traz impacto metabólico e cardiovascular.
- A cirurgia bariátrica ou a adição de medicamentos levam a maior perda de peso e maior impacto na redução da gravidade da AOS.
- O aparelho de pressão positiva (PAP), isoladamente, não é capaz de levar à perda de peso.

INTRODUÇÃO

A obesidade é o principal fator de risco para o desenvolvimento da apneia obstrutiva do sono (AOS). O índice de massa corpórea (IMC) é o parâmetro mais utilizado para definir o *status* nutricional. Importante ressaltar que há critérios diferentes para ocidentais e orientais. Sobrepeso entre ocidentais é definido pelo IMC acima de 25 kg/m^2, enquanto para orientais, acima de 23. Obesidade é definida pelo IMC acima de 30 kg/m^2 para ocidentais e acima de 25 kg/m^2 entre orientais. Estima-se que 58% dos casos de apneia moderada e grave estão associados com excesso de peso[1]. Diversos fatores são determinantes da maior prevalência de AOS em pacientes obesos: depósito de gordura na via aérea superior (VAS), principalmente na língua; instabilidade do controle ventilatório; desregulação de hormônios associados com fome e saciedade; disfunção do controle neuromuscular da musculatura dilatadora da VAS; redução dos volumes pulmonares com consequente diminuição da tração da traqueia e predisposição ao colabamento da VAS.

Tanto a obesidade como a AOS compartilham mecanismos relacionados com o surgimento e o agravamento de comorbidades cardíacas e metabólicas: estresse oxidativo, ativação simpática, disfunção endotelial e inflamação sistêmica. Na presença concomitante da AOS e obesidade, os efeitos sobre a saúde são ainda mais deletérios.

Em comparação a outros fatores de risco para AOS, como idade e sexo, a obesidade é um fator de risco modificável. A redução de 2,5% do peso corporal já promove melhora do índice de apneia e hipopneia (IAH)[2], e pacientes que diminuem 10% do peso corporal têm reduções do IAH de aproximadamente 26%[3]. Dessa maneira, o controle do peso é fundamental no tratamento da AOS e deve fazer parte da abordagem terapêutica de todos os pacientes com sobrepeso e obesidade. O objetivo do presente capítulo é abordar o impacto de diferentes tratamentos clínicos e cirúrgicos da obesidade na AOS.

TRATAMENTO CLÍNICO

O tratamento clínico da obesidade é composto de mudanças do estilo de vida, dieta hipocalórica, prática de exercícios físicos e uso de medicamentos. A escolha da terapêutica ideal é dependente da experiência do profissional, do custo, das preferências e do engajamento do paciente. O tratamento pode ser realizado de forma individualizada ou combinada, e muitas vezes é necessária uma equipe multidisciplinar que envolva médicos, educadores físicos, nutricionistas e psicólogos.

Dieta e exercício físico

A combinação de dieta e medidas comportamentais é bem estudada na perda de peso para a população em geral, sendo capaz de induzir perda de peso em geral modesta. Medidas comportamentais podem incluir autodeterminação, definição de objetivos, controle de estímulos, automonitoramento, suporte de grupo e prevenção de recaída. A adição de exercício físico pode aumentar discretamente a eficiência do ganho de peso. Porém, os efeitos mais importantes do exercício físico são cardiovasculares e preventivos de reganho de peso e, dessa forma, devem ser recomendados. Estudos entre pacientes com AOS também comprovam a eficiência de dieta, exercício físico e medidas comportamentais na perda de peso e melhora do IAH e qualidade do sono. Um estudo que incluiu 104 pacientes com AOS moderada a grave que foram randomizados para redução de peso por meio de programa de mudança de estilo de vida ou cuidados habituais por 12 meses[4]. Houve redução de 30,2 para 28,4 kg/m^2 no IMC e de 43,4 para 35,3 eventos/hora no IAH. Outro estudo que envolveu 264 pacientes com AOS, diabetes e obesidade randomizou os participantes para perda de peso por meio de intervenção intensiva no estilo de vida ou orientação para diabetes apenas por 1 ano[5]. Houve perda de 10,8 kg (de 102,9 para 92,1 kg) no grupo de intervenção e 0,6 kg no grupo de orientação sobre diabetes. O IAH caiu 5,4 eventos/hora (de 23,5) no grupo de intervenção e aumentou 4,2 eventos/hora (de 22,9) no grupo de orientação sobre diabetes.

Medicamentos

Os medicamentos para o tratamento da obesidade caracterizam-se por reduzir o apetite, diminuir a absorção de gordura e auxiliar no gasto energético. A indicação atual do uso de medicamentos é para pacientes com índice de massa corpórea (IMC) maior que 27 kg/m^2 na presença de comorbidades ou IMC > 30 kg/m^2. A adição do medicamento muitas vezes é necessária para a manutenção da perda de peso iniciada pelas mudanças de estilo de vida e para evitar o ganho de peso em longo prazo.

A liraglutida é um análogo do peptídeo semelhante ao glucagon (GLP-1) que promove o aumento da saciedade e retardo no esvaziamento do estômago. Um estudo com 359 pacientes que falharam ou não quiseram utilizar o aparelho de pressão positiva contínua (CPAP) para tratamento da AOS os randomizou para uso de liraglutida ou placebo por 32 semanas[6]. Os resultados mostraram uma redução média do IAH de −12,2 eventos/hora no grupo da intervenção em comparação com uma redução média de -6,1 eventos/hora no grupo-controle. A liraglutida promoveu maior perda de peso, o que esteve diretamente associado a melhora dos padrões do distúrbio respiratório do sono (DRS) e até mudanças de categoria de gravidade da AOS. Um limitante do uso da medicação foi a presença de efeitos colaterais, principalmente efeitos gastrointestinais como náuseas, diarreia e constipação. Em alguns casos, foi necessária a descontinuação do medicamento.

A associação de fentermina e topiramato também já foi testada para o tratamento de AOS em adultos obesos[7]. A fentermina é uma amina simpaticomimética que causa supressão do apetite. Já o topiramato é um monossacarídeo sulfamato substituído que está associado com redução de peso. Adicionalmente, é um inibidor da atividade da anidrase carbônica, semelhante à acetazolamina. O uso dessa combinação de medicamentos já demonstrou redução sustentada de peso e sua eficácia foi testada em 45 pacientes randomizados para a medicação ou o placebo. No grupo intervenção, houve redução do IAH de 44 eventos/hora para 14 eventos/hora, enquanto no grupo placebo a redução foi de 45 eventos/hora para 27 eventos/hora após 28 semanas de tratamento. Os melhores resultados foram obtidos nos pacientes com maior perda de peso.

O uso de orlistate, um inibidor da lipase pancreática, promove o emagrecimento ao reduzir a hidrólise dos triglicérides ingeridos e impedindo a absorção de aproximadamente 30% da gordura proveniente da dieta. Estudos com número limitado de pacientes mostraram melhora da qualidade de vida e da vitalidade em apneicos em uso da medicação, porém o efeito sobre o IAH não foi avaliado.

Um recente estudo-piloto demonstrou redução do depósito de gordura na língua com o uso de semaglutida em mulheres com síndrome do ovário policístico[8]. A semaglutida é um análogo do GLP-1 e reduz a glicemia ao estimular a secreção de insulina e reduzir a secreção de glucagon quando a glicemia é alta. Também promove retardo do esvaziamento gástrico e redução de preferência por alimentos com alto teor de gordura. Ainda são necessários mais estudos para comprovação desse efeito de perda de gordura regional. A confirmação desses dados pode ser particularmente importante no tratamento da obesidade em pacientes apneicos, pois o depósito de gordura na língua está diretamente associado com piora do IAH.

A escolha por iniciar uma medicação para perda de peso nos pacientes nos quais o peso ideal não foi atingido por mudanças do estilo de vida deve levar em consideração os possíveis efeitos colaterais e a necessidade do uso de medicamentos em longo prazo[9]. Embora ainda existam poucas evidências do uso das medicações diretamente sobre a AOS, os resultados iniciais são promissores.

TRATAMENTO CIRÚRGICO

Cirurgia bariátrica

A cirurgia bariátrica é um procedimento indicado principalmente quando há falha dos métodos clínicos na redução e na manutenção do peso. São candidatos para o procedimento pacientes com IMC acima de 40 kg/m²; pacientes com IMC entre 35 e 40 kg/m² na presença de comorbidades; ou pacientes com IMC entre 30 e 35 kg/m² na presença de comorbidades classificadas como "grave" pela equipe que acompanha o paciente.

Os pacientes com indicação de cirurgia bariátrica devem passar por investigação diagnóstica para DRS. No intraoperatório, é essencial utilizar a menor quantidade de sedação possível, evitando o uso de opioides e benzodiazepínicos; o anestesista precisa estar preparado para manejo de via aérea difícil, e a extubação deve ser feita apenas quando o paciente estiver completamente desperto. No pós-operatório da maioria das cirurgias bariátricas, é possível o uso do aparelho de pressão positiva.

A cirurgia para redução de peso é uma opção terapêutica particularmente importante em pacientes com síndrome da obesidade e hipoventilação (SOH), quando muitas vezes é necessária uma perda de peso de aproximadamente 30 a 40% do peso basal para reverter o quadro de hipoventilação e facilitar o tratamento da AOS que frequentemente está associada.

Os principais procedimentos cirúrgicos realizados são a banda gástrica ajustável, o *bypass* gástrico em Y de Roux, a gastrectomia vertical (*Sleeve*) e a derivação biliopancreática.

Uma metanálise que avaliou o impacto de diferentes modalidades de cirurgia bariátrica na AOS demonstrou que 77% dos 13.900 pacientes avaliados apresentaram melhora ou resolução da AOS após a cirurgia[10]. Os resultados obtidos foram dependentes do tipo de cirurgia, sendo a derivação biliopancreática a que obteve maior sucesso, seguida pelos procedimentos mistos, pela gastrectomia vertical, pelo *bypass* gástrico em Y de Roux e, por fim, pela banda gástrica.

A melhora observada após a cirurgia bariátrica não se limita à redução do IAH. Ocorre redução da sonolência excessiva diurna (SED) avaliada pela escala de sonolência de Epworth (ESE), melhora da qualidade de vida e dos índices de dessaturação da oxi-hemoglobina.

Os pacientes submetidos à cirurgia bariátrica devem ser periodicamente avaliados após a perda de peso. A resolução da AOS nem sempre ocorre e, mesmo naqueles com IAH < 5 eventos/hora após a cirurgia, pode ocorrer ganho de peso após a perda significativa de peso inicial. Recomenda-se que o retorno de sintomas ou uma mudança de peso maior que 10% sejam acompanhados de avaliação objetiva de DRS pela polissonografia.

Efeitos do aparelho de pressão positiva (PAP) na perda de peso

Acreditava-se que o tratamento da AOS com CPAP seria suficiente para levar à perda espontânea de peso. A melhora da sonolência e vitalidade levaria a aumento de gasto energético. No entanto, algumas evidências mais recentes mostraram que essa suposição estava incorreta. Um estudo que alocou aleatoriamente 146 pacientes obesos com AOS moderada a grave para três grupos: 1) tratamento com CPAP, 2) dieta e exercício físico associados a medidas cognitivo-comportamentais e 3) CPAP associado às mesmas abordagens de dieta e exercício físico e medidas comportamentais. Houve perda de 7 kg em média nos grupos que incluíram dieta e exercício físico e nenhuma perda no grupo CPAP isolado[11]. Uma metanálise que incluiu estudos randomizados que utilizaram CPAP para o tratamento da AOS mostrou que houve aumento de 0,4 kg em um período médio de 3 meses após o início do CPAP. Apesar de não estar claro o mecanismo pelo qual o CPAP

QUADRO 1 Comparação das diversas modalidades para perda de peso

	Eficácia	Custo	Efeitos adversos/limitações
Dieta	++	+	Perda de peso limitada, risco de reganho
Exercício físico	+	+	Perda de peso limitada, auxilia na prevenção de reganho
Medicamentos	++++	+++	Náuseas, vômitos, risco de reganho na suspensão
Cirurgia bariátrica	+++++	+++++	Risco cirúrgico, má absorção
CPAP	Não leva à perda de peso		

levaria ao aumento de peso, um estudo que envolveu pacientes em uso regular de CPAP, a suspensão e reintrodução do CPAP levou a ganho de 0,4 kg após 1 semana[12]. O curto período de intervenção e a correlação entre o ganho de água corporal por bioimpedância e o ganho de peso sugeriram que o efeito do CPAP no ganho de peso seja por retenção hídrica. Dessa forma, o tratamento do paciente com AOS e sobrepeso ou obesidade deve incluir medidas de mudança de estilo de vida que incluam dieta e exercício físico, associado, quando indicado, ao CPAP ou forma alternativa de tratamento.

REFERÊNCIAS BIBLIOGRÁFICAS

1. Young T, Peppard PE, Taheri S. Excess weight and sleep-disordered breathing. J Appl Physiol (1985). 2005;99(4):1592-9.
2. Wang SH, Keenan BT, Wiemken A, Zang Y, Staley B, Sarwer DB, et al. Effect of weight loss on upper airway anatomy and the apnea-hypopnea index. The importance of tongue fat. Am J Respir Crit Care Med. 2020;201(6):718-27.
3. Peppard PE, Young T, Palta M, Dempsey J, Skatrud J. Longitudinal study of moderate weight change and sleep-disordered breathing. JAMA. 2000;284(23):3015-21.
4. Ng SSS, Chan RSM, Woo J, Chan TO, Cheung BHK, Sea MMM, et al. A randomized controlled study to examine the effect of a lifestyle modification program in OSA. Chest. 2015;148(5):1193-203.
5. Foster GD, Borradaile KE, Sanders MH, Millman R, Zammit G, Newman AB, et al. A randomized study on the effect of weight loss on obstructive sleep apnea among obese patients with type 2 diabetes: the Sleep AHEAD study. Arch Intern Med. 2009;169(17):1619-26.
6. Blackman A, Foster GD, Zammit G, Rosenberg R, Aronne L, Wadden T, et al. Effect of liraglutide 3.0 mg in individuals with obesity and moderate or severe obstructive sleep apnea: the SCALE Sleep Apnea randomized clinical trial. Int J Obes (Lond). 2016;40(8):1310-9.
7. Winslow DH, Bowden CH, DiDonato KP, McCullough PA. A randomized, double-blind, placebo-controlled study of an oral, extended-release formulation of phentermine/topiramate for the treatment of obstructive sleep apnea in obese adults. Sleep. 2012;35(11):1529-39.
8. Jensterle M, Ferjan S, Vovk A, Battelino T, Rizzo M, Janež A. Semaglutide reduces fat accumulation in the tongue: a randomized single-blind, pilot study. Diabetes Res Clin Pract. 2021;178:108935.
9. Hudgel DW, Patel SR, Ahasic AM, Bartlett SJ, Bessesen DH, Coaker MA, et al. The role of weight management in the treatment of adult obstructive sleep apnea. An official American Thoracic Society Clinical Practice Guideline. Am J Respir Crit Care Med. 2018;198(6):e70-e87.
10. Sarkhosh K, Switzer NJ, El-Hadi M, Birch DW, Shi X, Karmali S. The impact of bariatric surgery on obstructive sleep apnea: a systematic review. Obes Surg. 2013;23(3):414-23.
11. Chirinos JA, Gurubhagavatula I, Teff K, Rader DJ, Wadden TA, Townsend R, et al. CPAP, weight loss, or both for obstructive sleep apnea. N Engl J Med. 2014;370(24):2265-75.
12. Herculano S, Grad GF, Drager LF, de Albuquerque ALP, Melo CM, Lorenzi-Filho G, et al. Weight gain induced by continuous positive airway pressure in patients with obstructive sleep apnea is mediated by fluid accumulation: a randomized crossover controlled trial. Am J Respir Crit Care Med. 2021;203(1):134-6.

PARTE VI

DISTÚRBIOS RESPIRATÓRIOS CENTRAIS DO SONO

CAPÍTULO 26

APNEIA CENTRAL E APNEIA EMERGENTE AO TRATAMENTO: FISIOPATOLOGIA, DIAGNÓSTICO E TRATAMENTO

Lia Rita Azeredo Bittencourt
Sergio Tufik

Pontos-chave

- Alguns pacientes possuem uma combinação de apneia obstrutiva e central durante o sono e há variação durante a noite, de noite para noite, bem como ao longo do tempo.
- A ACS pode se apresentar como apneia central do sono com respiração de Cheyne-Stokes (ACS-RCS); apneia central do sono associada a doenças médicas sem RCS; ACS associada à respiração periódica nas altas altitudes; ACS associada a medicações ou substâncias; ACS primária; ACS primária da infância; ACS primária da prematuridade e apneia central emergente ao tratamento.
- A fisiopatogenia da ACS permanece não totalmente conhecida, mas já está bem demonstrado o papel de uma instabilidade do controle com queda da $PaCO_2$ abaixo do limiar de apneia.
- O paciente geralmente se queixa de sonolência diurna excessiva, pior qualidade de sono e apneias relatadas.
- O tratamento consiste em tratar as condições médicas primárias que causam a ACS e o tratamento específico inclui medicamentos, oxigenioterapia, aparelhos de pressão positiva (CPAP, *bilevel* e servoventilador – SV) e estimulação do nervo frênico transvenosa.

INTRODUÇÃO

Os distúrbios respiratórios relacionados ao sono são agrupados segundo a atual Classificação Internacional dos Distúrbios do Sono (ICSD-3)[1] em:

- Distúrbios da apneia obstrutiva do sono (AOS).
- Síndromes da apneia central do sono (ACS).

- Distúrbios da hipoventilação relacionada ao sono.
- Distúrbio da hipoxemia relacionada ao sono.

Muitos pacientes irão satisfazer os critérios diagnósticos para mais de um desses grupos. Um grupo significativo de pacientes possui uma combinação de apneia obstrutiva e central durante o sono. Embora o diagnóstico seja muitas vezes baseado no evento predominante, há variação durante a noite, de noite para noite, bem como ao longo do tempo. Ocorre também uma sobreposição na fisiopatologia, pois algumas apneias centrais estão associadas a uma via aérea superior (VAS) ocluída e muitas apneias obstrutivas começam após um tempo da queda no comando ventilatório. O tratamento da AOS desobstruindo a VAS pode em uma parcela de pacientes desencadear apneias centrais.

A ACS é caracterizada por redução ou cessação do fluxo de ar na ausência de esforço respiratório. A pressão parcial de dióxido de carbono arterial ($PaCO_2$) durante a vigília nesses pacientes é normal ou baixa.

Dentro desse grupo de distúrbios respiratórios relacionados ao sono, ACS, encontram-se os seguintes subgrupos:

- Apneia central do sono com respiração de Cheyne-Stokes (ACS-RCS).
- Apneia central do sono associada a doenças médicas sem RCS.
- Respiração de Cheyne-Stokes (RCS).
- ACS associada à respiração periódica nas altas altitudes.
- ACS associada a medicações ou substâncias.
- ACS primária.
- ACS primária da infância.
- ACS primária da prematuridade.
- Apneia central emergente ao tratamento.

Dentre esses subgrupos de ACS, será dado enfoque aos mais frequentemente observados na prática clínica: ACS-RCS e apneia central emergente ao tratamento.

APNEIA CENTRAL DO SONO COM RESPIRAÇÃO DE CHEYNE-STOKES (ACS-RCS)

A ACS-RCS ocorre em 30 a 50% dos pacientes com insuficiência cardíaca (IC) com fração de ejeção ventricular (FEV) reduzida e em 18 a 30% dos pacientes com IC com FEV preservada. O paciente geralmente se queixa de sonolência diurna excessiva, pior qualidade de sono, angina noturna, arritmias recorrentes, sintoma de IC refratária, insônia, apneias relatadas, ortopneia e dispneia paroxística noturna.

Os fatores de risco para a ACS-RCS compreendem sexo masculino, idade acima de 60 anos, presença de fibrilação atrial e hipocapnia, ou seja, $PaCO_2$ igual ou menor que 38 mmHg.

Fisiopatogenia

A fisiopatogenia da ACS-RCS ainda permanece não totalmente conhecida, mas já está bem demonstrado o papel da congestão pulmonar (em virtude de maior pressão diastólica ventricular esquerda final) levando a um estado de hiperventilação, por uma instabilidade do controle da ventilação e tempo prolongado de circulação, com queda da $PaCO_2$ abaixo do limiar de apneia. Esse fenômeno acarreta hipoventilação e apneia central, o que eleva a $PaCO_2$ acima do limiar de apneia, restaurando a ventilação e causando despertares do sono. Sendo assim, o ciclo se repete.

Esse padrão de ACS-RCS ocorre predominantemente durante o sono NREM e no decúbito dorsal (Figura 1).

Diagnóstico

Na ICSD-3, o diagnóstico da ACS-RCS deve preencher os critérios (A ou B) + C + D, sendo:

A. Presença de um ou mais dos seguintes parâmetros:
   - Sonolência.
   - Dificuldade em iniciar ou manter o sono, despertares frequentes ou sono não reparador.

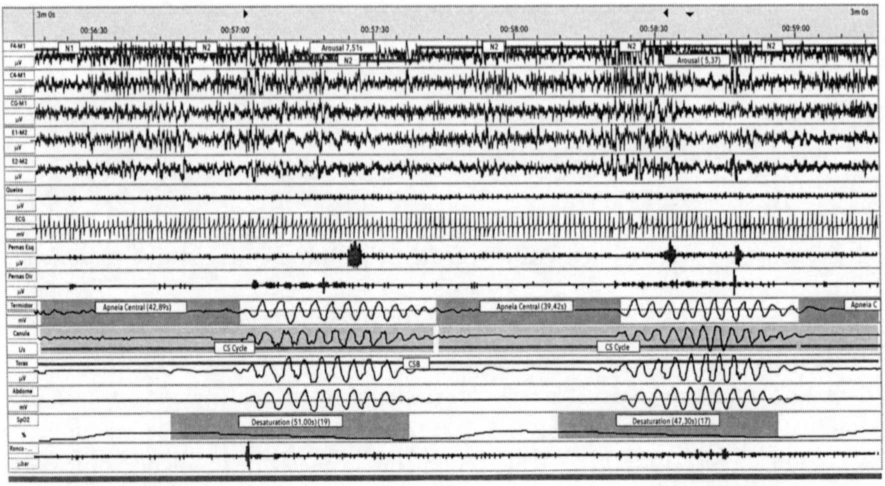

Figura 1 Critérios para marcar apneia central do sono com respiração de Cheyne-Stokes (ACS-RCS): ocorrer três ou mais apneias e/ou hipopneias centrais do sono consecutivas separadas por uma alteração de crescendo e decrescendo na amplitude da respiração, sendo o ciclo maior ou igual a 40 segundos; e ocorrer cinco ou mais apneias e/ou hipopneias centrais por hora de sono com um padrão de crescendo e decrescendo na amplitude da respiração em 2 horas ou mais de sono.

- Despertar com falta de ar.
- Ronco.
- Apneias testemunhadas.

B. Presença de fibrilação atrial, IC congestiva ou doença neurológica.
C. Exame de polissonografia com os seguintes resultados:
   - Cinco ou mais apneias centrais e/ou hipopneias centrais por hora de sono.
   - O número total de apneias centrais e/ou hipopneias centrais é maior que 50% do número total de apneias e hipopneias.
   - O padrão de ventilação atende aos critérios para a RCS.

D. O distúrbio não é mais bem explicado por outro distúrbio de sono, uso de medicamentos (p. ex., opioides) ou abuso de substâncias.

APNEIA CENTRAL EMERGENTE AO TRATAMENTO

A apneia central emergente ao tratamento, também conhecida como apneia complexa, foi recentemente incorporada à ICSD-3. É uma condição caracterizada pelo predomínio de eventos obstrutivos (apneias obstrutivas, mistas ou hipopneias obstrutivas) durante um registro diagnóstico de sono que se segue a um surgimento ou persistências de eventos centrais predominantemente durante o uso de aparelhos de pressão positiva sem frequência respiratória de *back-up*, apesar da significante resolução dos eventos obstrutivos (Figura 2). Se os eventos centrais forem mais bem explicados por outra ACS, o diagnóstico deverá ser de apneia obstrutiva do sono (AOS) associada à ACS.

Essa condição é muito discutida na literatura. Uma linha de pensamento acredita que é uma situação transitória (uma a duas noites de uso de pressão positiva contínua nas vias aéreas - CPAP), enquanto outra linha acredita que pode ser persistente ao uso do CPAP (em média após 3 meses). A prevalência dessa doença é derivada de estudos na sua maioria retrospectivos e varia de 0,56 a 18%. Acredita-se que 2% dos pacientes com AOS persistiram com ACS após uso de aparelhos de pressão positiva.

As características de quais pacientes desenvolverão a apneia central emergente ao tratamento nem sempre são distintas dos que não desenvolverão. Predomina em homens, com maior idade, maior peso, história de doença cardiovascular e relato dispneia, deglutição de ar, retirada da máscara ao usar o CPAP. Na polissonografia diagnóstica, é frequentemente observado índice de apneia e hipopneia (IAH) mais elevado, mais eventos centrais, aumento da frequência de eventos centrais na posição supina e no sono NREM, maior tempo em vigília e mais despertares, sendo que esses dois últimos achados citados ocorrem também na polissonografia com CPAP. Os estudos não mostram que a pressão do CPAP difere entre os pacientes que desenvolverão a apneia central emergente ao tratamento e os que não.

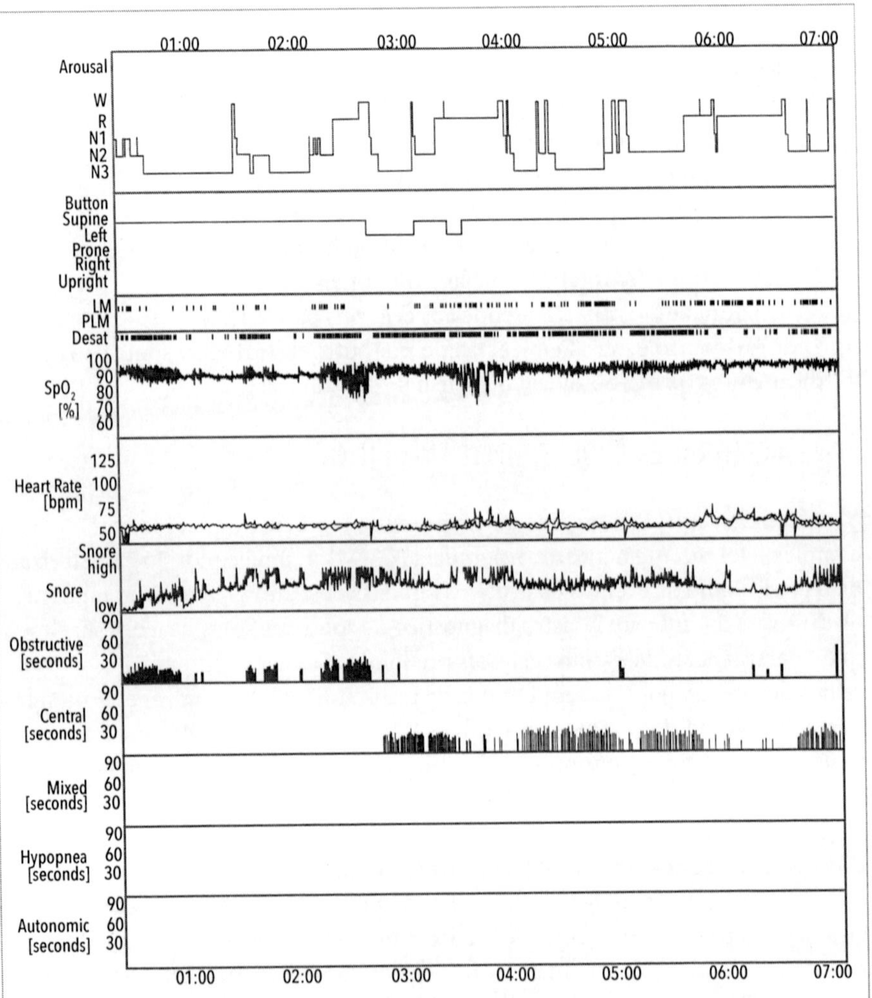

Figura 2 Exemplo de um gráfico de polissonografia tipo *split-night* (primeira metade diagnóstica e segunda metade com pressão positiva contínua nas vias aéreas (CPAP), com 13 cmH_2O), em que se observam no registro de eventos respiratórios predomínio de eventos obstrutivos no início da noite e predomínio de eventos centrais a partir das 3 horas com início do uso do CPAP.

Fisiopatogenia

A apneia central emergente ao tratamento não tem uma fisiopatogenia muito bem conhecida. Parte-se do princípio de que deva existir previamente uma via aérea superior obstruída, o que caracteriza a AOS no diagnóstico. O alívio dessa obstrução com o uso dos aparelhos de pressão positiva levam à diminuição da $PaCO_2$ abaixo do limiar de apneia e à ocorrência de apneias centrais. Associado a isso, a pressão do ar no sistema respiratório pode estimular receptores de estiramento do parênquima pulmonar, gerando uma resposta reflexa do centro respiratório para gerar apneias centrais. As condições do paciente e a instabilidade do sono, que causa vários despertares, contribuem na fisiopatogenia.

Diagnóstico

Na ICSD-3, o diagnóstico da apneia central emergente ao tratamento deve preencher os critérios A-C, sendo:

A. Polissonografia diagnóstica mostrando cinco ou mais eventos obstrutivos (apneias obstrtutivas e/ou mistas, hipopneias ou despertares relacionados a eventos respiratórios) por hora de sono.
B. Polissonografia durante titulação de aparelhos de pressão positiva sem frequência de *back up* mostrando resolução dos eventos obstrutivos e aparecimento ou persistência de apneias centrais ou hipopneias centrais com todos esses critérios:
   - IAH central maior ou igual a 5/hora.
   - Número de apneias centrais e hipopneias centrais é maior que 50% ou mais do total de apneias e hipopneias.
   - ACS não é mais bem explicada por outros tipos de ACS (p. ex., ACS-RCS ou ACS por uso de substâncias ou medicamentos).
C. A apneia central não é melhor explicada por outro distúrbio de apneia central do sono, como por exemplo a apneia central com respiração de Cheyne-Stoke ou apneia central causada por substância.

TRATAMENTO DAS SÍNDROMES DA APNEIA CENTRAL DO SONO

O objetivo do tratamento é abolir os eventos respiratórios e a dessaturação durante o sono. Há ainda controvérsias se o tratamento da ACS tem a mesma importância e urgência como o tratamento da apneia obstrutiva do sono. O tratamento da ACS consiste primeiramente em tratar qualquer doença primária que cause essa condição, como retirar medicações ou substâncias e otimizar o tratamento de doenças clínicas, como ICC, arritmias e doenças neurológicas. Porém, principalmente na ICC, a otimização da doença de base nem sempre cursa com a resolução da ACS. O tratamento específico para ACS inclui medicamentos, oxigenioterapia e aparelhos de pressão positiva (CPAP, *bilevel* e servoventilador - SV). Estimulação do nervo frênico transvenosa e por conseguinte o diafragma tem mostrado reduzir os eventos respiratórios e melhorar a qualidade do sono e de vida. Dispositivos que aumentem o espaço morto com o uso de aparelhos de pressão positiva foram testados em poucos estudos, e seu uso é ainda controverso.

Os medicamentos testados no tratamento da ACS, como acetazolamida a curto prazo, teofilinas e hipnóticos que consolidam o sono, mostraram-se não muito eficazes e têm suas indicações limitadas.

Oxigenioterapia é indicada principalmente se a dessaturação noturna acompanha as apneias centrais e tem demonstrado reduzir o IAH e melhorar a dessaturação durante o sono. Estudos com números maiores de pacientes, multicêntricos e prospectivos estão sendo realizados. A hipoxemia deve ser demonstrada para iniciar o oxigênio suplementar noturno para os pacientes acordados com PaO_2 de pelo menos 56 mmHg ou SpO_2 de pelo menos 89%, tendo que cumprir um dos seguintes dois critérios: (1) uma diminuição na PaO_2 para 55 mmHg ou abaixo (ou SpO_2 para 88% ou abaixo) para 5 minutos ou mais durante o sono; ou (2) uma diminuição na PaO_2 em 10 mmHg da linha de base (ou SpO_2 em mais de 5% pontos da linha de base) por pelo menos 5 minutos durante o sono com sintomas ou sinais associados atribuíveis à hipoxemia (agitação noturna ou insônia).

O CPAP deve sempre ser a primeira opção e tem sido eficaz em 50 a 70% dos casos de ACS, principalmente a ACS-RCS. Porém, em alguns pacientes reduz parcialmente o IAH, sendo que neles a melhora dos desfechos cardiovasculares e de sobrevida não foi encontrada. Nestes casos, e tendo o paciente com IC com fração de ejeção ventricular maior que 45%, outras modalidades de aparelhos com pressão positiva deve ser pensado.

O *bilevel* na modalidade ST (espontâneo-controlado), com frequência respiratória de *back-up*, tem evidência moderada de ser eficaz, principalmente naqueles cuja ACS não responde ao CPAP.

Os servoventiladores (SV) são aparelhos cujo princípio é o tratamento das apneias e hipopneias obstrutivas como faz o CPAP, em sistemas denominados EPAP. Por meio da pressão de suporte (PS) adaptada para manter o nível da ventilação adequada, abole a hipoventilação, as hipopneias e apneias centrais. Nessa última situação, a PS é estabelecida pela diferença entre IPAP e EPAP. Atualmente, esses aparelhos funcionam na modalidade automática tanto para o EPAP quanto para o IPAP, podendo-se ainda estabelecer uma frequência respiratória de *back up* automática. O algoritmo presente nesses aparelhos segue um princípio simples. Fornece altos níveis de IPAP quando o paciente ventila pouco e baixos níveis de IPAP quando o paciente ventila muito. O nível de IPAP varia de ciclo a ciclo ventilatório, tendo por base o pico de fluxo ou o volume corrente basal do paciente. O resultado consiste na estabilização da respiração. Vários estudos transversais com pacientes com as diversas formas de ACS (primária, ACS-RCS e apneia central emergente ao tratamento), que compararam oxigenioterapia, CPAP, *bilevel* e SV, demonstraram a superioridade desse último em abolir as apneias centrais. Recentes estudos randomizados e prospectivos em pacientes com IC e AOS e/ou ACS-RCS têm demonstrado que o SV diminui a frequência de eventos centrais para em média 30 eventos por hora de sono, melhora a capacidade de exercício, a fração de ejeção e eventos de arritmias.

No entanto, em um estudo, o uso do SV em pacientes com IC grave, fração de ejeção menor que 45% e ACS-RCS revelou aumento da taxa de mortalidade. Sendo assim, nessa condição, o uso dessa ventilação está proibida até novos achados comprovarem ou não esses resultados.

O SV é ainda considerado tratamento de segunda linha para ACS em decorrência da limitação do seu uso em pacientes com fração de ejeção menor que 45% e da falta de estudos comparando diretamente com CPAP. Na ACS emergente ao tratamento, se após 3 meses de uso do CPAP as apneias centrais persistirem, o *bilevel* e o SV podem ser a opção de tratamento. Entretanto, se os pacientes, por condições socioeconômicas, não puderem adquirir estes aparelhos, a manutenção do uso do CPAP é recomendada para tratar as apneias obstrutivas.

REFERÊNCIAS BIBLIOGRÁFICAS

1. American Academy of Sleep Medicine. International classification of sleep disorders. 3.ed. Darien: American Academy of Sleep Medicine; 2014.
2. Oki Ishikawa O, Oks M. Central sleep apnea. Clin Geriatr Med. 2021;37:469-481.
3. Berry RB, Brooks R, Gamaldo CE, Harding SM, Lloyd RM, Marcus CL, et al.; American Academy of Sleep Medicine. The AASM Manual for the Scoring of Sleep and Associated Events: Rules, Terminology and Technical Specifications, Version 2.3. Darien: American Academy of Sleep Medicine; 2016. Disponível em: www.aasmnet.org.
4. Aurora RN, Chowdhuri S, Ramar K, Bista SR, Casey KR, Lamm CI, et al. The treatment of central sleep apnea syndromes in adults: practice parameters with an evidence-based literature review and meta-analyses. Sleep. 2012;35(1):17-40.
5. Cowie MR, Woehrle H, Wegscheider K, Angermann C, d'Ortho MP, Erdmann E, et al. Adaptive servo-ventilation for central sleep apnea in systolic heart failure. N Engl J Med. 2015;373(12):1095-105.
6. Javaheri S, Brown LK, Khayat RN. Update on apneas of heart failure with reduced ejection fraction: emphasis on the physiology of treatment. Part 2: central sleep apnea. Chest. 2020;157(6):1637-46.

PARTE VII

INSÔNIAS

CAPÍTULO 27

DIAGNÓSTICO DAS INSÔNIAS

Luciano Ribeiro Pinto Junior
Andrea Bacelar Rêgo

Pontos-chave

- O diagnóstico e o tratamento da insônia crônica têm apresentado avanços substanciais, com novos conceitos, aspectos etiopatogênicos e, consequentemente, diferentes propostas terapêuticas.
- A insônia crônica ocorre no contexto clínico com outras doenças, como depressão, ansiedade, doença de Parkinson, fibromialgia, entre outras, podendo ter relação de causa e consequência.
- A insônia pode ser fator de risco para três condições clínicas: doenças cardiovasculares, transtornos metabólicos e transtornos cognitivos.

CONCEITO DE INSÔNIA

Insônia é a dificuldade de iniciar ou manter o sono durante a noite, porém, em virtude da diversidade de sintomas, os resultados de levantamentos epidemiológicos são conflitantes, mostrando prevalências que vão de 5 até mais de 50% da população investigada.

O sintoma insônia pode ocorrer em diversas condições clínicas. Frequentemente nesses casos utilizam-se os termos de insônia comórbida ou associada.

TRANSTORNO DA INSÔNIA

Por sua vez, quando a insônia ocupa o centro do contexto clínico, constituindo a própria doença, essa condição é denominada transtorno da insônia crônica (TIC) e se caracteriza pela dificuldade que o paciente apresenta em conciliar e manter o sono, com repercussões em suas atividades diurnas, sejam profissionais sejam sociais, e por ocorrer por um período mínimo de três meses. Uma insônia que ocorra abaixo desse tempo será considerada de curta duração. A frequência dos sintomas deve ser de no mínimo três noites maldormidas por semana para se definir um TIC. O Quadro 1 esquematiza os principais tópicos que compõem a definição e as características fundamentais para o diagnóstico do TIC[1,2].

QUADRO 1 Critérios para diagnóstico do transtorno da insônia crônica[1,2]

1. Queixa de insatisfação com a quantidade ou a qualidade do sono, associada a um (ou mais) dos seguintes sintomas: dificuldade de iniciar o sono; dificuldade de manter o sono, despertares frequentes ou problemas em retornar a dormir após o despertar; despertar precoce pela manhã com dificuldade em retornar ao sono
2. Comprometimento do funcionamento social, profissional, educacional ou comportamental causado clinicamente pelo transtorno do sono
3. Dificuldade de dormir por pelo menos três noites na semana
4. Dificuldade de dormir presente em pelo menos três meses
5. Dificuldade de dormir a despeito de oportunidade adequada para o sono
6. Insônia não mais bem explicada ou não ocorrendo exclusivamente durante o curso de outro transtorno do sono (narcolepsia, transtorno respiratório do sono, transtorno do ritmo circadiano vigília-sono, transtornos do movimento e parassonia)
7. Insônia não atribuída a efeitos fisiológicos de uma substância (abuso de droga ou medicamentos)
8. Transtorno neurológico, mental coexistente ou condições ambientais e médicas incapazes de explicar a queixa predominante de insônia

FATORES ENVOLVIDOS NO TRANSTORNO DA INSÔNIA CRÔNICA

No TIC, a queixa de insônia deve ser analisada de maneira mais abrangente e sistêmica. Diversos fatores se interagem em uma estrutura circular, na qual o sintoma insônia ocuparia o centro desse universo e diversos fatores gravitacionariam a seu redor. Muitos insones apresentam modificações tanto no funcionamento cerebral como em alterações comportamentais, que culminariam em mudanças de pensamentos (cognição) que alterariam a verdadeira dimensão de sua doença.

Os insones vivem em um estado de intenso hiperalerta, traduzido por modificações neurofisiológicas como aumento de ritmos cerebrais de alta frequência, ao lado de alterações da microestrutura do sono. Esse estado de hiperalerta pode estar associado a um aumento da atividade do eixo hipotálamo-hipófise-adrenal, com consequente aumento na produção do cortisol, hormônio relacionado às situações de estresse. O que talvez seja o lado mais obscuro e intrigante no estudo das insônias é que os sintomas tendem a se perpetuar cronicamente durante meses, anos ou até mesmo durante toda uma vida. Somente os achados neurobiológicos não são suficientes para explicar esse fenômeno. Por isso têm chamado a atenção os aspectos cognitivos mais complexos, com fundamentos psicológicos e emocionais importantes. O estudo da microestrutura do sono, como as alterações do padrão alternante cíclico e a participação dos fusos durante o estágio N2, poderá explicar as alterações cognitivas que ocorrem durante o sono[3-8].

INSÔNIAS COMÓRBIDAS, ASSOCIADAS OU SINTOMÁTICAS

A insônia ocorre no contexto clínico de outra doença, podendo ter uma relação de causa e consequência (insônias secundárias) ou não (insônias sintomáticas, associadas ou comórbidas) (Quadro 2).

QUADRO 2 Insônias associadas, comórbidas ou sintomáticas

1. Insônia e higiene inadequada do sono
2. Insônia e transtornos mentais ▪ Ansiedade ▪ Depressão
3. Insônia e doenças neurológicas ▪ Demências ▪ Doença de Parkinson ▪ Doenças cerebrovasculares
4. Insônia e condições médicas
5. Insônia e uso de substâncias e medicamentos
6. Insônia e outros transtornos do sono ▪ Apneia do sono ▪ Transtornos do ritmo circadiano ▪ Síndrome das pernas inquietas
7. Insônia e fibromialgia

Depressão

A síndrome depressiva passa a ser o núcleo da doença, e a insônia ocorre como sendo mais um sintoma da doença. A associação de insônia e depressão está amplamente estabelecida. Pessoas com insônia apresentam maior risco de desenvolver depressão e vice-versa. Essa correlação é, portanto, bidirecional[9-15].

Ansiedade

O estado de ansiedade determina um padrão disfuncional de hiperalerta, que inevitavelmente desencadeia um padrão de desorganização do ciclo sono-vigília. Alterações do sono fazem parte dos critérios diagnósticos de alguns transtornos de ansiedade, como transtorno de ansiedade generalizada (TAG), transtorno de estresse pós-traumático (TEPT) e transtorno de pânico (TP)[16-21].

Demências

Pacientes com demência, como a doença de Alzheimer, podem apresentar transtornos do ritmo circadiano, dificuldade de iniciar e manter o sono, múltiplos despertares, ocorrência de transtornos respiratórios e movimentos periódicos de membros. Os quadros de agitação tendem a aumentar no final do dia e no início do sono, por isso são chamados de síndrome do pôr do sol[22-26].

Doença de Parkinson

Os transtornos do sono observados na doença de Parkinson são: insônia, fragmentação do sono com aumento dos períodos de vigília durante a noite, síndrome das pernas inquietas (SPI), movimentos periódicos dos membros do sono (MPM), transtorno comportamental do sono REM e apneia do sono. A insônia com dificuldade de manutenção do sono é o transtorno mais comum[27-33].

Insônia e apneia obstrutiva do sono

Estas duas entidades podem ocorrer de modo, porém sem uma relação de causa e consequência, e atualmente tem se denominado COMISA (*comorbid insomnia and sleep apnea*). A apneia obstrutiva do sono (AOS) pode levar à ativação do eixo HPA por meio do mecanismo de ativação autonômica e despertares. Frequentemente, mulheres insones podem apresentar apneia obstrutiva do sono, sobretudo após a menopausa. Esse fator complicador pode acarretar, além da insônia, o aparecimento de sonolência diurna[34-42].

Fibromialgia

Fibromialgia é uma síndrome caracterizada por dor crônica, de localização muscular, em diferentes pontos do corpo, comumente associada a sintomas de humor e insônia. A queixa de sono não reparador é comum nesses pacientes. A presença de intrusão de ritmo alfa, identificado pela PSG, ocorre em aproximadamente 70% do sono de ondas lentas nos pacientes com fibromialgia. A presença desse padrão alfa-delta está relacionada a um sono de má qualidade e não reparador[43-45].

Síndrome das pernas inquietas

A SPI manifesta-se pela queixa de sensações desagradáveis nas pernas quando em repouso, principalmente à noite, o que obriga o paciente a mover as pernas, acarretando como consequência uma insônia inicial[46].

Transtornos do ritmo circadiano

A queixa de insônia é muito comum em trabalhadores de turno fixo noturno, que não conseguem dormir durante o dia. Normalmente, o ambiente da casa não é voltado para o repouso do trabalhador de turno, já que a rotina segue um ambiente no qual o ritmo circadiano das outras pessoas é tradicional.

CONSEQUÊNCIAS DAS INSÔNIAS

A insônia pode ser fator de risco para três condições clínicas: doenças cardiovasculares, transtornos metabólicos e transtornos cognitivos.

Doenças cardiovasculares

A redução do tempo total de sono pode ter valor preditivo para complicações cardiovasculares. Insônia com duração curta do sono objetivo parece ser um fenótipo biologicamente mais grave, e o tempo total de sono menor que 6 horas parece ser fator de risco para complicações cardiovasculares. Insones que dormiam menos de 6 horas apresentaram maior risco para a hipertensão arterial, com grau comparável ao dos distúrbios respiratórios do sono e até mesmo com aumento da mortalidade[47-52].

Transtornos metabólicos

Insônias podem estar associadas com maior risco de diabetes[53] e aumento da adiposidade, também ressaltando-se insônias com redução do tempo total de sono menor ou igual a 6 horas[54,55].

Transtornos cognitivos

Pacientes com insônia podem apresentar deficiências de desempenho de várias funções cognitivas. Um fator importante é a duração do tempo total de sono. Sugere-se que um sono de 6 horas seja um divisor entre uma quantidade de sono adequada e uma privação crônica de sono[56-60].

DIAGNÓSTICO DIFERENCIAL DAS INSÔNIAS

Apneia do sono

Não raramente, um quadro de apneia do sono pode ser confundido com insônia. Na AOS, além de serem observadas as características do paciente, ou seja, homens obesos e sonolentos com história de ronco noturno e despertares com sufocamento, a ocorrência de sonolência diurna pode ser indicativa de AOS. O registro na polissonografia (PSG) mostrando eventos respiratórios anormais faz o diagnóstico diferencial com TIC[61-67].

Transtornos do ritmo circadiano

Frequentemente, indivíduos procuram o médico com queixas de insônia e, após interrogatório cuidadoso, apresentam alterações do ritmo circadiano, que são caracterizadas pela não adequação do ritmo sono-vigília no padrão habitual de 24 horas ou no ritmo social[68]. Os principais transtornos do ritmo circadiano vigília-sono que podem se confundir com insônia são o atraso e o avanço de fase[53]. O atraso de fase ocorre em pacientes jovens e vespertinos, que tendem a permanecer dormindo até mais tarde pela manhã. Frequentemente, esses quadros são confundidos com insônias iniciais. Já no caso de avanço de fase, o paciente dorme muito cedo e, como consequência, apresenta um despertar precoce na madrugada, e esse quadro é confundido com uma insônia terminal ou despertar precoce[69,70]

Dormidor curto

Tanto o dormidor curto como o longo são variações do sono normal, não chegando a constituir nenhuma anormalidade bem definida. O dormidor curto deve entrar no diagnóstico diferencial de insônia, mas frequentemente apresenta sono de boa qualidade sem repercussões em suas atividades diárias. O Quadro 3 apresenta as principais condições clínicas no diagnóstico diferencial do transtorno da insônia[61-67].

QUADRO 3 Diagnóstico diferencial do transtorno da insônia
Transtornos do ritmo circadiano (atraso e avanço de fase)
Transtornos respiratórios (apneia do sono)
Insônia de curta duração (dormidor curto)

INVESTIGAÇÃO DE UM PACIENTE COM INSÔNIA

Anamnese

O diagnóstico da insônia é essencialmente clínico, por meio da investigação detalhada e minuciosa dos sintomas apresentados, além da avaliação psicológica e social[64-66]. Deve-se avaliar a presença de queixas específicas de insônia, os fatores precipitantes, suas modificações com o passar do tempo e a frequência com que ocorre a insônia durante a semana[61-67]. Deve-se avaliar o padrão do ritmo sono-vigília, os hábitos diurnos e noturnos, as consequências da insônia durante o dia, a dificuldade para iniciar e/ ou manter o sono, a dificuldade para retornar a ele quando se desperta no meio da noite, o número de despertares e despertar precoce pela manhã, além de avaliar se o sono é ou não reparador[61-67].

Investigar o uso de computador, *tablets* e celulares na cama e se o paciente fica olhando o relógio para controlar o tempo que está acordado. Verificar o ambiente em que ele dorme, como claridade, barulho, temperatura do quarto, com quem dorme, presença de crianças ou animais domésticos que possam interferir no sono, condições da cama, do colchão e do travesseiro, presença de televisão no quarto e existência de ronco ou apneia testemunhados[61-67].

Investigar se pratica atividade física, com qual frequência e em qual horário, as refeições, o lazer, os cochilos, a ingestão de cafeína, se em excesso, o uso de álcool e o tabagismo. Avaliar se há comprometimento das atividades sociais e profissionais, a qualidade de vida e a interferência nos relacionamentos, no humor, se há irritabilidade, ansiedade e dificuldade para manter a atenção e o comprometimento da memória, além de fadiga e sonolência. Avaliar quadros de depressão e ansiedade, além do uso de medicamentos e de substâncias. Interrogar sobre outras comorbidades médicas[61-67].

INSTRUMENTOS UTILIZADOS PARA DIAGNÓSTICO

Diário de sono

Consiste em obter o perfil dos hábitos de vida, sobretudo os relacionados ao sono, por período determinado, em geral de 7 a 14 dias (Figuras 1 e 2).

EXAMES COMPLEMENTARES

Polissonografia

A PSG não faz diagnóstico de insônia, mas pode ser útil em algumas circunstâncias, como na suspeita de associação com distúrbios respiratórios do sono e para avaliação objetiva do padrão de sono, podendo verificar o grau de má percepção do sono que os insones apresentam. Os pacientes com percepção inadequada do sono podem não revelar nenhuma alteração específica na PSG[71-75].

Diário do sono																								
HORA → DIA ↓	20	21	22	23	24	1	2	3	4	5	6	7	8	9	10	11	12	13	14	15	16	17	18	19

Deitar-se	Dormir	Despertares	Acordado	Levantar-se
⬇	✚	○	□	⬆

Figura 1 Modelo de diário de sono. Na primeira coluna vertical, anotam-se os dias da semana e, na horizontal, as horas correspondentes a um dia de 24 horas. Em cada casela, colocam-se os principais eventos, como horário de se deitar, de despertares, de sono e de se levantar.

Actigrafia

A actigrafia (ACT) utiliza um equipamento móvel que registra o movimento por longos períodos e é usado frequentemente para o diagnóstico de transtornos de ritmo circadiano. A ACT tem se mostrado útil nos casos de insônia, pois apresenta de maneira mais objetiva o padrão de sono do paciente, principalmente quando comparado com o diário de sono e o grau de percepção do sono desses pacientes[76-81].

Atender um paciente insone exigem por parte do médico perseverança, paciência e dedicação obstinada para que se obtenha sucesso na escolha do melhor método terapêutico.

Diário do sono

Dia da semana	1	2	3	4	5	6	7
Ontem, eu me deitei às ______ h							
Consegui dormir às ______ h							
Acordei ______ vezes durante a noite							
Hoje, eu acordei às ______ h							
Saí da cama às ______ h							
Devo ter dormido cerca de ______ h							
Acordei: 1. péssimo; 2. mal; 3. mais ou menos; 4. bem; 5. muito bem							
Meu sono foi: 1. péssimo; 2. ruim; 3. regular; 4. bom; 5. ótimo							
Ontem, durante o dia, eu passei: 1. péssimo; 2. mal; 3. mais ou menos; 4. bem; 5. muito bem							
Ontem, eu: não cochilei (0) ou cochilei ______ vezes							

Figura 2 Outro modelo de diário de sono. Na coluna vertical, registram-se os hábitos relacionados ao dia anterior, como horário de se deitar e conciliar o sono, tempo e qualidade do sono e hábitos diurnos. Nas linhas horizontais, constam os dias da semana.

REFERÊNCIAS BIBLIOGRÁFICAS

1. American Psychiatric Association. Diagnostic and Statistical Manual of Mental Disorders. 5.ed. Washington: American Psychiatric Association; 2013.
2. American Academy of Sleep Medicine. International Classification of Sleep Disorders: diagnostic and coding manual. 3.ed. Darien: American Academy of Sleep Medicine; 2014.
3. Dittoni S, Mazza M, Losurdo A, Testani E, Di Giacopo R, Marano G, et al. Psychological functioning measures in patients with primary insomnia and sleep state misperception. Acta Neurol Scand. 2013;128(1):54-60.
4. Bianchi MT, Wang W, Klerman EB. Sleep misperception in healthy adults: implications for insomnia diagnosis. J Clin Sleep Med. 2012;8(5):547-54.
5. Pinto Jr LR, Pinto MCR, Goulart LI, Truksinas E, Rossi MV, Morin CM, et al. Sleep perception in insomniacs, sleep-disordered breathing patients, and healthy volunteers: an important sleep parameter. Sleep Med. 2009;10:865-8.
6. Castro LS, Poyares D, Leger D, Tufik S, Bittencourt LR. Objective of insomnia in the Sao Paulo, Brazil, epidemiologic sleep study. Ann Neurol. 2013;74(4):537-46.
7. Dang-Vu TT, Salimi A, Boucetta S, Wenzel K, O'Byrne J, Brandewinder M, et al. Sleep spindles predict stress-related increases in sleep disturbances. Front Hum Neurosci. 2015;9:68.
8. Tang NK, Harvey AG. Correcting distorted perception of sleep in insomnia: a novel behavioural experiment? Behav Res Ther. 2004;42(1):27-39.
9. Pandi-Perumal SR, Moscovitch A, Srinivasan V, Spence DW, Cardinali DP, Brown GM. Bidirectional communication between sleep and circadian rhythms and its implications for depression: lessons from agomelatine. Prog Neurobiol. 2009;88:264-71.
10. Isaac F, Greenwood KM. The relationship between insomnia and depressive symptoms: genuine or artifact? Neuropsychiatr Dis Treat. 2011;7:57-63.
11. Sarsour K, Morin CM, Foley K, Kalsekar A, Walsh JK. Association of insomnia severity and comorbid medical and psychiatric disorders in a health plan-based sample: insomnia severity and comorbidities. Sleep Med. 2010;11(1):69-74.
12. Szklo-Coxe M, Young T, Peppard PE, Finn LA, Benca RM. Prospective associations of insomnia markers and symptoms with depression. Am J Epidemiol. 2010;171(6):709-20.
13. Baglioni C, Battagliese G, Feige B, Spiegelhalder K, Nissen C, Voderholzer U, et al. Insomnia as a predictor of depression: a meta-analytic evaluation of longitudinal epidemiological studies. J Affect Disord. 2011;135(1):10-9.
14. Gupta R, Lahan V. Insomnia associated with depressive disorder: primary, secondary, or mixed? Indian J Psychol Med. 2011;33(2):123-8.
15. Yokoyama E, Kaneita Y, Saito Y, Uchiyama M, Matsuzaki Y, Tamaki T, et al. Association between depression and insomnia subtypes: a longitudinal study on the elderly in Japan. Sleep. 2010;33(12):1693-702.
16. Soehener A, Harvey AG. Prevalence and functional consequences of severe insomnia symptoms in mood and anxiety disorders: results from a nationally representative sample. Sleep. 2012;35(1):1367-75.
17. Brenes GA, Miller ME, Stanley MA, Williamson JD, Knudson M, McCall WV, et al. Insomnia in older adults with generalized anxiety disorder. Am J Geriatr Psychiatry. 2009;17(6):465-72.
18. Mellman TA. Sleep and anxiety disorders. Psychiatr Clin North Am. 2006;29(4):1047-58.
19. Hughes J, Jouldjian S, Washington DL, Alessi CA, Martin JL, et al. Insomnia and symptoms of post-traumatic stress disorder among women veterans. Behav Sleep Med. 2012;11:1-17.
20. Ohayon MM, Roth T. Place of chronic insomnia in the course of depressive and anxiety disorders. J Psychiatric Res. 2003;37:9-15.
21. Koob GF. Corticotropin-releasing factor, norepinephrine and stress. Biol Psychiatry. 1999; 46:1167-80.
22. Montplaisir J, Petit D, Lorrain D, Gauthier S, Nielsen T. Sleep in Alzheimer's disease: further considerations on the role of brainstem and forebrain cholinergic populations in sleep-wake mechanisms. Sleep. 1995;13:145-8.
23. Foley DJ, Monjan AA, Brown SL, Simonsick EM, Wallace RB, Blazer DG. Sleep complaints among elderly persons: an epidemiologic study of three communities Sleep. 1995;18:425-32.
24. Vitiello MV, Prinz PN. Alzheimer's disease. Sleep and sleep/wake patterns. Clin Geriatr Med. 1989;5:289-99.

25. Yu JM, Tseng IJ, Yuan RY, Sheu JJ, Liu HC, Hu CJ. Low sleep efficiency in patients with cogni- tive impairment. Acta Neurol Taiwan. 2009;18:91-7.
26. Ju YE, McLeland JS, Toedebusch CD, Xiong C, Fagan AM, Duntley SP, et al. Sleep quality and preclinical Alzheimer disease. JAMA Neurol. 2013;70:587-93.
27. Zoccolella S, Savarese M, Lamberti P, Manni R, Pacchetti C, Logroscino G. Sleep disorders and the natural history of Parkinson's disease: the contribution of epidemiological studies. Sleep Med Rev. 2011;15:41-50.
28. Trenkwalder C. Sleep dysfunction in Parkinson's disease. Clin Neurosci. 1998;5(2):107-14.
29. Factor AS, McAlarney T, Sanchez-Ramos JR, Weiner WJ. Sleep disorders and sleep effect in Parkinson's disease. Mov Disord. 1990;5:280-5.
30. Menza M, Dobkin R, Marin H, Bienfait K. Sleep disturbances in Parkinson's disease. Movement Disorders. 2010;25(Suppl.1):117-22.
31. Dhawan V, Dhoat S, Williams AJ, Dimarco A, Pal S, Forbes A, et al. The range and nature of sleep dysfunction in untreated Parkinson's disease (PD). A comparative controlled clinical study using the Parkinson's disease sleep scale and selective polysomnography. J Neurol Sci. 2006;248:158-62.
32. Wailke S, Herzog J, Witt K, Deuschl G, Volkmann J. Effect of controlled-release levodopa on the microstructure of sleep in Parkinson's disease. Eur J Neurol. 2011;18:590-6.
33. Bruin VM, Bittencourt LR, Tufik S. Sleep-wake disturbances in Parkinson's disease: current evidence regarding diagnostic and therapeutic decisions. Eur Neurol. 2012;67:257-67.
34. Guilleminault C, Eldridge FL, Dement WC. Insomnia with sleep apnea: a new syndrome. Science. 1973;181(102):856-8.
35. Benetó A, Gomez-Siurana E, Rubio-Sanchez P. Comorbidity between sleep apnea and insomnia. Sleep Med Rev. 2009;13:287.
36. Krakow B, Melendres D, Ferreira E, Clark J, Warner TD, Sisley B, et al. Prevalence of insomnia symptoms in patients with sleep-disordered breathing. Chest. 2001;120:1923-9.
37. Smith S, Sullivan K, Hopkins W, Douglas J. Frequency of insomnia report in patients with obstructive sleep apnoea hypopnoea syndrome (OSAHS). Sleep Med. 2004;5:449-56.
38. Kinugawa K, Doulazmi M, Sebban C, Schumm S, Mariani J, Nguyen-Michel VH. Sleep apnea in elderly adults with chronic insomnia. J Am Geriatr Soc. 2012;60(12):2366-8.
39. Krell SB, Kapur VK. Insomnia complaints in patients evaluated for obstructive sleep apnea. Sleep Breath. 2005;9(3):104.
40. Gooneratne NS, Gehrman PR, Nkwuo JE, Bellamy SL, Schutte-Rodin S, Dinges DF, et al. Consequences of comorbid insomnia symptoms and sleep-related breathing disorder in elderly subjects. Arch Intern Med. 2006;166(16):1732-8.
41. Wickwire EM, Collop NA. Insomnia and sleep-related breathing disorders. Chest. 2010;137(6):1449-63.
42. Chung KF. Insomnia subtypes and their relationships to daytime sleepiness in patients with obstructive sleep apnea. Respiration. 2005;72(5):460-5.
43. Wagner JS, DiBonaventura MD, Chandran AB, Cappelleri JC. The association of sleep difficulties with health-related quality of life among patients with fibromyalgia. BMC Musculoskeletal Disorders. 2012;13:199.
44. Mahowald ML, Mahowald MW. Nighttime sleep and daytime functioning (sleepiness and fatigue) in less well-defined chronic rheumatic diseases with particular reference to the 'alpha-delta NREM sleep anomaly'. Sleep Med. 2000;1(3):195-207.
45. Jones KD, Deodhar P, Lorentzen A, Bennett RM, Deodhar AA. Growth hormone pertubations in fibromyalgia: a review. Semin Arthritis Rheum. 2007;36(6):357-79.
46. Rodrigues RN, Goulart LI. Transtornos do movimento relacionados ao sono. In: Pinto Jr LR (ed.). Sono e seus transtornos: do diagnóstico ao tratamento. São Paulo: Atheneu; 2012. p.155-73.
47. Redeker NS, Jeon S, Muench U, Campbell D, Walsleben J, Rapoport DM. Insomnia symptoms and daytime function in stable heart failure. Sleep. 2010;33(9):1210-6.
48. Laugsand LE, Vatten LJ, Platou C, Janszky I. Insomnia and the risk of acute myocardial infarction: a population study. Circulation. 2011;124(19):2073-81.
49. Fernandez-Mendoza J, Vgontzas AN, Liao D, Shaffer ML, Vela-Bueno A, Basta M, et al. Insomnia with objective short sleep duration and incident hypertension: the Penn State Cohort. Hypertension. 2012;60(4):929-35.

50. Eguchi K, Hoshide S, Ishikawa S, Shimada K, Kario K. Short sleep duration is an independent predictor of stroke events in elderly hypertensive patients. JASH. 2010;4(5):255.
51. Hayashino Y, Fukuhara S, Suzukamo Y, Okamura T, Tanaka T, Ueshima H. Relation between sleep quality and quantity, quality of life, and risk of developing diabetes in healthy workers in Japan: the High-risk and Population Strategy for Occupational Health Promotion (HIPOP-OHP) Study. BMC. 2007;7:129.
52. Vgontzas AN, Liao D, Pejovic S, Calhoun S, Karataraki M, Basta M, et al. Insomnia with short sleep duration and mortality: the Penn State cohort. Sleep. 2010;33(9):1159-64.
53. Schrader H, Bovim G, Sand T. The prevalence of delayed and advanced sleep phase syndromes. J Sleep Res. 1993;2(1):51-5.
54. Patel SR, Blackwell T, Redline S, Ancoli-Israel S, Cauley JA, Hillier TA, et al. The association between sleep duration and obesity in older adults. Int J Obes. 2008;32(12):1825.
55. Mallon L, Broman JE, Hetta J. High incidence of diabetes in men with sleep complaints or short sleep duration: a 12-year follow-up study of a middle-aged population. Diabetes Care. 2005;28(11):2762-7.
56. Altena E, Ramautar JR, Van Der Werf YD, Van Someren EJ. Do sleep complaints contribute to age-related cognitive decline? Prog Brain Res. 2010;185:181-205.
57. Fortier-Brochu E, Beaulieu-Bonneau S, Ivers H, Morin CM. Insomnia and daytime cognitive performance: a meta-analysis. Sleep Med Rev. 2012;16(1):83-94.
58. Fernández-Mendoza J, Vela-Bueno A, Vgontzas AN, Ramos-Platón MJ, Olavarrieta-Bernardino S, Bixler EO, et al. Cognitive-emotional hyperarousal as a premorbid characteristic of individuals vulnerable to insomnia. Psychosom Med. 2010;72(4):397-4.
59. Ferrie JE, Shipley MJ, Akbaraly TN, Marmot MG, Kivimäki M, Singh-Manoux A. Change in sleep duration and cognitive function: findings from the Whitehall II Study. Sleep. 2011;34(5):565-73.
60. Fernandez-Mendoza J, Calhoun S, Bixler EO, Pejovic S, Karataraki M, Liao D, et al. Insomnia with objective short sleep duration is associated with deficits in neuropsychological performance: a general population study. Sleep. 2010;33(4):459.
61. Hasan R, Eckeli A, Haddad F, Bagnato MC, Tavares S. Conceito e classificação. In: Bacelar A, Pinto Jr LR (eds.). Insônia: do diagnóstico ao tratamento. III Consenso Brasileiro de Insônia. São Paulo: Omnifarma; 2013. p.13-20.
62. Pinto Jr LR. Insônias: diagnóstico. In: Pinto Jr LR (ed.). Sono e seus transtornos: do diagnóstico ao tratamento. São Paulo: Atheneu; 2012. p.22-44.
63. Pinto Jr LR, Alves RC, Caixeta E, Fontenelle JA, Bacellar A, Poyares D, et al. New guidelines for diagnosis and treatment of insomnia. Arq Neuropsiquiatria. 2010;68(4):666-75.
64. Pinto Jr LR, Rizzo G, Minhoto G, De Bruim VM. Diagnóstico diferencial das insônias e suas comorbidades. In: Bacelar A, Pinto Jr LR (eds.). Insônia: do diagnóstico ao tratamento. III Consenso Brasileiro de Insônia. São Paulo: Omnifarma; 2013. p.49-72.
65. Minhoto G, Hora F, De Bruim VM, Moraes WAS. Diagnóstico do transtorno da insônia. In: Bacelar A, Pinto Jr LR (eds.). Insônia: do diagnóstico ao tratamento. III Consenso Brasileiro de Insônia. São Paulo: Omnifarma; 2013. p.36-46.
66. Araujo JJ. Distúrbios de sono relacionados à ritmicidade circadiana. In: Pinto Jr LR (ed.). Sono e seus transtornos: do diagnóstico ao tratamento. São Paulo: Atheneu; 2012. p.85-97.
67. Ebisawa T. Circadian rhythms in the CNS and peripheral clock disorders: human sleep disorders and clock genes. J Pharmacol Sci. 2007;103(2):150-4.
68. Sack RL, Auckley D, Auger RR, Carskadon MA, Wright KP Jr, Vitiello MV, et al. Circadian rhythm sleep disorders: part II, advanced sleep phase disorder, delayed sleep phase disorder, free-running disorder, and irregular sleep-wake rhythm. An American Academy of Sleep Medicine review. Sleep. 2007;30(11):1484-501.
69. Littner M, Hirshkowitz M, Kramer M, Kapen S, Anderson WM, Bailey D, et al.; American Academy of Sleep Medicine; Standards of Practice Committee. Practice parameters for using polysomnography to evaluate insomnia: an update. Sleep. 2003;26(6):754-60.
70. Thorpy M, Chesson A, Kader G, Millman R, Potolicchio Jr S, Reite M, et al. Practice parameters for the use of polysomnography in the evaluation of insomnia. Standards of Practice Committee of the American Sleep Disorders Association. Sleep. 1995;18(1):55-7.
71. Practice parameters for the use of polysomnography in the evaluation of insomnia. Standards of Practice Committee of the American Sleep Disorders Association. Sleep. 1995;18(1):55-7.

72. Crönlein T, Geisler P, Langguth B, Eichhammer P, Jara C, Pieh C, et al. Polysomnography reveals unexpectedly high rates of organic sleep disorders in patients with prediagnosed primary insomnia. Sleep Breath. 2012;16(4):1097-103.
73. Ferri R, Gschliesser V, Frauscher B, Poewe W, Hogl B. On "polysomnography reveals unexpectedly high rates of organic sleep disorders in patients with prediagnosed primary insomnia". Breath. 2013;17(1):1-2.
74. Chambers MJ. Actigraphy and insomnia: a closer look. Part 1. Sleep. 1994;17(5):405-8.
75. Hauri P, Wisbey J. Actigraphy and insomnia: a closer look. Part 2. Sleep. 1994;17(5):408-10.
76. Natale V, Plazzi G, Martoni M. Actigraphy in the assessment of insomnia: a quantitative approach. Sleep. 2009;32(6):767-71.
77. Verbeek I, Klip EC, Declerck AC. The use of actigraphy revised: the value for clinical practice in insomnia. Percept Mot Skills. 2001;92(3 Pt 1):852-6.
78. Sánchez-Ortuño MM, Edinger JD, Means MK, Almirall D. Home is where sleep is: an ecological approach to test the validity of actigraphy for the assessment of insomnia. J Clin Sleep Med. 2010;6(1):21-9.
79. Lichstein KL, Stone KC, Donaldson J, Nau SD, Soeffing JP, Murray D, et al. Actigraphy validation with insomnia. Sleep. 2006;29(2):232-9.
80. Sivertsen B, Omvik S, Havik OE, Pallesen S, Bjorvatn B, Nielsen GH, et al. A comparison of actigraphy and polysomnography in older adults treated for chronic primary insomnia. Sleep. 2006;29(10):1353-8.
81. Vallières A, Morin CM. Actigraphy in the assessment of insomnia. Sleep. 2003;26(7):902-6.

CAPÍTULO 28

TRATAMENTO FARMACOLÓGICO DA INSÔNIA: PARTE I

Marcio Zanini
Dalva Poyares

Pontos-chave

- O tratamento considerado de primeira linha para a insônia é a terapia cognitivo-comportamental para insônia (TCC-i).
- O tratamento farmacológico da insônia inclui grande variedade de compostos com diferentes características farmacodinâmicas e farmacocinéticas, mas nenhuma medicação preenche os critérios para ser considerada o hipnótico ideal.
- O hipnótico ideal induziria o sono rapidamente, reduziria os despertares, proporcionaria um sono fisiológico, não teria efeito residuais e seria desprovido de risco de tolerância ou dependência.
- Os benzodiazepínicos (BZD) e as drogas Z são medicamentos mais prescritos para insônia.
- Eszopiclona, zaleplona, zolpidem, doxepina, suvorexante, ramelteona, temazepam e triazolam são os únicos hipnóticos recomendados pelo *Clinical practice guideline for the pharmacologic treatment of chronic insomnia in adults* da Academia Americana de Medicina do Sono para o tratamento da insônia.
- O uso de medicamentos com propriedades sedativas, mas sem nível de evidência de eficácia e segurança para o tratamento da insônia, como alguns antipsicóticos e antidepressivos, é desencorajado.

A geração atual de medicamentos para o tratamento da insônia inclui grande diversidade de compostos que diferem em suas características farmacodinâmicas e farmacocinéticas e representam avanço no quesito segurança, quando comparadas aos barbitúricos, que foram utilizados como hipnóticos por muitas décadas e apresentam maiores riscos.

O controle do sono e da vigília no cérebro dos mamíferos requer a coordenação de vários neurônios interconectados. De acordo com o modelo de sono mais convencional, os neurônios promotores da vigília e os neurônios promotores do sono competem pelo domínio da rede, criando um "interruptor" sistemático que resulta no estado de sono ou vigília. Tais neurônios são onipresentes no tronco cerebral e no diencéfalo, áreas que juntas contêm menos de 1% dos neurônios no cérebro humano. Curiosamente, muitos desses neurônios coexpressam e coliberam vários tipos de neurotransmissores que geralmente têm efeitos modulatórios opostos na rede. A cotransmissão é frequentemente benéfica para estruturas com um número limitado de neurônios, porque fornece maior capacidade e flexibilidade computacional. Além disso, a cotransmissão permite que as estruturas subcorticais controlem bidirecionalmente os neurônios pós-sinápticos, ajudando assim a orquestrar várias funções fisiológicas complexas, como o sono.

A vigília é mantida, portanto, por sistemas neurotransmissores paralelos, com corpos celulares localizados nos centros do tronco cerebral ou mesencéfalo, e projeções ao tálamo e ao prosencéfalo. Esses neurotransmissores ativadores são a noradrenalina, a serotonina (5-HT), a acetilcolina, a dopamina, a histamina e a orexina que juntos promovem a vigília regulando as vias de excitação e inibindo as sedativas. Entre as abordagens para o tratamento da insônia estão a redução da atividade desses neurotransmissores promotores da vigília, principalmente por meio do antagonismo histaminérgico (H1) e dos receptores serotoninérgicos pós-sinápticos (5HT) 2A.

O sono é regulado por uma série de outros neurotransmissores, sendo o GABA (ácido gama-aminobutírico) o principal deles. A maioria das células cerebrais é inibidaa pelo GABA, e, dessa forma, o incremento da função GABAérgica reduz a excitação e promove o sono. Existem muitos subconjuntos de neurônios GABA distribuídos por todo o cérebro, mas um agrupamento particular no hipotálamo (núcleo pré-óptico ventrolateral) pode ser considerado o "interruptor" do sono. Esses neurônios "desligam" os sistemas de excitação cerebral no nível dos corpos celulares e, portanto, promovem o sono. Os receptores GABA no córtex também podem promover sedação e sono por inibição dos neurônios-alvo do sistema de excitação. Medicamentos como os benzodiazepínicos (BZD), agonistas do receptor GABA-A (drogas Z) e os barbitúricos promovem a sedação pela intensificação da atividade GABAérgica.

Os medicamentos aprovados para o tratamento da insônia representam quatro categorias farmacodinâmicas fundamentais, com ações-chave direcionadas a sistemas neurotransmissores envolvidos na geração do sono e na redução da vigília:

- Agonistas GABAérgicos: BZD e agonistas dos receptores benzodiazepínicos não benzodiazepínicos (drogas Z).
- Agonista dos receptores melatoninérgicos: ramelteona.
- Antagonista dos receptores de orexina: suvorexanto, lemborexante e daridoxant.
- Antagonista dos receptores histaminérgicos: doxepina.

A Academia Americana de Medicina do Sono (American Academy of Sleep Medicine – AASM) publicou, em 2017, as diretrizes de prática clínica baseadas em evidências para o tratamento da insônia. Trata-se da primeira análise abrangente e sistemática de agentes para o tratamento do transtorno de insônia, utilizando a metodologia GRADE (*Grading of Recommendations, Assessment, Development, and Evaluation*). Infelizmente, o nível de evidência para todas as recomendações dos autores foi "fraco". Essa avaliação significa que a força da evidência nos dados publicados foi baixa. Notavelmente, todos os tratamentos recomendados para a insônia inicial, além do ramelteona, são drogas Z ou hipnóticos BZD. Para insônia de manutenção, além da doxepina e do suvorexante, três das cinco opções de tratamento são drogas Z ou BZD.

A Tabela 1 lista os medicamentos recomendados pela Academia Americana de Medicina do Sono para o tratamento da insônia.

Embora o mercado de medicamentos para insônia seja dominado por BZD e drogas Z, ambas as categorias têm numerosos efeitos problemáticos. Os BZD estão associados a efeitos residuais no dia seguinte, comprometimento cognitivo ou de memória, rápido desenvolvimento de tolerância, insônia de rebote após a interrupção, acidentes de trânsito, quedas e risco de abuso e dependência. Assim como os BZD, as drogas Z também estão associadas a déficits cognitivos, tolerância e dependência.

Os problemas com os BZD têm levado os médicos a prescreverem outros medicamentos que são percebidos como menos prejudiciais ou menos suscetíveis ao desenvolvimento de dependência. Um exemplo dessa conduta é visto com a tra-

TABELA 1 Tratamento farmacológico da insônia conforme diretrizes da Academia Americana de Medicina do Sono

Tratamento/dose	Mecanismo farmacológico	Meia-vida (h)	Insônia inicial	Insônia de manutenção
Doxepina 3-6 mg	Antagonista H1			√
Eszopiclona 2-3 mg	Agonista seletivo de GABA-A	6	√	√
Ramelteona	Agonista melatoninérgico		√	
Suvorexante* 10-20 mg	Antagonista orexinérgico			√
Temazepam* 15 mg	Agonista de GABA-A	8-20	√	√
Triazolam* 0,25 mg	Agonista de GABA-A	1-2	√	
Zaleplona* 5-10 mg	Agonista de GABA-Aseletivo	1	√	
Zolpidem 10 mg	Agonista de GABA-Aseletivo	0,5 a 2,4	√	√

* Substâncias não comercializadas no mercado brasileiro.

zodona, que, em alguns anos, foi o medicamento mais prescrito para a insônia nos Estados Unidos. Além da trazodona, outros medicamentos sem aprovação dos órgãos reguladores para o tratamento da insônia têm sido amplamente utilizados com essa finalidade, como o antipsicótico quetiapina, os antidepressivos mirtazapina e agomelatina.

Diferentemente dos medicamentos aprovados para a insônia, os medicamentos usados *off-label* atuam em outros sistemas neurotransmissores envolvidos no ciclo sono-vigília, além dos sistemas GABAérgicos e dos receptores de melatonina e orexina. A Tabela 2 cita os principais medicamentos com propriedades sedativas que são utilizados para o tratamento da insônia, apesar de não serem aprovados por órgão reguladores ou diretrizes acadêmicas.

TABELA 2 Medicamentos usados *off-label* no tratamento da insônia

Medicamentos	Indicação clínica	Mecanismo sedativo
Agomelatina	Depressão	Agonismo dos M1 e M2
Mirtazapina	Depressão	Antagonismo H1 + 5HT2A
Quetiapina	Psicose, transtorno bipolar	Antagonismo H1 + 5HT2A
Trazodona	Depressão	Antagonismo H1 + 5HT2A

5HT2A: receptor serotoninérgico 2A; H1: receptor histaminérgico; M1: receptor melatoninérgico 1; M2: receptor melatoninérgico 2.

O medicamento ideal para o tratamento da insônia seria um fármaco que facilitasse o início e a manutenção do sono, melhorando a eficiência do sono e possibilitando um sono fisiológico sem alterações na micro e na macroestrutura do sono. Além disso, o hipnótico ideal seria desprovido de efeitos residuais, não causaria déficit cognitivo ou motor e não teria risco de dependência. Infelizmente tal medicamento não existe, mas todos os medicamentos licenciados para insônia melhoram um ou mais aspectos do sono, e alguns também melhoram o funcionamento diurno.

A escolha do medicamento para o tratamento da insônia deve ser individualizada, mas sempre sustentada pelas diretrizes e consensos da área. Pacientes com insônia inicial, por exemplo, serão beneficiados por medicamentos com início de ação rápido e meia-vida curta, enquanto aqueles sofrendo de insônia de manutenção precisarão ser tratados com agentes de meia-vida intermediária, mas não longa o suficiente para causar efeitos residuais no dia seguinte. Questões como gênero e idade também precisam ser levadas em consideração, visto que mulheres e idosos apresentam metabolização reduzida do zolpidem, por exemplo, necessitando de doses inferiores às utilizadas em homens jovens.

Nas seções seguintes, serão detalhadas algumas características relevantes para a prática clínica dos principais medicamentos empregados no tratamento da insônia.

BENZODIAZEPÍNICOS

Os BZD e os agonistas dos receptores benzodiazepínicos não benzodiazepínicos (drogas Z) são as classes de medicamentos mais prescritas para insônia e exercem seu efeito terapêutico por meio da modulação alostérica do complexo receptor $GABA_A$, intensificando as ações inibitórias intrínsecas do ácido gama-aminobutírico (GABA) nas áreas promotoras da vigília como hipotálamo e tronco cerebral.

O GABA é sintetizado pelo glutamato e representa o principal neurotransmissor inibitório do cérebro. Uma vez formado nos neurônios pré-sinápticos, o GABA é conduzido por transportadores vesiculares para dentro das vesículas sinápticas, onde é armazenado até ser liberado na neurotransmissão inibitória. Existem três tipos principais de receptores GABA, sendo o GABA-A, o alvo dos medicamentos BZD, barbitúricos e álcool. O receptor GABA-A é uma estrutura pentamérica, composta de diferentes combinações de cinco subunidades, também chamadas de isoformas, que podem ser do tipo alfa, beta, gama, delta, épsilon, pi e rô. A função de cada subtipo do receptor GABA-A dependerá das isoformas que ele contém, os receptores sensíveis aos BZD contêm obrigatoriamente as subunidades alfa e gama. Os receptores GABA-A que contêm a subunidade alfa-1 estão ligadas ao sono e à memória, enquanto os efeitos ansiolíticos, miorrelaxantes e potencializadores do etanol são atribuídos ao receptor GABA-A, carregando outras subunidades alfa (2-5).

Os BZD exercem seus efeitos clínicos, como sedação, miorrelaxamento, ansiólise e efeitos anticonvulsivantes, pela intensificação das ações do GABA. Alguns compostos desse grupo são amplamente utilizados para o tratamento da insônia, mas muitos não são aprovados pelos órgãos reguladores para essa função e nunca foram submetidos a estudos metodologicamente adequados para determinar a relação risco-benefício. Embora a maioria dos pacientes em uso de BZD o faça de maneira adequada, seu uso pode ser problemático em um grupo de pessoas como portadores de transtorno de personalidade e usuários de drogas. Alguns BZD aprovados para o tratamento da insônia se mostram opções seguras e eficazes para o tratamento de curto prazo da insônia, no entanto, o uso crônico está relacionado ao desenvolvimento de tolerância e dependência.

Os efeitos dos benzodiazepínicos no sono dependem de características da droga como duração da ação, meia-vida de eliminação, dose e formulação. Aqueles compostos com meia-vida de eliminação mais curta, como o triazolam (meia-vida 1-2 horas) induzem o sono sem efeito na manutenção, enquanto compostos de meia-vida maior, como o temazepam (meia-vida 8-20 horas), ajudam na indução e na manutenção do sono, podendo ainda causar sonolência residual.

O *Clinical practice guideline for the pharmacologic treatment of chronic insomnia in adults* da Academia Americana de Medicina do Sono (AASM) recomenda entre os BZD apenas o triazolam e o temazepam, no entanto, nenhum dos dois é comercializado no Brasil. Extrapolando as recomendações da AASM, além do temazepam e do triazolam, são aprovados pela FDA (Food and Drug Administration) para o tratamento da insônia o estazolam, o flurazepam e o quazepam. Dessas substâncias, apenas estazolam e flurazepam são comercializados no Brasil.

O estazolam é utilizado nas doses 1 a 2 mg ao se deitar, apresenta meia-vida de eliminação média de 17 horas, podendo causar sedação, além de déficits cognitivo e motor no dia seguinte ao uso. O flurazepam é um hipnótico de meia-vida longa, que varia entre 50 e 80 horas, sendo associado a efeitos residuais significativos e abstinência severa após uso prolongado. A dose hipnótica é de 15 mg ao se deitar. Os pacientes em uso de BZD referem adormecer mais rápido e ter menos despertares ao longo da noite e sono reparador. O Quadro 1 lista os principais achados de polissonografia e actigrafia em pacientes usuários de BZD.

QUADRO 1 Achados de polissonografia e actigrafia em usuários de benzodiazepínicos
Redução na latência do sono (LS)
Redução do tempo acordado após o início do sono
Aumento no tempo total de sono
Aumento na eficiência do sono
Aumento do estágio 2 (N2)
Redução do estágio 3 (N3)
Intrusão de ondas rápidas no sono de ondas lentas
Alterações no sono REM: aumento da latência, redução da densidade e da porcentagem

Pacientes em uso de BZD por mais de 3 meses apresentam, além de marcada redução no sono de ondas lentas, intrusão de fusos e ondas rápidas, bem como alterações no padrão alternante cíclico (PAC), com prejuízo na continuidade do sono e aumento da despertabilidade. Análises espectrais revelam redução na potência das ondas delta e alfa e aumento na potência das ondas sigma e beta, que podem se interpretadas como prejuízo na homeostase e maior instabilidade do sono.

Os efeitos adversos dos BZD incluem sedação excessiva, comprometimento psicomotor, amnésia anterógrada, comportamentos anormais durante o sono (sonambulismo) e, ocasionalmente, excitação paradoxal. Com o uso em longo prazo, são comuns o desenvolvimento de tolerância aos efeitos clínicos, o aumento do risco de dependência e sintomas de abstinência durante a retirada. Os BZD com maior meia-vida e aqueles com metabólitos ativos estão associados a risco de queda e fraturas em pacientes idosos e acidentes com veículos motores.

Em adultos normais, quando usados em doses terapêuticas, os BZD apresentam escassos efeitos respiratórios. No entanto, em pacientes com transtornos respiratórios do sono, como apneia obstrutiva do sono (AOS), mesmo em doses baixas, o uso de BZD pode piorar os eventos obstrutivos, por causa do efeito de relaxamento da musculatura dilatadora da via aérea, reduzindo a resposta ventilatória ao CO_2.

AGONISTAS NÃO BENZODIAZEPÍNICOS DOS RECEPTORES BENZODIAZEPÍNICOS - DROGAS Z

Os agonistas não benzodiazepínicos dos receptores benzodiazepínicos, ou drogas Z, são moduladores alostéricos positivos nos receptores GABA-A, que possuem uma estrutura química não relacionada aos BZD. Acredita-se que essas substâncias tenham maior afinidade para as subunidades alfa-1 e 2 dos receptores GABA-A e se liguem ao complexo de maneira diferente dos BZD. Enquanto os BZD mudam a conformação do receptor GABA-A, colaborando para o desenvolvimento de tolerância, dependência e abstinência, com as drogas Z, teoricamente, esses riscos seriam reduzidos. O mecanismo neuroquímico peculiar das drogas Z faz elas serem hipnóticos mais puros que os BZD, proporcionando efeito hipnótico potente, sem as outras propriedades clínicas e alguns dos efeitos colaterais observados no segundo.

Atualmente no mercado brasileiro são comercializadas três drogas Z: zolpidem, zopiclona e eszopiclona. A Tabela 3 lista as principais características dessas substâncias.

TABELA 3 Drogas Z comercializadas no Brasil

Medicamento	Apresentações	Dose indicada	Meia-vida
Zolpidem	Comprimidos 5 mg (orodispersível) 10 mg LI 6,25 e 12,5 mg LP	5 a 10 mg ao se deitar	0,5 a 2,4 h (LI) 6 a 8 h (LP)
Zopiclona	Comprimidos 7,5 mg LI	3,75 a 7,5 mg ao se deitar	5 a 6 h
Eszopiclona	Comprimidos 2 e 3 mg	2 a 3 mg ao se deitar	6 h

* LI: liberação imediata; LP: liberação prolongada.

Os efeitos sobre o sono observados com zolpidem, zopiclona e eszopiclona são bastante similares, sendo as principais diferenças relacionadas com o tempo de ação e a seletividade para as subunidades alfa do receptor GABA-A. A zopiclona é menos seletiva que o zolpidem para a subunidade alfa-1, atuando também em alfa-2, enquanto a eszopiclona atua em alfa-1, alfa-3 e alfa-5, mas as consequências clínicas dessa menor seletividade ainda não foram completamente elucidadas. A eficácia das drogas Z está bem estabelecida na indução e na manutenção do sono, tanto na insônia aguda como na crônica. Zolpidem, zolpiclona e eszopiclona reduzem a LS e os despertares e aumentam o tempo total de sono e o estágio N3, sem alterar o sono REM.

O zolpidem é uma imidazopiridina e possivelmente o primeiro agonista seletivo do receptor GABA-A para a subunidade alfa-1. Atualmente está disponível sob várias formulações de liberação imediata (LI), liberação controlada (CR), sublingual e *spray* (ainda não disponível no mercado brasileiro) e é o hipnótico mais prescrito no mundo. O início de ação acontece até 30 minutos após a ingestão, e a meia-vida do zolpidem é de aproximadamente 2,4 horas para a formulação de liberação imediata e de 6 horas para a de liberação controlada. A ausência de metabólitos ativos reduz a ocorrência de efeitos residuais, e a eliminação é renal, sendo reduzida em pacientes com insuficiência renal crônica. A dose terapêutica recomendada é de 5 a 10 mg nas formulações de liberação imediata (via oral e via sublingual) e de 6,25 e 12,5 mg para formulação de liberação controlada, que é composta de uma camada de zolpidem de liberação imediata para início do sono e outra de liberação prolongada para manutenção do sono. Um estudo multicêntrico demonstrou segurança e eficácia no uso do zolpidem de liberação modificada 3 a 7 vezes por semana por 6 meses no tratamento da insônia crônica. O zolpidem, SL, 5 mg tem sido prescrito para indução do sono, alcançando pico plasmático e início de sono significativamente, porém, um pouco mais rápido que a versão LI. O zolpidem é bem tolerado, em doses terapêuticas usuais, mas leva ao abuso e à dependência com o uso prolongado e em pacientes com história de uso abusivo de substâncias ou transtornos de personalidade.

Os principais efeitos colaterais do zolpidem incluem sonolência, tontura, dor de cabeça, sintomas gastrointestinais, problemas de memória, parassonias, pesadelos e confusão mental. A maioria dos efeitos adversos está relacionada à dose[10]. Em idosos, um estudo retrospectivo associou-o à fratura de quadril, embora menos que com o uso de hipnóticos de ação prolongada como os BDZ. Pacientes com dificuldade em manter o sono podem exceder a dose recomendada, causando amnésia retrógrada e, mais raramente, psicose e alucinação. Nesses casos, deve-se optar pelos zolpidem CR. Parece que o uso de álcool ou de outros depressores do SNC pode aumentar o risco dos eventos adversos mais raros.

A zopiclona é uma ciclopirrolona que apresenta meia-vida aproximada de 5,3 horas. É menos seletiva que o zolpidem por atuar também em receptores que contêm subunidades tanto alfa-1 como alfa-2 do receptor GABA-A. Sua ligação em outras subunidades do receptor é controversa. A dose terapêutica em adultos é de 7,5 mg. Muito popular em alguns países europeus e no Canadá, onde a dose de 3,75 mg também está disponível. Pelo seu perfil de ligação ao receptor GABA-A, a zopiclona pode ter efeito ansiolítico associado ao efeito hipnótico. A zopiclona tem efeitos adversos semelhantes aos do zolpidem, como cefaleia, tontura e sonolência, porém apresenta também efeito adverso de boca amarga, além de náusea.

A eszopiclona, um S-enantiômero da zopiclona, é rapidamente absorbida após a administração oral, com pico de concentração plasmática em 1 hora. A metabolização é hepática, e menos de 10% da dose oral é encontrada na urina. A eszopiclona foi o primeiro agonista seletivo testado em longo prazo, por 6 a 12 meses. Demonstra eficácia tanto para insônia como de manutenção, melhorando a qualidade de vida. A dose recomendada é de 2 a 3 mg para adultos (18-64 anos) e 2 mg para idosos (≥ 65 anos). O uso da eszopiclona durante ou imediatamente após as refeições leva à absorção mais lenta e ao atraso do início de ação. Os efeitos colaterais mais comuns são boca seca, cefaleia, diarreia, dispepsia, sonolência e tontura.

Pelo fato de atuarem predominantemente como hipnóticos, sem efeitos miorrelaxantes, as drogas Z são preferíveis em pacientes com apneia obstrutiva do sono. O uso em doses terapêuticas é considerado seguro, com perfil favorável de efeitos colaterais, no entanto, doses acima das consideradas terapêuticas - zolpidem via oral 12,5 mg, zopiclona 7,5 mg, eszopiclona 3 mg - estão associadas a comportamentos anormais, prejuízo no *drive* ventilatório e a efeitos motores e cognitivos residuais, semelhante aos observados com os BZD.

A FDA publicou em 2019 uma atualização referente à comercialização das drogas Z determinando que o fabricante acrescentasse um aviso na bula e na caixa dos medicamentos alertando sobre o risco de "ferimentos graves e mesmo morte", além da contraindicação em bula para pacientes que já tenham apresentado algum comportamento anormal durante o sono.

REFERÊNCIAS BIBLIOGRÁFICAS

1. Kryger MH, Roth T, Goldstein CA. Principles and practice of sleep medicine. 7.ed. Philadelphia: Elsevier; 2021.
2. Neubauer DN, Pandi-Perumal SR, Spence DW, Buttoo K, Monti JM. Pharmacotherapy of insomnia. J Cent Nerv Syst Dis. 2018;10:1-7.
3. Riemann D, Nissen C, Palagini L, Otte A, Perlis ML, Spiegelhalder K. The neurobiology, investigation, and treatment of chronic insomnia. Lancet Neurol. 2015;14(5):547-58.
4. Sateia MJ, Buysse DJ, Krystal AD, Neubauer DN, Heald JL. Clinical practice guideline for the pharmacologic treatment of chronic insomnia in adults: an American Academy of Sleep Medicine clinical practice guideline. J Clin Sleep Med. 2017;13(2):307-49.
5. Atkin T, Comai S, Gobbi G. Drugs for insomnia beyond benzodiazepines: pharmacology, clinical applications, and discovery. Pharmacological Rev. 2018;70(2):197-245.
6. Pagel JF, Pandi-Perumal SR, Monti JM. Treating insomnia with medications. Sleep Sci Practice. 2018;2(1): 1-12.
7. Wilson S, Anderson K, Baldwin D, Dijk DJ, Espie A, Espie C, et al. British Association for psychopharmacology consensus statement on evidence-based treatment of insomnia, parasomnias and circadian rhythm disorders: an update. J Psychopharmacol. 2019;33(8):923-47.
8. Dujardin S, Pijpers A, Pevernagie D. Prescription drugs used in insomnia. Sleep Med Clin. 2018;13(2): 169-82.

CAPÍTULO 29

TRATAMENTO FARMACOLÓGICO DA INSÔNIA: PARTE II

Andrea Bacelar Rêgo
George do Lago Pinheiro
Luciano Ribeiro Pinto Junior

Pontos-chave

- Neste capítulo serão abordados os seguintes fármacos: antidepressivos sedativos, melatonina, agonistas melatoninérgicos, antipsicóticos sedativos, anticonvulsivantes, anti-histamínicos, fitoterápicos e antagonistas do receptor da hipocretina.
- Serão discutidos os principais mecanismos de ação, dose-resposta, posologia e possíveis efeitos colaterais de cada medicamento.
- O sucesso do tratamento farmacológico da insônia depende de uma estratégia baseada na escolha adequada do melhor medicamento, acarretando maior efetividade, menores efeitos adversos e baixas dependência e tolerância.

INTRODUÇÃO

Insônia é um dos transtornos do sono mais prevalentes que pode ocorrer em associação com condições médicas, psiquiátricas ou sem nenhuma comorbidade configurando o transtorno da insônia. Tratar insônia é fundamental para o paciente e pode beneficiar a comorbidade, se existir.

As bases farmacológicas para o tratamento da insônia estão diretamente vinculadas a múltiplos sistemas que participam da regulação do ciclo sono-vigília por meio dos neurotransmissores e de suas interações nas terminações nervosas.

Os neurotransmissores relacionados com a vigília são a histamina, a noradrenalina e a orexina. Já a acetilcolina está elevada durante a vigília, e mais ainda durante sono REM, em associação com o aumento da atividade rápida e a dessincronização cortical. Os neurônios GABAérgicos encontrados no prosencéfalo basal e na área pré-óptica estão ativos durante o sono de ondas lentas, auxiliando na sincronização cortical, assim como no período de quiescência comportamental e de redução do tônus muscular. Existem mais evidências da participação de outros sistemas de neurotransmissão, como glutamatérgico, melatoninérgico e serotoninérgico.

A efetividade do tratamento farmacológico da insônia deve ser avaliada levando-se em consideração os dois objetivos primários do tratamento, que são melhorar a qualidade do sono e aliviar os prejuízos que ela causa à vida diária. O tratamento da insônia também deve levar em consideração a etiologia e as comorbidades. As medidas não farmacológicas devem ser sempre adotadas e, se necessário, associadas ao tratamento farmacológico.

PRINCIPAIS FÁRMACOS UTILIZADOS NO TRATAMENTO DA INSÔNIA

Os fármacos utilizados para a insônia estão diretamente associados ao estímulo ou antagonização dos receptores de neurotransmissores na fenda sináptica. São eles: agonistas seletivos do receptor benzodiazepínico (ASRB) – já discutidos no capítulo anterior –, antidepressivos sedativos, melatonina, agonistas melatoninérgicos, antipsicóticos sedativos, anticonvulsivantes, anti-histamínicos, fitoterápicos e antagonistas do receptor da hipocretina.

Antidepressivos sedativos

A ação dos antidepressivos no tratamento das insônias envolvem vários mecanismos farmacológicos. A ação desses fármacos se dá em receptores histaminérgicos, serotoninérgicos, melatoninérgicos, alfa-1-adrenérgicos e hipocretinérgicos. O sistema histaminérgico está localizado no hipotálamo posterior no núcleo tuberomamilar, com projeções para quase todas as maiores regiões do SNC. Existem evidências sugerindo que a histamina, agindo via receptores H1 e/ou H3, tenha um papel muito importante na regulação do ciclo sono-vigília. A administração de histamina ou agonistas do receptor H1 da histamina induz à vigília, enquanto a administração de antagonistas do receptor H1 da histamina promove sono. A ativação de receptor H3 diminui a liberação de histamina e promove sono. O bloqueio do receptor H3 promove vigília. A histamina é liberada em maior quantidade no hipotálamo durante a vigília. Os neurônios histaminérgicos apresentam máxima atividade durante um estado de vigilância e cessam sua atividade durante o sono, tanto não REM quanto REM[21].

A serotonina é liberada em maior quantidade no núcleo dorsal da rafe e na área pré-óptica durante a vigília. A administração sistêmica de agonistas dos receptores 5HT1A, 5HT2A/2C ou 5HT3 causa aumento da vigília e redução do sono. A administração de agonistas 5HT1A, 5HT1B ou 5HT2A/2C pode reduzir o sono REM em humanos. Esses dados são importantes, porque a insônia pode ser secundária ao uso de inibidores seletivos da recaptação da serotonina ou inibidores da recaptação da noradrenalina.

Os antidepressivos sedativos são eficazes no tratamento da insônia associada à depressão. Mostram redução na latência do sono e dos despertares noturnos e aumentam a eficiência do sono nesse grupo de pacientes em associação à melhora dos sintomas depressivos[1,2]. Trazodona, amitriptilina, doxepina, mirtazapina e agomelatina são os antidepressivos utilizados no tratamento da depressão associada à insônia[1,3].

A maioria desses fármacos também é utilizada no tratamento da insônia crônica com baixas doses, isto é, inferiores às utilizadas no tratamento da depressão[3]. O baixo risco de dependência e de abuso é considerado na justificativa, assim como a frequente relação de depressão e insônia ou o risco de depressão em pacientes insones não tratados. As baixas dosagens também podem ser justificadas pelo menor risco de sedação diurna, efeitos cardiotóxicos, ganho ponderal e mais segurança em idosos[4].

Trazodona

A trazodona é um antidepressivo considerado de ação dupla, como inibidor da recaptação de serotonina e antagonista da serotonina[5]. O efeito sedativo está relacionado principalmente à ação antagonista do subtipo de receptor serotoninérgico 5-HT2, mas também pode ter ação anti-histaminérgica, nos receptores H1, e antagonista do receptor alfa-1-adrenérgico. Os efeitos no sono da trazodona incluem redução na latência para o início do sono, redução de despertares após o início do sono e aumento de sua eficiência. Em estudos randomizados que envolvem a trazodona (150 a 450 mg/dia) no tratamento de pacientes depressivos e, comparativamente, com inibidores seletivos de recaptação de serotonina, a trazodona foi igualmente eficaz e tolerável quanto à melhora dos sintomas depressivos, porém foi significativamente mais eficaz em reduzir transtornos do sono[6]. Roth et al., em 2011, realizaram estudo randomizado, duplo-cego, avaliando a eficácia do efeito hipnótico da trazodona e o prejuízo cognitivo diurno em adultos com insônia crônica. A trazodona administrada na dosagem de 50 mg, por 3 semanas, em adultos provocou melhora da indução e da manutenção do sono e da redução de sonolência diurna em comparação com placebo[7]. Quando a trazodona 50 mg foi comparada ao zolpidem 10 mg e placebo por 2 semanas, nos pacientes com insônia, mostrou-se efetiva na redução da latência do sono e no aumento do tempo total de sono, porém foi inferior ao zolpidem, e esse efeito não foi persistente na segunda semana, sendo igualado ao placebo[6]. A dose inicial de tratamento é de 50 mg iniciada à noite, e, em pacientes deprimidos, os aumentos de dosagem são progressivos a cada 5 a 7 dias; a dose diária usual é de 50 a 150 mg.

A trazodona é considerada um fármaco seguro e bem tolerado, porém alguns efeitos colaterais são possíveis, especialmente no início do tratamento, sendo os mais comuns: sedação, tontura, náuseas, vômitos e cefaleia. O priapismo é um efeito colateral menos comum, porém é uma emergência e motivo para a descontinuação da medicação. O ganho de peso não é tão relevante em comparação com a maioria dos antidepressivos sedativos[6,7]. A apresentação de liberação controlada em doses variáveis de 150 a 450 mg ao dia é igualmente eficaz em relação aos sintomas depressivos, mostrando-se também vantajosa na melhora da qualidade do sono quando comparada aos demais fármacos inibidores da recaptação de serotonina[8].

Tricíclicos

Amitriptilina e doxepina são antidepressivos tricíclicos conhecidos por seu efeito sedativo[9]. O efeito terapêutico na depressão ocorre pela ação inibidora da serotonina e da recaptação de noradrenalina, porém a interferência no sono está relacionada com a atuação em receptor histamínico tipo 1 (HT1) e também serotoninérgico tipo 2 (5-HT2), além de alfa-1-adrenérgico.

Estudo da eficácia da doxepina utilizada em adultos com insônia crônica em doses baixas de 3 a 6 mg continuamente por 35 dias mostra que a doxepina reduz o tempo acordado após o início do sono e causa melhora sustentada na eficiência do sono quando comparado, por polissonografia, ao placebo. A melhora subjetiva também foi significativa sem efeitos residuais ou insônia rebote. Em outro estudo realizado em idosos com insônia crônica por dificuldade em manter o sono, Lankford et al., em 2012, avaliaram a tolerabilidade e o efeito sedativo da doxepina na dosagem de 6 mg em comparação com placebo por 4 semanas. A doxepina foi bem tolerada, não existindo efeito residual significativo no dia seguinte, sendo sustentada a melhora da qualidade do sono por relato dos pacientes[10]. Krystal et al., em 2010, compararam a utilização de doxepina, em idosos com insônia crônica, nas dosagens de 1 e 3 mg, ao placebo. Os resultados anteriormente descritos também foram observados nesse estudo quanto à melhora na eficiência do sono e a tolerabilidade e ausência de insônia rebote, diferenciando-se dos demais pela utilização da medicação por 12 semanas[11].

Os antidepressivos tricíclicos apresentam meia-vida longa, de 12 a 24 horas, em comparação aos demais antidepressivos, podendo ser benéficos para pacientes com despertar precoce; entretanto, os efeitos sedativos diurnos podem limitar o uso. Na tentativa de minimizar os efeitos adversos diurnos e promover a melhora do início e da manutenção do sono, as dosagens utilizadas para o manejo da insônia podem ser menores daquelas habitualmente recomendadas para o tratamento da depressão, sendo de 1 a 6 mg de doxepina e de 12,5 a 50 mg de amitriptilina[10,11]. As dosagens consideradas terapêuticas para a depressão provocam importantes alterações na arquitetura do sono pela supressão de sono REM. Os tricíclicos também podem exacerbar síndrome de pernas inquietas e movimentos periódicos de membros inferiores e precipitar transtorno comportamental do sono REM, além de provocar insônia rebote na retirada abrupta. Os antidepressivos tricíclicos apresentam ação anticolinérgica com importantes efeitos colaterais, incluindo boca seca, constipação, além de hipotensão postural, os quais limitam o uso, especialmente em idosos[10,11].

Mirtazapina

A mirtazapina é classificada como antidepressivo atípico, com efeitos noradrenégico e serotoninérgico e resultado sedativo relacionado à ação farmacológica antagonista histaminérgica H1, 5-HT2 e alfa-1-adrenérgica. Essas características farmacológicas fazem a mirtazapina ser indicada em pacientes deprimidos com insônia[12]. Nenhum estudo avalia o efeito hipnótico da mirtazapina no transtorno de insônia. Quando utilizada em adultos saudáveis, aumentou a eficiência do sono e a porcentagem de N3 (sono de ondas lentas) na primeira noite no registro por polissonografia[13]. A maioria dos estudos disponíveis avalia o efeito sedativo da mirtazapina em pacientes deprimidos e, neles, a mirtazapina na dosagem de 30 mg provocou melhora subjetiva da qualidade do sono e redução de despertares após o início do sono, porém ela falha por não ser comparada a placebos ou agonistas seletivos do receptor GABA-A[14]. Ainda em pacientes deprimidos, quando comparada a inibidor da recaptação de serotonina, a mirtazapina promoveu melhora significativa na qualidade do sono em controle por polissonografia, entretanto, apresenta importantes efeitos sedativos e prejuízo na função psicomotora em comparação ao placebo e à trazodona[15]. A dosagem recomendada varia de 15 a 45 mg/dia, porém as menores dosagens são mais sedativas. As dosagens de 30 mg e o aumento progressivo de 15 mg para 30 mg aplicadas em deprimidos igualmente mostraram redução da latência do sono e aumento do tempo total de sono, porém provocaram sonolência na primeira semana de utilização da medicação, a qual reduziu ao longo da segunda semana, além de a dosagem fixa ter se mostrado superior à escalonada na melhora da qualidade do sono. Os efeitos colaterais mais descritos são sonolência e sedação, hipotensão postural, boca seca, cefaleia, inchaço, aumento de apetite e ganho de peso, em comparação com os demais antidepressivos[15].

Agomelatina

A agomelatina é um antidepressivo aprovado para o tratamento de depressão maior, porém com características farmacológicas únicas com capacidade de interferir na sincronização do ritmo circadiano. Trata-se de um agonista de receptor melatoninérgico (MT1/MT2) e antagonista 5-HT2C[16]. É bem tolerada nas dosagens de 25 e 50 mg na melhora dos sintomas depressivos e de ansiedade em pacientes com depressão maior e inclui efeitos positivos na avaliação subjetiva da melhora da qualidade do sono desde as primeiras semanas de utilização. Estudos comparativos entre agomelatina e inibidores da recaptação da serotonina mostram que a agomelatina é igualmente eficaz na melhora da depressão, entretanto é vantajosa na redução da latência do sono e preserva os ciclos de sono sem causar sonolência diurna[17,18]. Os efeitos colaterais incluem náuseas e tonteiras temporárias. A agomelatina pode provocar o aumento de transaminases hepáticas, especialmente em dosagens de 50 mg, sendo recomendado o acompanhamento com testes de função hepática ao longo das primeiras 2 a 24 semanas de tratamento[16].

Ramelteona

A ramelteona (Rozeren®) é um hipnótico agonista melatoninérgico tipo 1 (MT1) e tipo 2 (MT2) aprovado para o tratamento da insônia crônica, que quase não possui afinidade por outros receptores, como dopamina, serotonina, GABA, opioides e histamina. O efeito mais robusto da ramelteona é a indução do sono pela sua meia-vida curta. Apresenta menor risco de sonolência diurna, insônia rebote ou tolerância. A ramelteona tem maior afinidade pelos receptores melatoninérgicos, é seletivos, tem metabólito ativo que confere maior duração do efeito e é mais potentes que a própria melatonina. Em adultos com insônia crônica, causam melhora subjetiva e objetiva na redução da latência para início do sono e aumento no seu tempo total[19]. Em mulheres já na menopausa, revelou melhora subjetiva da insônia[20]. Em crianças, um estudo mostrou melhora subjetiva e objetiva do sono[17-21].

Melatonina

A melatonina (N-acetil-5-metoxitriptamina) é um hormônio secretado pela glândula pineal no período escuro nos seres humanos. A melatonina é disponível quando o triptofano é convertido em serotonina e, a seguir, convertido em melatonina na glândula pineal. Seus níveis séricos diminuem com a idade, e sua secreção aumenta com o decorrer da noite, com pico entre 2 e 4 horas, na maioria dos indivíduos. Ela pode influenciar na promoção do sono e no ciclo sono-vigília por meio da ativação de receptores específicos MT1 (melatonina 1a) e MT2 (melatonina 1b). Ambos os receptores têm alta concentração no SNC[22,23].

A administração exógena de melatonina também promove o sono, no entanto a máxima efetividade hipnótica depende do horário da administração, já que é influenciada pela fase do ritmo circadiano. Em indivíduos jovens e idosos com insônia crônica, os níveis de melatonina tendem a estar mais baixos que nos controles normais[24]. Sua absorção é rápida, a meia-vida é curta, e, quando comparada aos agonistas seletivos GABA-A, seus efeitos em reduzir a latência do sono e os despertares noturnos são discretos.

Quanto à efetividade da melatonina no tratamento da insônia, os estudos mostram resultados ainda controversos. O uso da melatonina (doses de 0,3 a 5 mg) para insônia crônica pode não ter efeito nenhum sobre o sono, tanto em adultos como em idosos[25]. No entanto, outros estudos mostram melhora subjetiva na latência para iniciar o sono, sem aumentar o seu tempo total em adultos[26]. Poucos estudos em adultos mostram que a melatonina causa melhora objetiva no sono por meio de avaliação com polissonografia[26]. Em idosos com insônia de manutenção, a melatonina diminui a queixa subjetiva. Em crianças com diagnóstico de déficit de atenção/hiperatividade ou autismo a melatonina combinada com higiene do sono pode ser efetiva para tratar insônia, reduzindo a latência para início do sono[27,28]. Efeitos colaterais como sonolência, cefaleia, boca seca, gosto ruim na boca, enurese em criança, zumbido, fadiga e náuseas não diferem do placebo. Não causam insônia de rebote, dependência e/ou abstinência[28].

Antipsicóticos atípicos

Os antipsicóticos atípicos, particularmente olanzapina e quetiapina, são utilizados para o manejo da insônia associada a quadros com indicação primária para tratamento com antipsicóticos, como transtorno bipolar, psicoses e depressão refratária ao tratamento[29].

O efeito sedativo ocorre pela ação anti-histamínica H1, porém a ação antagonista 5-HT2C também pode estar relacionada. Poucos estudos controlados e metanálises avaliam o efeito dos antipsicóticos na insônia[30].

Olanzapina e quetiapina melhoram o sono em voluntários saudáveis e em insones, aumentando a eficiência do sono e sua continuidade; entretanto, o tempo de uso e o número de indivíduos são pequenos para serem considerados primeira escolha como hipnóticos[31].

Pela farmacocinética de atuar em múltiplos sistemas neurotransmissores, os efeitos adversos dos antipsicóticos atípicos são frequentes. Ganho de peso, síndrome metabólica, sintomas extrapiramidais, sedação e aumento do número de movimentos periódicos de membros inferiores são relatados com a quetiapina, por isso seu uso deve ser desaconselhado como tratamento isolado da insônia.

Anticonvulsivantes

Muitos anticonvulsivantes, entre eles gabapentina, tiagabina, pregabalina e gaboxadol, atuam aumentando a função gabaérgica e, com isso, são relacionados à melhora da qualidade do sono em insones, epilépticos, portadores de dor crônica e de ansiedade[32]. Os efeitos da gabapentina e da pregabalina no sono não são totalmente compreendidos, porém ambos reduzem a latência do sono[33] e aumentam o sono de ondas lentas em pacientes com epilepsia e insônia[33]. Em razão de seus efeitos colaterais, como sedação diurna e tontura, não são a primeira escolha no tratamento da insônia.

O gaboxadol também pertence ao grupo, sendo um agonista do receptor GABA-A, pelo qual os efeitos sedativos são bem mais compreendidos. Provoca redução de despertares noturnos e aumento de sono de ondas lentas na ausência de prejuízo cognitivo diurno em pacientes com insônia[34]. Esse fármaco não está disponível no país.

Anti-histamínicos

Os anti-histamínicos, entre eles prometazina, hidroxizina e difenidramina, apresentam efeitos sedativos e são utilizados aleatoriamente para a insônia, porém há poucas evidências dos efeitos no sono e não existem estudos controlados com placebos em insones[35]. A difenidramina provoca sonolência em pacientes psiquiátricos, porém seu efeito sedativo é transitório em indivíduos saudáveis[36].

Valeriana

Os mecanismos da valeriana não são totalmente compreendidos, porém o medicamento apresenta atividade similar a dos agonistas GABAérgicos, com efeito sedativo, ansiolítico e miorrelaxante. A valeriana é bem tolerada, e seus efeitos colaterais são pouco relevantes, inclusive em causar sonolência diurna[37]. Quando utilizada em adultos saudáveis e em insones, ela mostra a redução na latência do sono, porém os estudos são inconsistentes em provar a efetividade da planta na manutenção do sono em comparação ao placebo[38,39]. O extrato de raiz de valeriana mais comumente utilizado é a *Valeriana officinalis*, que interage com neurotransmissores, como GABA, e produz liberação dose-dependente. A valeriana também inibe a degradação enzimática do GABA no cérebro, levando a um efeito sedativo[40]. Ela é classificada como sedativo e hipnótico leve.

Em estudos de revisão sistemática com metanálise, a valeriana não foi eficaz na redução objetiva da latência de sono avaliada por meio de parâmetros da polissonografia e aplicação de questionários. A valeriana mostrou resultados significativos na melhora subjetiva da qualidade de sono avaliada por variável dicotômica (sim ou não)[41]. Os estudos disponíveis demonstram diferenças na metodologia em relação a: critério de inclusão e exclusão; preparação da valeriana utilizada (tipo da valeriana e método de extração); dosagem da valeriana; e em relação aos desfechos avaliados, o que dificulta uma conclusão sobre a eficácia.

A combinação da valeriana com lúpulo (*Humulos lupulus*) pode ser mais eficaz na redução da latência de sono em comparação com a valeriana isolada, sugerindo afinidade pelos receptores MT1 e MT2 (melatonina), A1 adenosinérgico e 5-HT (serotoninérgico)[42].

NOVAS PERSPECTIVAS

Antagonistas dos receptores de hipocretina (não disponíveis no Brasil)

O mais novo lançamento aprovado pela Food and Drugs Administration (FDA), em agosto de 2014, para o tratamento da insônia inicial e de manutenção foi o suvorexanto. É um antagonista seletivo do receptor de hipocretina-1 e 2. A hipocretina-1 e 2 (também denominada orexina A e B) é um neurotransmissor responsável pela manutenção da vigília. Os corpos celulares dos neurônios produtores de hipocretina estão localizados no hipotálamo dorsolateral e enviam projeções para maior parte das regiões do SNC envolvidas na regulação da vigília. Os neurônios hipocretinérgicos disparam com maior frequência durante a vigília e não mostram quase nenhuma atividade durante o sono. Pacientes com narcolepsia-cataplexia também têm grande redução dos níveis de hipocretina no líquido cerebrospinal em comparação com controles[43].

Seu uso deve-se iniciar na dose de 10 mg até o máximo de 20 mg, com cuidado em mulheres e obesos, e pode apresentar interações medicamentosas com outras substâncias (cetoconazol, claritromicina, fenitoína, carbamazepina e fenobarbital). Doses acima de 20 mg não foram liberadas pela FDA em virtude de sonolência na direção. Tem uma meia-vida aproximada de 12 horas. Liga-se à proteína plasmática com biodisponibilidade de 82%. A tomada deve ser com estômago vazio, tem início de ação em 30 a 60 minutos e precisa ser suspensa caso não tenha, pelo menos, 7 horas de expectativa de sono. O pico de concentração plasmática (Tmáx) foi de 2 horas. Caso seja administrado após alimentação, o Tmáx pode atrasar em até 90 minutos.

Efeitos colaterais observados foram: fadiga, sonolência, cefaleia, boca seca, tosse e aumento de incidência de infecção respiratória[44]. Vale dizer que uma enfermidade tão complexa quanto a insônia não possui um tratamento único. Os medicamentos apresentados são apenas uma ferramenta para auxiliar o médico a mudar hábitos perpetuadores, geradores de insônia e de má higiene do sono. É necessário sempre instituir a terapia cognitivo-comportamental para insônia (TCC-I). Outras estratégias terapêuticas também se encontram disponíveis, principalmente quando o binômio insônia-depressão ocorre.

O almorexanto e o lemborexanto são outros agentes antagonistas dos receptores de hipocretina ou orexina que vem sendo avaliados com alguns resultados promissores no tratamento da insônia em idosos[45].

Veja na Tabela 1 os principais medicamentos utilizados no tratamento farmacológico da insônia, assim como suas doses, meia-vida, ação no sono e efeitos colaterais.

TABELA 1 Principais fármacos para o tratamento da insônia, dosagem, meias-vidas, efeitos no sono e efeitos colaterais

Fármaco	Dosagem	Meia-vida	Efeito no sono	Efeitos colaterais
Agonistas GABA				
Eszopiclona	2-3 mg	5,0 h		Sonolência e boca amarga
Zolpidem VO	5 a 10 mg	2,4 h	Todos: reduz a latência do sono, não reduz sono REM	Para todos: tontura, vertigem, cefaleia, amnésia e sintomas gastrointestinais
Zolpidem CR	6,25 a 12,5 mg	2,4 h		
Zolpidem SL	5,0 mg	2,4 h		
Zopiclona	7,5 mg	5,0 h		Sonolência e boca amarga
Antidepressivos sedativos				
Amitriptilina	25 a 100 mg	10-28 h	Aumenta o tempo total de sono, reduz a latência do sono, sono REM, sono N2 e aumenta a latência do sono REM	Tontura, sonolência, vertigem, boca seca, constipação, retenção urinária, arritmias, hipotensão ortostática, ganho de peso Exacerbar inquietação de pernas, movimentos periódicos de membros inferiores ou distúrbio comportamental do sono REM
Doxepina (manipulado)	3 a 6 mg	8,24 h		
Mirtazapina	7,5 a 30 mg	20-40 h	Aumenta o tempo total de sono, reduz a latência do sono, tempo acordado após o início do sono	Tontura, sedação, vertigem, aumento do apetite e ganho de peso, raramente alterações sanguíneas
Trazodona	50 a 150 mg	7 h	Reduz a latência do sono e o tempo acordado após o início do sono, aumenta as ondas lentas	Tontura, vertigem, sonolência, hipotensão postural, priapismo
Agomelatina	25 a 50 mg	2,3 h	Auxilia na ressincronização do sono	Tontura, náuseas, aumenta as transaminases hepáticas
Anticonvulsivantes				
Gabapentina	300 a 600 mg	5 a 7 h	Pouca redução no tempo acordado após o início do sono, aumenta as ondas lentas	Sonolência, tontura, ataxia, tremor, diplopia, borramento da visão, edema periférico

(continua)

TABELA 1 Principais fármacos para o tratamento da insônia, dosagem, meias-vidas, efeitos no sono e efeitos colaterais (*continuação*)

Fármaco	Dosagem	Meia-vida	Efeito no sono	Efeitos colaterais
Anticonvulsivantes				
Pregabalina	50a a 100 mg	6 h	Reduz a latência do sono, aumenta as ondas lentas	Sonolência, tontura, ataxia, edema periférico
Tiagabina (indisponível no Brasil)	4 a 8 mg	7 a 9 h	Reduz o tempo acordado após o início do sono, aumenta as ondas lentas	Sonolência, tontura, ataxia, astenia, dor abdominal, diarreia e náuseas, risco de convulsão
Antipsicóticos				
Olanzapina	5 a 10 mg	21 a 54 h	Pouca interferência na redução da latência do sono, diminui o tempo acordado após o início do sono, aumenta as ondas lentas, pouca ou nenhuma redução do sono REM	Sonolência, tontura, tremor, agitação, astenia, boca seca, dispepsia, hipotensão, ganho de peso
Quetiapina	25 a 200 mg	6 h	Reduz o tempo acordado após o início do sono, aumenta as ondas lentas	Sonolência, tontura, ataxia, astenia, dor abdominal, diarreia e náuseas, risco de convulsão
Agonistas do receptor de melatonina				
Ramelteona	8 mg	2,6 h	Reduz a latência do sono	Sonolência, tontura e fadiga
Antagonista do receptor de hipocretina				
Suvorexante (indisponível no Brasil)	10 a 20 mg	12 h	Reduz a latência do sono e aumenta a eficiência do sono	Sonolência, cefaleia, fadiga, boca seca, tosse
Lemborexante (indisponível no Brasil)	5 a 10mg	17 a 19 h	Reduz a latência do sono e aumenta a eficiência do sono	Sonolência, cefaleia, fadiga, pesadelos, paralisia do sono, alucinações hipnagógicas

CONSIDERAÇÕES FINAIS

A insônia, na condição de doença crônica, pode necessitar de tratamento farmacológico. A escolha do fármaco para o tratamento da insônia irá depender de sua propriedade farmacológica, eficácia, segurança e tempo de ação.

Hipnóticos seletivos de receptor GABA-A (zolpidem, zopiclona e eszopiclona) são drogas de escolha no tratamento farmacológico nos pacientes com transtorno de insônia pela eficácia, pelo baixo risco de efeitos na função motora e cognitiva e preservação da estrutura do sono fisiológico, em comparação com as demais classes de medicamentos sedativos.

Agonistas melatoninérgicos são drogas recomendadas para o tratamento do transtorno da insônia, principalmente em populações especiais, como idosos e pacientes com doenças pulmonares e cardíacas. Antagonistas de receptores da hipocretina são as drogas mais recentes para o tratamento do transtorno da insônia com eficácia comprovada após 1 ano de uso clínico. A presença de doenças associadas à insônia, entre elas depressão ou sintomas depressivos, favorece o uso de antidepressivos sedativos como tratamento de escolha ou associado.

A trazodona e a doxepina são recomendadas no tratamento da insônia, principalmente quando associada à depressão. Antipsicóticos atípicos e anticonvulsivantes, apesar de efeitos sedativos, não são a primeira escolha no tratamento da insônia. Entretanto, são sedativos quando utilizados na insônia associada a quadros psicóticos, transtorno bipolar ou depressão refratária e dor crônica. Anti-histamínicos apresentam efeito sedativo limitado no tratamento da insônia, por isso não são indicados para o manejo da insônia crônica. Valeriana apresenta efeito sedativo, ansiolítico e miorrelaxante, porém não existem evidências suficientes de seu efeito hipnótico no tratamento da insônia.

A melatonina não é recomendada para tratamento do transtorno da insônia. Nos idosos com dificuldade para iniciar o sono, a melatonina pode ser um tratamento opcional.

Benzodiazepínicos não são drogas de escolha para tratar insônia e, caso sejam prescritos em situações comórbidas, devem ser administrados em populações bem selecionadas e por curto período, pela possibilidade de dependência, tolerância, síndrome de abstinência, alterações cognitivas, entre outros.

Tratar insônia é um desafio na prática clínica. O sucesso do tratamento farmacológico da insônia depende de uma estratégia baseada na escolha adequada do melhor medicamento, acarretando maior efetividade, menores efeitos adversos e baixas dependência e tolerância.

REFERÊNCIAS

1. Wiegand MH. Antidepressants for the treatment of insomnia: a suitable approach? Drugs. 2008;68(17):2411-7.
2. Schutte-Rodin S, Broch L, Buysse D, Dorsey C, Sateia M. Clinical guideline for the evaluation and management of chronic insomnia in adults. J Clin Sleep Med. 2008;4(5):487-504.
3. Qaseem A, Snow V, Denberg TD, Forciea MA, Owens DK; Clinical Efficacy Assessment Subcommittee of American College of Physicians. Using second-generation antidepressants to treat depressive disorders: a clinical practice guideline from the American College of Physicians. Ann Intern Med. 2008;149(10):725-33. Erratum in: Ann Intern Med. 2009;150(2):148.
4. Thakkar MM. Histamine in the regulation of wakefulness. Sleep Med Rev. 2011;15(1):65-74.
5. Mittur A. Trazodone: properties and utility in multiple disorders. Expert Rev Clin Pharmacol. 2011;4(2):181-96.

6. Walsh JK, Ermann M, Erwin CW, Jamieson A, Mahowald M. Subjective hypnotic efficacy of trazodone and zolpidem in DSMIII–R primary insomnia. Human Psychopharmacology. 1998;13(3):191-8.
7. Roth AJ, McCall WV, Liguori A. Cognitive, psychomotor and polysomnographic effects of trazodone in primary insomniacs. J Sleep Res. 2011;20(4):552-8.
8. Sheehan DV, Croft HA, Gossen ER, Levitt RJ, Brullé C, Bouchard S, et al. Extended-release Trazodone in Major Depressive Disorder: A Randomized, Double-blind, Placebo-controlled Study. Psychiatry (Edgmont). 2009;6(5):20-33.
9. Krystal AD, Lankford A, Durrence HH, Ludington E, Jochelson P, Rogowski R, et al. Efficacy and safety of doxepin 3 and 6 mg in a 35-day sleep laboratory trial in adults with chronic primary insomnia. Sleep. 2011;34(10):1433-42.
10. Lankford A, Rogowski R, Essink B, Ludington E, Heith Durrence H, Roth T. Efficacy and safety of doxepin 6 mg in a four-week outpatient trial of elderly adults with chronic primary insomnia. Sleep Med. 2012;13(2):133-8.
11. Krystal AD, Durrence HH, Schat M, Jochelson P, Rogowski R, Ludington E, et al. Efficacy and safety of doxepin 1 mg and 3 mg in a 12-week sleep laboratory and outpatient trial of elderly subjects with chronic primary insomnia. Sleep. 2010;33(11):1553-61.
12. Schittecatte M, Dumont F, Machowski R, Cornil C, Lavergne F, Wilmotte J. Effects of mirtazapine on sleep polygraphic variables in major depression. Neuropsychobiology. 2002;46(4):197-201.
13. Winokur A, Sateia MJ, Hayes JB, Bayles-Dazet W, MacDonald MM, Gary KA. Acute effects of mirtazapine on sleep continuity and sleep architecture in depressed patients: a pilot study. Biol Psychiatry. 2000;48(1):75-8.
14. Dolder CR, Nelson MH, Iler CA. The effects of mirtazapine on sleep in patients with major depressive disorder. Ann Clin Psychiatry. 2012;24(3):215-24.
15. Sasada K, Iwamoto K, Kawano N, Kohmura K, Yamamoto M, Aleksic B, et al. Effects of repeated dosing with mirtazapine, trazodone, or placebo on driving performance and cognitive function in healthy volunteers. Hum Psychopharmacol. 2013;28(3):281-6.
16. Kasper S, Hajak G, Wulff K, Hoogendijk WJ, Montejo AL, Smeraldi E, et al. Efficacy of the novel antidepressant agomelatine on the circadian rest-activity cycle and depressive and anxiety symptoms in patients with major depressive disorder: a randomized, double-blind comparison with sertraline. J Clin Psychiatry. 2010;71(2):109-20.
17. Gross PK, Nourse R, Wasser TE. Ramelteon for insomnia symptoms in a community sample of adults with generalized anxiety disorder: an open label study. J Clin Sleep Med. 2009;5(1):28-33.
18. Erman M, Seiden D, Zammit G, Sainati S, Zhang J. An efficacy, safety, and dose-response study of Ramelteon in patients with chronic primary insomnia. Sleep Med. 2006;7(1):17-24.
19. Dobkin RD, Menza M, Bienfait KL, Allen LA, Marin H, Gara MA. Ramelteon for the treatment of insomnia in menopausal women. Menopause Int. 2009;15(1):13-8.
20. Bellon A. Searching for new options for treating insomnia: are melatonin and ramelteon beneficial? J Psychiatr Pract. 2006;12(4):229-43.
21. Braam W, van Geijlswijk I, Keijzer H, Smits MG, Didden R, Curfs LM. Loss of response to melatonin treatment is associated with slow melatonin metabolism. J Intellect Disabil Res. 2010;54(6):547-55.
22. MacMahon KM, Broomfield NM, Espie CA. A systematic review of the effectiveness of oral melatonin for adults (18 to 65 years) with delayed sleep phase syndrome and adults (18 to 65 years) with primary insomnia. Curr Psychiatry Rev. 2005;1:103-13.
23. Ellis CM, Lemmens G, Parkes JD. Melatonin and insomnia. J Sleep Res. 1996;5(1):61-5.
24. Baskett JJ, Broad JB, Wood PC, Duncan JR, Pledger MJ, English J, et al. Does melatonin improve sleep in older people? A randomised crossover trial. Age Ageing. 2003;32(2):164-70.
25. Wade AG, Ford I, Crawford G, McMahon AD, Nir T, Laudon M, et al. Efficacy of prolonged release melatonin in insomnia patients aged 55-80 years: quality of sleep and next-day alertness outcomes. Curr Med Res Opin. 2007;23:2597-605.
26. Carranza-LS, García López F. Melatonin and climactery. Med Sci Monit. 2000;6(6):1209-12.
27. Weiss MD, Wasdell MB, Bomben MM, Rea KJ, Freeman RD. Sleep hygiene and melatonin treatment for children and adolescents with ADHD and initial insomnia. J Am Acad Child Adolesc Psychiatry. 2006;45(5):512-9.

28. Bendz LM, Scates AC. Melatonin treatment for insomnia in pediatric patients with attention-deficit/hyperactivity disorder. Ann Pharmacother. 2010;44(1):185-91.
29. Kudo Y, Kurihara M. Clinical evaluation of diphenhydramine hydrochloride for the treatment of insomnia in psychiatric patients: a double-blind study. J Clin Pharmacol. 1990;30(11):1041-8.
30. Scherk H, Pajonk FG, Leucht S. Second-generation antipsychotic agents in the treatment of acute mania: a systematic review and meta-analysis of randomized controlled trials. Arch Gen Psychiatry. 2007;64(4):442-55.
31. Wiegand MH, Landry F, Brückner T, Pohl C, Veselý Z, Jahn T. Quetiapine in primary insomnia: a pilot study. Psychopharmacology (Berl). 2008;196(2):337-8.
32. Rose MA, Kam PC. Gabapentin: pharmacology and its use in pain management. Anaesthesia. 2002;57(5):451-62.
33. Bazil CW, Dave J, Cole J, Stalvey J, Drake E. Pregabalin increases slow-wave sleep and may improve attention in patients with partial epilepsy and insomnia. Epilepsy Behav. 2012;23(4):422-5.
34. Lundahl J, Deacon S, Maurice D, Staner L. EEG spectral power density profiles during NREM sleep for gaboxadol and zolpidem in patients with primary insomnia. J Psychopharmacol. 2012;26(8):1081-7.
35. Adam K, Oswald I. The hypnotic effects of an antihistamine: promethazine. Br J Clin Pharmacol. 1986;22(6):715-7.
36. Kudo Y, Kurihara M. Clinical evaluation of diphenhydramine hydrochloride for the treatment of insomnia in psychiatric patients: a double-blind study. J Clin Pharmacol. 1990;30(11):1041-8.
37. Sarris J, Byrne GJ. A systematic review of insomnia and complementary medicine. Sleep Med Rev. 2011;15(2):99-106.
38. Taibi DM, Landis CA, Petry H, Vitiello MV. A systematic review of valerian as asleep aid: safe but not effective. Sleep Med Rev. 2007;11(3):209-30.
39. Bent S, Padula A, Moore D, Patterson M, Mehling W. Valerian for sleep: a systematic review and meta--analysis. Am J Med. 2006;19(12):1005-12.
40. Salter S, Brownie S. Treating primary insomnia – the efficacy of valerian and hops. Aust Fam Physician. 2010;39(6):433-7.
41. Fernández-San-Martín MI, Masa-Font R, Palacios-Soler L, Sancho-Gómez P, Calbó-Caldentey C, Flores-Mateo G. Effectiveness of valerian on insomnia: a meta-analysis of randomized placebo-controlled trials. Sleep Med. 2010;11(6):505-11.
42. Koetter U, Schrader E, Käufeler R, Brattström A. A randomized, double blind, placebo-controlled, prospective clinical study to demonstrate clinical efficacy of a fixed valerian hops extract combination (Ze 91019) in patients suffering from non-organic sleep disorder. Phytother Res. 2007;21(9):847-51.
43. Watson CJ, Baghdoyan HA, Lydic R. Neuropharmacology of sleep and wakefulness. Sleep Med Clin. 2010;5(4):513-28.
44. Lee-iannotti JK, Parish JM. Suvorexant: a promising, novel treatment for insomnia. Neuropsychiatr Dis Treat. 2016;25:491-5.
45. Hoever P, Hay J, Rad M, Cavallaro M, van Gerven JM, Dingemanse J. Tolerability pharmacokinetics, and pharmacodynamics of single-dose almorexant, an orexinreceptor antagonist, in healthy elderly subjects. J Clin Psychopharmacol. 2013;33(3):363-70.

CAPÍTULO 30

TERAPIA COGNITIVO-COMPORTAMENTAL PARA INSÔNIA (TCC-I)

Renatha El Rafihi-Ferreira
Andrea Bacelar Rêgo
Luciano Ribeiro Pinto Junior

Pontos-chave

- O foco da TCC-I são nos fatores ambientais, comportamentais e cognitivos envolvidos na etiologia e na cronicidade da insônia.
- A TCC-I é altamente eficaz para o tratamento da insônia crônica.
- A TCC-I pode ser aplicada no formato individual, em grupo ou *on-line*.
- A TCC-I produz efeitos positivos em pacientes de diferentes idades, com e sem comorbidades.

POR QUE UM TRATAMENTO NÃO FARMACOLÓGICO?

Os tratamentos comportamentais para insônia têm foco nos fatores ambientais, comportamentais e cognitivos que estão envolvidos na etiologia e na cronicidade da insônia. Sobre esse aspecto, Spielman et al.[1] postulam que o desenvolvimento e a manutenção da insônia são resultados de fatores de predisposição, precipitação e perpetuação.

Os fatores de predisposição aumentam o risco para o transtorno de insônia e estendem-se pela esfera biopsicossocial[2,3]. Fatores biológicos incluem hiperexcitação fisiológica, hiper-reatividade e diminuição do impulso homeostático do sono[2,3]. Fatores psicológicos incluem preocupação em excesso com padrão ruminativo[3]. Fatores sociais envolvem pressões sociais para dormir de acordo com horários não preferidos ou confortáveis para o indivíduo[2].

Alguns eventos podem interagir com os fatores de predisposição e produzir a interrupção do sono. Esses são conhecidos como fatores precipitantes, que também abrangem o espectro biopsicossocial: doenças clínicas (fatores biológicos), diagnóstico psiquiátrico e/ou reações agudas de estresse (fatores psicológicos), mudanças no ambiente social (fatores sociais) que exigem modificações e podem interromper o sono do indivíduo, situações como divórcio, desemprego, crise financeira e mudança de emprego[2,3].

Os fatores que perpetuam a insônia são aqueles relacionados às estratégias mal adaptativas para lidar com o problema de sono transitório ou agudo na tentativa de dormir mais[2,3]. Os fatores perpetuantes envolvem hábitos e crenças em relação ao sono. Exemplo desses hábitos e comportamentos são: ir para cama mais cedo ou estender o tempo na cama para compensar o sono perdido, falta de regularidade nos horários de dormir e acordar, cochilos durante o dia, consumo excessivo de estimulantes, como consumo de cafeína para manutenção da vigília etc. Exemplos de crenças, referem-se às preocupações e às expectativas exacerbadas em relação ao sono ou às consequências da insônia[1-3]. Assim, a cronicidade da insônia é resultado de fatores perpetuantes caracterizados por hábitos e crenças sobre o sono, que são o foco terapêutico da terapia cognitivo-comportamental para insônia (TCC-I).

TERAPIA COGNITIVO-COMPORTAMENTAL PARA INSÔNIA (TCC-I)

A TCC-I é um tratamento diretivo e estruturado, composto de técnicas comportamentais e cognitivas distribuídas em torno de oito sessões[4,5]. As estratégias comportamentais incluem psicoeducação sobre sono, higiene do sono, controle de estímulos, restrição de tempo na cama e relaxamento. As estratégias cognitivas focam em crenças, expectativas e pensamentos relacionados ao sono e às consequências da insônia[2-5].

É importante mencionar que nas intervenções comportamentais, avaliação e tratamento caminham juntos e devem acompanhar todo o processo terapêutico. A avaliação do sono consiste na etapa inicial do tratamento. As medidas prospectivas, como o diário de sono e a actigrafia, são ferramentas de extrema importância também na condução do tratamento não farmacológico.

AVALIAÇÃO DO SONO

Diário de sono

Avaliação subjetiva do sono, com o objetivo de registrar os horários em que o paciente dormiu e despertou, estimativa de quanto tempo demorou a adormecer e o número e duração dos despertares ao longo da noite. O preenchimento do diário deve ocorrer antes (duas semanas), durante e após o tratamento (duas semanas).

Actigrafia

Avaliação objetiva do sono, o actígrafo, um monitor de atividade motora, é um instrumento equipado com um acelerômetro. Tem a forma e o tamanho de um relógio, pode ser usado no pulso e se destina a medir indiretamente o sono por meio da quantificação e da análise da atividade motora. Entre as medidas fornecidas pela actigrafia destacam-se: horário de dormir e acordar, tempo total de sono, latência para o início do sono, número e duração dos despertares noturnos e eficiência do sono[6].

Psicoeducação sobre o sono

A etapa inicial do tratamento comportamental para insônia envolve entrevista com o paciente e explicação dos registros de diário de sono, ressaltando a importância da avaliação prospectiva do sono. Nesse momento, o profissional fornece informações sobre o sono normal, cronotipo, diagnóstico da insônia e fatores envolvidos na perpetuação da insônia.

Higiene do sono

Refere-se a hábitos e comportamentos que podem favorecer a qualidade do sono. A Tabela 1 apresenta as principais orientações referentes à higiene do sono.

TABELA 1 Instruções/recomendações de higiene do sono

Ambiente do sono	▪ Ambiente confortável (colchão, travesseiro, roupa de cama) ▪ Temperatura do ambiente agradável ▪ Quarto escuro e silencioso ▪ Retirar os eletrônicos do quarto
Iluminação	▪ Evitar o uso de telas (computador, *notebook*, *tablet*, celular e TV) ao menos 1 hora antes de dormir ▪ Reduzir a iluminação ao escurecer ▪ Se expor regularmente à luz solar nas primeiras horas da manhã
Horário regular	▪ Manter regularidade nos horários de ir para a cama ▪ Acordar todos os dias no mesmo horário
Rotina antes de dormir	▪ Estabelecer uma rotina pré-sono de 30-40 minutos antes de dormir com atividades calmas que terminem no quarto de dormir
Rotina durante o dia	▪ Ser ativo(a) físico e mentalmente ▪ Praticar atividade física regular ▪ Atividades físicas e esportes devem ser evitados à noite, em um espaço de pelo menos 3 horas entre a atividade e o sono ▪ Ter horários regulares para refeições, trabalho, estudo, esporte/atividade física ▪ Evitar cochilos diurnos
Alimentação e ingestão de substâncias	▪ EVITAR, principalmente à noite: ▪ Energéticos ou substâncias estimulantes ▪ Produtos que contenham cafeína ▪ Líquidos em excesso ▪ Alimentos pesados e ricos em gorduras ▪ Álcool e nicotina

INTERVENÇÕES COMPORTAMENTAIS

Controle de estímulos

Este método propõe que a insônia é uma resposta condicionada aos fatores ambientais (quarto e cama) e temporais (tempo na cama) relacionados ao sono. Os estímulos temporais e ambientais que eram anteriormente eliciadores de sono, tornam-se associados com o despertar e permanecer em atividade. O objetivo dessa técnica é reforçar ou restabelecer a associação entre cama/quarto de dormir com um rápido início do sono. Orientações incluem:

- Ir para cama apenas quando estiver sonolento.
- Utilizar a cama apenas para o sono e relações sexuais.
- Se após deitar, não conseguir adormecer em até 20 minutos, sair da cama e retornar apenas quando sentir sono.
- Não cochilar.
- Ter regularidade quanto ao horário de acordar, independentemente do horário em que foi dormir e de quanto tempo dormiu[2-5].

Restrição de tempo de cama e de sono

A terapia de restrição de tempo de cama e de sono tem como objetivo limitar o tempo despendido na cama para que este se aproxime do tempo total de sono. Essa estratégia visa restringir a quantidade de tempo que o paciente passa na cama, diminuindo ao longo dos dias sua latência e fragmentação do sono e aumentando a qualidade e a eficiência do sono[2-5]. Para a execução da técnica, é necessário acompanhar os registros de sono a partir do diário de sono ou actigrafia para cálculo da média do tempo total de sono das duas semanas de avaliação anteriores à aplicação desse procedimento. O principal efeito dessa técnica é proporcionar privação parcial de sono para produzir um rápido surgimento do sono, melhorando sua continuidade e aprofundamento.

ALERTA

- A restrição de tempo na cama não pode ser inferior a 5 horas.
- Para a população idosa, é necessária uma readaptação da técnica.
- Contraindicação: pacientes com história de mania, convulsões, parassonias, distúrbios respiratórios de sono ou que operam máquinas pesadas

Relaxamento

As técnicas de relaxamento visam a redução da estimulação fisiológica e/ou cognitiva que interferem no ato de dormir. O relaxamento muscular progressivo, a respiração diafragmática e o relaxamento autógeno estão entre as técnicas de relaxamento amplamente utilizadas nos protocolos de TCC-I[2,4,5].

INTERVENÇÕES COGNITIVAS

A terapia cognitiva postula que o paciente com insônia apresenta crenças disfuncionais em relação ao sono, que funcionam como fatores mediadores do transtorno[5]. A terapia cognitiva objetiva alterar as cognições relacionadas ao sono (crenças, pensamentos, atitudes, expectativas e atribuições) que contribuem para a manutenção ou exacerbação da insônia. O pressuposto dessa abordagem é que a avaliação que o paciente faz do próprio sono/insônia pode desencadear emoções negativas, como medo de não dormir e ansiedade, que são incompatíveis com o sono[2,5]. Além disso, as crenças que o paciente tem pode interferir diretamente em seus hábitos, muitas vezes levando a atitudes que podem piorar o quadro de insônia[2].

O objetivo dessa terapia é identificar os pensamentos disfuncionais, de forma a substituí-las por cognições mais adaptativas. A reestruturação cognitiva se concentra em refutar e reorganizar crenças disfuncionais sobre o sono. Os alvos terapêuticos da terapia cognitiva incluem a identificação e a correção dos erros conceituais que o insone tem acerca: das expectativas irreais em relação às necessidade de sono; das causas do transtorno; dos erros atribucionais das consequências do transtorno; e dos equívocos sobre comportamentos e práticas que podem favorecer o sono[2,3].

Algumas ferramentas podem auxiliar o clínico a identificar as crenças, como o instrumento crenças e atitudes disfuncionais sobre o sono (DBAS).

Em casos de má percepção do sono, a comparação dos registros subjetivos do diário de sono com os registros objetivos da actigrafia auxilia a refutar e a trabalhar a percepção que o paciente apresenta em relação ao próprio sono.

EFICÁCIA E APLICABILIDADE DA TCC-I

O conjunto de técnicas que compõe o protocolo de TCC-I tem reportado eficácia em diversas metanálises, com mudanças positivas em diferentes padrões e variáveis de sono (eficiência e qualidade, latência de início do sono, despertar após início do sono, sintomas de insônia)[7].

Evidências adicionais apontam que a TCC-I pode ser aplicada em vários formatos, isto é, na modalidade individual, em grupo, presencial e com suporte inicial para o tratamento *on-line*[7]. A terapia em formato individual e em grupo apresenta melhores resultados que a terapia sem a presença de um profissional, como as intervenções de autoajuda[8]. Há protocolos de TCC-I em formatos breves (1-4 sessões), contudo estudos de comparação apontam para superioridade de protocolos mais longos, com mais de 4 sessões[8].

Estudos de revisão sistemática e metanálise demonstraram eficácia no tratamento da insônia em pacientes de diferentes faixas etárias (jovens a idosos), sem e com comorbidades médicas e psiquiátricas (depressão, ansiedade, dor etc.), para pacientes que não fazem uso de medicação, como também para usuários crônicos de hipnóticos[8].

TERAPIAS DE TERCEIRA GERAÇÃO

Recentemente, terapias comportamentais de terceira geração, como as terapias baseadas em *mindfulness* e a terapia de aceitação e compromisso (ACT), têm demonstrado resultados efetivos no tratamento da insônia[9,10].

Entre as terapias baseadas em *mindfulness*, destaca-se a terapia comportamental baseada em *mindfulness* para insônia (MBTI). Essa terapia combina exercícios de atenção plena com os demais componentes comportamentais presentes na TCC-I[9]. O foco dos exercícios de atenção plena é na redução da excitabilidade cognitiva presente nos pacientes insones[9].

A ACT objetiva o desenvolvimento da flexibilidade psicológica, tendo como foco a aceitação da excitação fisiológica e mental e, paralelamente, o planejamento de ações baseadas em valores[10]. Para tanto, relaciona os processos de aceitação e atenção aos processos de comprometimento e mudança de comportamento. A ACT é usada para o tratamento da insônia tanto como monoterapia (ACT-I) quanto combinado com componentes comportamentais de controle de estímulos e restrição do sono (ACT-BBI-I)[10].

Embora as intervenções baseadas em ACT e em *mindfulness* não tenham o mesmo suporte empírico no tratamento da insônia que a TCC-I, essas terapias podem servir como tratamentos alternativos ou complementares para a insônia, inclusive em pacientes refratários à TCC-I.

RESUMO FINAL E PONTOS PRÁTICOS

- A terapia cognitivo-comportamental é essencial para o tratamento da insônia, uma vez que essa terapia foca em fatores ambientais, comportamentais e cognitivos envolvidos na manutenção do transtorno.
- É uma terapia focal, estruturada, com duração em torno de 8 sessões (variando entre 4 e 10 sessões).
- É um tratamento multicomponente, composto de elementos comportamentais (higiene do sono, controle de estímulos, restrição de tempo na cama, relaxamento) e cognitivos (reestruturação cognitiva).

- O diário de sono (ou actigrafia) é ferramenta fundamental para a TCC-I, principalmente na técnica de restrição de tempo na cama e de sono.
- Alguns cuidados devem ser considerados na execução da restrição de tempo na cama e de sono.
- A TCC-I é a terapia não farmacológica para insônia com maior evidência científica.
- Recentemente terapias comportamentais de terceira geração, como a ACT e as terapias baseadas em *mindfulness* têm apresentado resultados benéficos no tratamento da insônia.

REFERÊNCIAS BIBLIOGRÁFICAS

1. Spielman AJ, Caruso LS, Glovinsky PB. A behavioral perspective on insomnia treatment. Psychiatr Clin North Am. 1987;10(4):541-53.
2. Perlis ML, Aloia M, Kuhn BR (eds). Behavioral treatments for sleep disorders: a comprehensive primer of behavioral sleep medicine interventions. Academic Press; 2010.
3. Conway SG, Muller MR, El Rafihi-Ferreira R. Tratamento não farmacológico do transtorno da insônia. In: Bacelar A, Pinto Jr LR (eds.). Insônia: do diagnóstico ao tratamento. São Caetano do Sul: Difusão; São Paulo: Associação Brasileira do Livro, 2019. p.117-37.
4. Morin CM, Kowatch RA, Barry T, Walton E. Cognitive-behavior therapy for late-life insomnia. J Consult Clin Psychol. 1993;61(1):137-46.
5. Pinto MCR. Terapia comportamental cognitiva para insônia. In: Haddad FLM, Gregório LC (eds.). Manual do residente: medicina do sono. Barueri: Manole; 2017. p.180-5.
6. Benedito-Silva AM, Souza APPV, Toscanini AC, Conway BA, Gonçalves B, Vartanian D, et al. Variáveis de sono e ritmos biológicos na actigrafia. In: Gonçalves B, Pedrazzoli M (eds.). Consenso Brasileiro de Actigrafia. São Paulo: Segmento Farma . p. 29-42.
7. Boness CL, Hershenberg R, Kaye J, Mackintosh MA, Grasso DJ, Noser A, et al. An evaluation of cognitive behavioral therapy for insomnia: a systematic review and application of Tolin's criteria for empirically supported treatments. Clin Psychol (New York). 2020;27(4):e12348.
8. van Straten A, van der Zweerde T, Kleiboer A, Cuijpers P, Morin CM, Lancee J. Cognitive and behavioral therapies in the treatment of insomnia: a meta-analysis. Sleep Med Rev. 2018;38:3-16.
9. Taylor HL, Hailes HP, Ong J. Third-wave therapies for insomnia. Curr Sleep Medicine Rep. 2015;1:166-76.
10. Paulos-Guarnieri L, Linares IPM, El Rafihi-Ferreira R. Evidence and characteristics of acceptance and commitment therapy (ACT): based interventions for insomnia: a systematic review of randomized and non-randomized trials. J Contextual Behav Sci. 2022;23:1-14.

PARTE VIII

HIPERSONIAS

CAPÍTULO 31

HIPERSONIAS: DIAGNÓSTICO DIFERENCIAL E TRATAMENTO

Renata Maria de Carvalho Cremaschi
Fernando Morgadinho Coelho

Pontos-chave

- O diagnóstico da sonolência excessiva diurna (SED) depende da análise cuidadosa da história clínica, do exame físico, dos hábitos de sono, além de fatores culturais, familiares e geográficos.
- Distúrbios no ritmo circadiano com descontrole desse complexo mecanismo circadiano podem estar relacionados com SED.
- O diagnóstico diferencial da SED depende do conhecimento sobre o tema e de uma investigação direcionada.

INTRODUÇÃO

A sonolência excessiva diurna (SED) é definida como a necessidade de dormir durante o dia ou em horários inapropriados. A SED está muito relacionada com perda da capacidade de concentração, irritabilidade e perda da qualidade de vida. Os indivíduos com SED têm maior risco de acidentes de tráfego rodoviário e de acidentes de trabalho. A qualidade de vida cai muito, e há perdas pessoais e profissionais com risco de morte em alguns casos.

A SED é uma queixa muito prevalente nos atendimentos médicos de muitas especialidades. O conhecimento das causas, do diagnóstico e do tratamento auxilia muito os profissionais de saúde no manejo desses pacientes.

É importante ressaltar que o diagnóstico diferencial de SED constitui um grande desafio em todo o mundo. Muitas são as causas de SED, como privação de sono (PS), doenças do sono (DS), distúrbio de ritmo, uso de medicamentos com mecanismo de ação no sistema nervoso central (SNC), além de doenças clínicas e psiquiátricas.

O correto diagnóstico da SED depende da análise cuidadosa da história clínica, do exame físico, dos hábitos de sono, além de fatores culturais, familiares e geográficos. Entretanto, a grande dificuldade no manejo da SED ainda é a falta de marcadores para confirmação etiológica. Exceto pela narcolepsia tipo I, cuja hipocretina no líquido cefalorraquiano é baixa, não há marcadores biológicos para as várias causas de SED.

A quantificação da SED pode e deve ser realizada de maneira objetiva. O uso da escala da sonolência de Epworth (ESE) e de estudos neurofisiológicos como o teste de múltiplas latências do sono (TMLS) faz parte do arsenal terapêutico no manejo da SED. Rotineiramente, esses exames estão apenas disponíveis em centos de referência. Certamente, os profissionais de saúde precisam estar bem preparados e motivados para perseguirem os possíveis diagnósticos de SED. É importante ressaltar que, muitas vezes, a SED é causada por doenças ou situações clínicas mais prevalentes, mas as doenças mais raras como narcolepsia não podem ser esquecidas.

Esforços de centros de medicina do sono, de profissionais e de universidades têm sido direcionados para a educação da população e dos profissionais de saúde em relação à SED. Educação continuada no tema para público leigo e profissionais de saúde tende a facilitar o diagnóstico e melhorar o entendimento dessas doenças no país.

A identificação e a correção de doenças e distúrbios de sono, além de correção de problemas médicos e psiquiátricos, são fundamentais para a boa qualidade de sono. Uma abordagem educacional com orientações sobre higiene de sono facilita a mudança de hábitos que são benéficos para um sono saudável.

Neste capítulo, será abordada a quantificação objetiva da SED e serão discutidas as principais causas com os respectivos diagnósticos e tratamento. Serão também temas deste capítulo os distúrbios do sono que se caracterizam por SED de origem no SNC, como síndrome de Kleine-Levin (SKL) e hipersonolência idiopática (HI).

DIAGNÓSTICO E QUANTIFICAÇÃO DA SONOLÊNCIA EXCESSIVA DIURNA

Escala de sonolência de Epworth

A ESE foi desenvolvida para avaliação de SED em pacientes com narcolepsia. Entretanto, após mais de 30 anos, a ESE continua sendo a ferramenta mais utilizada para se caracterizar SED em quaisquer situações. Trata-se de um questionário simples, sem necessidade de treinamento prévio, autoaplicável e que avalia a SED nos 30 dias que antecedem o teste. A ESE avalia oito situações do cotidiano e pontua como 0, 1, 2 e 3 a chance de cochilar como nenhuma, pequena, moderada e grande, respectivamente. A somatória com valores de 10 ou mais é considerada SED (Figura 1).

Qual a probabilidade de você cochilar ou dormir, e não apenas se sentir cansado, nas seguintes situações? Considere o modo de vida que você tem levado recentemente. Mesmo que você não tenha feito algumas destas coisas recentemente, tente imaginar como elas poderiam afetá-lo. Escolha o número mais apropriado para responder cada questão:

0 = nunca cochilaria
1 = pequena probabilidade de cochilar
2 = média probabilidade de cochilar
3 = grande probabilidade de cochilar

Situação	Probabilidade de cochilar			
Sentado e lendo	0	1	2	3
Assistindo à TV	0	1	2	3
Sentado, quieto, em um lugar público (por exemplo, em um teatro, reunião ou palestra)	0	1	2	3
Andando de carro por 1 hora sem parar, como passageiro	0	1	2	3
Ao deitar-se à tarde para descansar, quando possível	0	1	2	3
Sentado conversando com alguém	0	1	2	3
Sentado quieto após o almoço sem bebida de álcool	0	1	2	3
Em um carro parado no trânsito por alguns minutos	0	1	2	3

Figura 1 Escala de sonolência de Epworth (ESE).

Teste das múltiplas latências do sono

O TMLS inicia-se na manhã seguinte a uma polissonografia (PSG). O paciente é acordado, e todos os eletrodos da noite são desmontados, exceto os eletrodos que registram eletroencefalograma (EEG), eletro-oculograma (EOG) e eletromiografia (EMG).

Durante o dia que se segue, em um intervalo de 2 horas, o paciente será novamente posicionado deitado na cama de um quarto escuro e silencioso e orientado a tentar dormir. Serão realizados os registros do EEG, do EOG e do EMG por um total de 20 minutos ou por 15 minutos após o início do sono de cada cochilo nas cinco ocasiões.

O objetivo desse teste é quantificar a média das latências do sono durante os cinco registros e avaliar a presença de sono REM (SOREM) em cada cochilo.

É considerado sugestivo de sonolência quando a média das latências dos cinco cochilos for menor do que 10 minutos e de SED quando for menor do que 5 minutos. O diagnóstico de narcolepsia, entretanto, necessita de dois ou mais episódios de SOREM durante os cincos cochilos, e a média das latências, menor do que 8 minutos.

É importante lembrar que o tempo médio para aparecimento de SOREM após o adormecer é entre 90 a 120 minutos. O aparecimento de SOREM em 20 minutos de sono realmente não é esperado em uma pessoa sem doenças do sono ou privação crônica de sono, como nos trabalhadores de turno.

CAUSAS DE SONOLÊNCIA EXCESSIVA DIURNA

Privação de sono

A PS é a principal causa de SED. Hoje, dorme-se 25% menos do que há 100 anos, pois a sociedade trabalha em um ritmo cada vez mais acelerado. Atropelam-se os horários das refeições e da convivência familiar para se obter maior produtividade, maior interação social, além de mais diversão com redução dramática do tempo total de sono.

Diferentes culturas educam seus filhos sem valorização do sono, com atividades excessivas que prejudicam o tempo total de sono das crianças. O aumento das atividades escolares e de trabalho, maior competitividade global, aumento das grandes cidades com o trânsito caótico, maiores jornadas de trabalho e o avanço tecnológico são parte dos fatores que se podem listar para o sono cada vez mais reduzido nos dias de hoje.

A humanidade está diante de uma pandemia de PS de dimensão mundial com consequente SED. A PS afeta as atividades diárias com prejuízos físicos e mentais e leva a perda de rendimento pessoal e profissional, aumento de acidentes, aumento do risco cardiovascular por aumento de obesidade e hipertensão arterial. Entretanto, efeitos em longo prazo dessas novas gerações expostas a essa rotina tecnológica desde o nascimento são ainda desconhecidos.

O diagnóstico da PS é realizado pelo detalhamento dos horários habituais de sono na semana e no final de semana. Algumas vezes, o diário do sono pode ajudar muito nessa avaliação.

Muitas são as estratégias que devem ser adotadas para melhorar a quantidade e a qualidade do sono. Medidas imediatas para aumentar o número de pessoas com sono suficiente devem ser tomadas. O investimento na investigação básica para identificar e entender as relações de interação e os mecanismos subjacentes ao impacto da deficiência de sono sobre a saúde contribuirá. Além disso, algumas medidas globais devem ser realizadas:

- Educar as pessoas sobre a importância do sono para a saúde e o bem-estar próprios e de seus filhos.
- Valorizar a qualidade do sono de ambos os pais e das crianças.
- Orientar práticas de pais e filhos para ajudá-los a dormir.
- Padronizar os hábitos de sono de crianças em dias de escola ou de férias.
- Conscientizar sobre o impacto do uso de vários tipos de dispositivos eletrônicos nos quartos à noite.
- Reconhecer e corrigir aspectos que prejudicam o sono, como restringir o uso de aparelhos com emissão luminosa e o consumo de cafeína durante a noite.

Alguns autores estudam o uso de óculos escuros que bloqueiam a faixa de luz azul como uma opção para melhorar a qualidade e a quantidade de sono com bons resultados. Esses óculos são usados em ambientes de luz artificial em horários noturnos.

Doenças do sono

As doenças e os distúrbios do sono podem levar à SED. As DS são responsáveis por parte das queixas de SED na população. As doenças e os distúrbios do sono como a apneia obstrutiva do sono (AOS) e síndrome das pernas inquietas (SPI) são abordadas em detalhes em outros capítulos deste livro.

Doenças clínicas e psiquiátricas

As doenças clínicas e psiquiátricas que podem causar SED devem sempre ser pesquisadas e descartadas.

As doenças clínicas podem potencializar os fatores de risco de outras doenças, como o ganho de peso na síndrome de Cushing e o consequente aumento da prevalência da AOS; na anemia ferropriva com piora da SPI; ou na epilepsia noturna com fragmentação de sono e consequente SED. É possível também ocorrência de SED na apresentação primária das doenças, como hipotireoidismo, hipoglicemia, hipotermia, desidratação, acidentes vasculares cerebrais, tumores do SNC, insuficiências renais e hepáticas, infecções, fibromialgia, doença de Parkinson e muitas outras.

Os distúrbios do humor, como depressão e ansiedade, também podem estar conexos com SED. Autores demonstram que a depressão leva à SED, com ataques de sono, contribuindo em muito para redução do desempenho pessoal e profissional nessa doença. A SED é um preditor do risco para a depressão em certas populações estudadas, e sua prevalência aumenta no inverno.

Uso de medicamentos

Muitas são as substâncias que podem levar à SED. O uso de drogas lícitas ou ilícitas deve ser sempre pesquisado no diagnóstico diferencial de pacientes com SED, como álcool, sedativos/hipnóticos, antialérgicos, alguns antidepressivos, neurolépticos, alguns anticonvulsivantes e medicamentos para tratamento de parkinsonismo.

A retirada desses medicamentos, no entanto, deve ser cuidadosa, e as condições clínicas de cada paciente devem ser levadas em consideração para se evitar abstinências ou reações indesejadas, como a piora da doença de base.

Distúrbios do ritmo circadiano

O controle do ciclo circadiano de claro e escuro se dá, principalmente, pela incidência da luz na retina. O ritmo humano segue o circadiano, de 24 horas, que é identificado em muitos dos seres vivos e que tem como principal *zeitgeber* a luz do sol. Esse estímulo é fundamental para o correto funcionamento do núcleo supraquiasmático (SCN), que é o relógio circadiano central que se localiza na região paraventricular do SNC.

Distúrbios no ritmo circadiano com descontrole desse complexo mecanismo circadiano podem estar relacionados com SED. Pacientes com atraso e avanço de fase frequentemente se queixam de SED ou de insônia, assim como indivíduos com *jet lag* sofrem para ajustar os relógios biológicos internos com o ritmo social.

Os distúrbios de ritmo sempre devem ser analisados em pacientes com queixa de SED. Nesses pacientes, o diário do sono e a actigrafia são ferramentas importantes para confirmação diagnóstica.

Sonolência excessiva diurna de origem central

Quando a investigação para possíveis causas de SED forem negativas ou quando a SED vem acompanhada de outros sintomas e sinais como cataplexia ou hiperfagia, deve-se pensar na possibilidade de SED de origem central. São exemplos desse tipo de doenças a narcolepsia tipos I e II, a HI, a SKL, dentre outras.

Hipersonolência idiopática

A HI é uma doença, de causa desconhecida, que se caracteriza por SED e necessidade de muitas horas de sono durante o dia. Normalmente, não há achados comuns em pacientes com narcolepsia como cataplexia, paralisia do sono ou alucinações hipnagógicas. A HI é pouco identificada na população geral, sendo mais comum em familiares de pacientes com narcolepsia. Infelizmente, não há biomarcador para o diagnóstico da HI. Este depende da exclusão de outras causas de SED. Devem-se descartar as causas de SED discutidas anteriormente no texto. A PSG seguida por TMLS deve ser realizada. Um achado frequente é a presença do sono de ondas lentas no TMLS e a eficiência do sono muito alta (maior do que 95%). Outro achado clínico interessante é a associação com o fenômeno de Reynaud. O tratamento segue os mesmos princípios do tratamento da SED dos pacientes com narcolepsia, com abordagem comportamental e farmacológica.

Síndrome de Kleine-Levin

O paciente com SKL apresenta ataques prolongados e inexplicáveis de SED (2 a 31 dias), associados a alteração comportamental com agressividade, hiperfagia, hipersexualidade, coprolalia ou copropraxia. Não há sintomas durante os períodos de intervalos entre as crises dos pacientes. A SKL é muito rara e é vista em meninos na adolescência. A causa ainda é desconhecida, mas uma disfunção hipotalâmica por um possível distúrbio autoimune pós-infeccioso tem sido descrita. Os pacientes tendem a ter um aumento progressivo de peso ponderal. Não há nenhuma terapia específica e efetiva. O carbonato de lítio, a carbamazepina e outros fármacos têm sido utilizados, mas apresentaram pouca reposta. O curso da doença possui remissões espontâneas e melhora com o avanço da idade.

CONSIDERAÇÕES FINAIS

A SED é um problema muito prevalente e subestimado. Há a consciência de que se dorme cada vez menos e de que isso é errado, entretanto, não se dá a devida importância ao fato. Isso é uma tragédia anunciada. As futuras gerações, de filhos e netos, sofrerão impacto crescente da SED pela privação do sono imposta pelos hábitos da sociedade moderna.

O diagnóstico diferencial da SED depende do conhecimento sobre o tema e de uma investigação direcionada. Na maioria dos casos, uma investigação sofisticada não é necessária e os resultados com o tratamento é muito bom. Entretanto, em casos de suspeita de SED por causa central como SKL ou HI, por exemplo, o paciente deve ser encaminhado para um centro especializado para melhor manejo e controle dos sintomas.

REFERÊNCIAS BIBLIOGRÁFICAS

1. Zarghami M, Khalilian A, Setareh J, Salehpour G. The impact of using cell phones after light-out on sleep quality, headache, tiredness, and distractibility among students of a university in North of Iran. Iran J Psychiatry Behav Sci. 2015;9:e2010.
2. Reid KJ, Abbott SM. Jet lag and shift work disorder. Sleep Med Clin. 2015;10:523-35.
3. Hirotsu C, Bittencourt L, Garbuio S, Andersen ML, Tufik S. Sleep complaints in the Brazilian population: impact of socioeconomic factors. Sleep Sci. 2014;7:135-42.
4. Dekker K, Benjamins JS, Van Straten A, Hofman WF, Van Someren EJ. Effectiveness of internet-supported cognitive behavioral and chronobiological interventions and effect moderation by insomnia subtype: study protocol of a randomized controlled trial. Trials. 2015;16:292.
5. Sahin L, Wood BM, Plitnick B, Figueiro MG. Daytime light exposure: effects on biomarkers, measures of alertness, and performance. Behav Brain Res. 2014;274:176-85.
6. Kozaki T, Miura N, Takahashi M, Yasukouchi A. Effect of reduced illumination on insomnia in office workers. J Occup Health. 2012;54:331-5.
7. MacFarlane J, Morin CM, Montplaisir J. Hypnotics in insomnia: the experience of zolpidem. Clin Ther. 2014;36:1676-701.
8. van Maanen A, Meijer AM, van der Heijden KB, Oort FJ. The effects of light therapy on sleep problems: a systematic review and meta-analysis. Sleep Med Rev. 2015;29:52-62.
9. Martin JS, Gaudreault MM, Perron M, Laberge L. Chronotype, light exposure, sleep, and daytime functioning in high school students attending morning or afternoon school shifts: an actigraphic study. J Biol Rhythms. 2016.
10. Pattinson CL, Allan AC, Staton SL, Thorpe KJ, Smith SS. Environmental light exposure is associated with increased body mass in children. PLoS One. 2016;11:e0143578.

CAPÍTULO 32

NARCOLEPSIA

Renata Maria de Carvalho Cremaschi
Fernando Morgadinho Coelho

Pontos-chave

- A narcolepsia caracteriza-se por SED, cataplexia, alucinações hipnagógicas, paralisia do sono e fragmentação do sono.
- O diagnóstico eletrofisiológico pode ser feito pelo teste de múltiplas latências do sono (TMLS).
- Maior risco de acidentes deve ser sempre destacado, e situações de risco potencial devem ser evitadas, mesmo em uso de medicamentos.

HISTÓRICO

A narcolepsia, que significa ataques de sono, foi inicialmente reconhecida em 14 casos vistos por Gelineau et al. em 1889. Nos anos que se seguiram, autores como Lowenfield, Kinner e Lhernitte descreveram a cataplexia, as alucinações hipnagógicas e a paralisia do sono, respectivamente.

Na segunda década do século passado, Von Economo morando em Viena no auge do surto da gripe espanhola relatou quadro de sonolência excessiva diurna (SED) em pacientes com lesão de hipotálamo durante a infecção. Em 1930, Daniels nomeou de tétrade de Gelineau a associação de SED, cataplexia, alucinações hipnagógicas e paralisia do sono.

Após estudos eletroencefalográficos realizados por Rechschaffen em 1967, a descrição das fases do sono e principalmente dos *rapid eyes moviments* (REM) ajudou muito a iniciar a entender a fisiopatologia da doença.

A narcolepsia foi também descrita em cães da raça Dobermann, em 1973, com um padrão de transmissão mendeliana autossômica recessiva. Na década de 1980, os japoneses demostraram maior prevalência do alelo HLA-DR em pacientes com narcolepsia. Em 1995, foi descrita a associação de pacientes caucasianos com narcolepsia e cataplexia com a presença do alelo HLA-DQB1*0602 em 95% dos casos.

Em 1998, foi caracterizado um neuropeptídio produzido no hipotálamo lateral com função reguladora do sono e do apetite denominado de hipocretina ou orexina. Alguns anos depois, foi evidenciada a diminuição dos níveis de hipocretina-1 em pacientes com narcolepsia e cataplexia, por desaparecimento de células produtoras localizadas no hipotálamo.

Em 2005, a II Classificação Internacional de Doenças do Sono (ICSD-2) reconheceu a fragmentação do sono como elemento relacionado com a narcolepsia. Em 2010, um aumento dos casos de narcolepsia com cataplexia foi relacionado com a vacinação contra o vírus H1N1 na Ásia e na Europa. Estudos confirmaram a associação com a vacina GSK com o coadjuvante AS03.

O fortalecimento da teoria imunológica se deu com a identificação de diferenças nos padrões no lócus do receptor de linfócito T (TCR) e com a presença de anticorpos específicos *tribbles homolog 2*, que foram descritos em pacientes com diagnóstico de narcolepsia na primeira década deste século.

Recentemente, foi descoberta a produção de anticorpos antirreceptores de hipocretina-2 em pacientes que desenvolveram a narcolepsia pós-vacinal.

INTRODUÇÃO

A narcolepsia caracteriza-se por SED, cataplexia, alucinações hipnagógicas, paralisia do sono e fragmentação do sono. Essa doença de fisiopatologia complexa é um distúrbio primário do sistema nervoso central (SNC), decorrente de interação genética, ambiental e imunológica. A prevalência é ao redor de 0,02% na população geral, sendo mais prevalente em orientais e em judeus.

Não há predominância de sexo, e o pico de incidência é na adolescência com um segundo pico após os 40 anos de idade em mulheres. A história familiar não é relevante, e há aumento expressivo de hipersonolência idiopática (HI) em familiares de pacientes com narcolepsia. Atualmente, os pacientes com narcolepsia são divididos segundo a Classificação Internacional dos Distúrbios do Sono (ICSD-3) em tipo I e narcolepsia tipo II.

A cataplexia, as alucinações hipnagógicas e a paralisia do sono estão relacionadas com o sono REM. Nos pacientes com narcolepsia e cataplexia, há maior prevalência do alelo HLA-DQB1*0602 e diminuição da concentração de um neuropeptídio responsável pela manutenção da vigília no SNC. Esse neuropeptídio é denominado de hipocretina, e estudos *post-mortem* em pacientes narcolépticos confirmam a perda das células produtoras de hipocretina localizadas no hipotálamo lateral desses pacientes.

Estudos para definir a complexa fisiopatologia da narcolepsia têm sido realizados. Padrões específicos no lócus do TCR alfa e a presença de anticorpos específicos *tribbles homolog 2* foram recentemente caracterizados em narcolépticos com cataplexia. No entanto, não há marcadores disponíveis para confirmar a narcolepsia sem cataplexia. A presença de distúrbios psiquiátricos, doenças clínicas, trabalho em turno, privação de sono e o uso de medicamentos tornam o diagnóstico de certeza muitas vezes difícil. Esse cenário pode trazer repercussões negativas para o paciente com narcolepsia nos aspectos pessoais, profissionais e até jurídicos. Este trabalho visa a rever e discutir os conhecimentos atuais sobre a narcolepsia, focando na prática clínica.

DIAGNÓSTICO

O diagnóstico da narcolepsia é estabelecido por critérios clínicos, eletrofisiológicos e nível de hipocretina-1 no líquido cefalorraquidiano.

O critério clínico depende da caracterização da SED associada a cataplexia, paralisia do sono, alucinações hipnagógicas ou hipnopômpicas, além de fragmentação do sono. Para quantificar a SED, utiliza-se a escala de sonolência de Epworth (ESE). Escores acima de 9 já caracterizam SED, e normalmente acima de 13 pode-se pensar em uma possível doença primária, como narcolepsia ou HI.

O diagnóstico eletrofisiológico pode ser feito pelo teste de múltiplas latências do sono (TMLS), que é o estudo de cinco cochilos diurnos por 20 minutos com intervalos de 2 horas entre cada um deles. Normalmente, o TMLS é precedido de uma polissonografia de noite inteira e o paciente deve estar livre do uso de estimulantes ou de drogas de ação central, como antidepressivos, por pelo menos 4 semanas. A polissonografia prévia deve ter o mínimo de 6 horas de sono, sem a presença de distúrbios do sono que levem à SED. A ICSD-3 define o critério para narcolepsia como: TMLS com média das latências menor ou igual a 8 minutos, além de dois ou mais episódios de sono REM nos cochilos, podendo ser somando um REM precoce na polissonografia que antecede o TMLS (menor do que 15 minutos). Em casos de incerteza diagnóstica, a repetição do TMLS pode ser uma boa opção. Outro trabalho demonstra uma interessante relação entre os sonos NREM e REM, que caracteriza episódio de sono REM precedido e seguido de NREM durante os cochilos na TMLS em pacientes com narcolepsia.

Atualmente, a presença do alelo HLA-DQB1*0602 não faz parte dos critérios diagnósticos para narcolepsia e é objetivo de pesquisa.

A dosagem de hipocretina-1 no líquido cefalorraquidiano deve ser realizada sempre que houver caso de dúvida clínica ou eletrofisiológica. A hipocretina-1 abaixo de 110 pg/mL ou a queda de um terço do valor de uma dosagem anterior (crianças e adolescentes iniciando a doença) são característicos de narcolepsia tipo I.

Os pacientes com narcolepsia tipo II possuem usualmente níveis de hipocretina-1 maiores do que 200 pg/mL.

FISIOPATOLOGIA

Genética

A presença do alelo HLA-DQB1*0602, variante do gene HLA-DQB1, na população de caucasianos norte-americanos com narcolepsia e cataplexia chega a 95%, porém o alelo HLA-DQB1*0602 não é maior do que 40% em pacientes sem cataplexia.[15] Por esse motivo, o alelo HLA-DQB1*0602 não é utilizado na prática clínica. Entretanto, na predição das diferenças individuais em condições de sono normais e em privação de sono, pode vir a se tornar um importante biomarcador.

Uma transmissão mendeliana autossômica recessiva foi provada em cães das raças Dobermann e Labradora. Em 1999, ausência de receptores de hipocretina-2 foi confirmada como peça-chave da fisiopatologia da narcolepsia nesses animais.

A narcolepsia humana não possui padrão de transmissão genética mendeliana.

Hipocretina (orexina)

A hipocretina, ou orexina, é um neuropeptídio produzido no hipotálamo lateral. A narcolepsia humana tipo I caracteriza-se por baixos níveis de hipocretina-1 após perda de células hipocretinérgicas no hipotálamo lateral. A hipocretina faz interface com todo o SNC e até com o gânglio da raiz dorsal com modulação na dor.

A hipocretina possui dois receptores reconhecidos denominados de 1 e 2, usando como segundo mensageiro o GMP cíclico e ação em cálcio e NMDA, respectivamente. A hipocretina exerce ação na modulação vigília-sono, no controle do apetite e na homeostase energética. Autores demonstram que a hipocretina possui variações sazonal e circadiana, estando mais aumentada nos momentos de atenção ou atividade física.

Estudo *post-mortem* de pacientes com narcolepsia e cataplexia demonstrou a destruição da pequena população celular no hipotálamo responsável pela produção de hipocretina-1 (cerca de 50.000 a 100.000 células). A diminuição ou ausência da hipocretina-1 favorece a volubilidade do ciclo sono-vigília com episódios de ataques de sono, alucinações, paralisia do sono, cataplexia e fragmentação do sono.

Hipóteses fisiopatológicas da narcolepsia

O mecanismo fisiopatológico da narcolepsia não é completamente conhecido, mas há proposição de algumas teorias.

A teoria degenerativa defende a morte celular prematura das células produtoras de hipocretina.

A teoria genética associa a narcolepsia à maior predisposição familiar de pacientes narcolépticos e ao início mais precoce dos sinais e dos sintomas da narcolepsia nas gerações subsequentes.

A teoria ambiental observa a interação do meio como agentes físico, químico ou biológico com a perda da população celular afetada. Tem sido descrita a associação entre a narcolepsia e o vírus H1N1 e a febre reumática.

Entretanto, o alelo HLA-DQB1*0602 mais presente em pacientes com narcolepsia e cataplexia com a diminuição da população de células hipocretinérgicas direciona para um mecanismo imunológico. A melhora clínica com o uso de imunoglobulina e prednisona fortalece essa hipótese.

A associação entre a narcolepsia e o lócus do TCR alfa e a diminuição da concentração de CD40 ligante solúvel (CD40L) em pacientes com narcolepsia são fortes indícios do mecanismo autoimune.

A teoria imunológica explicaria a perda celular no hipotálamo lateral em pacientes com narcolepsia por autoagressão em virtude de um desbalanço do complexo imune formado por TCR, HLA e CD40L.

Além disso, pacientes com narcolepsia com cataplexia possuem mais anticorpos específicos *tribbles homolog 2*, que, embora estejam presentes em todos os pacientes com narcolepsia, estão mais prevalentes na fase inicial da doença.

TRATAMENTO

O tratamento da narcolepsia deve ser escolhido de maneira individual e estar norteado por normas recomendadas em diretrizes modernas na medicina do sono. O acompanhamento regular desses pacientes, em centros especializados, garante o melhor resultado com interação da equipe multiprofissional especializada. Maior risco de acidentes deve ser sempre destacado, e situações de risco potencial devem ser evitadas, mesmo em uso de medicamentos.

A identificação e o diagnóstico precoces proporcionam melhor desempenho social e intelectual aos pacientes. A integração social e familiar de pacientes com narcolepsia deve ser garantida com atenção especial à depressão e à ansiedade. O suporte e a educação continuada com informações direcionadas para pacientes e seus familiares são fundamentais.

Os pacientes devem ter boa higiene do sono com horários regulares para dormir, evitando o consumo de bebidas alcoólicas ou outras substâncias estimulantes. Além disso, os cochilos programados de cerca de 20 minutos e os exercícios regulares melhoram as queixas de sonolência diurna.

O tratamento tem por objetivo controlar a sonolência excessiva e os ataques de cataplexia.

A sonolência excessiva tem sido tratada com estimulantes típicos, como o metilfenidato, desde a década de 1960. Entretanto, mais recentemente, um estimulante atípico conhecido como modafinila despontou como importante medicamento para o tratamento da narcolepsia. A modafinila melhora a vigília nas doses de 100 a 400 mg em adultos, porém não possui nenhum efeito no controle da cataplexia.

Nova possibilidade terapêutica ainda não disponível no Brasil, denominada pitolisante, que possui ação em receptores de histamina, é uma interessante possibilidade futura para o tratamento das queixas de sonolência. Recentemente, um novo estimulante típico denominado lisdexamfetamina surgiu no mercado para tratamento de déficit de atenção. Embora alguns profissionais venham usando este estimulante para tratamento de narcolepsia, mais estudos devem ser realizados para garantir a eficácia e a segurança dessa droga.

A cataplexia pode ser tratada com antidepressivos tricíclicos e de outras classes como o citalopram, a fluoxetina e a venlafaxina. Um outro fármaco que também tem sido usado com sucesso no controle da cataplexia é o oxibato de sódio ou ácido hidroxibutírico, que infelizmente não é disponível no Brasil. Estudos recentes demonstram o benefício do uso de baclofeno na prevenção dos ataques de cataplexia, bem como doses baixas de L-carnitina, que também trazem benefício no controle da doença.

Autores têm demonstrado melhora parcial dos sintomas após tratamento com imunoglobulina no início dos sintomas. Outros autores evidenciaram melhora sintomática após o uso de prednisona. Entretanto, esses tratamentos são experimentais e estão em fase de investigação.

CONSIDERAÇÕES FINAIS

A narcolepsia é uma doença cuja investigação integra várias áreas do conhecimento como a neurologia, a imunologia, a medicina do sono, a psiquiatria e a genética. O diagnóstico da narcolepsia demora em média mais de 10 anos após o início dos sintomas. Ainda não existem marcadores suficientemente sensíveis para identificar a narcolepsia ou outras causas de sonolência diurna. Especialmente para os pacientes com doenças psiquiátricas ou com uso de medicações que afetam o sono, o diagnóstico torna-se um desafio.

A narcolepsia inicia-se na adolescência. Infelizmente, não são realizadas ações sobre o mecanismo da doença e sim sobre os seus sintomas. Os pacientes com narcolepsia têm prejuízos pessoal, profissional e familiar. Embora muitos avanços tenham sido feitos sobre essa interessante doença, a melhor ferramenta ainda é a informação para os colegas médicos e para a população em geral.

REFERÊNCIAS BIBLIOGRÁFICAS

1. Aloe F, Alves RC, Araujo JF, Azevedo A, Bacelar A, Bezerra M, et al. Brazilian guidelines for the treatment of narcolepsy. Rev Bras Psiquiatr. 2010;32:305-14.
2. Arnulf I, Mignot E. Sodium oxybate for excessive daytime sleepiness in narcolepsy-cataplexy. Sleep. 2004;27:1242-3.
3. Billiard M. Diagnosis of narcolepsy and idiopathic hypersomnia. An update based on the International classification of sleep disorders, 2nd edition. Sleep Med Rev. 2007;11:377-88.

4. Billiard M, Bassetti C, Dauvilliers Y, Dolenc-Groselj L, Lammers GJ, Mayer G, et al. EFNS guidelines on management of narcolepsy. Eur J Neurol. 2006;13:1035-48.
5. Broughton R, Valley V, Aguirre M, Roberts J, Suwalski W, Dunham W. Excessive daytime sleepiness and the pathophysiology of narcolepsy-cataplexy: a laboratory perspective. Sleep. 1986;9:205-15.
6. Coelho FM, Georgsson H, Murray JM. Benefit of repeat multiple latency testing in confirming a possible narcolepsy diagnosis. J Clin Neurophysiol. 2011;28(4):412-4.
7. Coelho FM, Pradella-Hallinan M, Alves GR, Bittencourt LR, Tufik S. Report of two narcoleptic patients with remission of hypersomnolence following use of prednisone. Arq Neuropsiquiatr. 2007;65:336-7.
8. Coelho FM, Pradella-Hallinan M, Pedrazzoli M, Soares CAS, Fernandes GBP, Gonçalves AL, et al. Traditional biomarkers in narcolepsy: experience of a Brazilian sleep centre. Arq Neuropsiquiatr. 2010;68:712-5.
9. Coelho FM, Pradella-Hallinan M. Pedrazzoli M, Soares CAS, Fernandes GBP, Murray BJ, et al. Low CD40L levels and relative lymphopenia in narcoleptic patients. Hum Immunol. 2011;72(10):817-20.
10. Coelho FM, Pradella-Hallinan M, Predazzoli Neto M, Bittencourt LR, Tufik S. Prevalence of the HLA-DQB1*0602 allele in narcolepsy and idiopathic hypersomnia patients seen at a sleep disorders outpatient unit in Sao Paulo. Rev Bras Psiquiatr. 2009;31:10-4.
11. Dauvilliers Y. Neurodegenerative, autoimmune and genetic processes of human and animal narcolepsy. Rev Neurol (Paris). 2003;159:6S83-7.
12. Dauvilliers Y, Montplaisir J, Cochen V, Desautels A, Einen M, Lin L, et al. Post-H1N1 narcolepsy-cataplexy. Sleep. 2010;33:1428-30.
13. Dean RR, Kilduff TS, Dement WC, Grumet FC. Narcolepsy without unique MHC class II antigen association: studies in the canine model. Hum Immunol. 1989;25:27-35.
14. Goel N, Banks S, Mignot E, Dinges DF. DQB1*0602 predicts interindividual differences in physiologic sleep, sleepiness, and fatigue. Neurology. 2010;75:1509-19.
15. Hallmayer J, Faraco J, Lin L, Hesselson S, Winkelmann J, Kawashima M, et al. Narcolepsy is strongly associated with the T-cell receptor alpha locus. Nat Genet. 2009;41:708-11.
16. Kawashima M, Lin L, Tanaka S, Jennum P, Knudsen S, Nevsimalova S, et al. Anti-Tribbles homolog 2 (TRIB2) autoantibodies in narcolepsy are associated with recent onset of cataplexy. Sleep. 2010;33:869-74.
17. Knudsen S, Mikkelsen JD, Bang B, Gammeltoft S, Jennum PJ. Intravenous immunoglobulin treatment and screening for hypocretin neuron-specific autoantibodies in recent onset childhood narcolepsy with cataplexy. Neuropediatrics. 2010;41:217-22.
18. Lim AS, Scammell TE. The trouble with Tribbles: do antibodies against TRIB2 cause narcolepsy? Sleep. 2010;33:857-8.
19. Lin L, Faraco J, Li R, Kadotani H, Rogers W, Lin X, et al. The sleep disorder canine narcolepsy is caused by a mutation in the hypocretin (orexin) receptor 2 gene. Cell. 1999;98:365-76.
20. Littner MR, Kushida C, Wise M, Davila DG, Morgenthaler T, Lee-Chiong T, et al.; Standards of Practice Committee of the American Academy of Sleep Medicine. Practice parameters for clinical use of the multiple sleep latency test and the maintenance of wakefulness test. Sleep. 2005;28:113-21.
21. Marti I, Valko PO, Khatami R, Bassetti CL, Baumann CR. Multiple sleep latency measures in narcolepsy and behaviourally induced insufficient sleep syndrome. Sleep Med. 2009;10:1146-50.
22. Medicine AAoS. International Classification of Sleep Disorders ICSD 3. Chicago; 2014.
23. Mignot E. A commentary on the neurobiology of the hypocretin/orexin system. Neuropsychopharmacology. 2001;25:S5-13.
24. Mignot E, Lin L, Rogers W, Honda Y, Qiu X, Lin X, et al. Complex HLA-DR and -DQ interactions confer risk of narcolepsy-cataplexy in three ethnic groups. Am J Hum Genet. 2001;68:686-99.
25. Mignot E, Thorsby E. Narcolepsy and the HLA system. N Engl J Med. 2001;344:692.
26. Nevsimalová S, Vanková J, Sonka K, Faraco J, Rogers W, Overeem S, et al. Hypocretin (orexin) deficiency in narcolepsy-cataplexy. Sb Lek. 2000;101:381-6.
27. Nishino S. Narcolepsy: pathophysiology and pharmacology. J Clin Psychiatry. 2007;68 Suppl 13:9-15.
28. Peyron C, Faraco J, Rogers W, Ripley B, Overeem S, Charnay Y, et al. A mutation in a case of early onset narcolepsy and a generalized absence of hypocretin peptides in human narcoleptic brains. Nat Med. 2000;6:991-7.
29. Rechtschaffen A, Dement W. Studies on the relation of narcolepsy, cataplexy, and sleep with low voltage random EEG activity. Res Publ Assoc Res Nerv Ment Dis. 1967;45:488-505.

30. Sutcliffe JG, de Lecea L. Novel neurotransmitters for sleep and energy homeostasis. Results Probl Cell Differ. 1999;26:239-55.
31. Thannickal TC, Moore RY, Nienhuis R, Ramanathan L, Gulyani S, Aldrich M, et al. Reduced number of hypocretin neurons in human narcolepsy. Neuron. 2000;27:469-74.
32. Toyoda H, Tanaka S, Miyagawa T, Honda Y, Tokunaga K, Honda M. Anti-tribbles homolog 2 autoantibodies in Japanese patients with narcolepsy. Sleep. 2010;33:875-8.

PARTE IX

PARASSONIAS

CAPÍTULO 33

PARASSONIAS DO SONO NÃO REM E PARASSONIA DO SONO REM

Gustavo Antonio Moreira
Cristiane Fumo dos Santos

Pontos-chave

- Parassonias são eventos que ocorrem na transição sono-vigília ou na transição dos estágios do sono.
- Podem ser divididas em parassonias que ocorrem durante o sono de movimentos rápidos dos olhos (REM) ou do não REM (NREM).
- As parassonias do NREM são mais frequentes na infância e geralmente não associadas a alterações neurológicas ou psiquiátricas.
- As parassonias do sono REM são menos frequente, porém, o transtorno do pesadelo é um sinal de alerta para abuso físico, psicológico ou problemas emocionais.
- Tempo adequado de sono, higiene do sono, tratamento de doenças concomitantes e revisão das medicações deve ser sempre instituído. Atentar para as medidas de segurança.

ALERTAS

- Atenção para os casos que se repetem muitas vezes na mesma noite e/ou associados a movimentos estereotipados (diagnóstico diferencial com epilepsia).
- Sempre promover a segurança do ambiente.
- Orientar que tentar acordar o paciente mantém o episódio mais tempo.

INTRODUÇÃO

As parassonias são fenômenos verbais ou motores que surgem do sono ou na transição vigília-sono. Podem incluir movimentos ou comportamentos anormais, fenômenos sensórios, sonhos e atividade automática. As parassonias são consideradas distúrbios, pois podem ocasionar lesões físicas, fragmentação do sono, efeitos psicossociais indesejáveis e prejuízo da saúde.

A consciência humana é composta de três estados essenciais: vigília, sono REM e sono NREM. Nas transições sono-vigília, ou entre os estágios de sono, pode haver sobreposição entre eles e propiciar as parassonias.

A 3ª edição da Classificação Internacional dos Distúrbios do Sono divide as parassonias em (Tabela 1):

- Parassonias do sono NREM: distúrbios do despertar, sonambulismo, despertar confusional, terror noturno e distúrbio alimentar associado ao sono.
- Parassonias do sono REM: distúrbio dos pesadelos, transtorno comportamental do sono REM, paralisia do sono recorrente isolada.
- Outras parassonias: enurese associada ao sono, síndrome da explosão de cabeça, alucinação associada ao sono por causa de doença médica ou do uso de medicação/substância).
- Sintomas isolados: sonilóquio.

As características clínicas, o exame físico e os achados polissonográficos são essenciais para o diagnóstico diferencial das parassonias.

PARASSONIAS DO SONO NREM

São caracterizadas por um despertar incompleto do sono NREM, similaridade familiar/genética, precipitação por privação do sono, doenças ou estressores sociais. Predomina na faixa etária pediátrica, e a redução da prevalência com a idade pode ser explicada pela redução do sono N3.

Entre as parassonias do sono NREM, estão as alterações do despertar (sonambulismo, despertar confusional e terror noturno) e as alterações alimentares associadas ao sono.

DISTÚRBIOS DO DESPERTAR

O despertar confusional comumente se manifesta entre 2 e 5 anos. Caracteriza-se pelo paciente estar restrito à cama, observando o ambiente de maneira confusa. Muitas vezes, precede o aparecimento do sonambulismo ou pode coexistir com ele.

TABELA 1 Classificação da parassonias

Sono NREM	Sono REM	Outras
Sonambulismo	Distúrbio dos pesadelos	Enurese
Despertar confusional	Distúrbio comportamental do sono REM	Alucinações
Terror noturno	Paralisia do sono isolada recorrente	Síndrome da explosão de cabeça
Distúrbio alimentar do sono		Por causa de doença médica

O sonambulismo manifesta-se geralmente entre 6 e 16 anos. Mais frequentemente começa como um despertar confusional, mas pode se iniciar com o paciente levantando-se da cama já no início do episódio. Paciente pode apresentar movimento simples (balançar os braços) ou complexo (abrir o armário e arrumar a mochila). Após o episódio, o paciente pode acordar ou retornar para a cama e continuar a dormir. É comum a pessoa se locomover sem dificuldades em ambientes conhecidos.

O terror noturno geralmente se manifesta entre 4 e 12 anos. A criança chora e/ou grita e apresenta sintomas autonômicos (taquicardia, taquipneia, rubor, sudorese) e medo intenso. Na maioria dos casos, não ocorre deambulação.

Em todos os casos de despertar confusional, o paciente não responde adequadamente aos estímulos, dificilmente é acordado e quando o é, mostra-se confuso, sem se lembrar do que ocorreu. Fatores que levam a privação do sono (por hábito, viagem, febre, outras doenças) são precipitantes, bem como estresse e dormir em locais diferentes do habitual. Quadros típicos de distúrbios do despertar manifestam-se no primeiro terço da noite, ocorrem em geral menos de 3 vezes por noite, duram vários minutos, podem apresentar vocalização complexa (conversar) e têm apresentações diferentes a cada dia. A presença de quadros atípicos levanta a suspeita de epilepsia.

As alterações alimentares associadas ao sono são episódios recorrentes de comer disfuncional, durante o período de sono, com a ingestão de formas peculiares (carne crua), combinações estranhas (batata com sorvete) ou de substâncias tóxicas (esmaltes). Injúrias relacionadas à procura de comida e consequências adversas à saúde decorrente do hábito de alimentação noturna são comuns (p.ex., ingestão de amendoim por alérgicos, hiperglicemia por ingestão de açúcar em diabéticos, ganho excessivo de peso). Ocorre perda total ou parcial da consciência durante o episódio. É comum se apresentar como a ação de um sonho, e os alimentos altamente calóricos são os preferidos. No entanto, o álcool dificilmente é consumido. Podem ocorrer em qualquer parte dos ciclos de sono. Embora seja mais comum a apresentação na terceira década de vida, pode se iniciar na infância. Comportamento alimentar alterado durante o dia e história de parassonias na infância são comuns.

PARASSONIAS DO SONO REM

Definições

As parassonias do sono REM são menos comuns em crianças e adolescentes. Na 3ª edição da Classificação Internacional dos Distúrbios do Sono, as parassonias do sono REM são descritas como:

- Distúrbio dos pesadelos.
- Distúrbio comportamental do sono REM.
- Paralisia do sono recorrente isolada.

Os distúrbios dos pesadelos são caracterizados por sonhos vívidos e prolongados, que progressivamente se tornam mais complexos e amedrontadores, terminando com um despertar e lembrança detalhada do conteúdo do sonho. Esses episódios são mais frequentes na síndrome pós-traumática, pessoas que irão realizar procedimentos médicos e estresse psicológico ocasionados por catástrofes. Os pesadelos podem ser induzidos por betabloqueadores, L-dopa e inibidores da acetilcolinesterase ou por suspensão abrupta de medicações que suprimem o sono REM (antidepressivos tricíclicos ou inibidores da recaptação da serotonina). É comum o pesadelo estar associado com fator externo agressivo na vida da criança, como abuso físico/psicológico. O diagnóstico é eminentemente clínico e não necessita de exames subsidiários. O manejo de pacientes com distúrbio de pesadelos inclui orientação, assegurar que não existe doença grave e suporte psicológico. Quando existe um agente (medicação) que induziu o evento, procura-se modificar horário e doses dessas medicações. Em situações graves e não responsivas, pode-se administrar medicações que suprimem o sono REM. Evidências na literatura sugerem que os melhores tratamentos para o distúrbio dos pesadelos são terapia de ensaio imaginário, dessensibilização sistemática e treino intenso de relaxamento muscular progressivo.

A paralisia recorrente isolada é a incapacidade de se mexer ao acordar, correspondendo à falta de função motora no início do sono ou ao acordar. Há relato de um despertar amedrontador, em que é vivenciada a paralisia dos músculos esqueléticos, com exceção dos músculos oculares e respiratórios, mas com consciência intacta. Esses episódios duram minutos e melhoram espontaneamente ou com estímulo externo. Frequentemente, a paralisia se associa a alucinações visuais, sonoras e táteis, como dispneia, sensação de presença de um estranho no quarto, visão de sombras, ruído de passos, sensação de toque na pele. Os episódios podem ser precipitados por privação de sono ou distúrbios do ritmo circadiano. Acredita-se que existe uma disfunção do mecanismo de controle da atonia do sono REM. O tratamento da paralisia recorrente isolada inclui assegurar que é um distúrbio benigno, evitar privação do sono com hábitos regulares de iniciar e terminar o sono. Nos casos graves não responsivos, podem ser utilizados ansiolíticos ou antidepressivos.

O distúrbio comportamental do sono REM é caracterizado por episódios repetitivos de vocalização e/ou comportamentos complexos durante o sono REM que podem levar à lesão física ou à fragmentação do sono. A presença do evento durante o dono REM pode ser documentada por polissonografia ou história clínica de encenação do conteúdo do sonho. O evento geralmente acontece na segunda metade da noite. O registro polissonográfico mostra ausência de atonia muscular durante o sono REM. Ao acordar, a pessoa está alerta, orientada e faz relato coerente da história do sonho. As ações relatadas no sonho correspondem com os comportamentos observados. Também já foi descrito ações como: falar, discursar, dar risadas e gargalhadas, cantarolar, assoviar, gritar, praguejar, xingar, chorar, mascar, gesticular, agarrar, bater palmas, bater, esmurrar, chutar, sentar, pular da cama, engatinhar e/ou dançar. Andar e sair do quarto é raro, em geral, a pessoa está de olhos fechados. Raramente podem ocorrer situações como fumar um cigarro fictício, masturbação, movimentos do quadril ou encenação de beber, alimentar-se, urinar ou defecar. Com o passar do tempo, o conteúdo do sonho pode se tornar mais violento, complexo e desagradável. A fisiopatologia está associada à disfunção do núcleo pedunculopontino, responsável pela atonia do sono REM e por outras estruturas do tronco encefálico.

Dados epidemiológicos

As parassonias do sono NREM são mais frequentes em crianças que em adultos. A prevalência do despertar confusional é de 17,3% em crianças de 3 a 13 anos, já em adolescentes e adultos de 15 a 24 anos é de 8,9%. O terror noturno é descrito em 6,5% em crianças e em 2% dos adultos. O sonambulismo é encontrado em 17% das crianças e 3% dos adultos. Cerca de 80% dos pacientes com sonambulismo têm um parente acometido. É descrito associação positiva com o subtipo HLA-DQB1*05.

Os pesadelos ocorrem em 10 a 50% das crianças. No entanto, a prevalência de pesadelos frequentes, de pelo menos 1 vez por semana, é de 5,1%. A paralisia recorrente e isolada, em pelo menos um episódio, ocorre em 40 a 50% dos indivíduos normais. A estimativa do distúrbio comportamental do sono REM é de 0,5%

TABELA 2 Aspectos essenciais para diferenciar parassonias do sono NREM e do sono REM

	Despertar confusional	Terror noturno	Sonambulismo	Pesadelos	DCREM
Horário da noite	Início	Início	Início	Fim	Fim
Estágio do sono	SOL	SOL	SOL	REM	REM
Grito		+++++		++	+
Ativação autonômica	+	++++	+	+	+
Atividade motora		+	+++	+	++++
Acordar				+	+
Duração (minutos)	0,5-10	1-10	2-30	3-20	1-10
Confusão após o evento	+	+	+		
Idade	Criança	Criança	Criança	Criança/ adulto	Adulto
Genética	+	+	+		
Lesão orgânica do SNC					+

DCREM: distúrbio comportamental do sono REM; SOL: sono de ondas lentas.

da população, geralmente é mais frequente em homens de idade avançada e com doenças degenerativas do sistema nervoso central (sinenucleinopatias). O DCREM já foi descrito em crianças e adolescentes com narcolepsia e tumores cerebrais.

TRATAMENTO

Parassonias do NREM

Tempo adequado de sono de acordo com a idade e higiene do sono devem ser instituídos em todos os pacientes. Recomenda-se a busca por fatores que possam fragmentar o sono como apneia do sono e doenças não controladas. Em casos selecionados, pode-se utilizar clonazepam por curto período. Deve-se atentar também a se fazer as orientações de segurança.

Parassonias do REM

Identificar medicação ou fenômeno externo que iniciou o transtorno de pesadelos para que possam ser retirados. Casos recalcitrantes podem ser tratados com terapia de ensaio imaginário, dessensibilização sistemática e treino intenso de relaxamento muscular progressivo.

CONSIDERAÇÕES FINAIS

Parassonias são eventos frequentes, principalmente na faixa etária pediátrica. Boa higiene do sono, uso criterioso de medicações e segurança no local de sono são fundamentais para o manejo. Em casos atípicos, a hipótese de epilepsia deve ser considerada e, em casos selecionados, o uso de medicação benzodiazepínica (clonazepam) está indicado por curtos períodos.

REFERÊNCIAS BIBLIOGRÁFICAS

1. Hopkins B, Glaze D. Disorders of arousal in children. Pediatr Ann. 2008;37(7):481-7.
2. Malhotra RK, Avidan AY. Parasomnias and their mimics. Neurol Clin. 2012;30(4):1067-94
3. Guilleminault C, Palombini L, Pelayo R, Chervin RD. Sleepwalking and sleep terrors in prepubertal children: what triggers them? Pediatrics. 2003;111(1):e17-25.
4. Derry CP, Davey M, Johns M, Kron K, Glencross D, Marini C, et al. Distinguishing sleep disorders from seizures: diagnosing bumps in the night. Arch Neurol. 2006;63(5):705-9.
5. Bruni O, DelRosso L, Melegari M, Ferri R. The parasomnias. Child Adolesc Psychiatr Clin N Am. 2021;30(1).

PARTE X

DISTÚRBIOS DO MOVIMENTO

CAPÍTULO 34

BRUXISMO DO SONO

Milton Maluly Filho
Cibele Dal Fabbro

Pontos-chave

- O bruxismo do sono (BS) é um distúrbio de movimento caracterizado por atividade recorrente e transitória dos músculos da mastigação.
- A etiologia do BS é multifatorial e está associada a fatores relacionados ao sistema nervoso central, como fatores psicossociais, distúrbios do sono, neurotransmissores, consumo de drogas e medicamentos.
- O diagnóstico pode ser clínico ou pela quantificação da atividade muscular por meio da eletromiografia.
- O controle do BS pode ser abordado em três grandes grupos: comportamental, placas e medicamentoso.

INTRODUÇÃO, DEFINIÇÃO, CLASSIFICAÇÃO E EPIDEMIOLOGIA

O bruxismo é uma atividade muscular repetitiva caracterizada pelo ranger ou pelo apertar dos dentes durante o sono. Embora esse aumento de atividade muscular também seja observado nos indivíduos em vigília, será ressaltado neste capítulo o bruxismo do sono (BS). O ranger dos dentes tem sido descrito como um comportamento oral relacionado a dor, nervosismo, raiva desde o Antigo Testamento da Bíblia Sagrada. Sua origem vem da palavra grega *brychein*, que significa ranger dos dentes. Em 1907, dois cientistas franceses (Marie e Pietwiekwicz) descreveram o neologismo *bruxomanie* com base nas palavras gregas. Ficou conhecida em todo o mundo após a tradução para o inglês como *bruxism*, e, no Brasil, como bruxismo; esse nome popularizou-se e atualmente é amplamente conhecido tanto entre leigos como entre profissionais da área de saúde.

Segundo a Academia Americana de Medicina do Sono[1], o bruxismo do sono (BS) é classificado como distúrbio de movimento e definido como atividade rítmica dos músculos da mastigação (ARMM), caracterizado por apertar ou ranger os dentes e/ou contrair a musculatura mastigatória, projetando a mandíbula para a frente ou para os lados, o que pode ocorrer com ou sem contato dentário. Essa atividade de aumento da atividade dos músculos mastigatórios que ocorre durante o sono pode ser rítmica e pode não ser considerada um distúrbio do sono em indivíduos saudáveis.

A ARMM é um biomarcador monitorado pela eletromiografia dos músculos masseter e temporal durante a polissonografia (PSG) e ocorre também em cerca de 60% das pessoas que não têm histórico de BS. Por sua vez, nos pacientes com BS, observou-se maior frequência da ARMM, bem como maior quantidade de surtos e maior amplitude por episódios.

O BS pode ser classificado quanto à etiologia, em primário (idiopático) ou secundário a doenças neurológicas (por exemplo, doença de Parkinson), psiquiátricas (por exemplo, depressão e esquizofrenia), distúrbios de sono (movimentos periódicos de pernas e distúrbios respiratórios) ou secundariamente ao uso de medicações ou drogas. Apesar do termo secundário sugerir que o bruxismo tenha ocorrido secundariamente a tais distúrbios, isso nem sempre é verdade, e essa relação de causa e efeito não é conhecida na maioria dos casos, nos quais mais propriamente uma associação seja o termo mais adequado.

Em um consenso realizado em 2018, em que se reuniu grandes estudiosos sobre esse tema, os autores sugeriram outra forma de classificação diagnóstica[2]:

- Possível: baseado em autorrelato com a utilização de questionários.
- Provável: baseado no exame clínico.
- Definitivo: baseado no exame eletromiográfico (polissonografia ou dispositivos portáteis).

Além disso, relataram que em indivíduos saudáveis, o bruxismo não deve ser considerado distúrbio, mas comportamento, que pode ser fator de risco (e/ou de proteção) para certas consequências clínicas, corroborando com Raphael et al. (2016). Neste artigo foi constatado que, um aumento da atividade dos músculos da mastigação aumenta o risco de um indivíduo apresentar consequências negativas para a saúde, por exemplo: dor severa na musculatura mastigatória, articulação temporomandibular (ATM), desgastes acentuados nos elementos dentários e complicações protéticas. Desse modo, o bruxismo não deveria ser considerado um distúrbio, mas um fator de risco, em indivíduos saudáveis. Fator de risco é um atributo que aumenta a probabilidade de um distúrbio, mas não o garante, enquanto um distúrbio prejudica e causa dano ao indivíduo, ou seja, representa disfunção no processo biopsicossocial normal. Posto isso, o bruxismo pode ser um fenômeno que não requeira necessariamente tratamento, ou seja, dependendo da intensidade ou frequência, em algumas vezes, pode assumir caráter comportamental.

Svensson et al.[3] sugerem que, nos casos de bruxismo em que se observa homeostase normal, sem consequências negativas na condição de saúde bucal ou geral de um indivíduo, pode-se classificá-lo em normobruxismo. Entretanto, quando a atividade motora oromandibular ocasiona desgaste dentário, dor orofacial, fraturas de dentes e restaurações, problemas periodontais ou está associada a comorbidades como insônia, doença do refluxo gastroesofágico (DRGE) e apneia obstrutiva do sono (AOS), a nomenclatura patobruxismo seria mais apropriada.

É bem complicado fazer uma estimativa precisa da prevalência do BS, pois muitos estudos adotam diferentes estratégias de diagnóstico: falham em não distinguem bruxismo do sono e da vigília e investigam populações não representativas. Além disso, a presença de populações selecionadas com comorbidades, como distúrbios psicológicos, neurológicos, população de centros de estudo, hospitais, pode comprometer a exata prevalência do BS. Estudos epidemiológicos abordam o BS por questionários, entrevistas e exame clínico, em sua maioria sem polissonografia. Tais estudos relatam prevalência mais alta na infância, ocorrendo em cerca de 14% e podendo atingir até 40,6% nas crianças, alcançando cerca de 8% dos adultos e 3% das pessoas acima de 65 anos de idade. Há limitações óbvias na prevalência baseadas por questionários (autorrelato), visto que o indivíduo pode dormir desacompanhado, não havendo ciência de seu comportamento, ou ainda, seu parceiro(a) pode apresentar sono profundo, não percebendo algum tipo de atividade oromandibular compatível com o BS nem a emissão de som, que muitas vezes acompanha essa atividade orofacial. Por sua vez, diagnosticar o bruxismo utilizando apenas como critério de diagnóstico o desgaste dentário, pode conduzir ao erro. A perda de estrutura, como a do esmalte ou da dentina, é condição multifatorial. Diferentemente da atrição dentária (presente em bruxistas), outros mecanismos, como a erosão ácida (biocorrosão) e a abrasão (ocasionada por substâncias abrasivas), podem levar a lesões de desgaste não associadas ao BS. Abe et al. (2009) concluíram que, a presença de desgaste dentário discrimina bruxistas com histórico atual de ranger de dentes dos não bruxistas em adultos jovens, porém seu valor diagnóstico é modesto. Além disso, essa perda estrututal não ajuda a discriminar a gravidade do BS. Portanto, cuidado é mandatório para os profissionais que utilizam apenas o desgaste dentário como critério de diagnóstico do SB.

O único estudo populacional sobre prevalência do BS com questionário e polissonografia foi realizado por nossa equipe com amostra representativa da cidade de São Paulo com 1.042 voluntários adultos. Nele encontra-se prevalência do BS de 12,5%, quando o autorrelato foi utilizado como critério de diagnóstico, e 5,5% quando se associou o questionário ao exame de polissonografia[4].

Dependendo da magnitude da carga mecânica gerada pelo bruxismo, pode-se estar diante de ameaça à integridade do sistema estomatognático. Além de perturbar o sono dos familiares, o bruxismo pode provocar diversos problemas como: lesões cervicais não cariosas (Figura 1), desgastes (Figura 2) e fratura dos dentes ou das restaurações (Figuras 3 e 4), exacerbação de doença periodontal (Figura 5) e disfunção temporomandibular.

ETIOLOGIA E FISIOPATOLOGIA

A etiologia do BS é multifatorial e ainda controversa e não bem definida, e por esse motivo serão ressaltados os indicadores de risco com maiores evidências científicas. Pesquisas têm mostrado que a etiopatogenia do BS está mais associada a fatores relacionados ao sistema nervoso central (SNC)[5].

Por muito tempo acreditou-se que fatores periféricos, como a oclusão dentária, seriam os principais fatores etiológicos do BS. Esse conceito foi popularizado por causa do clássico estudo de Ramfjord em 1961, cuja conclusão era de que correções oclusais diminuíam ou eliminavam essa atividade motora durante o sono. Entretanto, estudos mais recentes mostram que os fatores oclusais não possuem esse

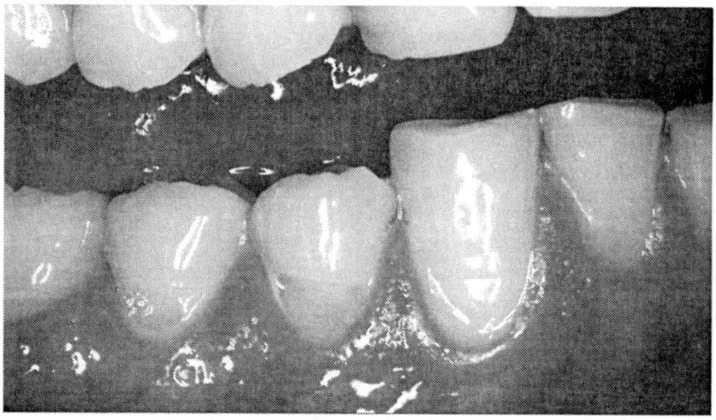

Figura 1 Lesões cervicais não cariosas (biocorrosão).

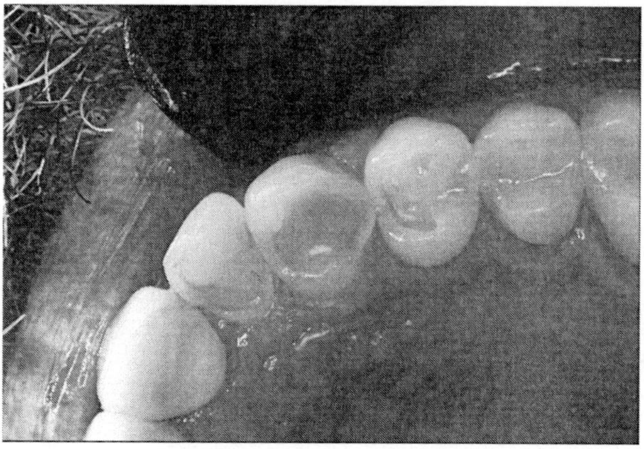

Figura 2 Desgastes dentários (biocorrosão e atrição).

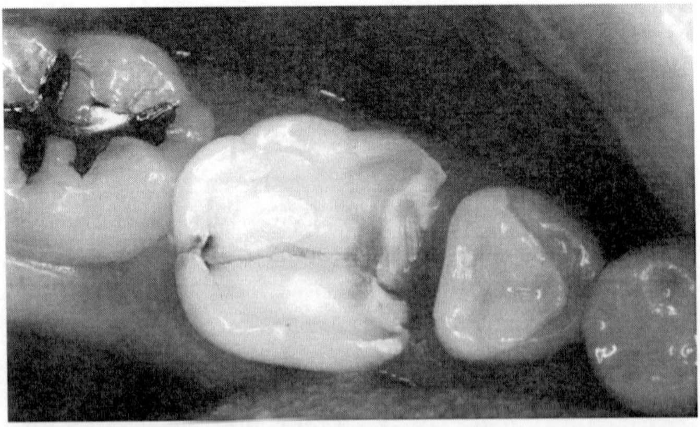

Figura 3 Fratura do dente 46.

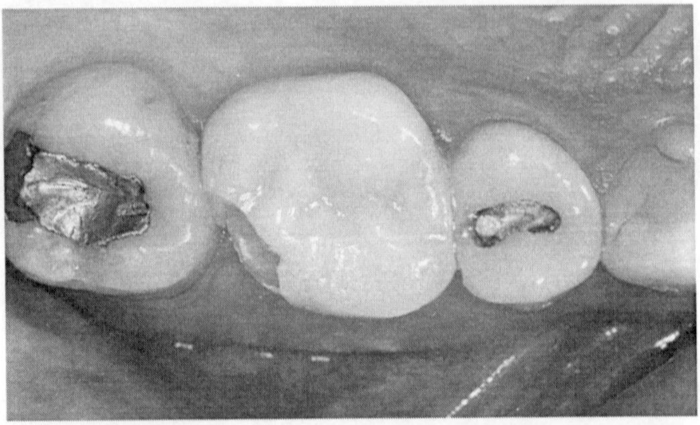

Figura 4 Fratura da prótese do dente 26.

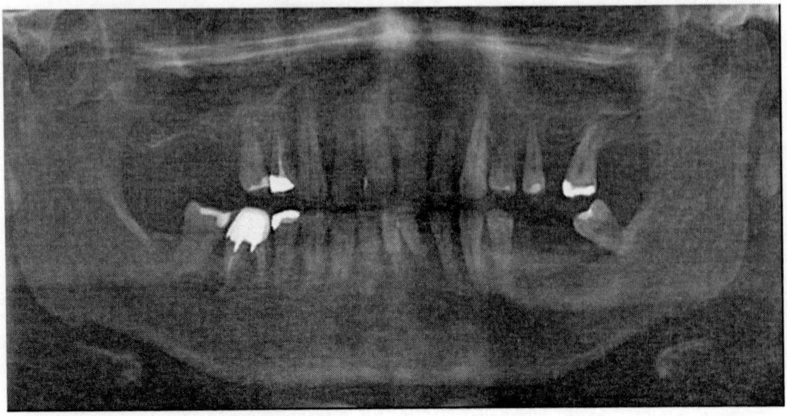

Figura 5 Perda óssea alveolar generalizada.

papel. Em um modelo de regressão logística múltipla, não se verificaram diferenças oclusais entre bruxistas e não bruxistas, conceito mais recentemente aceito. Ou seja, os fatores oclusais não constituem causa primária do BS.

Outro indicador de risco, embora controverso, que parece influenciar a atividade do bruxismo, é o psicossocial (estresse, depressão, ansiedade e competitividade). Fluerasu et al. (2019), ao observar adultos caucasianos saudáveis, concluíram que os sujeitos do grupo bruxismo eram mais ansiosos e estressados e apresentavam maior nível de cortisol na saliva. Entretanto, a literatura não é conclusiva em relação a esse tema, como mostram os trabalhos apresentados a seguir. Manfredini et al. (2016) aplicaram questionários em indivíduos com BS selecionados da Universidade de Ferrara (Itália), com o objetivo de avaliar o nível de ansiedade, bem como estratégias de enfrentamento a essa condição. A análise de correlação mostrou que o índice de BS não foi correlacionado com nenhuma das escalas psicológicas utilizadas. Entretanto, houve correlação significante entre o índice de BS e itens específicos de ansiedade e das estratégias de enfrentamento. Como conclusão, os autores relataram que os achados suportam, apenas em parte, a hipótese deste trabalho e confirmam a ausência de clara relação entre BS e fatores psicossociais.

Embora nenhum marcador genético tenha sido identificado até o momento, alguns estudos mostram que o bruxismo pode ser geneticamente determinado. Em um estudo realizado em 2012, os autores encontraram um polimorfismo (variante do alelo C) rs6323, no gene *HTR24* do cromossomo 13 que estava associado com 4,25 mais chances de apresentar BS. O gene em questão codifica receptores serotoninérgicos *5-HT2A*. Gonzalo et al. (2018), estudando polimorfismos em genes da via dopaminérgica em indivíduos com e sem BS, encontraram que o polimorfismo do alelo G do gene *DRD2 rs1800497* estava associado a um risco significantemente reduzido de BS e BV (bruxismo em vigília). Além disso, o polimorfismo do alelo C do gene *DRD3 rs6280* estava associado com maior risco de o indivíduo desenvolver BS, enquanto o polimorfismo do alelo C do gene *DRD5 rs6283* estava associado com menor risco de BV. Esses achados indicam possível influência genética na etiologia do BS e do BV.

Atualmente, o BS como sendo secundário ao despertar, talvez seja a hipótese etiológica com maior evidência científica. Uma alta frequência da ARMM (75 a 88%) está associada a eventos fisiológicos relacionados ao despertar. A ARMM é a atividade motora mais frequente em indivíduos com BS e pode vir acompanhada de ranger dos dentes (com ou sem ruído). Ocorre mais frequentemente no sono não REM (*rapid eye movement*), nos estágios mais superficiais (N1 e N2), e é comumente associada com alterações polissonográficas relacionadas ao despertar (Figura 6). Recente evidência na fisiopatologia do BS suporta a hipótese de que a frequência dos episódios de ARMM é modulada pelo padrão alternante cíclico (CAP). O CAP é observado no eletroencefalograma no sono não REM e identifica períodos de estabilidade (fase B) e instabilidade do sono (fase A). Mais de 80%

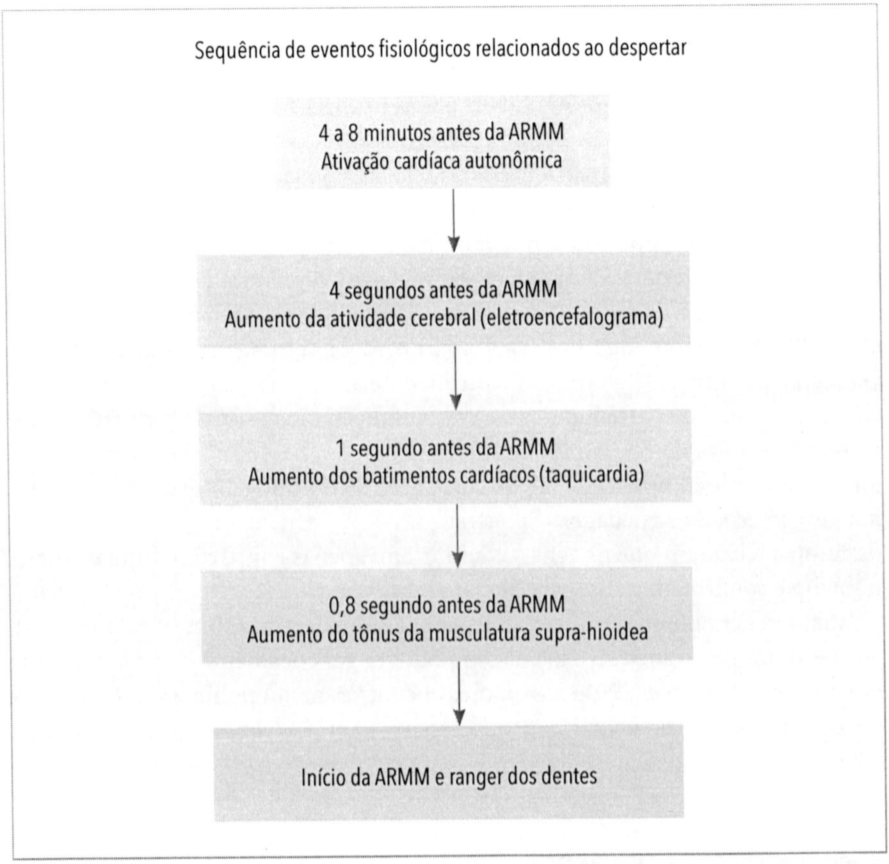

Figura 6 Manifestações fisiológicas associadas ao despertar. ARRM: atividade rítmica dos músculos da mastigação.
Fonte: adaptada de Lavigne et al. (2007).

dos episódios de BS estão associados com a fase A do CAP. Carra et al.[9] relataram que o despertar do sono e a fase A do CAP constituem uma janela permissiva que facilitam o aparecimento da ARMM na forma de eventos de bruxismo do sono.

Outro indicador de risco avaliado por pesquisadores que se dedicam ao estudo do BS é sua associação com a AOS. Em um artigo publicado em 2014, os autores encontraram maior frequência de indivíduos com BS no grupo com AOS, quando comparado com o grupo-controle. Concluíram que os indivíduos com AOS possuíam quase 4 vezes mais chances de apresentarem queixas de BS. Alguns estudos investigaram a associação temporal entre os eventos de apneia/hipopneia e os episódios de BS. Saito et al. (2013) demonstraram que mais episódios de BS foram observados após os eventos respiratórios obstrutivos em pacientes que apresentavam concomitantemente BS e AOS. Sugeriram que os episódios do BS, ocorrendo próximos aos eventos de apneia/hipopneia, podem ser uma forma secundária de BS. Por sua vez, Saito et al. (2015), investigando 59 sujeitos com BS e AOS, mostraram não haver forte associação entre despertar do sono e início da ARMM, e que os eventos respiratórios foram associados a outras atividades motoras durante o sono. Acrescentaram que o BS e a AOS provavelmente são influenciados por diferentes mecanismos. Em adição, em uma revisão sistemática publicada em 2019, os autores postularam não haver disponibilidade de evidência científica que suporte uma relação robusta entre BS e AOS.

Outra hipótese interessante mostra uma associação do BS com a DRGE. A ARMM é necessária no sentido de lubrificar os tecidos orofaríngeos durante o sono, um período em que o fluxo salivar e a quantidade de deglutição estão normalmente reduzidos. Um artigo muito bem conduzido por Ohmure et al. (2016) teve como objetivo avaliar a eficácia dos inibidores da bomba de próton em pacientes acometidos de BS e DRGE. Os dados mostraram significativa diminuição dos surtos e dos episódios de BS após a administração do medicamento rabeprazol 10 mg. Os autores ressaltaram a importância do tratamento da DRGE nos indivíduos com BS. Acredita-se, por esses resultados, que o BS pode ser considerado fator protetor, como descrito e discutido no consenso de 2018.

A literatura científica também evidencia a insônia como outro distúrbio do sono associado ao BS. Em um estudo publicado em 2020, os autores mostraram essa associação predominantemente em mulheres com idade entre 35 e 50 anos. Além disso, observaram que sujeitos com insônia tinham duas vezes mais chances de apresentarem BS, quando comparados com um grupo de bons dormidores.

Um aumento no número de artigos científicos vem indicando que o sistema nervoso central e o autônomo assumem papel importante na gênese do BS. Em especial, os sistemas serotoninérgicos, dopaminérgicos e adrenérgicos influenciam esse aumento da atividade muscular mastigatória. Essa relação foi demonstrada pelo aumento de catecolaminas urinárias em crianças e adultos com sinais claros de desgaste dental acentuado. Foi também investigado, por meio de ressonância magnética com espectroscopia, a diferença do nível de ácido gama-aminobutírico (GABA) e do glutamato no tronco cerebral e na área cortical mastigatória (bilateralmente) em dois grupos, com e sem BS. Encontraram no tronco encefálico significativa redução na quantidade de GABA nos sujeitos com BS quando comparados com o controle. Entretanto, não houve diferença significativa no nível de glutamato nos dois grupos estudados. Sugeriram a possibilidade de haver anormalidades no sistema gabaérgico do tronco encefálico nos pacientes com BS. No entanto, como se pôde ver pela literatura citada, os sistemas de neurotransmissão na fisiopatologia do BS necessitam de mais estudos.

Muitos artigos sobre o bruxismo vêm mostrando ainda uma associação com álcool, tabaco, cafeína, drogas de abuso e medicações como antidepressivos inibidores da recaptação da serotonina. Sabe-se que as drogas psicoativas afetam o sistema nervoso central, causando alterações de humor, comportamento e cognição. Rintakoski e Caprio (2013) mostraram maior chance de BS em consumidores de álcool e cafeína (razão de chance de 1,9 e 1,4, respectivamente). Em uma revisão sistemática publicada em 2018, concluiu-se que medicamentos como duloxetina, paroxetina, venlafaxina e metilfenidato podem estar associados com o BS. Entretanto, foi recomendada cautela por causa da baixa qualidade das evidências científicas.

DIAGNÓSTICO DO BRUXISMO DO SONO

A avaliação do BS baseia-se em questionários (autorrelato), presença de sinais e sintomas e análise da atividade eletromiográfica dos músculos da mastigação. A Academia Americana do Sono publicou em 2014 os critérios clínicos para o diagnóstico do BS, como mostra o Quadro 1[6]. Outro instrumento considerado no diagnóstico do BS, embora exista moderada variabilidade da frequência de eventos, é a polissonografia completa de noite inteira, associada a microfones e câmeras filmadoras que auxiliam a identificação de movimentos oromandibulares não compatíveis com os eventos do BS. Os episódios fásicos, tônicos e mistos (Figuras 7, 8 e 9, respectivamente) são marcados seguindo os critérios polissonográficos recentemente revisados como descritos no Quadro 2. Com o objetivo de se obter o diagnóstico do BS, baseados na ARMM, pode-se lançar mão dos critérios listados no Quadro 3. Em adição, associando esses critérios a história positiva de BS, sem dúvida será alcançado um diagnóstico com maior acurácia.

Um outro método diagnóstico para as formas de bruxismo (BS e BV), que vem sendo desenvolvido e estudado nos últimos anos, é a aquisição da contração muscular por eletromiógrafos portáteis. Recentemente, foi realizada uma revisão da literatura sobre esse assunto, em que os autores pontuaram alguns estudos com os dispositivos BiteStrip, GrindCare e Bruxoff, que mostraram sensibilidade de 84,2%;

QUADRO 1 Critérios de diagnóstico clínico do bruxismo do sono baseados na Classificação Internacional de Distúrbios do Sono (terceira edição)

Critério A associado ao critério B
A. Presença regular ou frequente de sons de ranger de dentes durante o sono
B. Presença de um ou mais dos seguintes sinais ou sintomas clínicos:
1. Desgaste anormal dos dentes consistente com o relato de ranger de dentes durante o sono
2. Dor ou fadiga transitória pela manhã na musculatura mastigatória; e/ou dor de cabeça temporal; e/ou dificuldade de abrir a boca ao amanhecer consistente com o relato de ranger de dentes durante o sono

Notas: embora a polissonografia não seja necessária para o diagnóstico do BS, como descrito na mais recente versão do Manual de Estagiamento do Sono e Eventos Associados da AASM, idealmente recomenda-se o monitoramento da atividade muscular do masseter, associado com áudio e vídeo, para aumentar a confiabilidade do diagnóstico.
Fonte: AASM1.

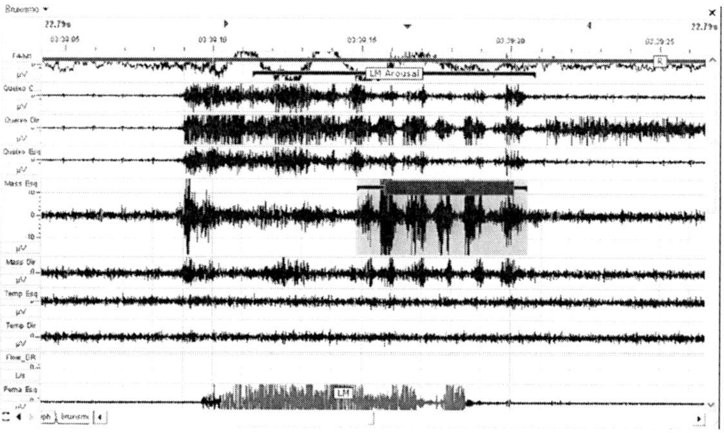

Figura 7 Episódio fásico.

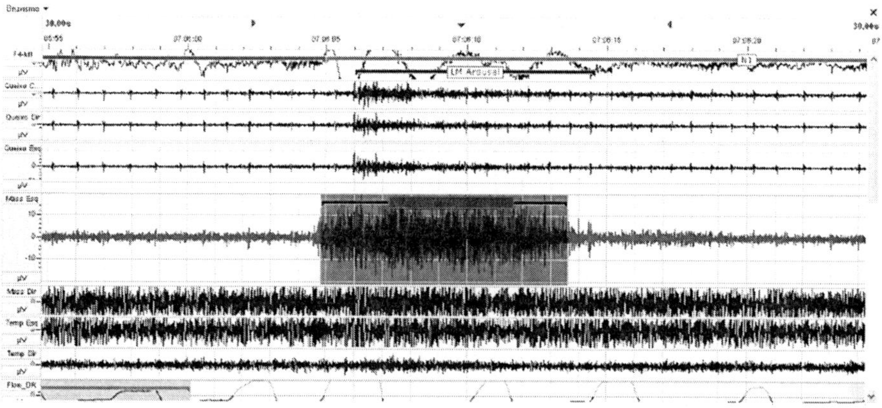

Figura 8 Episódio tônico.

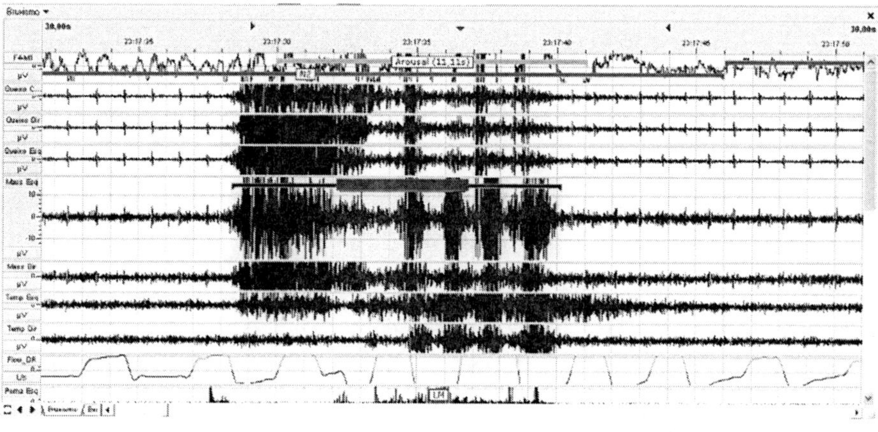

Figura 9 Episódio misto.

QUADRO 2 Critérios de diagnóstico polissonográfico do bruxismo do sono

Estagiamento do bruxismo do sono
1. Critérios polissonográficos
a. Os episódios de bruxismo consistem em elevações breves (fásicas), mantidas (tônicas) na atividade eletromiográfica (EMG), com pelo menos 2 vezes a amplitude do EMG basal.
b. Os episódios fásicos se caracterizam por apresentarem pelo menos 3 surtos ≥ 0,25 s e < 2 s de duração, e se pelo menos 3 dessas elevações ocorrerem em uma sequência regular
c. Os episódios tônicos apresentam surtos com durações ≥ 2 s
d. Um intervalo de pelo menos 3 segundos de atividade basal estável entre os episódios deve ocorrer antes de se registrar um novo evento
e. O bruxismo é confiavelmente registrado por áudio em combinação com a polissonografia. Recomenda-se a presença de pelo menos 2 ruídos audíveis de ranger de dentes na ausência de epilepsia

Notas: 1. Durante o sono, contrações da musculatura mastigatória ocorrem frequentemente, as quais podem ser de duas formas: a) mantidas (tônicas) durante o apertamento ou b) uma série de breves contrações repetidas (fásicas), denominadas atividade rítmica dos músculos da mastigação (ARMM), durante o ranger.
2. Alterações eletromiográficas no músculo masseter são muito mais características e proeminentes que as alterações eletromiográficas do músculo mentoniano.

QUADRO 3 Critérios de diagnóstico baseados na análise da atividade rítmica dos músculos da mastigação (ARMM) durante o sono

Ponto de corte do diagnóstico do bruxismo do sono
Critério clássico(52)
≥ 4 episódios por hora de sono, e
6 surtos por episódio e/ou
≥ 25 surtos por hora de sono
Critério adaptado (Rompre et al., 2007; Carra et al.[9])
Baixa frequência: ≥ 2 e < 4 episódios por hora de sono
Alta frequência: ≥ 4 episódios por hora de sono e/ou ≥ 25 surtos por hora de sono

70 e 92%, respectivamente, e especificidade de 90% em 5 noites consecutivas para o GrindCare e 91% para o Bruxoff. Contudo, esses dispositivos apresentam baixa especificidade e sensibilidade em distinguir os reais eventos de BS de outras atividades motoras que ocorrem durante o sono (por exemplo, falar, deglutir, bocejar). Além disso, não há o monitoramento do despertar, da vigília, do estagiamento do sono e de outras variáveis relacionadas ao sono[7].

Um sistema de avaliação multimodular está sendo estudado para gerar um sistema de pontuação que nos permite facilitar a comparação entre os estudos de pesquisa e fornecer melhor cuidado na abordagem do bruxismo nos pacientes na clínica diária. Essa ferramenta padronizada de avaliação do bruxismo (*Standardized Tool the Assessment of Bruxism* – STAB) é composta de:

- Eixo A: avalia a atividade dos músculos da mastigação por meio de autorrelato, abordagem clínica e instrumentos.
- Eixo B: provável etiologia, fatores de risco e comorbidades associadas com a atividade dos músculos da mastigação.

TRATAMENTOS DISPONÍVEIS

Como vimos, há escassez de trabalhos na literatura, mostrando uma robusta disponibilidade de evidência científica com relação aos fatores de risco e aos mecanismos associados ao bruxismo. Isso posto, é importante salientar a necessidade de diferentes abordagens no tratamento dessa condição, e que não há uma única terapia para todos os casos, muito menos a cura do bruxismo. Os tratamentos disponíveis envolvem o manejo dos possíveis fatores etiológicos e a prevenção dos potenciais danos causados no sistema estomatognático em consequência do bruxismo.

Segundo alguns autores, o tratamento do bruxismo pode ser conduzido por diferentes estratégias: comportamental, dental e farmacológica[58]. Manfredini et al. (2015) descreveram as modalidades de tratamento (para BS e BV) como múltiplos "P", como consequências de diferentes abordagens oriundas da língua inglesa como *pep talk, psychology, physiotherapy, plates* e *pills*, ou seja, por meio de discurso animador e de abordagens em psicologia, em fisioterapia e no uso de placas e pílulas. A estratégia comportamental deve ser a primeira linha de escolha, pois além de ser bastante segura, é bem-aceita pelos pacientes. É importante orientá-los no sentido de evitar a ingestão de álcool, cafeína, consumo de drogas, sejam elas lícitas ou ilícitas, educá-los quanto ao controle dos hábitos parafuncionais em vigília, utilizar técnicas de relaxamento, *biofeedback*, terapia cognitivo-comportamental, como também higiene do sono e hipnoterapia[8].

Os aparelhos oclusais (Figura 10 e 11), como as placas estabilizadoras e os aparelhos intraorais de avanço mandibular (AIO_{AM}), têm sido extensivamente utilizados, tanto na maxila como na mandíbula ou em ambas, com o objetivo de proteger os dentes, o periodonto, a musculatura e a articulação temporomandibular. Alguns artigos científicos fracassam em demonstrar uma ação miorrelaxante desses dispositivos. Sjoholm et al. (2014), após 8 semanas de avaliação, descreveram aumento da atividade muscular em 43% dos pacientes com BS, enquanto em 36% observou-se diminuição, e em 21% nenhuma alteração foi constatada. O material utilizado na confecção das placas oclusais também pode alterar a atividade motora da musculatura mastigatória. As chamadas placas rígidas, normalmente em resina acrílica, induzem melhor resposta muscular quando comparadas com as placas resilientes (*soft*). Em um recente estudo, com acompanhamento de 4 meses, os

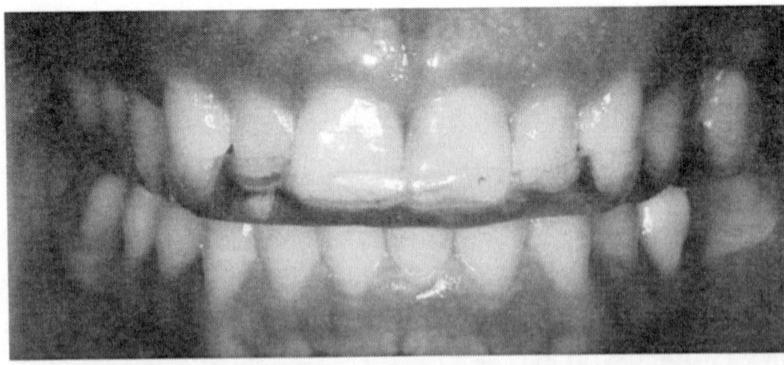

Figura 10 Aparelho oclusal em acrílico superior.

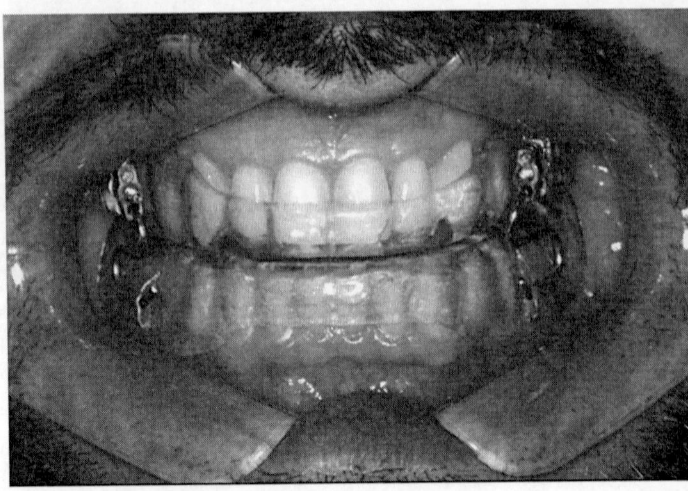

Figura 11 Aparelho de avanço mandibular.

autores encontraram aumento na quantidade de surtos, nos episódios de BS, em indivíduos que utilizaram placas oclusais pré-fabricadas, quando comparados aos que fizeram uso das placas em acrílico (padrão-ouro). Em adição, é importante destacar a precaução durante o atendimento de pacientes com AOS que necessitem este tipo de terapia. Nikolopoulou et al. (2013) e Gagnon et al (2004) observaram que em um grupo de pacientes com AOS, o uso de placa oclusal estabilizadora em acrílico, confeccionada no arco superior está associado com maior risco de agravamento da AOS.

Atualmente, os AIO_{AM} prescritos para o tratamento de pacientes com AOS (ver capítulo de Apneia obstrutiva do sono e Aparelhos intraorais) podem ser indicados para pacientes com BS que apresentem ronco, síndrome de resistência da via aérea superior (SRVAS) ou AOS (contanto que esteja de acordo com o médico e o paciente).

Interessante é notar que o tratamento com AIO_{AM} pode provocar redução na atividade dos músculos elevadores da mandíbula em pacientes com AOS. Segundo um estudo recentemente publicado em 2020 ocorre redução da atividade motora relacionada aos eventos respiratórios associados ao despertar, o que pode explicar em parte o porque da melhora dos eventos de BS com o uso de um AIO_{AM}.

Algumas medicações parecem estar envolvidas no sentido de atenuar o BS, suportando a hipótese de envolvimento do sistema nervoso central na gênese do BS, como já mencionado neste capítulo[9]. A literatura é controversa quando envolve essa modalidade de tratamento e, na maioria das vezes, baseia-se em estudos pontuais e relatos de casos. Lobbezoo et al. (1997) mostraram diminuição na atividade dos músculos da mastigação com a utilização de levodopa, muito embora a administração de pramipexol (agonista dopaminérgico), não tenha atenuado os eventos de BS em um estudo publicado em 2017. Em contrapartida, Sakai et al. (2017) concluíram que a clonidina, agonista alfa-2-adrenérgico, foi mais eficaz que o clonazepam na supressão do BS, provavelmente pelo efeito simpatolítico, interrompendo a cascata de eventos fisiológicos relacionados ao despertar.

A gabapentina, um anticonvulsivante agonista gabaérgico e modulador dos canais de cálcio, foiavaliada por Madani et al. (2013) que compararam 10 indivíduos que tomaram esse medicamento com outros 10 que utilizaram placas oclusais. Nos dois grupos avaliados, as intervenções mostraram diminuição na contração do músculo masseter durante os eventos de BS. Além disso, os sujeitos tratados com gabapentina mostraram uma significativa melhora no tempo total de sono, sono de ondas lentas e eficiência do sono. Deve-se ter cautela ao indicar essa medicação para pacientes com BS concomitantemente a AOS, como mostra o trabalho de Piovezan et al. (2017), em que foi observado aumento no IAH em idosos do gênero masculino quando submetidos ao efeito agudo da gabapentina.

A neurotoxina botulínica A é uma toxina biológica potente e poderosa ferramenta terapêutica para um número crescente de aplicações orofaciais clínicas. Ela relaxa o músculo estriado, inibindo a liberação de acetilcolina dos terminais nervosos pré-sinápticos, bloqueando aa junção neuromuscular. Um grupo de pesquisadores mostrou que essa droga não reduziu a frequência do número de surtos ou a duração dos eventos de ARMM, mas encontrou uma diminuição da amplitude dos surtos nos episódios de BS. Por sua vez, efeitos adversos da injeção de toxina botulínica na musculatura mastigatória estão relacionados a perda óssea nos côndilos e no osso alveolar mandibular (Balanta-Melo et al., 2019). Em uma revisão sistemática publicada em 2017, os autores concluíram que as pesquisas são inconclusivas e não mostram evidências suficientes no tratamento do BS com injeções de toxina botulínica A.

CONSIDERAÇÕES FINAIS

Como a fisiopatologia do BS não está completamente elucidada e ainda há falta de evidência científica quanto à eficácia e à segurança da utilização de medicamentos nos indivíduos com BS, a terapia farmacológica deve ser considerada apenas em pacientes afetados severamente pelo BS e utilizada em curto espaço de tempo. Sabe-se que o BS é uma condição crônica e que as terapias conservadoras constituem as abordagens de eleição para seu tratamento, tanto na forma de placas oclusais acrílicas, como na conscientização e na higiene do sono, por se mostrarem mais seguras para esses indivíduos cuja condição ainda é pouco compreendida.

REFERÊNCIAS BIBLIOGRÁFICAS

1. American Academy of Sleep Medicine. International classification of sleep disorders. 3.ed. Darien: AASM; 2014.
2. Lobbezoo F, Ahlberg J, Raphael KG, Wetselaar P, Glaros AG, Kato T, et al. International consensus on the assessment of bruxism: Report of a work in progress. J Oral Rehabil. 2018;45(11):837-44.
3. Svensson P, Arima T, Lavigne G, Castrillon E. Sleep bruxism: definition, prevalence, classification, etiology and consequences. In: Kryger MH RT, Dement WC (ed.). Principles and practice of sleep medicine. 6.ed. Philadelphia: Elsevier; 2017. p. 1423-6.
4. Maluly M, Andersen ML, Dal-Fabbro C, Garbuio S, Bittencourt L, de Siqueira JT, et al. Polysomnographic study of the prevalence of sleep bruxism in a population sample. J Dent Res. 2013;92(7 Suppl):97S-103S.
5. Lavigne GJ, Kato T, Kolta A, Sessle BJ. Neurobiological mechanisms involved in sleep bruxism. Crit Rev Oral Biol Med. 2003;14(1):30-46.
6. American Academy of Sleep Medicine. The AASM Manual for the Scoring of Sleep and Associated Events: Rules, Terminology and Technical Specifications. 2.6. ed. Darien: American Academy of Sleep Medicine; 2020.
7. Yamaguchi T, Mikami S, Maeda M, Saito T, Nakajima T, Yachida W, et al. Portable and wearable electromyographic devices for the assessment of sleep bruxism and awake bruxism: a literature review. Cranio. 2020:1-9.
8. Lavigne G, Cistulli P, Smith M. Sleep Medicine for Dentist "An evidence-Based Overview". Batavia: Quintessence; 2020.
9. Carra MC, Huynh N, Fleury B, Lavigne G. Overview on sleep bruxism for sleep medicine clinicians. Sleep Med Clin. 2015;10(3):375-84, xvi.

CAPÍTULO 35

MOVIMENTOS PERIÓDICOS DE MEMBROS DURANTE O SONO: DIAGNÓSTICO E TRATAMENTO

Gilmar Fernandes do Prado
Karla Carlos
Douglas Sousa Soares

Pontos-chave

- Movimentos periódicos de membros durante o sono consistem em movimentos repetitivos de membros inferiores, sendo mais comuns em pessoas acima de 40 anos, pacientes com AVC e em pacientes com síndrome das pernas inquietas (80-90% de prevalência).
- O distúrbio dos movimentos periódicos de membros (PLMD) ocorre quando há queixa subjetiva relacionadas ao sono ou prejuízo diurno. Os movimentos periódicos promovem redução na qualidade do sono, com diminuição do sono de ondas lentas e sonolência diurna;
- O PLMS pode estar presentes em outras doenças do sono, como apneia obstrutiva do sono, narcolepsia e distúrbio comportamental do sono REM;
- O tratamento farmacológico do PLMS pode ser realizado com agonistas dopaminérgicos (pramipexol) e benzodiazepínicos (clonazepam) e, em alguns casos, melatonina. Medicações como gabapentina e pregabalina também podem ser usadas para alívio sintomático.

INTRODUÇÃO

Movimentos periódicos de membros durante o sono são movimentos repetitivos estereotipados de membros (conhecidos pela sigla inglesa PLMS – *period limb movement in sleep*), que ocorrem em pernas ou braços e acometem adultos e crianças[1]. É comum a presença de PLMS na população em geral, principalmente após os 40 anos de idade e, apesar de frequente, a relevância clínica dessa condição é ainda controversa[2].

Esses movimentos involuntários mioclônicos podem estar associados a despertar cortical ou autonômico, que promove redução da qualidade do sono, por diminuição principalmente do sono de ondas lentas com consequente sonolência diurna[3]. A presença de PLMS com queixas subjetivas relacionadas ao sono ou com prejuízo diurno caracteriza o que se chama distúrbio dos movimentos periódicos de membros ou PLMD (*period limb movement disorder*)[1]. Entretanto, não é incomum que alguns indivíduos apresentem PLMS sem queixas relacionadas, e os movimentos também podem ser imperceptíveis[1]. Importante ressaltar que, na maioria das vezes, o paciente não acorda quando apresenta esses movimentos.

O PLMS é comum em pacientes que têm síndrome das pernas inquietas/doença de Willis-Ekbom (SPI/DWE)[4], com prevalência que varia entre 80 e 90%, porém a SPI/DWE não está na maioria dos pacientes que apresentam PLMS[5].

DIAGNÓSTICO

O diagnóstico do PLMS é realizado por meio da polissonografia. Nesse exame, os movimentos são registrados pelo eletroneuromiograma de membros, por meio de eletrodos posicionados superficialmente na região do músculo tibial anterior bilateralmente. Ocorrem 4 ou mais séries de movimentos com duração de 0,5 a 10 segundos, com intervalos entre 5 e 90 segundos. O índice de PLMS é considerado normal na ocorrência de até 15 movimentos por hora de sono em adultos e de até 5 movimentos por hora de sono em crianças[6]. O diagnóstico do PLMSD é clínico, pela queixa de sono não reparador, pela fadiga, pela sonolência e pelo prejuízo em atividades diurnas, devendo-se excluir outros condições clínicas, como ansiedade e insônia[7].

A prevalência de PLMS após o acidente vascular cerebral (AVC) varia entre 32 e 48% e traz a discussão sobre a combinação desses fenômenos. Entretanto, o entendimento dessa associação ainda é limitado[8]. Algumas teorias, como a hiperatividade simpática, o dano vascular periférico e a hipóxia poderiam justificar o PLMS em pacientes com doenças cardiovasculares[9]. Sabe-se também que a deficiência de ferro é um fator de risco para o PLMS[10].

O PLMS pode ser desencadeado por medicamentos, como antidepressivos inibidores da recaptação da serotonina, antidepressivos tricíclicos, lítio e antagonistas dopaminérgicos. Outras condições também podem provocar PLMS, por exemplo, lesão medular, deficiência de ferro, abstinência alcoólica e retirada de benzodiazepínicos ou barbitúricos[7].

O PLMS pode estar presentes em outras doenças do sono, como apneia obstrutiva do sono, narcolepsia, distúrbio comportamental do sono REM e na SPI/DWE[1].

Devem-se considerar no diagnóstico diferencial do PLMS: epilepsia noturna, epilepsia mioclônica, abalos do início do sono, atividade fásica normal do sono REM e mioclonia fragmentária do sono[1].

TRATAMENTO

O tratamento farmacológico do PLMS pode ser realizado com agonistas dopaminérgicos (pramipexol) e benzodiazepínicos (clonazepam). Apesar de bastante efetivos, os agonistas dopaminérgicos apresentam risco de aumentar os movimentos periódicos quando usados em longo prazo (fenômeno do *augmentation*)[11]. O uso de melatonina antes de dormir também tem sido associado a menores índices de PLMS em alguns estudos[12]. Além disso, medicações utilizadas para tratar SPI/DWE, como gabapentina e pregabalina, também podem ser usadas para alívio sintomático no PLMS[7].

Outra medida importante é identificar fatores de risco para PLMS, como algumas doenças, medicações e outras substâncias, e então avaliar a correção/retirada do fator desencadeante, quando possível[12]. Nos casos em que há deficiência de ferro, a reposição de ferro pode auxiliar na redução do índice de PLMS, inclusive em crianças[13].

Quando os sintomas são leves ou moderados, exercícios de relaxamento, ioga ou meditação podem ser medidas úteis. Evitar cafeína e outros estimulantes antes de dormir, além de outras medidas de higiene do sono podem também auxiliar no tratamento[14]. Algumas vezes, banhos quentes e massagens nas pernas antes de dormir previnem o aparecimento do PLMS[7,14].

REFERÊNCIAS BIBLIOGRÁFICAS

1. American Academy of Sleep Medicine. International Classification of Sleep Disorders. 3.ed. Darien: American Academy of Sleep Medicine; 2014.
2. Haba-Rubio J, Marti-Soler H, Marques-Vidal P, Tobback N, Andries D, Preisig M, et al. Prevalence and determinants of periodic limb movements in the general population. Ann Neurol. 2016;79:464-74.
3. Haba-Rubio J, Marti-Soler H, Tobback N, Andries D, Marques-Vidal P, Vollenweider P, et al. Clinical significance of periodic limb movements during sleep: the HypnoLaus study. Sleep Med. 2018;41:45-50.
4. Allen RP, Picchietti DL, Garcia-Borreguero D, Ondo WG, Walters AS, Winkelman JW, et al. RLS/WED diagnostic criteria: update IRLSSG consensus criteria. Sleep Med. 2014;15(8):860-73.
5. Montplaisir J, Boucher S, Poirier G, Lavigne G, Lapierre O, Lespérance P. Clinical, polysomnographic, and genetic characteristics of restless legs syndrome: a study of 133 patients diagnosed with new standard criteria. Movement Disord. 1997;12(1):61-5.
6. Berry RB, Brooks R, Gamaldo CE, Harding SM, Lloyd RM, Marcus CL, et al. The AASM Manual for the scoring of sleep and associated events: rules, terminology and technical specifications. Version 2.5. Darien: American Academy of Sleep Medicine; 2018.
7. Salminen AV, Winkelmann J. Restless legs syndrome and other movement disorders of sleep-treatment update. Curr Treat Options Neurol. 2018;20(12):55.
8. Hasan F, Gordon C, Wu D. Dynamic prevalence of sleep disorders following stroke or transient ischemic attack. Stroke. 2021;52:655-63.
9. Walters AS, Rye DB. Review of the relationship of restless legs syndrome and periodic limb movements in sleep to hypertension, heart disease, and stroke. Sleep. 2009;32:589-97.
10. Maung SC, El Sara A, Chapman C, Cohen D, Cukor D. Sleep disorders and chronic kidney disease. World J Nephrol. 2016;5:224-32.
11. Stefani A, Högl B. Diagnostic criteria, differential diagnosis, and treatment of minor motor activity and less well-known movement disorders of sleep. Curr Treat Options Neurol. 2019;21(1):1.

12. Joseph V, Nagalli S. Periodic limb movement disorder. 2021 Nov 25. In: StatPearls [Internet]. Treasure Island: StatPearls; 2022.
13. Gurbani N, Dye TJ, Dougherty K, Jain S, Horn PS, Simakajornboon N. Improvement of parasomnias after treatment of restless leg syndrome/periodic limb movement disorder in children. J Clin Sleep Med. 2019;15(5):743-8.
14. O'Regan D, Anderson KN. Restless legs syndrome and periodic limb movements of sleep. Br J Hosp Med (Lond). 2020;81(1):1-8.

CAPÍTULO 36

SÍNDROME DAS PERNAS INQUIETAS/ DOENÇA DE WILLIS-EKBOM (SPI/DWE)

Gilmar Fernandes do Prado
Karla Carlos

Pontos-chave

- A síndrome das pernas inquietas (SPI) ou doença de Willis-Ekbom é um distúrbio de movimento de origem neurológica, caracterizada por uma urgência em movimentar as pernas, geralmente acompanhada de sensação desagradável, que piora no final do dia e com o repouso.
- A fisiopatologia envolve o metabolismo do ferro, a regulação da dopamina no sistema nervoso central e a predisposição genética. Outros fatores, como a inflamação e a gravidez, também podem intensificar sintomas existentes ou provocar a doença.
- Atualmente a primeira linha de escolha para o tratamento da SPI/DWE é o uso de alfa-2-delta ligante, cujos principais representantes no Brasil são a gabapentina e a pregabalina. Medidas não farmacológicas incluem exercícios físicos e terapia cognitivo-comportamental.

INTRODUÇÃO

A síndrome das pernas inquietas (SPI) é uma doença neurológica, considerada um distúrbio de movimento relacionado ao sono[1]. É caracterizada por uma urgência em movimentar as pernas associada à sensação desagradável e inexplicável, que ocorre no repouso e que melhora ou atenua com o movimento[2]. Os pacientes podem se queixar de dificuldade em iniciar em sono e apresentar prejuízo cognitivo. Embora o acometimento seja predominantemente nas pernas, de 21 a 57% dos pacientes descrevem sensações nos braços[2]. Apesar de ser uma doença muito prevalente, seu diagnóstico ainda é um desafio, e, para facilitar o reconhecimento dessa doença, a utilização do epônimo "doença de Willis-Ekbom" é recomendada[3]. Thomas Willis descreveu a doença, como a conhecemos hoje, pela primeira vez no século XVII[4]. Em 1945, o neurologista Karl Ekbom aprofundou os estudos sobre a sintomatologia e definiu as características clínicas da doença e iniciou a investigação de sua fisiopatologia[5]. Neste capítulo será utilizada a denominação síndrome das pernas inquietas/doença de Willis-Ekbom (SPI/DWE).

Por não ter um parâmetro comparativo para as sensações, pois não há outra doença com sintomas semelhantes, os pacientes apresentam dificuldade em descrever o que sentem. Durante a entrevista clínica é comum o paciente se queixar de gastura, incômodo, aflição, ruindade, comichão, cansaço, irritação, sensação de bichos se arrastando pelas pernas, entre outros[2,6].

EPIDEMIOLOGIA

No Brasil, a prevalência da SPI/DWE em adultos é de 6,4%[7]. Nos Estados Unidos e na Europa, varia entre 5 e 15%[2,8].

A ocorrência da doença aumenta com a idade e é mais predominante no sexo feminino. É comum a presença de história familiar positiva para SPI/DWE e também há uma associação com deficiência de ferro (ferritina < 50 mg/dL), gravidez, processo inflamatório e doença renal crônica[2,9,10].

FISIOPATOLOGIA

Há muito o que se esclarecer sobre fisiopatologia da SPI/DWE que envolve o metabolismo do ferro, a regulação da dopamina no sistema nervoso central e a predisposição genética. Outros fatores como a inflamação e gravidez também podem provocar a doença ou intensificar sintomas existentes.

Pacientes com SPI/DWE apresentam diminuição de ferro cerebral, que pode ocorrer por causa de alterações no perfil das proteínas que gerenciam a aquisição do ferro na barreira hematoencefálica e pela diminuição da expressão do receptor de transferrina (TfR)[11].

A redução do ferro está associada a mudanças na transmissão adenosinérgica, que promove liberação dopaminérgica[12].

O estado hiperdopaminérgico é um dos principais envolvidos no desenvolvimento da doença. Esse fenômeno pode ocorrer por três vias: aumento na tirosina hidroxilase (TH), diminuição na recaptação de dopamina e diminuição na quantidade, na sensibilidade ou na afinidade do receptor de dopamina-2 (D2R)[13].

Vários são os genes envolvidos, sendo os principais *BTBD9*, *MEIS1*, *MA-P2K5/LBXCOR* e *PTPRD*, que estão localizados nos cromossomos 12q22-23,14q13-21 e 9p24-22.2.

As interleucinas produzidas na vigência de um processo inflamatório estimulam a produção de hepcidina, que irá se ligar a ferroportina (Fp), não permitindo que o ferro seja exportado do enterócito para a circulação sanguínea. A diminuição da disponibilidade do ferro sistêmico possivelmente provocará diminuição do ferro cerebral. Nesse cenário, a inflamação pode ser um gatilho para o desenvolvimento da doença ou um fator de agravamento dos sintomas[10].

DIAGNÓSTICO

O diagnóstico da SPI/DWE é clínico e depende de minuciosa escuta das queixas do paciente, que deve contemplar todos os cinco critérios propostos pelo IRLSSG[2].

- Urgência/necessidade de mover os membros geralmente acompanhada, mas nem sempre, de desconforto ou sensações desagradáveis.
- Urgência/necessidade de mover os membros, e qualquer sensação que a acompanhe, começam ou pioram durante os períodos de repouso como sentar ou deitar.
- Urgência/necessidade de mover os membros, e qualquer sensação que a acompanhe, são parcial ou totalmente aliviadas por movimento, como andar ou alongar, pelo menos enquanto esteja executando a atividade.
- Urgência/necessidade de mover as pernas, e qualquer sensação que a acompanhe, durante o repouso, ocorrem apenas, ou são piores, à tarde ou à noite que durante o dia.
- A ocorrência dessas características não pode ser atribuída a sintomas primários de outras condições médicas ou comportamentais, como mialgia, estase venosa, câimbras nas pernas, artrite, desconforto posicional, costume de bater o pé etc.

Os critérios de suporte para o diagnóstico de SPI/DWE são: história familiar positiva para a doença (parentesco de primeiro grau), resposta ao tratamento dopaminérgico, curso clínico da doença e índice elevado de movimentos periódicos de membros (PLM) na polissonografia.

Os sintomas de SPI/DWE causam significante estresse ou prejuízo social, ocupacional, educacional ou em outras áreas de atuação, pelo impacto negativo no sono. A vitalidade, as atividades diárias, o comportamento, a cognição e o humor podem estar comprometidos[2,14].

A gravidade dos sintomas da SPI/DWE pode ser quantificada pela escala de gravidade do grupo internacional de estudos da SPI/DWE[15].

TRATAMENTO FARMACOLÓGICO

Ao prescrever o tratamento, deve-se considerar a forma de apresentação da SPI/DWE, e, sendo secundária, é importante ajustar a terapia para o controle da causa dos sintomas da doença.

O objetivo do tratamento é reduzir os sintomas motores e sensoriais, promover sono reparador e, consequentemente, melhorar os sintomas como fadiga, sonolência e dificuldade de concentração, além de permitir que o paciente aprecie atividades passivas como ler, assistir televisão, ir ao cinema e outras, que sem tratamento poderiam evocar os sintomas da doença[16].

Por muito tempo a levodopa e outros agentes dopaminérgicos foram utilizados e diversos estudos analisaram sua eficácia no tratamento da SPI/DWE. Durante um período, a utilização desses fármacos foi considerada a primeira escolha de tratamento da doença, por apresentar elevado grau de eficácia clínica[17].

Entretanto, um importante efeito colateral foi descrito com o uso de levodopa/carbidopa, o qual foi chamado de *augmentation*, que se caracterizou pela piora dos sintomas, os quais surgiam mais precocemente que o horário habitual e de forma mais intensa, havendo necessidade de suspensão do agente dopaminérgico[18].

Para evitar o *augmentation*, testes com opioides e benzodiazepínicos apresentaram benefícios. Com moderada qualidade de evidência com pouco dados sobre a segurança de dose, os opioides (oxicodona ou metadona) são efetivos para tratar os sintomas[19]. Os benzodiazepínicos (clonazepam) podem auxiliar na indução do sono[20].

Atualmente a primeira linha de escolha para o tratamento da SPI/DWE é o uso de alfa-2-delta ligante, cujos principais representantes no Brasil são a gabapentina e a pregabalina[21].

Comparada com o placebo a gabapentina foi associada à melhora dos sintomas da SPI/DWE, além de modificar a estrutura do sono e não provocar *augmentation*[21]. Sugere-se que os novos sítios de ligação de receptores e um acúmulo de GABA, ou aumento da inibição provocada pelo GABA, em diferentes regiões do cérebro pode ser responsável por seus efeitos na SPI/DWE[21]. Comparado com placebo ou com o pramipexol, o uso de pregabalina promoveu melhora em medidas objetivas e subjetivas de manutenção e arquitetura do sono[22].

Os agonistas dopaminérgicos seguem como segunda opção de escolha, preferencialmente o pramipexol, que se mostrou mais eficaz quando comparado a levodopa[23].

Outra alternativa com resultados positivos é a administração de inibidores dos receptores de adenosina (dipiridamol), com efeitos terapêuticos positivos na melhora dos sintomas e na qualidade do sono. Estudos sugerem que possa ocorrer alteração de vias de adenosina e glutamatérgicas na fisiopatologia da doença[24].

Comparado com placebo, a suplementação de ferro melhora a inquietação e a gravidade da SPI/DWE e reduz efeitos colaterais. Há dados insuficientes comparando o uso do ferro com agonistas dopaminérgicos e não há dados comparando a eficácia do ferro com alfa-2-delta ligante[25,26]. O tratamento com ferro dever ser realizado preferencialmente via endovenosa para manter a ferritina sérica acima de 100 mg/dL.

TRATAMENTO NÃO FARMACOLÓGICO

Exercícios físicos

Recomenda-se a atividade física como adjunto ao tratamento de SPI. Tanto a atividade como exercício podem ser importantes na diminuição do risco de aparecimento dos sintomas e de comorbidades, além de proporcionarem estimulação mental e alívio dos sintomas[14].

Terapia cognitivo-comportamental

Aborda a higiene do sono, horários regulares de dormir e acordar, substâncias que melhoram e pioram a SPI/DWE, alimentação e hábitos de sono. É utilizada no manejo da ansiedade relacionada ao aparecimento ou ao aumento dos sintomas[14].

Grupo de apoio

Proporciona melhor compreensão da doença, abrindo possibilidades às demandas psicosociais e clínicas, visando à melhora da qualidade de vida e diminuindo a ansiedade, com o alívio do sofrimento inerente a uma doen ça crônica[14].

REFERÊNCIAS BIBLIOGRÁFICAS

1. American Academy of Sleep Medicine. International Classification of Sleep Disorders. 3.ed. Darien: American Academy of Sleep Medicine; 2014.
2. Allen RP, Picchietti DL, Garcia-Borreguero D, Ondo WG, Walters AS, Win-kelman JW, et al. Restless legs syndrome/Willis-Ekbom disease diagnostic criteria: updated International Restless Legs Syndrome Study Group (IRLSSG) consensus criteria – history, rationale, description, and significance. Sleep Med. 2014;15:860-73.
3. Carlos K, Prado LBF, Carvalho LBC, Prado GF. Willis-Ekbom disease or rest-less legs syndrome? Sleep Med. 2015;16:1156-9.
4. Willis T. De anima brutorum. London: Wells and Scott; 1672.
5. Ekbom KA. Restless legs syndrome. Acta Medica Scandinavica. 1945;158:4-122.
6. Fröhlich AC, Eckeli AL, Bacelar A, Poyares D, Pachito DV, Stelzer FG, et al. Brazilian consensus on guidelines for diagnosis and treatment for restless legs syndrome. Arq Neuropsiquiatr. 2015;73:260-80.
7. Eckeli AL, Gitaí LL, Dach F, Ceretta H, Sander HH, Passos AD, et al. Preva-lence of restless legs syndrome in the rural town of Cassia dos Coqueiros in Brazil. Sleep Med. 2011;12:762-7.
8. Zucconi M, Galbiati A, Rinaldi F, Casoni F, Ferini-Strambi L. An update on the treatment of restless legs syndrome/Willis-Ekbom disease: prospects and challenges. Expert Rev Neurother. 2018;18:705-13.
9. Alves DG, Carvalho LB, Morais JF, Prado GF. Restless legs syndrome during pregnancy in Brazilian women. Sleep Med. 2010;11:1049-54.
10. Weinstock LB, Walters AS, Paueksakon P. Restless legs syndrome – Theoreti-cal roles of inflammatory and immune mechanisms. Sleep Med Rev. 2012;16:341-54.
11. Duck KA, Connor JR. Iron uptake and transport across physiological barriers. BioMetals. 2016;29(4):573-91.
12. Ferré S, Quiroz C, Guitart X, Rea W, Seyedian A, Moreno E, et al. Pivotal role of adenosine neurotransmission in restless legs syndrome. Front Neurosci. 2018;11:722.

13. Earley CJ, Connor J, Garcia-Borreguero D, Jenner P, Winkelman J, Zee PC, et al. Altered brain iron homeostasis and dopaminergic function in restless legs syndrome (Willis-Ekbom disease). Sleep Med. 2014;15(11):1288-301.
14. Varela MJ, Coin-Carvalho JE, Carvalho LB, Varela MV, Potasz C, Prado LB, et al. Restless legs syndrome: a qualitative analysis of psychosocial suffering and interdisciplinary attention. J Health Psychol. 2013;18:1341-52.
15. Masuko AH, Carvalho LB, Machado MA, Morais JF, Prado LB, Prado GF. Translation and validation into the Brazilian Portuguese of the restless legs syndrome rating scale of the Inter- national Restless Legs Syndrome Study Group. Arq Neuropsiquiatr. 2008;66:832-6.
16. Hening WA. Current guidelines and standards of practice for restless legs syndrome. J Med. 2007:120:S22-S27.
17. Littner MR, Kushida C, Anderson WM, Bailey D, Berry RB, Hirshkowitz M, et al. Practice parameters for the dopaminergic treatment of restless legs syn-drome and periodic limb movement disorder. Sleep. 2004;27:557-9.
18. Allen RP, Earley CJ. Augmentation of the restless legs syndrome with car-bidopa/levodopa. Sleep. 1996;19(3):205-13.
19. Oliveira CO, Carvalho LBC, Carlos K, Conti C, de Oliveira MM, Prado LBF, et al. Opioids for restless legs syndrome. Cochrane Database Syst Rev. 2016;6:CD006941.
20. Carlos K, Prado GF, Teixeira CDM, Conti C, de Oliveira MM, Prado LBF, et al. Benzodiazepines for restless legs syndrome. Cochrane Database Syst Rev. 2017;3:CD006939.
21. Garcia-Borreguero D, Larrosa O, Llave Y, Verger K, Masramon X, Hernandez G. Treatment of restless legs syndrome with gabapentin – A double-blind, crossover study. Neurology. 2002;59:1573-9.
22. Garcia-Borreguero D, Patrick J, DuBrava S, Becker PM, Lankford A, Chen C, et al. Pregabalin versus pramipexole: effects on sleep disturbance in restless legs syndrome. Sleep. 2014;37(4):635-43.
23. Scholz H, Trenkwalder C, Kohnen R, Kriston L, Riemann D, Hornyak M. Do-pamine agonists for the treatment of restless legs syndrome. Cochrane Da-tabase Syst Rev. 2011;3:CD006009.
24. Garcia-Borreguero D, Garcia-Malo C, Granizo JJ, Ferré S. A randomized, pla-cebo-controlled crossover study with dipyridamole for restless legs syn-drome. Mov Disorder. 2021;36:10.
25. Trotti LM, Becker LA. Iron for the treatment of restless legs syndrome. Co-chrane Database Syst Rev. 2019.
26. Trotti LM, Bhadriraju S, Becker LA. Iron for restless legs syndrome. Co-chrane Database Syst Rev. 2012;5:CD007834.

PARTE XI

DISTÚRBIOS DO RITMO CIRCADIANO

CAPÍTULO 37

DISTÚRBIOS CIRCADIANOS: VISÃO GERAL E PRÁTICA

Anna Karla Alves Smith

Pontos-chave

- A relação entre o ritmo endógeno e os sincronizadores ambientais.
- A integridade do SNC, a luminosidade e a modulação genética determinam este equilíbrio.
- A perda da sincronização leva a distúrbios do sono relacionados ao ritmo circadiano, com graves consequências à saúde e risco de acidentes.
- Identificação e tratamento adequado são necessários para minimizar tais consequências.

INTRODUÇÃO

Vários fenômenos fisiológicos e comportamentais de determinadas espécies apresentam-se como eventos temporais sucessivos, mantendo relação de fase constante com o meio exterior, caracterizando os ritmos biológicos[1].

Os ritmos biológicos são fenômenos fisiológicos endógenos que promovem a adaptação dos seres vivos às ocorrências cíclicas da natureza (dia e noite, estações do ano, etc.), gerando comportamentos antecipatórios (hibernação, migração e reprodução), que auxiliam na sua preservação[2]. O ciclo sono-vígilia é uma dessas adaptações ao ciclo claro-escuro, persistindo mesmo na ausência de pistas temporais[3]. Existem três tipos de ritmos que são classificados quanto a sua frequência: os ritmos ultradianos, cujos eventos se repetem em uma frequência menor que 20 horas; os infradianos, que se repetem em uma frequência maior que 28 horas; e os circadianos, que são eventos que se repetem entre 20 e 28 horas. Nos vertebrados, o período destes ritmos circadianos é mantido em torno de 24 horas sincronizado pelo ciclo claro/escuro[1]. Nos mamíferos, esses ritmos circadianos são gerados e modulados pelo sistema de temporização circadiana (STC), mediados geneticamente, controlados pelo relógio endógeno central (núcleo supraquiasmático – NSQ) e sincronizados por meio de sinais ambientais (sincronizadores ou *zeitgebers*)[3-6]. Existem ainda diferenças individuais geneticamente determinadas entre esses ritmos – os cronotipos circadianos –, que podem ser definidos pelo questionário de matutinidade-vespertinidade (QMV), desenvolvido por Horne e Östberg em 1976. Entre eles, há variações no ritmo circadiano e na temperatura corporal, atingindo temperatura mínima mais cedo nos matutinos do que nos vespertinos[7]. O principal componente anatomofisiológico é o NSQ do hipotálamo (marca-passo), cuja principal aferência é o trato retino-hipotalâmico (TRH), formado pelos axônios das células ganglionares da retina levando a pista ambiental da luminosidade. O NSQ, junto com o sistema nervoso central (SNC), por meio de neuropeptídeos e neurotransmissores, regula o ritmo de secreção da melatonina, neuro-hormônio sintetizado principalmente na glândula pineal e em outros tecidos (medula óssea, pele, retina, fígado, rins, etc.), sendo guiado pelas condições de iluminação do ambiente[8,9]. Em condições de baixa luminosidade, a liberação de melatonina aumenta desde o pôr do sol (*dim light melatonin onset* – DLMO) até a madrugada, quando atinge um pico máximo em fase inversa à temperatura corporal central. A luz ambiente (luz solar) ou a iluminação artificial inibem a sua síntese (Figura 1)[8,9].

Como qualquer sistema biológico, os osciladores responsáveis pela regulaçao do ciclo sono-vigilia são sujeitos a mutações e outros fatores como envelhecimento, estresse, cronotipo e doenças[2,17].

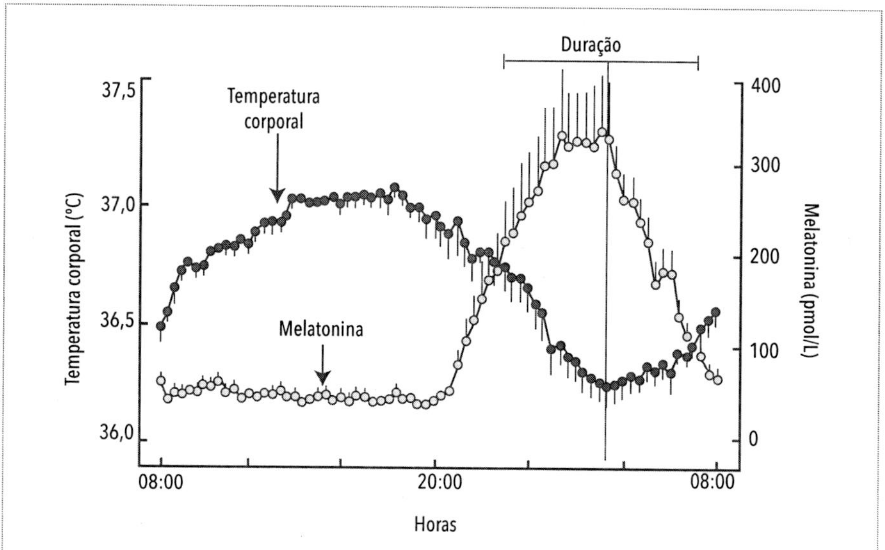

Figura 1 Modelo de 24 horas dos níveis de melatonina e sua duração em relação à temperatura corporal.
Fonte: Tufik, 2008[9].

A dessincronização dos ritmos circadianos pode acarretar efeitos adversos sobre a saúde e é a base dos distúrbios do sono por alterações do ritmo circadiano[10,18].

PRINCIPAIS DISTÚRBIOS DO SONO POR ALTERAÇÃO DO RITMO CIRCADIANO

Atraso de fase do sono

O distúrbio do sono por alteração do ritmo circadiano (DSRC) do tipo fase atrasada do sono, ou síndrome da fase atrasada do sono (SAFS)[11], é caracterizado pela permanência crônica do paciente em um horário de sono atrasado em relação ao desejado ou convencionalmente estabelecido[8]. É o mais comum dos DSRC, com prevalência de 7 a 16% na população em geral e de 5 a 16% entre os adolescentes e adultos jovens[4,5,12].

Seu mecanismo de disparo não é conhecido, embora alguns fatores possam interferir: horários de trabalho adversos e/ou viagens frequentes em vários fusos horários, baixa exposição à luz natural pela manhã e excessiva no fim da tarde e a influência de hábitos sociais (jogos eletrônicos, computadores, exercícios físicos, etc.)[4,12]. Polimorfismos genéticos dos genes *clock* (hPer3), predisposição a variantes longas de ritmos circadianos ou mudanças na curva de resposta humana à luz também podem estar envolvidos[4,5,12,13,18]. Esses pacientes têm dificuldade em adormecer e acordar pela manhã e acabam tendo dificuldades escolares, sociais, no trabalho e distúrbios de humor (depressão)[4,5,12,13].

Para o diagnóstico, devem-se excluir doenças clínicas e psiquiátricas, outros distúrbios do sono, bem como o uso de drogas[12]. A actigrafia e o diário de sono (no mínimo 7 dias) são úteis por documentar horários de sono atrasados[4,5,12]. O QMV pode auxiliar, identificando o cronotipo vespertino, que é mais propenso a SAFS[4,5,12]. A polissonografia (PSG) é útil para excluir outros distúrbios do sono[12].

O objetivo do tratamento da SAFS é sincronizar o ritmo circadiano com o ciclo de 24 horas de claro-escuro[12]. As orientações de higiene do sono visam a manter um horário de sono regular e a exposição à luz solar pela manhã, evitando exposição à luz brilhante à noite, exercícios físicos noturnos e uso de substâncias estimulantes antes de deitar, etc.[5]. Um calendário de sono individualizado pode ajudar a reajustar o ritmo. Dependendo do tempo de atraso, é possível programar um avanço ou retardo de ritmo circadiano, até atingir o período de sono em um horário adequado às suas atividades sociais e laborais[4,5]. A fototerapia por meio da exposição à luz brilhante na parte da manhã (entre as 6 e as 9 horas) promove alerta matinal com avanço da temperatura mínima corporal[4,5,12], mas deve-se evitar a exposição à luz no fim da tarde[5]. Em relação ao uso da melatonina, a dose e o horário de administração não são padronizados, sugerindo-se entre 1,5 a 6,5 horas antes do DLMO, com doses entre 0,3 e 5 mg, visando à ressincronização do relógio biológico e à ação hipnótica[5,12]. Não há evidência clínicas demonstrando a eficácia e a segurança na administração de hipnóticos à noite e drogas estimulantes pela manhã[12,14].

Avanço de fase do sono

O DSRC tipo fase avançada do sono, ou síndrome do avanço de fase de sono (SAvFS), é definido quando o paciente dorme cronicamente em um horário de sono várias horas antes do desejado ou convencionalmente definido[4,5,11,12]. Pouco diagnosticado (< 2% dos DSRC), sua incidência aumenta com a idade, na qual se estima ter uma prevalência de 1%[4,5,12], e apresenta pouco impacto sociolaboral. Às vezes, torna-se difícil a diferenciação com a tendência natural do cronotipo matutino que se evidencia com a idade[12].

O mecanismo que desencadeia a SAvFS não é conhecido, mas é relacionado a fatores ambientais e genéticos. Um déficit ocasional nos sincronizadores ambientais, como a falta de atividades sociais, pode adiantar o horário do sono[12]. Variantes mais curtas de ritmos circadianos também podem estar envolvidas, e uma forma familiar é descrita com mutações genéticas autossômicas dominantes (hPer2)[4,5,12]. Os pacientes apresentam despertar precoce, dificuldade para dormir mais tarde e sonolência vespertina[4,5,12].

Para diagnosticar a SAvFS, devem-se descartar outras causas de insônia com despertar precoce, como a depressão[4,12]. A actigrafia e o diário de sono ajudam documentando o avanço dos horários de sono, e o QMV pode evidenciar um cronotipo matutino na maioria dos pacientes[4,5,12]. Já a PSG é útil para excluir outros distúrbios do sono com mesmos sintomas[5,12].

O tratamento da SAvFS com a cronoterapia consiste em tentar atrasar gradualmente 1 a 3 horas o início do sono a cada 2 dias, por pelo menos 2 semanas, até obter o horário desejado[4,12], porém ainda requer estudos para comprovar a eficácia. A fototerapia por exposição à luz brilhante por 1 ou 2 horas, no final da tarde ou entre as 20 e 23 horas, tem resultados ainda controversos, mas a sua prática é justificada pela melhora subjetiva. Em relação à melatonina, há relatos do uso de doses baixas no início da manhã, porém com risco de reduzir o nível de alerta pela manhã[4,5,14].

Padrão irregular do ciclo sono-vigília

O distúrbio do sono tipo padrão irregular do ciclo vigília-sono é caracterizado por um padrão de sono-vigília desorganizado sendo o sono distribuído ao longo do dia[4,11,12], com o período de sono noturno mais longo das 2 às 6 horas. É raramente diagnosticado (< 2% dos DSRC), e a disfunção dos mecanismos neurológicos centrais responsáveis pela geração de ritmos circadianos seria determinante na sua patogênese[5,12]. É frequentemente associado a lesões cerebrais[4,5], demência e retardo psicomotor em crianças[12-14]. A má higiene do sono ocasiona dificuldade de integrar adequadamente sincronizadores ambientais (luz, atividades físicas e sociais), e o avanço da idade torna-se um fator de risco em virtude do inadequado processamento da luz por déficit visual ou pelas comorbidades psiquiátricas como a doença de Alzheimer (DA)[4,5,12-14].

Para seu diagnóstico, outras doenças e distúrbios do sono devem ser descartados[5]. A actigrafia e o diário do sono podem auxiliar desde que as condições do paciente permitam sua realização[12,14]. Há um atraso de fase na temperatura central e uma redução de amplitude do ritmo circadiano da melatonina na DA[12].

A medida mais eficaz para o tratamento desse DSRC é a combinação de várias linhas terapêuticas[12]. É importante melhorar os hábitos de higiene do sono, incentivando a prática de atividades durante a vigília tanto quanto possível, aumentando a exposição à luz brilhante 1 a 2 horas após acordar e limitando a exposição à luz da tarde (natural e brilhante)[4,5,14]. A fototerapia em idosos com Alzheimer melhora esse DSRC[12]. Com a administração exógena de melatonina, a diminuição da secreção endógena noturna é suprida[12]. Há melhora em crianças com atraso psicomotor após a administração de cerca de 3 mg de melatonina no final da tarde, reduzindo a sonolência diurna[4,5,14] e a latência de sono noturno e aumentando a duração total de sono noturno[5,15]. Há controvérsias do seu uso em pacientes com DA institucionalizados por não diminuir a agitação noturna[4,5,12]. Em vez disso, esses pacientes podem se beneficiar dos agonistas dos receptores de melatonina (Figura 2). Hipnóticos usados com cautela devem ser a segunda escolha após a melatonina[12,14].

Síndrome do ciclo vigília-sono diferente das 24 horas

O distúrbio do sono do tipo em "livre curso", ou síndrome do ciclo sono-vigília diferente de 24 horas[11], é caracterizado pela presença de ritmo circadiano maior que o ciclo de 24 horas[4,5]. Muito prevalente entre pessoas com cegueira total (40 ou 50%)[4,5], estabelece-se na ocasião da perda visual[14], sendo raro entre pessoas saudáveis e nesse caso relacionado a longos períodos de baixa exposição à luz, nos quais pode haver maior dificuldade no ajustamento com os marcadores ambientais[4,5,12]. Os pacientes são incapazes de manter um horário de sono regular. Têm insônia, despertar precoce e sonolência diurna por cerca de 23 dias até voltar a sincronizar (quando o acúmulo de 1 hora atinge o horário convencional)[4,5,8,12]. Para diagnosticar esse DSRC, devem-se descartar má higiene do sono, outras causas de hipersonia e transtornos do humor[5]. A actigrafia e o diário sono são métodos úteis para verificar a irregularidade dos horários a cada dia[5,8]. A identificação do ritmo de secreção de melatonina pode ser útil quando realizada em intervalos de 1 semana, especialmente em cegos[8,12].

O objetivo do tratamento é reajustar a vigília-sono para mais próximo das 24 horas do ciclo claro-escuro. Medidas de higiene do sono e atividades físicas e sociais são indicadas[5,12,14]. A fototerapia pode ser utilizada quando não há cegueira total, e a

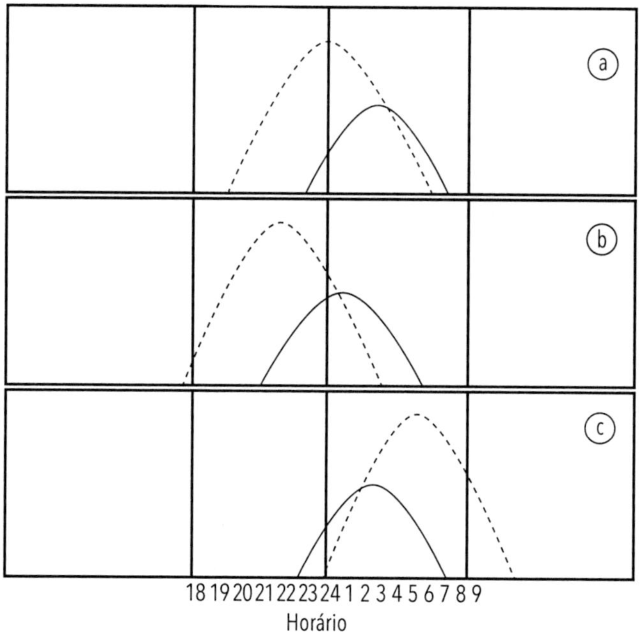

Figura 2 Diagramas representando a secreção de melatonina (tracejado) e o período de sono (linha cheia) em indivíduos normais (a), indivíduos com fase do sono avançada (b) e indivíduos com a fase atrasada (c). Em normais, a secreção de melatonina começa ao anoitecer e atinge o pico por volta da meia-noite, quando a pessoa deita e adormece sem dificuldade; ao levantar, o efeito da melatonina já se extinguiu e a pessoa levanta sem sonolência. Na fase avançada, a melatonina atinge o pico às 22 horas, causando sonolência irresistível, e encerra sua ação às 4 horas, propiciando acordar precoce. Na fase atrasada, se o indivíduo tentar deitar às 23 horas, terá dificuldade de iniciar o sono, pois a melatonina ainda não começou a se elevar; ao levantar pela manhã, a melatonina estará próxima ao pico e a sonolência será máxima, causando sintomas que podem levar à confusão com os transtornos respiratórios do sono.
Fonte: Martinez et al., 2008[17].

melatonina é considerada eficaz para os casos não responsivos à fototerapia ou nos casos de cegueira total em dose que varia de 0,5 até 10 mg. Não há dados que indiquem o uso seguro de hipnóticos e/ou indutores do sono[4,5,12,14].

DSRC INDUZIDO POR USO DE SUBSTÂNCIAS E ABUSO DE DROGAS

O uso agudo ou crônico de álcool e tabaco também altera o ritmo circadiano, sendo que o abuso de drogas pode ter como fatores de risco o cronotipo vespertino e alguns genes "*clock*", afetando de maneira negativa o ritmo circadiano ao promover atraso de fase[16].

DSRC RELACIONADOS A PANDEMIA DE COVID-19

A maior prevalência de distúrbios do sono foi evidente durante este período em decorrência do aumento da ansiedade e sintomas depressivos relacionados ao confinamento e vulnerabilidade , culminando com perda de rotina diurna e dos sincronizadores ambientais em especial da exposição à luz e rotinas diárias. Tais mudanças amplificaram o quadro de estresse e influenciam na imunidade. Intervenções comportamentais e por vezes farmacológicas são necessárias para evitar a progressão e o agravamento dos sintomas[18].

CONSIDERAÇÕES FINAIS

A sincronização entre o ritmo endógeno dos seres humanos e o meio ambiente é muito importante para a sua homeostase. A perda dessa sincronização ocasiona distúrbios do sono como insônia, sonolência diurna, fadiga, risco para doenças crônicas e distúrbios do humor[8,12]. O diagnóstico desses distúrbios utiliza o QMV, a actigrafia, o diário do sono e as medidas de alguns marcadores de fase (melatonina e temperatura corporal). O tratamento visa à ressincronização desses ritmos por meio de algumas estratégias, como a fototerapia e uso de melatonina exógena. Mais estudos ainda são necessários para elucidar as melhores opções terapêuticas com eficácia e segurança.

CONTEÚDO COMPLEMENTAR

Este capítulo possui conteúdo complementar disponibilizado em uma plataforma digital exclusiva. Para ingressar no ambiente virtual, utilize o QR code abaixo, digite a senha: **sono2aed** e faça seu cadastro.

O prazo para acesso a esse material limita-se à vigência desta edição.

REFERÊNCIAS BIBLIOGRÁFICAS

1. Marques N, Menna-Barreto L. Cronobiologia: princípios e aplicações. São Paulo: Edusp/Editora Fiocruz; 1997.
2. Anokhin PK. Systems analysis of the integrative activity of the neuron (1974). Pavlov J Biol Sci. 1984;19(2):43-101.
3. Aschoff J. Human circadian rhythms in activity, body temperature and other functions. Life Sci Space Res. 1967;5:159-73.
4. Barion A, Zee PC. A clinical approach to circadian rhythm sleep disorders. Sleep Med. 2007;8:566-77.
5. Lu BS, Zee PC. Circadian rhythm sleep disorders. Chest. 2006;130:1915-23.
6. Haus E, Smolensky M. Biological clocks and shift work: circadian dysregulation and potential long-term effects. Cancer Causes Control. 2006;17:489-500.
7. Horne JA, Östberg O. A self-assessment questionnaire to determine morningness-eveningness in human circadian rhythms. Int J Chronobiol. 1976;4:97-110.
8. Morgenthaler TI, Lee-Chiong T, Alessi C, Friedman L, Aurora RN, Boehlecke B, et al.; Standards of Practice Committee of the American Academy of Sleep Medicine. Pratice parameters for the clinical evaluation and treatment of circadian rhythm sleep disorders. Sleep. 2007;30(11):1445-59.
9. Tufik S. Medicina e biologia do sono. Barueri: Manole; 2008.
10. Erren TC, Reiter RJ. Defining chronodisruption. J Pineal Res. 2009;46:245-7.
11. ICSD-3. The international classification of sleep disorders: diagnostic and coding manual. 2.ed. Darien: American Academy of Sleep Medicine; 2014.
12. Sack RL, Auckley D, Auger RR, Carskadon MA, Wright KP Jr, Vitiello MV, et al. American Academy of Sleep Medicine. Circadian rhythm sleep disorders: part I, basic principles, shift work and jet lag disorders. An American Academy of Sleep Medicine review. Sleep. 2007;30:1460-83.
13. Okawa M, Uchiyama M. Circadian rhythm sleep disorders: characteristics and entrainment pathology in delayed sleep phase and non-24-h sleep-wake syndrome. Sleep Med Rev. 2007;11:485-96.
14. Auger RR, Burgess HJ, Emens JS, Deriy LV, Thomas SM, Sharkey KM. Clinical practice guideline for the treatment of intrinsic circadian rhythm sleep-wake disorders: advanced sleep-wake phase disorder (ASWPD), delayed sleep-wake phase disorder (DSWPD), non-24-hour sleep-wake rhythm disorder (N24SWD), and irregular sleep-wake rhythm disorder (ISWRD). An update for 2015: an American Academy of Sleep Medicine Clinical Practice Guideline. J Clin Sleep Med. 2015;11(10):1199-236.
15. Sajith SG, Clarke D. Melatonin and sleep disorders associated with intellectual disability: a clinical review. J Intellect Disabil Res. 2007;51:2-13.
16. Adán A, Prat G, Sánchez-Turet M. Effects of nicotine dependence on diurnal variations of subjective activation and mood. Addiction. 2004;99:1599-607.
17. Martinez D, Lenz Mdo C, Menna-Barreto L. Diagnósticos dos transtornos do sono relacionados ao ritmo circadiano. J Bras Pneumol. 2008;34(3):173-80.
18. Morin CM, et al. CanJ Public Health. 2020;111(5):654-657.

CAPÍTULO 38

JET LAG E TRABALHO EM TURNOS: DIAGNÓSTICO, TRATAMENTO E *UP-TO-DATE*

Anna Karla Alves Smith

Pontos-chave

- No *jet lag* ocorre um desalinhamento entre o ritmo endógeno e o ambiente.
- É maior nas viagens para o leste, cruzando mais meridianos.
- Medidas preventivas, indutores do sono de curta duração e melatonina podem acelerar a melhora.
- No trabalho em turnos, observa-se ritmo de sono-vigília invertido em decorrência do horário de trabalho. Pode causar doenças crônicas e câncer, além de acidentes de trabalho. Identificar e promover o tratamento auxilia na prevenção destes acidentes

JET LAG

O distúrbio do sono por alteração do ritmo circadiano (DSRC) do tipo *jet lag* é caracterizado por um desalinhamento entre o ritmo endógeno das pessoas afetadas e o ambiente, após uma mudança de fuso horário (viagens aéreas) de, pelo menos, dois fusos horários[1,2]. Sabe-se que o relógio endógeno tende a adaptar-se gradativamente ao horário de destino, sincronizando-se aos estímulos ambientais (luz, calor, umidade, altitude, hábitos socioculturais, etc.)[3], mas enquanto isso não ocorre instala-se essa incompatibilidade de ritmos cujos sintomas são autolimitados[4-7].

Quando vários fusos horários são cruzados, o *jet lag* é menor em viagens para o oeste, pois o relógio biológico deverá ser atrasado, e o ritmo circadiano, prolongado para cerca de 25 horas. Em viagens para o leste, o relógio deve ser adiantado[4,6]. A adaptação é mais difícil quando há menos sincronizadores no destino para ajudar a modular os ritmos endógenos, como em viagens no inverno com menos luminosidade[7], e os sintomas podem ser mais intensos em idosos[3], sem predomínio entre gêneros[7]. Há fatores predisponentes que podem exacerbar os sintomas, como a privação de sono antes da viagem, experiência prévia de *jet lag*, consumo excessivo de cafeína ou álcool durante a viagem, possibilidade de dormir durante a viagem, a chegada ao destino antes do meio-dia em viagem para o leste cruzando muitos fusos horários, além de vários voos em séries[7].

Os sintomas geralmente começam entre o primeiro e o segundo dia no des tino e melhoram em cerca de 1 semana[3]. A temperatura central corporal leva cerca de 1 dia para cada fuso horário cruzado até a adaptação[5,8]. Entre os sintomas, encontram-se insônia (principalmente em viagens para o leste), sonolência excessiva diurna (especialmente em viagens para oeste), desorientação, tontura, déficit de atenção, impaciência, falta de apetite e energia, mal-estar gastrointestinal e geral, depressão leve, cefaleia, etc.[3,4,6]. Semelhantemente ao trabalho por turnos, a tripulação de voos transmeridianos estaria exposta a um risco maior de carcinogênese[9].

Para diagnosticar o *jet lag*, a actigrafia e o diário de sono são as ferramentas recomendadas[7], sendo também úteis para avaliar as respostas terapêuticas. A polissonografia (PSG) é pouco utilizada pela transitoriedade dos sintomas. A escala de *jet lag* de Columbia foi validada para avaliar a presença e a gravidade dos sintomas por meio de questionário. Alguns marcadores de fase do ritmo circadiano (temperatura cutânea e central, secreção e concentração de melatonina, cortisol, GH e TSH) podem ser úteis para verificar a resposta terapêutica[7,8].

Em termos de tratamento, sabe-se que o *jet lag* resolve-se por si só, lentamente, com uma fase de ajuste de cerca de 60 minutos/dia em viagens para o leste e 90 minutos/dia em viagens para o oeste[7]. Entretanto, as medidas terapêuticas a seguir podem acelerar o processo[7]: em viagem longa, é aconselhável usar roupas soltas e fazer algum tipo de atividade física no trajeto, como caminhar e alongar-se a cada 2 horas para prevenir a trombose venosa profunda, manter hidratação adequada, consumir frutas e evitar a ingestão de álcool e cafeína em excesso e, ao chegar ao destino, deve-se nos primeiros dias facilitar a interação com os sincronizadores ambientais: exercício à luz natural e atividades sociais em momentos apropriados, ajustando horários das refeições, etc.[3,4,6]. Antes de viagens de longa distância, com duração de 1 ou 2 dias, é recomendado manter os hábitos e os horários do local de origem[7]. Já em viagens de maior duração, é recomendado planejar a viagem, ajustando gradualmente horários de sono para o destino[9]. Já no destino e para adaptação mais rápida, devem-se evitar cochilos longos, que poderiam corresponder ao sono noturno que se teria no local de origem. Em viagens para o oeste, deve-se deitar cedo e acordar sem pressa, enquanto, para viagens para o leste, recomenda-se exercitar-se no final da tarde e acordar mais cedo[4,9].

Em relação à fototerapia, faltam dados para justificar a exposição programada à luz brilhante (solar ou artificial) para acelerar a adaptação[5,8]. Em geral, quando mais de seis a oito fusos horários são cruzados, deve-se evitar a ex posição à luz natural na parte da manhã após viagens feitas para o leste e no final da tarde quando são para o oeste[4,6,7]. Para minimizar a sonolência diurna, podem ser usadas drogas estimulantes, como modafinil, dextroanfetamina e cafeína[4]. Para induzir ao sono noturno, podem ser usados hipnóticos de curta ação, como zolpidem e zopiclone em doses de 10 e 7,5 mg, respectivamente, durante 3 dias após o desembarque, ou em associação com a melatonina[4,6,7]. Esta pode ser administrada antes de dormir, em viagens de pelo menos quatro fusos horários[8], para induzir a avanço da fase na dose de 2 a 5 mg dose, por no máximo 4 dias[3,4,6], e em voos transmeridianos por sete a oito fusos horários, recomenda-se iniciar o tratamento de 2 a 3 dias antes da partida até 5 dias após o desembarque. Os agonistas do receptor de melatonina (ramelteon e agomelatina) são alternativas terapêuticas[9].

TRABALHO EM TURNOS

Trata-se de DSRC decorrente de trabalho por turno quando o horário de trabalho coincide com o período de sono habitual, seja todas as noites ou de maneira alternada, sem que haja adaptação a esse ciclo vigília-sono[3,6]. Afeta todas as idades e ambos os sexos[7], com prevalência de 32,1% para o trabalho noturno e 26,1% entre os trabalhadores por turnos alternados[10].

O ritmo sono-vigília invertido não fisiológico pode causar sonolência durante a noite, insônia diurna e sono não reparador, encurtado (cerca de 1 a 4 horas a menos)[3,4,6,11]. A presença de sonolência noturna associada à insônia estaria relacionada a um polimorfismo no gene *PER3*[8]. A privação do sono e a dessincronização circadiana acabam por causar cansaço no trabalhador notur no, gerando impacto sobre a sua vida social, familiar e no trabalho (diminuição do desempenho cognitivo, menor produtividade do trabalho e maior risco de acidentes)[3,4,6,11]. São mais propensos a estresse, doenças cardiovasculares como a hipertensão arterial (perda do descenso noturno)[12], diabete e obesidade, distúrbios gastrointestinais, depressão e abuso de drogas (Figura 1)[5,9]. O trabalho noturno durante anos pode aumentar a incidência de alguns tipos de câncer (endométrio, próstata, mama, cólon, etc.), fato que poderia ser explicado pelo papel dos genes clock na carcinogênese e por um ritmo mais curto de secreção de melatonina[13], diminuindo sua capacidade antioxidante, oncostática, imunomoduladora e antiestrogênica (Figura 2)[14].

Para diagnosticar tal DSRC, as queixas clínicas de insônia diurna e/ou sonolência excessiva durante o trabalho devem ter duração de pelo menos 30 dias. Actigrafia e/ou diário de sono (durante pelo menos 7 dias) podem mostrar o desajuste entre o horário de sono-vigília real (estabelecido pelo trabalho) e o desejado[6,9]. É necessário descartar doenças, distúrbio do sono ou uso de drogas que justifiquem os sintomas[13]. O Questionário de Matutinidade-Vespertinidade (QMV) é o mais útil para identificar o cronotipo vespertino com maior capacidade de adaptação e menos sonolência durante o turno de trabalho[7-9].

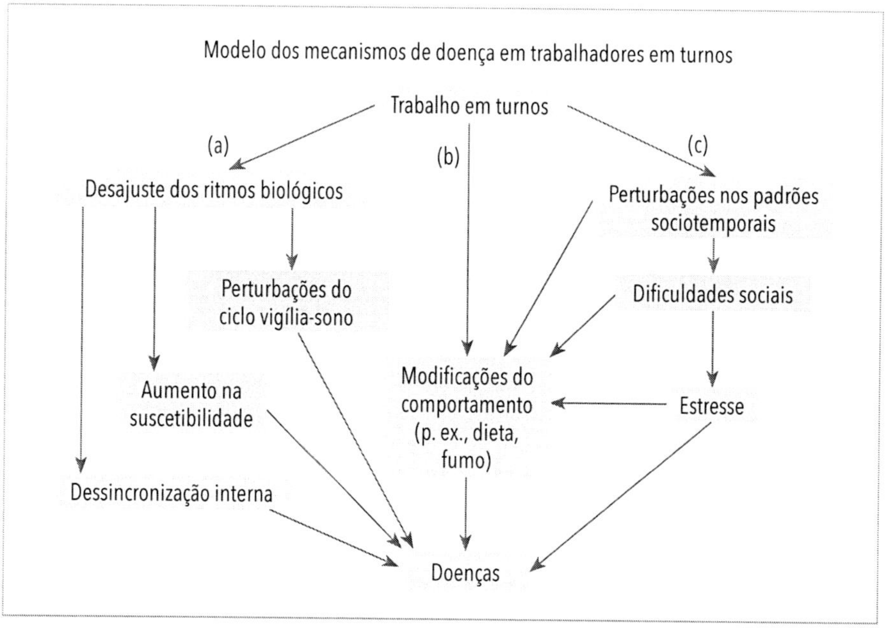

Figura 1 Consequências do trabalho em turnos.
Fonte: Knutsson, 1989[15].

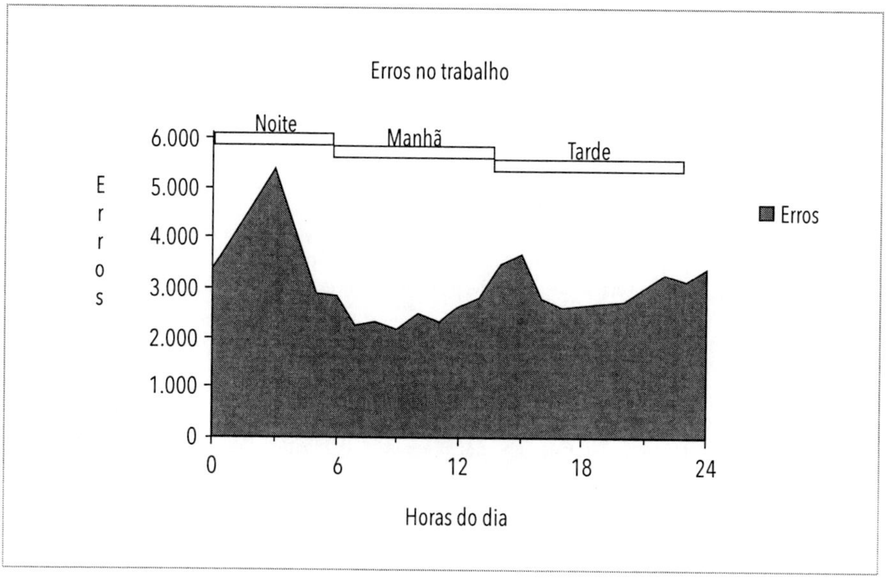

Figura 2 Tendência a erros no trabalho nas 24 horas.
Fonte: Bjerner et al., 1955[16].

O tratamento tem dois principais objetivos: readequar o ritmo de sono-vigília ao horário de trabalho e melhorar as características de seu sono e vigília (por terapias comportamentais e farmacológicas).[4] Para evitar a sonolência no trabalho, recomenda-se tirar cochilos antes do início ou durante a primeira metade do turno de trabalho[3,4,7]. A fototerapia está indicada com a finalidade de retardar o ritmo circadiano de sono durante a noite para a primeira metade da manhã por meio da exposição à luz natural ao entardecer ou uma luz brilhante (3.000 a 5.000 lux) no trabalho[3,4,6,8,9]. No período da manhã, deve-se evitar luz natural, dormindo em quarto escuro e tranquilo e usando óculos escuros no período de folga. Para minimizar a sonolência no trabalho, o modafinil, em dose de 200 mg, administrado 30 a 60 minutos antes do turno pode ser usado, e a combinação de cafeína e cochilos poderia aumentar o nível de alerta noturno[4,6,7,8]. Para melhorar o sono diurno, podem ser usados hipnóticos de ação curta, como zolpidem 10 mg ou melatonina exógena, esta última com dose variável (0,5 a 10 mg)[4,6,8,9].

CONSIDERAÇÕES FINAIS

Os DSRC relacionados a turnos de trabalho inadequados ou viagens transmeridianas (*jet lag*) englobam situações em que o meio externo determina uma dessincronização do ritmo endógeno. A capacidade de se readaptar vai determinar a exuberância de sintomas. No caso do *jet lag*, sendo transitório, a prevenção e as medidas recomendadas podem minimizar e encurtar o quadro. No caso do trabalho em turnos, a importância do diagnóstico, o reconhecimento dos sintomas e o tratamento individualizado podem ajudar a minimizar suas consequências cada vez mais impactantes à saúde do trabalhador e a prevenção de acidentes.

REFERÊNCIAS BIBLIOGRÁFICAS

1. American Psychiatric Association, DSM-5 Task Force. Diagnostic and statistical manual of mental disorders: DSM-5. 5.ed. Washington: American Psychiatric Association; 2013. p.xliv. p.947.
2. ICSD-3. The international classification of sleep disorders: diagnostic and coding manual. 2.ed. Darien: American Academy of Sleep Medicine; 2014.
3. Martinez D, Lenz MC. Circadian rhythm sleep disorders. Indian J Med Res. 2010;131:141-9.
4. Barion A, Zee PC. A clinical approach to circadian rhythm sleep disorders. Sleep Med. 2007;8:566-77.
5. Zee PC. Science of circadian rhythms. Sleep Medicine Clinics. 2015;10(4).
6. Lu BS, Zee PC. Circadian rhythm sleep disorders. Chest. 2006;130:1915-23.
7. Sack RL, Auckley D, Auger RR, Carskadon MA, Wright KP Jr, Vitiello MV, et al. American Academy of Sleep Medicine. Circadian rhythm sleep disorders: part I, basic principles, shift work and jet lag disorders. An American Academy of Sleep Medicine review. Sleep. 2007;30:1460-83.
8. Auger RR, Burgess HJ, Emens JS, Deriy LV, Thomas SM, Sharkey KM. Clinical practice guideline for the treatment of intrinsic circadian rhythm sleep-wake disorders: advanced sleep-wake phase disorder (ASWPD), delayed sleep-wake phase disorder (DSWPD), non-24-hour sleep-wake rhythm disorder (N24SWD), and irregular sleep-wake rhythm disorder (ISWRD). An update for 2015: an American Academy of Sleep Medicine clinical practice guideline. J Clin Sleep Med. 2015;11(10):1199-236.

9. Haus E, Smolensky M. Biological clocks and shift work: circadian dysregulation and potential long-term effects. Cancer Causes Control. 2006;17:489-500.
10. Drake CL, Roehrs T, Richardson G, Walsh JK, Roth T. Shift work sleep disorder: prevalence and consequences beyond that of symptomatic day workers. Sleep. 2004;27:1453-62.
11. Waage S, Moen BE, Pallesen S, Eriksen HR, Ursin H, Akerstedt T, et al. Shift work disorder among oil rig workers in the North Sea. Sleep. 2009;32:558-65.
12. Smolensky MH, Hermida RC, Castriotta RJ, Portaluppi F. Role of sleep-wake cycle on blood pressure circadian rhythms and hypertension. Sleep Med. 2007;8:668-80.
13. Haus E. Chronobiology in oncology. Int J Radiat Oncol Biol Phys. 2009;73:3-5.
14. Eismann EA, Lush E, Sephton SE. Circadian effects in cancer-relevant psychoneuroendocrine and immune pathways. Psychoneuroendocrinolog. 2010;35(7):963-76.
15. Knutsson A. Shiftwork and coronary disease. National Institute for Psychosocial Factors and Health Institute Karolinska; 1989.
16. Bjerner B, Holm A, Swensson A. Diurnal variation in mental performance; a study of three-shift workers. Br J Ind Med. 1955;12(2):103-10.

PARTE XII

DISTÚRBIOS NEUROPSIQUIÁTRICOS

CAPÍTULO 39

DOENÇAS NEUROPSIQUIÁTRICAS ASSOCIADAS AO SONO

Artur Filhou José
Lúcio Huebra Pimentel Filho

Pontos-chave

- No transtorno de ansiedade, a alteração no sono é um possível sintoma, e achados polissonográficos como redução de eficiência do sono e aumento da latência para início do sono são frequentes. No transtorno depressivo maior, sintomas como insônia ou hipersonia são prevalentes, e, na polissonografia, o despertar precoce é uma alteração característica.
- A apneia obstrutiva do sono (AOS), além de ser um fator de risco para a ocorrência de acidente vascular cerebral (AVC), é um dos distúrbios mais frequentes em pacientes pós-AVC, assim como a sonolência excessiva diurna (SED). O tratamento precoce da AOS no paciente pós-AVC está relacionado à melhor recuperação em médio e longo prazo.
- O paciente com doença de Parkinson apresenta sintomas diversos de sono, sendo um dos mais característicos o distúrbio comportamental do sono REM. A fragmentação do sono por causa de sintomas motores noturnos ocasiona a sonolência excessiva diurna e insônia, esta última, por sua vez, pode também ser ocasionada por má higiene do sono e decorrente do tratamento medicamentoso. Na doença de Alzheimer, a causa dos distúrbios de sono é multifatorial e o agravamento de sintomas neuropsiquiátricos estão relacionados com o ciclo circadiano.
- Na epilepsia, a má qualidade do sono dificulta o controle das crises epiléticas, e algumas, como a epilepsia hipermotora do lobo frontal, podem mimetizar parassonias.
- As doenças neuromusculares apresentam características heterogêneas e, de acordo com suas características específicas, ocasionam diferentes tipos e gravidade de distúrbios respiratórios do sono que requerem tratamento específico, sendo frequente a necessidade do uso de aparelhos de pressão positiva.
- Os distúrbios do sono são comuns em pacientes com fibromialgia, e a má qualidade do sono em combinação com sintomas dolorosos são fatores relacionados com perpetuação da sintomatologia.

INTRODUÇÃO

Doenças sistêmicas apresentam relação complexa com o ritmo circadiano, o sono e os distúrbios do sono (DS). Algumas síndromes demonstram intensificação de seus sintomas em determinado período do dia, como logo ao despertar, próximo ao horário de dormir ou mesmo durante o sono. Diversas condições, sobretudo as doenças neurológicas e psiquiátricas, podem se apresentar como fatores precipitantes ou perpetuantes de DS e esses, por sua vez, podem ser fatores agravantes de sintomas de diversas doenças. Portanto, faz-se importante a adequada abordagem dos DS em pacientes também acometidos por outras patologias, mas, para isso, é necessário conhecer os principais sintomas do sono relacionados e a melhor forma de investigá-los, para possibilitar o tratamento adequado e consequentemente melhora da qualidade de vida. Este capítulo irá se ater às doenças neuropsiquiátricas mais comuns e com relações mais próximas aos DS. São elas: transtornos psiquiátricos (transtornos de ansiedade e transtorno depressivo maior), acidente vascular cerebral (AVC), doença de Parkinson, doença de Alzheimer, epilepsia, doenças neuromusculares e dor crônica.

TRANSTORNOS PSIQUIÁTRICOS E SONO

Como foi mencionado, DS são achados frequentes nos transtornos psiquiátricos. A coexistência é comum e pode influenciar ou agravar um ao outro. Nos últimos anos, vários estudos têm demonstrado a provável relação bidirecional entre eles, muitas vezes não sendo possível definir relação de causalidade[1]. Outra possível relação entre eles é que muitos medicamentos usados nos transtornos psiquiátricos podem afetar de modo positivo ou negativo os problemas de sono.

Pacientes com transtornos psiquiátricos apresentam melhor evolução quando são adequadamente tratados também dos sintomas de alterações de sono concomitantes. Estudos demonstram que indivíduos com DS apresentam maior risco de desenvolver doença mental, aumentando a chance de recaída e pior resposta ao tratamento. A presença de insônia crônica aumenta o risco de início de depressão, transtornos de ansiedade e problemas com uso de álcool, drogas ilícitas e nicotina.

Pacientes com DS, transtornos psiquiátricos ou com associação de ambos são altamente frequentes nos serviços de cuidados primários de saúde, por isso é importante que os médicos clínicos estejam bem informados e preparados para a detecção e o tratamento precoce, pois a demora no tratamento piora o prognóstico. Em todos os pacientes psiquiátricos, é necessário pesquisar queixas de sono e, nos pacientes com DS, deve-se procurar por sintomas psiquiátricos.

Em um serviço de atendimento psiquiátrico, 80% dos pacientes relataram problemas com sono, dos quais 72% dos casos são de insônia. Apesar de a maioria dos pacientes relatar problemas de sono, somente 46% desses pacientes tinham anotação dessas queixas em seu registro médico[2].

O estudo de Ford e Kamerow[3] em uma comunidade de 10.534 indivíduos verificou que, dos indivíduos que apresentavam insônia e hipersonia, 40,4% e 46,5%, respectivamente, tiveram diagnóstico de transtorno psiquiátrico, enquanto entre as pessoas que não apresentavam queixas de sono, apenas 16,4% apresentavam doença psiquiátrica.

Praticamente todos os transtornos psiquiátricos podem apresentar alterações do sono. Neste capítulo, são abordados os dois transtornos psiquiátricos mais frequentes e suas relações com o sono: transtornos de ansiedade (transtorno de ansiedade generalizada, transtorno de pânico e transtorno de estresse pós-traumático) e depressão maior.

TRANSTORNOS DE ANSIEDADE E SONO

Os transtornos de ansiedade (TA) se manifestam como estados de medo ou sentimentos subjetivos de apreensão e angústia. Diante de uma situação de estresse, é comum uma resposta inadequada em sua intensidade ou em sua duração. O indivíduo reage de forma caótica ou com paralisia. Há prejuízo no funcionamento global, ocupacional, familiar e social do indivíduo. São frequentes os seguintes sinais e sintomas:

- Autonômicos: taquicardia, vasoconstrição, sudorese, aumento do peristaltismo, boca seca, náusea, midríase e piloereção.
- Musculares: dores, contraturas e tremores.
- Cinestésicos: parestesias, ondas de calor, calafrios e adormecimentos.
- Cardiorrespiratórios: taquicardia, hiperventilação, sensação de afogamento.
- Gerais: alterações de sono e apetite.
- Psíquicos: tensão, nervosismo, irritabilidade, apreensão, insegurança, dificuldade de concentração, despersonalização e desrealização.

Transtorno de ansiedade generalizada (TAG)

Caracteriza-se por ansiedade crônica e apreensão em relação à maioria das atividades. Preocupação e ansiedade na maior parte do tempo, por pelo menos 6 meses, acompanhadas por inquietação, fadiga, falta de concentração, irritabilidade, tensão muscular e alteração do sono. Ocorre dificuldade de iniciar e manter o sono, sendo este não reparador. A polissonografia demonstra:

- Aumento da latência sono.
- Aumento dos estágios mais superficiais do sono.

- Aumento do número de despertares.
- Diminuição do sono REM.

Transtorno de pânico (TP)

Caracteriza-se por ataques súbitos recorrentes e inesperados de ansiedade, acompanhados de sintomas físico-autonômicos e medo acentuado de ter outra crise. A queixa mais comum de sono costuma ser insônia inicial e de manutenção, com sono não reparador e fragmentado, e ataques de pânico noturnos podem ocorrer durante o sono, geralmente entre os estágios 2 e 3. Os ataques de pânico noturnos são, muitas vezes, confundidos com parassonias do sono NREM, sobretudo terror noturno, uma vez que ambos apresentam despertar súbito associado com ativação autonômica exuberante. A diferenciação está no nível de consciência durante o episódio, prejudicado nos pacientes com terror noturno, que não se recordam do ocorrido, e na dificuldade para retomar o sono dos pacientes com ataque de pânico por conta dos sintomas ansiosos. A polissonografia demonstra:

- Diminuição da eficiência do sono.
- Aumento da latência do sono.
- Que os ataques de pânico ocorrem geralmente no final do estágio 2 e no início do 3.

Transtorno de estresse pós-traumático

Os sintomas ocorrem geralmente em torno dos primeiros 3 meses após o evento traumático e são revividos persistentemente, com comportamento de esquiva a estímulos relacionados ao trauma. Ocorrem despertares ansiosos causados por pesadelos e dificuldade de iniciar e manter o sono. A polissonografia demonstra:

- Redução da eficiência do sono.
- Redução do tempo total do sono.
- Aumento da latência do sono REM.

O tratamento dos transtornos de ansiedade consiste em orientações gerais e de higiene do sono e psicoterapias, sendo a terapia cognitivo-comportamental (TCC) a mais estudada, além de tratamento farmacológico. São administrados antidepressivos com ação mais sedativas, e os mais usados são os inibidores seletivos de recaptação da serotonina (ISRS) e os hipnóticos não benzodiazepínicos, como o zolpidem. Como adjuvantes: anticonvulsivantes e neurolépticos sedativos ou benzodiazepínicos (BDZ), de preferência por um curto período de tempo, evitando seu uso em pacientes idosos ou com apneia obstrutiva do sono (AOS).

TRANSTORNO DEPRESSIVO MAIOR E SONO

O transtorno depressivo maior (TDM) caracteriza-se por cinco ou mais dos seguintes sintomas: humor deprimido, diminuição do interesse e do prazer, perda ou ganho de peso, insônia ou hipersonia, agitação ou retardo psicomotor, fadiga ou perda de energia, sentimentos de inutilidade ou culpa, diminuição da concentração e capacidade de pensar e pensamentos de morte, por pelo menos duas semanas. Os sintomas causam sofrimento significativo e/ou prejuízo no funcionamento social, ocupacional ou outras áreas da vida do indivíduo.

O TDM é um grande problema de saúde pública no Brasil, por sua gravidade e alta prevalência, em torno de 3 a 15%, e é mais comum em mulheres. Considerado subdiagnosticado e subtratado, pode piorar a evolução de várias doenças. Entre os pacientes com depressão maior, cerca de 75% queixam-se de insônia ou hipersonia.[3] Na remissão da depressão maior, a insônia costuma ser o sintoma residual mais frequente, aumentando o risco de recorrência.

No tratamento, são indicadas as orientações gerais e de higiene do sono, além de TCC e antidepressivos sedativos associados ou não a hipnóticos não BDZ, como o zolpidem. Em situações específicas, pode-se avaliar caso a caso o uso de BDZ, de preferência por um curto período de tempo, evitando seu uso em pacientes idosos ou com AOS ou mesmo anticonvulsivantes e neurolépticos sedativos. A polissonografia demonstra:

- Redução da eficiência do sono.
- Redução do tempo total do sono.
- Redução da latência do sono REM.
- Aumento da densidade de REM.
- Redução do sono de ondas lentas.
- Aumento do número de despertares.
- Aumento da vigília após o início do sono.
- Despertar precoce.

ACIDENTE VASCULAR CEREBRAL E SONO

A doença cerebrovascular é altamente prevalente em todas as regiões do mundo e é uma importante causa de morbidade e mortalidade. O acidente vascular cerebral (AVC) isquêmico é o tipo mais comum de AVC, cerca de 85% dos casos, estando relacionado à obstrução arterial aguda e podendo ter múltiplas etiologias. As causas mais comuns são aterosclerose de grandes vasos, microangiopatia e embolia de origem cardíaca. Já o AVC hemorrágico é menos prevalente. A hemorragia intraparenquimatosa pode estar associada à hipertensão arterial sistêmica. Ambos os tipos de AVC têm prognóstico variável, dependendo da extensão da lesão, da área acometida, da idade e do tratamento oferecido.

Além dos déficits motores e sensitivos por causa da lesão vascular, muitos pacientes desenvolvem distúrbios do sono após o AVC. Além disso, distúrbios do sono preexistentes podem apresentar agravamento de seus sintomas. A identificação desses distúrbios é essencial para que o tratamento adequado seja instituído, melhorando o prognóstico e impactando positivamente na qualidade de vida.

Por sua vez, também está muito bem estabelecido que pacientes com apneia obstrutiva do sono tem risco aumentado para apresentar evento cerebrovascular. O mecanismo envolvido nesse processo pode ser indireto por meio do agravamento ou da descompensação de doenças clínicas, como hipertensão arterial, distúrbios metabólicos e cardiopatias subjacentes. Mas também pode haver uma relação causal direta com o aumento de estado inflamatório, hipercoagulabilidade e disfunção endotelial[4].

A sonolência excessiva diurna (SED) e a AOS são os principais distúrbios do sono em pacientes pós-AVC. A SED pode ocorrer em razão de danos estruturais no sistema nervoso central, sobretudo quando atinge regiões da formação reticular ativadora ascendente, lesão talâmica ou extensa lesão cortical, estruturas relacionadas à manutenção da vigília. Outra causa de SED nesse contexto é o surgimento ou agravamento de outros DS que comprometem a qualidade de sono noturno e com isso cursando com sonolência residual[4].

A AOS é o DS mais comum em pacientes com AVC. Afeta mais da metade dos pacientes e está relacionada a doenças cardiovasculares ou metabólicas subjacentes, com destaque para a obesidade. Consiste em obstruções recorrentes das vias aéreas superiores causando hipoxemia, hipercapnia e baixa eficiência do sono, e consequente fragmentação do sono e SED. O diagnóstico de AOS pode ser difícil em pacientes graves, hospitalizados ou com grandes sequelas, podendo apresentar, inclusive, dificuldade técnica para a realização de uma polissonografia. A confirmação diagnóstica ainda no ambiente hospitalar e o consequente tratamento precoce podem garantir melhores condições de reabilitação, melhor recuperação e menos sequelas em médio e longo prazo[4].

A síndrome das pernas inquietas (SPI) e os movimentos periódicos dos membros durante o sono também foram relatados por diversos autores no contexto de pacientes vítimas de AVC.

A polissonografia pode demonstrar:

- Redução da eficiência do sono.
- Fragmentação noturna do sono.
- Alteração de microarquitetura (redução de fusos do sono e complexo K).
- Aumento do índice de apneia e hipopneia (IAH).
- Aumento do índice de movimentos periódicos de membros (PLMS).

DOENÇA DE PARKINSON E SONO

A doença de Parkinson (DP) é um transtorno neurodegenerativo caracterizado primariamente por bradicinesia associada a tremor de repouso, rigidez, lentificação de movimentos e/ou perda de reflexos posturais. De acordo com suas características fisiopatológicas, está incluída no grupo de doenças neurodegenerativas conhecidas como alfa-sinucleinopatias, apresentando semelhanças em sua apresentação clínica, tanto por conta da presença dos sintomas motores já citados como pela ocorrência de sintomas não motores, como alterações do olfato, perda da sensibilidade visual para distinção de cores, sintomas depressivos, constipação intestinal e distúrbio do sono, especialmente do tipo transtorno comportamental do sono REM.

Transtornos do sono são vistos em 50 a 60% dos pacientes com DP e apresentam importante impacto na qualidade de vida. Os distúrbios apresentados podem ser diversos, e as queixas relatadas variam entre insônia, sonolência excessiva diurna, sono não reparador, fragmentação noturna do sono ou sono agitado[5].

A insônia nos pacientes portadores de DP pode ocorrer por diversos motivos, tanto condições gerais independentes da doença de base, como má higiene do sono e ambiente inadequado, bem como uso de medicações e condições específicas nessa população. A selegilina (inibidor da monoamino-oxidade B) é metabolizada em anfetaminas e pode gerar estado de alerta, causando dificuldade para início do sono de acordo com o horário de uso da medicação. Uso de levodopa, amantadina e triexifenidil também pode prejudicar a qualidade de sono. Os pacientes podem ainda apresentar sono fragmentado por causa de sintomas motores noturnos, como rigidez que o impeça de mudar de posição durante a noite. Comorbidades, sobretudo psiquiátricas, como transtorno depressivo, são outros fatores que podem intercorrer com insônia em DP. Pacientes com DP e insônia devem ser sempre submetidos a tratamento não farmacológico com orientação sobre higiene do sono, TCC específica para insônia, regularidade de horários e estabelecimento de rotina de atividades ativas durante o dia. O tratamento farmacológico, quando indicado, pode ser instituído com hipnóticos não BDZ, como zolpidem, zopiclona, zaleplona, antidepressivos sedativos ou mesmo com quetiapina em baixas doses, quando há sintomas psicóticos associados[6].

Nos pacientes com dificuldade para início do sono, sintomas de SPI devem ser sempre questionados, uma vez que, mesmo gravemente sintomáticos, os pacientes não se queixam dessa condição. A SPI tem prevalência aumentada entre os parkinsonianos, atingindo de 10 a 20% dos casos. Nesses pacientes, o tratamento de primeira linha é o uso de agonistas dopaminérgicos, como pramipexol e rotigotina. Gabapentina, pregabalina, opioides e clonazepam podem ser usados como segunda linha ou em caso de síndrome de aumentação com o uso do agonista dopaminérgico[7].

A agitação durante a noite pode ter importante impacto social, gerando medo e apreensão nos familiares e nos cuidadores. Os pacientes portadores de DP apresentam comumente sonhos vívidos e pesadelos decorrentes do uso de terapia dopaminérgica. Movimentação rítmica excessiva dos membros inferiores pode surgir no contexto de movimentos periódicos de membros durante o sono (do inglês, PLMS). Caso haja vocalização e movimentos complexos vivenciando os sonhos, transtorno comportamental do sono REM (TCSREM) deve ser mencionado, pois ele atinge cerca de 15 a 30% dos pacientes com DP e pode preceder até décadas o início dos sintomas motores da doença e o momento do diagnóstico clínico[5]. Durante os episódios dessa parassonia, os pacientes apresentam importante melhora dos sintomas parkinsonianos com aumento do volume da voz, maior agilidade de movimentos e ausência de tremor. Os episódios tendem a ser agressivos e podem gerar traumas para o próprio paciente ou seu parceiro, até mesmo com lesões graves. A suspeita clínica de TCSREM deve ser investigada por meio da realização de polissonografia basal com eletromiografia de quatro membros e monitoração por vídeo, investigando episódios de perda da atonia típica durante o sono REM e alterações comportamentais de vivência dos sonhos. Os sintomas, em geral, apresentam boa resposta ao tratamento com o uso de baixa dose de clonazepam ou melatonina.

Sonolência excessiva diurna é outra importante queixa dos pacientes portadores de DP, sendo na maioria das vezes de cunho multifatorial. Motivo frequente e geralmente pouco valorizado é a fragmentação noturna do sono à custa de sintomas parkinsonianos durante o sono. A presença de rigidez significativa com dificuldade de movimentação durante a noite ou a presença de tremores podem gerar múltiplos despertares.

A AOS também é mais frequente entre esses pacientes, devendo ser investigada sempre que houver outros sinais e sintomas sugestivos, como presença de roncos, xerostomia, cefaleia matinal, noctúria, sobrepeso e sono não reparador. Ataques de sono, caracterizados como sonolência súbita, podem ocorrer em 5,3% dos pacientes em monoterapia com agonista dopaminérgico e 7,3% daqueles em uso combinado de levodopa e agonista dopaminérgico[5].

A polissonografia demonstra:

- Redução da eficiência do sono.
- Fragmentação noturna do sono.
- Aumento da latência para início do sono.
- Aumento do índice de movimentos periódicos de membros (PLMS).
- Aumento do IAH.
- Perda da atonia do sono REM.
- Episódios de transtorno comportamental do sono REM.

DOENÇA DE ALZHEIMER E SONO

Doença de Alzheimer (DA) é um transtorno neurodegenerativo caracterizado por declínio cognitivo progressivo com prejuízo de memória, linguagem, orientação temporoespacial, funções executivas e de outros domínios. É considerada a principal causa irreversível de demência no idoso.

Alterações do sono fazem parte do processo normal de envelhecimento, com aumento da fragmentação noturna do sono, despertares noturnos e maior tendência à sonolência durante o dia. A prevalência de DS em DA é estimada em 25% nos casos leves e chega a 50% nos casos moderados a graves. Os DS podem assumir diferentes formas, como sonolência excessiva durante o dia, dificuldade para dormir à noite, fragmentação do sono noturno e despertar precoce. Alterações do sono podem ser fatores comuns de estresse e impactar negativamente a qualidade de vida dos pacientes e seus cuidadores, além de serem fatores de risco importantes para institucionalização precoce[8].

A origem dos DS em pacientes com DA parece ser multifatorial, pela combinação da neurodegeneração de mecanismos que regulam o sono e comorbidades somáticas e psiquiátricas. O DS mais comum nos pacientes portadores de demência é o fenômeno do pôr do sol (do inglês, *sundowning*), que corresponde a um estado confusional agudo, com surgimento ou exacerbação de sintomas neuropsiquiátricos, sobretudo agitação, ansiedade, confusão, perambulação, desorientação temporoespacial e agressividade no final do dia e no início da noite. A melhor forma de prevenir o fenômeno do pôr do sol é por meio de adequada exposição luminosa ao longo do dia, atividade física durante o dia e uso de estratégias que funcionam como dicas para o paciente se localizar tanto no tempo como no espaço. O tratamento pode ser feito por intermédio do uso de melatonina, luminoterapia e, em casos de agressividade e sintomas psicóticos, doses baixas de antipsicóticos atípicos como a quetiapina.

Alterações do ritmo circadiano de sono-vigília são frequentes nesses indivíduos, apresentando dificuldades para início do sono noturno, manutenção do sono e sonolência diurna. Em casos extremos, pode haver completa inversão do padrão sono-vigília com maior período de sono durante o dia. É possível observar a redução da amplitude do ritmo circadiano e o atraso de fase do sono. Essas alterações do ritmo possivelmente estão relacionadas com degeneração do núcleo supraquiasmático na evolução da DA. Apesar de não haver acometimento da glândula pineal na DA, há comprovação de redução do nível liquórico de melatonina, o que pode ser fator contributivo para esse processo. Exposição a marcadores temporais, horários regulares e maior exposição à luz externa ao longo do dia facilitam a sincronização do ritmo circadiano[9].

Outros DS, que habitualmente são mais comuns nos idosos independentemente da função cognitiva, podem surgir de forma comórbida nos pacientes acometidos por DA. AOS, SPI e insônia podem levar à má qualidade de sono desses pacientes e com isso prejudicar a consolidação da memória durante o sono, agravando o comprometimento cognitivo dessa população.

O tratamento dos DS em pacientes com DA deve ser direcionado para os sintomas predominantes e, geralmente, demanda terapias farmacológicas e não farmacológicas. Higiene do sono, exposição à luz solar e uso de melatonina podem auxiliar os pacientes com irregularidades do ritmo circadiano. Doses baixas de antipsicóticos atípicos, antidepressivos hipnóticos ou mesmo hipnóticos não BDZ podem ser usados em caso de insônia. A polissonografia demonstra:

- Redução do tempo total de sono.
- Redução do sono de ondas lentas.
- Redução da quantidade de grafoelementos do sono (fusos do sono e complexo K).
- Aumento da atividade delta durante o sono NREM.
- Redução da quantidade de sono REM.
- Aumento do número de episódios de sono REM.
- Lentificação temporoparietal e frontal do EEG durante o sono REM.

EPILEPSIA E SONO

Epilepsia, que é uma das doenças neurológicas mais comuns, é caracterizada como um transtorno cerebral com predisposição duradoura a apresentar crises epiléticas com consequências neurobiológicas, sociais, cognitivas e psicológicas. A epilepsia apresenta relação complexa e recíproca com o sono e os DS, uma vez que a má qualidade de sono pode levar à maior dificuldade de controle das crises epiléticas, os fenômenos epiléticos podem ter impacto negativo no sono e as crises epiléticas noturnas podem simular transtornos do sono.

Aproximadamente 20% dos pacientes apresentam crises epiléticas apenas durante a noite, 40% exclusivamente durante o dia e cerca de 35% apresentam crises diurnas e noturnas. Atividades epileptiformes são geralmente ativadas durante o sono, especialmente durante o sono NREM, quando há maior sincronização da atividade elétrica cortical, por isso é recomendada a realização de EEG em sono, aumentando a sensibilidade para flagrar paroxismos epileptiformes[9].

Algumas síndromes epiléticas específicas apresentam comportamentos peculiares em relação ao sono e ao ritmo circadiano. A epilepsia mioclônica juvenil apresenta importante cronodependência e associação com o sono, já que as crises mioclônicas típicas dessa síndrome geralmente ocorrem nas primeiras 2 horas após o despertar, sendo a privação de sono um importante gatilho para surgimento de crises tônico-clônicas generalizadas. Crises epiléticas generalizadas tônico-clônicas ao despertar podem constituir uma entidade isolada ou estar inseridas no contexto de epilepsia mioclônica juvenil, epilepsia ausência juvenil ou outras síndromes generalizadas.

Epilepsias hipermotoras do lobo frontal é uma condição de difícil diagnóstico, porque as crises apresentam movimentos complexos e ocorrem de forma predominante durante o sono, sendo, portanto, difícil a diferenciação com parassonias e outras desordens do sono não epileptogênicas. Caracterizam-se por três formas diferentes de apresentação clínica:

- Despertar paroxístico: duração de cerca de 2 a 20 segundos em que o paciente abre subitamente os olhos, levanta a cabeça e o tronco, apresenta postura distônica dos membros com expressão de medo ou surpresa e, algumas vezes, com grito. Similar à fenomenologia do despertar confusional ou terror noturno.
- Distonia paroxística noturna: duração de cerca de 20 segundos a 2 minutos em que o paciente apresenta inicialmente o despertar paroxístico, porém evolui com movimentos bruscos e violentos e posturas distônicas ou discinéticas. Podendo ser confundida com movimentos anormais associados ao sono.
- Perambulações noturnas episódicas: maior duração, com cerca de 1 a 3 minutos, caracterizando-se por movimentação agitada, estereotipada, pulos e gritos. Sendo diagnóstico diferencial do transtorno comportamental do sono REM e do sonambulismo[10].

Apresenta maior gravidade o espectro das síndromes de *status epilepticus* durante o sono, que consiste em um padrão do EEG caracterizado por atividade quase contínua do tipo espícula-onda durante o sono de ondas lentas. A essa síndrome associam-se déficits cognitivos e alterações comportamentais. A síndrome de Landau-Klefner, uma variante, caracteriza-se por afasia adquirida, epilepsia e espículas lateralizadas, bitemporais ou difusas durante o sono NREM[11].

Por sua vez, fenômenos não epiléticos durante o sono podem também simular crises epiléticas. Na transição do sono para vigília, pode ocorrer falha de integração de processos visuais, auditivos, vestibulares, táteis, proprioceptivos, cinestésicos ou motores, levando a transtornos de movimentos rítmicos (*jactatio capitis nocturna, headbanging, head-rolling*), mioclonias hipnagógicas ou mioclonias proprioespinhais da transição sono-vigília, que se assemelham clinicamente com crises epiléticas. A diferenciação de parassonias do sono NREM e crises epiléticas pode ser difícil, porém a soma de algumas características peculiares contribui para a diferenciação. São fatores que corroboram a natureza epilética de um evento noturno:

- Movimentos estereotipados com tendência à repetição com mesmo fenômeno.
- Alta frequência com tendência a ocorrer em séries na mesma noite.
- Horário em que acontece no período noturno (parassonias do NREM acontecem, em geral, após 2 horas de início do sono, enquanto crises epiléticas podem ocorrer em qualquer momento).
- Semiologia dos eventos (posturas anormais tônicas ou distônicas unilaterais).

- Duração dos eventos (parassonias tendem a apresentar maior duração quando comparadas com as crises epiléticas noturnas que raramente duram mais que 2 minutos).
- Idade do paciente (parassonias do sono NREM em geral são limitadas à infância, enquanto crises epiléticas tendem a persistir durante a vida adulta).
- Vocalização mais simples ou apenas gritos e grunhidos[12].

A polissonografia demonstra:

- Atividade epileptiforme pode ser flagrada no registro da polissonografia basal, porém é necessário o registro de EEG com sistema 10 a 20 completo (montagem neurológica) para obtenção de melhor estudo de atividade epileptiforme durante o sono. Monitorização por vídeo é importante para a caracterização das manifestações clínicas dos eventos noturnos.
- Fragmentação do sono.
- Aumento do número de microdespertares.

DOENÇAS NEUROMUSCULARES E SONO

Doenças neuromusculares consistem em um grupo heterogêneo de doenças crônicas cujos pacientes acometidos podem apresentar diferentes padrões de lesão com diversos graus de fraqueza muscular, podendo, inclusive, afetar musculatura respiratória e ventilação. Dependendo da doença de base, da idade do paciente, do tempo de evolução e do tipo de acometimento muscular, pode haver diferentes tipos e gravidade de doença respiratória relacionada com o sono, como apneia obstrutiva do sono, aumento da resistência de via aérea superior, hipoventilação ou apneia central.

A prevalência de DS em pacientes com doença neuromuscular é estimada em 27 a 62% nas crianças e em 36 a 53% nos adultos[13]. Quando não tratados, podem contribuir para o aumento do risco cardiovascular, prejuízo cognitivo e redução do tempo de vida. Distúrbios respiratórios do sono podem preceder falência respiratória em vários anos, por isso devem ser investigados antes de sinais diurnos de acometimento ventilatório. Presença de roncos, aumento dos despertares noturnos, sonolência excessiva diurna e cefaleia matinal devem ser questionados e, quando presentes, requerem polissonografia basal para investigação de distúrbios respiratórios durante o sono. Testes de função pulmonar durante a vigília não apresentam nenhuma correlação direta com distúrbios respiratórios durante o sono, porém alguns achados indicam a realização de polissonografia: redução da FEV1 abaixo de 40% do predito, *base excess* maior que 4 mmol/L, $PaCO_2$ maior que 54 mmHg e hipoxemia[12]. O tratamento será direcionado de acordo com o distúrbio respiratório do sono diagnosticado, sendo geralmente necessário o uso de algum mecanismo de ventilação não invasiva durante o sono. O uso do dispositivo de ventilação garante melhora da hipóxia noturna, hipoventilação, índice de distúrbio respiratório, número de despertares, arquitetura do sono, pressão arterial, sonolência diurna e outros sintomas. A modalidade ventilatória mais comum nesse perfil de pacientes é a ventilação com pressão positiva em dois níveis (*bilevel positive airway pressure ventilation* – BiPAP).

Além das doenças neuromusculares com comprometimento motor e suas relações com os distúrbios respiratórios do sono, deve-se salientar a relação entre neuropatias, sobretudo polineuropatias e desenvolvimento de síndrome das pernas inquietas ou movimentos periódicos de membros durante o sono. Dores neuropáticas também se tornam um diferencial, às vezes difícil, para a síndrome das pernas inquietas, sendo a maior diferença que na apresentação clássica, a SPI não se apresenta com dor propriamente dita, mas inquietação, gerando a urgência de movimentação.

FIBROMIALGIA, DOR CRÔNICA E SONO

A dor crônica apresenta uma relação dual complexa em relação ao sono. Indivíduos com dores crônicas têm mais comumente dificuldade para início do sono, sono fragmentado ou não reparador. Assim como má qualidade de sono é fator que intensifica o processo álgico podendo também estar envolvido no processo de cronificação da dor.

A fibromialgia é uma doença crônica caracterizada por queixas dolorosas neuromusculares difusas e pela presença de pontos dolorosos em posições anatômicas específicas. Acompanha outras manifestações, como fadiga, DS e alterações do humor. Em pacientes com fibromialgia, DS são tão comuns que, na última revisão dos critérios clínicos diagnósticos de 2010, foram incluídos sintomas como insônia, sono não reparador e fadiga.

Ao se avaliar pacientes com fibromialgia, cerca de 73 a 85% apresentam fadiga, DS (insônia ou sono não reparador) e rigidez matinal. A combinação de dor e má qualidade de sono nesses pacientes funciona como sistema de perpetuação dos sintomas, em que sintomas dolorosos, especialmente noturnos, prejudicam a qualidade do sono e, por sua vez, a privação de sono exacerba a dor. Evidências mostram que a melhora da qualidade de sono implica a redução dos sintomas dolorosos[14].

Em pacientes com fibromialgia, principalmente aqueles com queixa de sono não reparador, podem ser encontradas doenças primárias do sono, como AOS e SPI. Assim, apesar de ser comum a queixa de má qualidade do sono e geralmente estar associado diretamente com a fibromialgia, outros DS devem ser lembrados e investigados.

O tratamento deve objetivar a melhora dos sintomas álgicos, assim como dos DS. Está indicado o uso de terapias não farmacológicas, como atividade física e higiene do sono, e terapias farmacológicas. Algumas medicações usadas para controle dos sintomas da fibromialgia podem ter benefício adicional naqueles pacientes que também se queixam de insônia. Entre essas medicações, é possível citar amitriptilina, nortriptilina, gabapentina, pregabalina e duloxetina.

Pacientes com quadros álgicos crônicos, sobretudo aqueles refratários ao tratamento habitual, podem necessitar do uso de analgésicos mais potentes, como os opioides. O uso de analgésico opioide, em doses mais altas, ou mesmo o uso abusivo podem levar a consequências respiratórias graves durante o sono, causando apneias centrais.

Observa-se na polissonografia:

- Aumento da latência para início do sono.
- Aumento do número de microdespertares.
- Aumento do tempo acordado após início do sono.
- Padrão alfa-delta do sono NREM.
- Redução do sono de ondas lentas.
- Redução do sono REM.

CONSIDERAÇÕES FINAIS

A qualidade do sono deve ser sempre questionada no acompanhamento de pacientes portadores de doenças crônicas, sobretudo distúrbios neuropsiquiátricos. Apenas pelo questionamento dirigido sobre sintomas relacionados ao sono, como dificuldade para início ou manutenção do sono, despertar precoce, roncos, pausas respiratórias, sonolência diurna, agitação durante a noite e sono não reparador, é possível aventar-se a hipótese de DS associado e, então, iniciar-se a investigação para diagnóstico e posterior tratamento. O tratamento dos DS comórbidos a doenças crônicas é importante para se obter melhor controle dos sintomas da doença de base, maior aderência ao tratamento e melhora global na qualidade de vida.

REFERÊNCIAS BIBLIOGRÁFICAS

1. Winokur A. The relationship between sleep disturbances and psychiatric disorders. Psychiatr Clin N Am. 2015;38:603-14.
2. Berlim RM, Litovitz GL, Diaz MA, Ahmed SW. Sleep disorders on a psychiatric consultation service. Am J Psychiatry. 1984;14(4):582-4.
3. Ford D, Kamerow D. Epidemiologic study of sleep disturbances and psychiatric disorders. JAMA. 1989;262(11):1470-84.
4. Lau HL, Rundek T, Ramos AR. Sleep and stroke: new updates on epidemiology, pathophysiology, assessment, and treatment. Curr Sleep Med Rep. 2019;5:71-82.
5. Riquer IA, Bergareche A, Campos V. Sleep disorders in Parkinson disease. Neurologist. 2011;17(6 Suppl 1):S38-42.
6. Thenganatt MA, Frucht SJ. Treatment option for sleep dysfunction in Parkinson's disease. Curr Treat Options Neurol. 2011;13:473-87.
7. Rye DB. Parkinson's disease and RLS: the dopaminergic bridge. Sleep Med. 2004;5:317-28.

8. Bliwise DL. Review: sleep in normal aging and dementina. Sleep. 1993;16:40-81.
9. Peter-Derex L, Yammine P, Bastuji H, Croisile B. Sleep and Alzheimer's disease. Sleep Med Rev. 2015;19: 29-38.
10. Schmitt B. Sleep and epilepsy syndromes. Neuropediatrics. 2015;46(3):171-80.
11. Vetrugno R, Montagna P. Sleep-to-wake transition movements disorders. Sleep Med. 2011;12(Suppl 2):S11-6.
12. Boursoulian LJ, Schenck CH, Mahowald MW, Lagrange AH. Differentiating parasomnias from nocturnal seizures. J Clin Sleep Med. 2012;8:108-12.
13. Arens R, Muzumdar H. Sleep, sleep disordered breathing, and nocturnal hypoventilation in children with neuromuscular diseases. Paediatr Respir Rev. 2010;11(1):24.
14. Roizenblatt S, Rosa Neto NS, Tufik S. Sleep disorders and fibromyalgia. Curr Pain Headache Rep. 2011;15(5):347-57.

LEITURA SUGERIDA

1. Kryger MH, Roth T, Dement WC. Principles and practice of sleep medicine. 6.ed. Philadel phia: Elsevier; 2016.
2. Berry RB, Wagner MH. Sleep medicine pearls. 3 ed. Philadelphia: Elsevier Saunders; 2015.

ÍNDICE REMISSIVO

A

Abalos hipnagógicos 50
Abuso de drogas 365
Acetilcolina 15
Achados eletrográficos 5
Acidente vascular cerebral 92
 e sono 380
Ácido gama-aminobutírico 15
Acidose respiratória 119
Acromegalia 59z
Actigrafia 38, 273, 284, 303, 308, 364
Agomelatina 244, 282, 292
Agonista
 do receptor da melatonina 244
 melatoninérgico 299
 não benzodiazepínico 285
Agressividade 315
Ajuste do valor da pressão 132
Álcool 365
Alerta/sonolência 4
Alimentação excessiva próximo do horário do sono 128
Alteração
 comportamental 315
 alimentar associada ao sono 328
Alucinações hipnagógicas 318
Amitriptilina 291
Anatomia cirúrgica da base da língua 198
Ângulo nasolabial 79
Ansiedade 268
Antagonista
 do receptor orexina 244
 dos receptores de hipocretina 296
Anticonvulsivantes 245, 294
Antidepressivos
 sedativos 244, 289, 290
 tricíclicos 291
Anti-histamínicos 295
Antipsicóticos atípicos 244, 294
Aparelhos
 de pressão positiva 133, 136, 140, 150, 249
  contínua 113, 184
 intraoral 151
  de avanço mandibular 153, 184
 retentor lingual 151
 oclusais 345
Aplicativos para *smartphone* e *smartwatch* 39
Apneia 22
 central 260
  emergente ao tratamento 259, 260
 com respiração de Cheyne-Stokes 257, 258
 diagnóstico 258
 complexa 259
 do sono 270
 obstrutiva do sono 29
  classificação da gravidade 57
  diagnóstico 25, 56
 REM-dependente 71
 supino-dependente 72
Áreas de colapso 197
Arquitetura do sono 21, 238
Arritmias cardíacas 95
Articulação temporomandibular 154
Aspectos neurofisiológicos da regulação do sono 6
Ataques de sono , 317
Atividade
 física 126
 rítmica dos músculos da mastigação 334
Atraso de fase do sono 362
Aura 6000 224, 227
Autopercepção 4
Avaliação
 da orofaringe 87
 do sono 3, 303
 facial 76
 nasal 85
Avanço
 mandibular 156
 maxilomandibular 207

B

Baixo limiar do despertar 64
Balão esofágico 109
Benzodiazepínicos 283, 299, 379
Bicarbonato sérico 119
Bilevel 261
Bisturi frio 199
Bruxismo 49, 334

C

Cãibras noturnas relacionadas ao sono 49
Carbamazepina 316
Carbonato de lítio 316
Cataplexia 44, 318, 322
Cefaleia 111
 matinal 383
Cefalometria 77, 206, 209
Ciclo menstrual 231
Ciclo sono-vigília 14, 360
Cirurgias 114
 bariátrica 121, 253
 de avanço maxilomandibular 206
 de base de língua 196, 200
 endoscópica de base de língua 202, 203
 faríngeas 189
 robótica transoral 200, 203
Citalopram 322
Classificação
 da gravidade da apneia obstrutiva do sono 24
 dos padrões faciais de Capelozza 76
 dos tipos de registro para diagnóstico da apneia obstrutiva do sono 25
 Internacional dos Distúrbios do Sono 41
Coblation 202
Colabamento das áreas das válvulas nasais 182
Colapsabilidade
 da via aérea superior 62
 faríngea 63
Comparação entre os tipos de polissonografia 35
Conduta fonoaudiológica 174
Controle
 de estímulos 305
 do ciclo circadiano 315
Coprolalia 315
Copropraxia 315
Cortisol 11, 14
CPAP 261
Critérios de PALM 64
Cronoterapia 363
Cronotipo vespertino 365
Cuidados paliativos 2, 13, 29, 41, 54, 60, 92, 130

D

Dano cardiovascular 93
Déficit de sono 103
Deformidades dentofaciais 206
Demência 269
 frontotemporal 240
 por corpos de Lewi 240
Depressão 268
 infraorbitária e projeção paranasal 79
Descenso noturno 9
Despertares 20
 relacionados ao esforço respiratório 100, 109
Diabete melito 101
Diário de sono 38, 272, 303, 364

Dieta e exercício físico 250
Dipiridamol 356
Disartria 201
Disfagia 201
Dislipidemia 104
Dispositivos de pressão positiva autoajustável 132
Distúrbio(s)
- comportamental do sono REM 47, 329
- de ambiente do sono 50
- do movimento relacionados ao sono 48
- de ritmo 310
- do sono
  - do tipo em "livre curso" 364
  - por alteração do ritmo circadiano 362, 368
  - por alteração do ritmo circadiano 362
- dos pesadelos 47
- dos trabalhadores de turno 45
- do despertar 327
- do humor 314
- do ritmo circadiano 45, 315
- dos pesadelos 329
- respiratórios
  - do sono 43, 56, 109, 159
  - obstrutivos do sono 54
  - relacionados ao sono 256

Doença
- da artéria coronária 92
- de Alzheimer e sono 384
- de Parkinson 240, 269, 376
  - e sono 382
- de Willis-Ekbom 353
- cardiovasculares 270
- do sono 310, 314
- neurodegenerativas 45
- neuromusculares 376
  - e sono 387

Dormidor
- curto 271
- longo 44

Doxepina 243, 281, 299
Drogas Z 281, 285
Duração de sono 4

E

Efeito
- de Bernoulli 56
- do banho quente 8

Efetividade muscular 67
Eficiência de sono 4, 23
Eixo corticotrófico 104
Eletrocautério 199
Elevação de decúbito do leito 127
EMG mentoniana 31
Envelhecimento 238
Epilepsia 376
- e sono 385

Escala da sonolência de Epworth 253, 311, 312
Escleroterapia 194
Esforço respiratório relacionado ao despertar 31
Estadiamento UNIFESP 192
Estagiamento do sono 20
Estimulação
- da via aérea superior 222
- do nervo hipoglosso 203, 217, 218
- elétrica do nervo hipoglosso 203, 217

Estreitamento da via aérea superior 110
Estudo cefalométrico 155
Eszopiclona 66, 243, 244, 281, 285
Etanercepte 104
Eventos
- cardíacos 21
- respiratórios 22

Exercícios físicos 357
Expansão rápida da maxila cirurgicamente assistida 207

F

Faringe 55
Faringoplastia 190
Fármacos
- insônia em idosos 244
- fármacos Z 244

Fase do sono 363
Fator muscular 66
Fibrilação atrial 95
Fibromialgia 111, 269
Fluoxetina 322
Fonoaudiologia 159
Fotografias padronizadas 89
Fototerapia 364, 369
Fragmentação de sono 24, 318
Fuso horário 369

G

Gabapentina 245, 347, 356
Gaboxadol 295
Genes "Clock" 365
Genio (Nyxoah) 224, 227
Glicina 15
Glossectomia
- de linha média 200
- parcial 199

Glutamato 15
Grupo de apoio 357

H

Higiene do sono 241, 242, 304, 311
Hiperaldosteronismo 105
Hipercapnia 105, 119, 121
Hipercitocinemia 103
Hiperfagia 315
Hipersexualidade 315
Hipersonia 26, 44
Hipersonolência 118, 119
- idiopática 311, 315

Hipertensão arterial sistêmica 93, 94, 101
Hipnóticos 364
- não benzodiazepínicos 243
- seletivos de receptor GABA-A 298

Hipocretina 15, 319, 320
Hipopneia 22, 55
Hipotireoidismo 59
Hipoventilação 22, 120
Hipoxemia 105
- da alta atitude 103

Hipóxia
- e déficit de sono 103
- intermitente 103, 104

Hormônio
- do crescimento 10, 14, 104
- tireoestimulante 10

I

Imagem termográfica 165
Implante 225
- palatal 194

Índice
- de apneia e hipopneia 24, 31, 61, 146, 259
- de eventos respiratórios 33
- de Mallampatti 58
  - modificado 87, 191

Infarto agudo do miocárdio 93
Ingestão de álcool 125
Inibidores seletivos de recaptação da serotonina 379
Insônia 42, 266
- comórbidas, associadas ou sintomáticas 268
- consequências 270
- e apneia obstrutiva do sono 269
- tratamento 246

Inspire 223, 226
Instrumentos utilizados para diagnóstico 272
Insuficiência cardíaca 96
Intervenções
- cognitivas 306
- comportamentais 305

J

Jet lag 46, 368

L

Lábios e sulco mentolabial 79
Laboratório do sono 31
Laser de CO_2 199
Leptina 120
Limiar do despertar 63, 64
Limitação ao fluxo aéreo 109
Língua

no bulbo de ar 162
volumosa 58
Loop gain 69

M
Macroglossia obstrutiva 202
Má higiene do sono 363
Manobra de "Cottle" modificada 87
Marcadores inflamatórios 103
Máscara nasal 135
Massa corporal e o índice de apneia-hipopneia 196
Medicamentos hipnóticos 135
Medidas
comportamentais 125
quantitativas da língua 91
Meia compressiva 127
Melatonina 10, 245, 299, 361
Menopausa 236
Mento 78
Mentoplastia 210, 212
Metabolismo energético neuronal 6
Metadona 356
Metodologia GRADE 281
Microdebridador 199
Mirtazapina 244, 282, 292
Modafinil 372
Modelo
de 2 Processos de Regulação do Sono 6, 7
de Borbély 6
Monitorização
ambulatorial da pressão arterial 94
cardiorrespiratória 33
da terapia com pressão positiva 143
Mortalidade cardiovascular 97
Movimentos
bruscos de todo o tronco 49
periódicos de membros durante o sono 349

N
Narcolepsia 26, 44, 311, 312, 315, 317, 318
diagnóstico 319
hipóteses fisiopatológicas 320
pós-vacinal 318
tratamento 321
Nasofibroscopia flexível 58
Nervo hipoglosso 217
Neurofisiologia 2
Neurotoxina botulínica A 347
Neurotransmissores do ciclo sono-vigília 15
Noctúria 383
NREM 20
Núcleo supraquiasmático 315

O
Obesidade 61, 103, 118, 119, 125, 249
e apneia obstrutiva do sono 196
resistência a insulina e AOS 101
Obstrução completa ou parcial das vias aéreas superiores 160
Obstrução nasal 180
Oclusão das vias aéreas superiores 101
Óculos escuros que bloqueiam a faixa de luz azul 314
Odinofagia 201
Olanzapina 244
Ono não reparador 383
Ontogenia do sono 5
Orexina 15, 320
Oroscopia 58
Osteotomia 211
de Powell 209
sagital para mandíbula 210
tipo Le Fort I para maxila 210
Oxicodona 356
Oxigenioterapia 262
Oxímetro
de alta resolução 35
de pulso 33

P
Paciente com insônia 271
Padrão facial 77
face curta 83
face longa 81
Palato mole 57
Papel do sono em sistemas fisiológicos em humanos 7
Paralisia do sono 318
Paralisia recorrente isolada 329
Parassonias 30, 46
do sono NREM 327
do sono REM 47, 328
Peak flow nasal inspiratório 183
Periodicidade do acompanhamento e telemonitorização 146
Período pós-parto 233
Permeabilidade da via aérea superior 187
Pilares tonsilares 58
Pitolisante 322
Policitemia 119
Poligrafia 33
Polissonografia 17, 118, 133, 209, 284
análise polissonográfica 18
de noite inteira 56
montagem polissonográfica 18
relatório polissonográfico 23
tipo 1 31
tipo 2 32
tipo 3 33
tipo 4 35
tipo *split-night* 260
Postura típica 3
Pramipexol 356
Pregabalina 245
Pressão
crítica de fechamento 62
extrínseca ou extraluminal 55
para o início do sono 6
positiva
autoajustável 131
com dois níveis de fluxo 131
contínua nas vias aéreas 101, 131
transmural 55
Pré-terapia miofuncional orofacial 167
Privação de sono 47, 103, 128, 310, 313
Procedimentos minimamente invasivos do palato 193
Prolactina 11, 15
Psicoeducação sobre o sono 304

Q
Questionário de matutinidade-vespertinidade 361, 370
Quetiapina 244, 282
Quiescência comportamental 3

R
Radiofrequência do palato 194
Ramelteona 243, 244, 281, 293
Ranstorno de ansiedade 376
Rebote 3
Receptores de histamina 322
Recorrência 3
Redução
da resistência aérea nasal 208
de base de língua 207
de tecido lingual via endoscópica com Coblation 199, 202
Relação médico/dentista 157
Relógio endógeno 13
RERA (*respiratory-effort related arousal*) 22
Resistência à insulina 101
Respiração Cheyne-Stokes 22, 70
Resposta muscular 67
Resseção lingual submucosa minimamente invasiva 200
Restrição
de tempo de cama e de sono 305
do sono 103
Retrognatia 58
Reversibilidade 3
Ritmo 4
circadiano 13, 362, 365
sono-vigília 370
Ronco primário 29, 54

S
Saúde do sono 3
Secreção de melatonina 365
Sedativos 128

Sensação de explosão durante o sono 48
Servoventilador 261, 262
Síndrome
da apneia central do sono 261
da apneia obstrutiva do sono 100, 118
doença cardiovascular 105
da fase atrasada do sono 362
da hipoventilação 118
obesidade 118
da resistência das vias aéreas superiores 54, 109, 133, 159
das pernas inquietas 233, 269, 314, 353
de Cushing 314
de Down 202
de Kleine-Levin 311, 315
de Landau-Klefner 386
de Pickwick 118
de Prader-Willi 118
de Willis-Ekbom 48
do avanço de fase de sono 363
do ciclo sono-vigília 364
dos ovários policísticos 231
Sistema
cardiovascular 9
e apneia obstrutiva do sono 94
de resistência de Starling 181
de temporização circadiana 360
endócrino 10
estomatognático 160
nervoso simpático 104
respiratório 9
Smartphone 39
Smartwatch 39
Sobrepeso 383
Sono
conceitos gerais 3
durante a gravidez e o pós-parto 232
na fase reprodutiva 230
na pós-menopausa 234
no idoso 238
normal 4
NREM 4, 9
REM 9, 318
Sonoendoscopia 197
Sonolência excessiva 321
diurna 109, 133, 253, 310, 311, 313, 381
causas 313
de origem central 315
Suspensão palatal 194
Suvorexanto 243, 244, 281

T

Tabaco 365
Tabagismo 127
Taquicardia ventricular 95
Teleconsulta 142
Telemedicina 135
Telemonitoramento 142
Temazepam 281
Temperatura corporal central 8
Tempo total
de registro 33
de sono 31
Tensão pré-menstrual 231
Terapia
baseada em *mindfulness* 308
cognitivo-comportamental 242, 279, 357, 379
para insônia 302
com aparelhos intraorais 150
com pressão positiva 134, 141
em via aérea superior 130, 144
fonoaudiológica 160, 166
hormonal 236
posicional 126
pressórica 141
Termografia
facial 164
infravermelha 160
Teste das múltiplas latências do sono 26, 37, 44, 311, 312
Teste de manutenção da vigília 37
Testosterona 11
Tipos de registro de sono 31
Tonometria arterial periférica 36
Tonsila palatina 58
Tonsilectomia 191
Trabalho em turnos 368, 370
Transição do sono para vigília 386
Transtorno
cognitivo 270
de ansiedade 379
e sono 378
generalizada 378
de estresse pós-traumático 379
de insônia 30, 266
crônica 267
no idoso 242
de pânico 379
depressivo maior e sono 380
de sono 240
diagnósticos diferenciais 241
do movimento relacionados ao sono 30
do ritmo circadiano 270, 271
de sono-vigília 30
metabólicos 270
psiquiátricos e sono 377
respiratórios relacionados ao sono 29
Traqueostomia 208
Tratamento
cirúrgico 188
da apneia obstrutiva do sono 180
nasal 182
farmacológico da insônia 281
fonoaudiólogo 172
Trazodona 66, 244, 282, 290, 291, 299
Tremor hipnagógico 50
Triazolam 281
Tricíclicos 291

U

Umidificador 135
Usuários de benzodiazepínicos 284
Úvula 58
Uvulopalatofaringoplastia 197, 207
clássica e outras faringoplastias 189
Uvulopalatoplastia 207
a *laser* 189

V

Valeriana 295
Venlafaxina 322
Via aérea superior 75, 197
Vigília 280

X

Xerostomia 383

Z

Zaleplona 243, 244, 281
Zolpidem 243, 244, 281, 285, 370
Zopiclona 244, 285, 370